U0331930

江苏省
恶性肿瘤报告
2015

武鸣　主编

南京师范大学出版社
NANJING NORMAL UNIVERSITY PRESS

图书在版编目(CIP)数据

江苏省恶性肿瘤报告. 2015 / 武鸣主编. —南京：南京师范大学出版社，2016.10

ISBN 978 - 7 - 5651 - 2963 - 6

Ⅰ. ①江… Ⅱ. ①武… Ⅲ. ①癌—研究报告—江苏—2015 Ⅳ. ①R73

中国版本图书馆 CIP 数据核字(2016)第 271490 号

书　　名	江苏省恶性肿瘤报告(2015)
主　　编	武　鸣
责任编辑	王雅琼
出版发行	南京师范大学出版社
地　　址	江苏省南京市宁海路 122 号(邮编:210097)
电　　话	(025)83598919(总编办)　83598412(营销部)　83598297(邮购部)
网　　址	http://www.njnup.com
电子信箱	nspzbb@163.com
照　　排	南京理工大学资产经营有限公司
印　　刷	南京爱德印刷有限公司
开　　本	889 毫米×1194 毫米　1/16
印　　张	10.5
字　　数	389 千
版　　次	2016 年 10 月第 1 版　2016 年 10 月第 1 次印刷
书　　号	ISBN 978 - 7 - 5651 - 2963 - 6
定　　价	58.00 元

出 版 人　彭志斌

编委会

主　编
武　鸣

副主编
周金意　韩仁强

编写人员
（按姓氏笔画排序）

自 20 世纪 70 年代以来,我国恶性肿瘤的发病率和死亡率一直呈显著上升趋势,造成人力和社会资源的严重耗费。恶性肿瘤已成为严重危害我国人口健康的重大公共卫生问题。

肿瘤登记是国际公认的有关肿瘤信息的收集方法,在国家癌症中心(原全国肿瘤防治办公室)与江苏省卫生和计划生育委员会(原江苏省卫生厅)的全力支持下,江苏省自 1972 年在启东市建立了全人群肿瘤登记系统以来,陆续在全省开展以人群为基础的肿瘤登记工作。江苏省各级肿瘤登记机构按照国家肿瘤随访登记的技术方案要求,制定各项制度,建立资料收集登记流程和系统的质量控制体系,使得上报完整数据的地区逐步扩大,数据质量不断提高。

2014 年,全省共有 10 个省辖市的 29 个肿瘤登记处上报了 2010 年的全人群肿瘤登记数据,其中城市登记处 11 个,农村登记处 18 个,除 2 个登记处的数据质量存在较大问题外,其余 27 个肿瘤登记处的数据质量均达到要求,分布在苏南、苏中和苏北地区,覆盖 9 个城市地区和 18 个农村地区,覆盖人口 28 694 775 人(男性 14 530 672 人,女性 14 164 103 人),占全省同期总户籍人口(7 442.91 万)的 38.55%。在对 27 个肿瘤登记处的数据进行全面分析的基础上,江苏省疾病预防控制中心组织专业人士编写了这本《江苏省恶性肿瘤报告(2015)》。

本书共分为六个部分:第一章为概述,简要介绍了江苏省肿瘤登记的发展历程、2010 年数据收集情况、报告涵盖内容、常用分析指标及其计算方法等;第二章介绍了登记数据质量评价的方法、指标、结果及分析地区的选取;第三章分析并介绍了报告数据来源人群的人口构成特征、恶性肿瘤发病死亡基本情况和不同地区癌谱构成及其顺位;第四章对常见恶性肿瘤的发病死亡情况及其在各登记地区的发病死亡水平进行了逐一论述;第五章概括了江苏省肿瘤登记数据的主要分析结果和重点发现,并提出了针对性建议;最后为附录,展示了各登记地区 2010 年恶性肿瘤发病和死亡的各项统计结果,供读者查阅和参考。

《江苏省恶性肿瘤报告(2015)》首次较为全面、系统地描述了江苏省肿瘤登记地区人群恶性肿瘤发病与死亡的流行情况,填补了江苏省人群肿瘤发病和死亡数据的空白,是我省第一本专业描述癌情信息的书籍。

《江苏省恶性肿瘤报告(2015)》的出版,凝聚了江苏省肿瘤登记人的心血,他们在经费短缺、人员不足、信息化技术匮乏的情况下,不断学习,克服困难,才将完整的数据资料保存下来,在此谨表示衷心的感谢!

编者
2016 年 6 月

肿瘤登记是按一定的组织系统经常性的搜集、储存、整理、统计分析和评价肿瘤发病、死亡及生存资料的统计制度,是目前国际上获取肿瘤信息的标准方法,也是国家或地区制定肿瘤预防和控制策略及措施的基础。

江苏省是全国较早开展肿瘤登记工作的省份之一,启东市作为我国肝癌高发研究现场,于 1972 年率先建立肿瘤登记报告制度。在随后的 40 余年间,全省各地陆续开展肿瘤登记工作。截至 2014 年年底,共有 95 个县(市、区)先后开展了肿瘤登记工作,覆盖人口约 7 200 万,占全省总人口的 95% 以上,其中中央财政补助地方肿瘤随访登记项目点 20 个。

定期发布肿瘤登记数据,动态描述恶性肿瘤发病、死亡流行情况,可为肿瘤防治策略的制定、肿瘤防治措施效果的评价、肿瘤基础及临床研究的开展提供基础信息,是国际肿瘤登记工作数据利用和共享的最常见方法。为掌握江苏省恶性肿瘤发病、死亡流行情况,根据肿瘤登记工作的时序特点,江苏省疾病预防控制中心组织专业人员对我省 2010 年各地上报的肿瘤登记数据进行再次整理和分析,编写了这本《江苏省恶性肿瘤报告(2015)》。

**一、2010 年江苏省肿瘤登记数据上报及
　　审核情况**

全省共有 29 个肿瘤登记处上报了 2010 年的全人群肿瘤登记数据,其中城市登记处 11 个(省辖市的城区),农村登记处 18 个(县和县级市);覆盖户籍人口31 629 877 人,约占同期全省户籍总人口数(7 442.91 万)的 42.50%。依据国家癌症中

心对国家肿瘤登记年报数据的审核纳入标准,本次从恶性肿瘤死亡发病比(M/I)、病理诊断比例(MV%)、仅有死亡医学证明书比例(DCO%)和发病死亡水平波动情况等方面,对我省29个登记处的肿瘤登记数据质量进行审核和评价。

经过严格的质量评审,无锡市区、徐州市区、常州市区、金坛市、苏州市区、海安县、启东市、海门市、连云港市区、赣榆县、东海县、灌云县、灌南县、淮安市淮安区、淮安市淮阴区、淮安市清浦区、涟水县、洪泽县、盱眙县、金湖县、盐城市区、滨海县、射阳县、建湖县、大丰市、扬中市和泰兴市等27个登记处数据质量达到要求,用作全省肿瘤登记数据库来源进行合并和分析。

二、2010 年江苏省恶性肿瘤发病和死亡情况

(一)基本情况

27个登记处2010年覆盖户籍人口28 694 775人,约占全省同期户籍人口的38.55%,其中城市和农村人口分别为13 571 485人和15 123 290人,分别占登记地区总人口的47.30%和52.70%。

(二)江苏省恶性肿瘤发病和死亡情况

2010年全省肿瘤登记地区恶性肿瘤发病率为264.22/10万,其中,城市登记地区发病率为268.00/10万,农村登记地区发病率为260.82/10万,城市地区恶性肿瘤发病率高于农村地区。全省恶性肿瘤年龄别发病率在0—39岁处于较低水平,从40岁开始快速上升,于80—84岁年龄组达发病率高峰,之后有所下降。城乡年龄别发病率变化趋势与全省基本一致。

2010年全省肿瘤登记地区恶性肿瘤发病第1位的是肺癌,发病率为44.72/10万,其次为胃癌(44.66/10万)、食管癌(41.93/10万)、肝癌

(30.77/10万)和结直肠癌(18.76/10万)。城市登记地区恶性肿瘤发病第1位的是胃癌,发病率为47.44/10万;其次为肺癌、食管癌、肝癌和结直肠癌。农村登记地区恶性肿瘤发病第1位的是食管癌,发病率为49.39/10万;其次为肺癌、胃癌、肝癌和结直肠癌。

2010年全省肿瘤登记地区恶性肿瘤死亡率为183.08/10万,城市登记地区和农村登记地区恶性肿瘤死亡率分别为176.14/10万和189.30/10万,农村地区恶性肿瘤死亡率高于城市地区。

2010年全省肿瘤登记地区恶性肿瘤死亡第1位的是肺癌,死亡率为36.99/10万;其次为胃癌(32.98/10万)、食管癌(31.15/10万)、肝癌(28.67/10万)和结直肠癌(9.93/10万)。城市登记地区恶性肿瘤死亡第1位的是肺癌,死亡率为35.37/10万;其次为胃癌、食管癌、肝癌和结直肠癌。农村登记地区恶性肿瘤死亡第1位的也是肺癌,死亡率为38.44/10万;其次为食管癌、肝癌、胃癌和结直肠癌。

(三)江苏省男性恶性肿瘤发病和死亡情况

2010年全省肿瘤登记地区男性恶性肿瘤发病率为312.37/10万,其中胃癌高居全省男性恶性肿瘤发病第1位,发病率为62.07/10万;其次为肺癌、食管癌、肝癌和结直肠癌。在城市男性中,胃癌居恶性肿瘤发病首位,其次为肺癌、食管癌、肝癌和结直肠癌;农村男性恶性肿瘤发病第1位的癌种则是食管癌,其次为肺癌、胃癌、肝癌和结直肠癌。

2010年全省肿瘤登记地区男性恶性肿瘤死亡率为230.14/10万,肺癌居全省男性恶性肿瘤死亡第1位,其次为胃癌、肝癌、食管癌和结直肠癌。在城市男性中,肺癌位居恶性肿瘤死亡第1位,其次为胃癌、肝癌、食管癌和结直肠癌;在农村男性

中,肺癌仍位居恶性肿瘤死亡第 1 位,其次为肝癌、食管癌、胃癌和结直肠癌。

(四)江苏省女性恶性肿瘤发病和死亡情况

2010 年全省肿瘤登记地区女性恶性肿瘤发病率为 214.81/10 万,食管癌居全省女性恶性肿瘤发病第 1 位,其次为肺癌、胃癌、乳腺癌和结直肠癌。乳腺癌位居城市地区女性恶性肿瘤发病第 1 位,其次为胃癌、肺癌、食管癌和结直肠癌;食管癌位居农村女性恶性肿瘤发病第 1 位,其次为肺癌、胃癌、乳腺癌和肝癌。

2010 年全省肿瘤登记地区女性恶性肿瘤死亡率为 134.79/10 万,肺癌位居全省女性恶性肿瘤死亡第 1 位,其次为食管癌、胃癌、肝癌和结直肠癌。位居城市女性恶性肿瘤死亡第 1 位的是胃癌,其次为肺癌、食管癌、肝癌和结直肠癌;位居农村女性恶性肿瘤死亡第 1 位的是食管癌,其次为肺癌、胃癌、肝癌和结直肠癌。

第一章

概　述

《世界癌症报告 2014》显示，超过 60% 的恶性肿瘤发病和超过 70% 的恶性肿瘤死亡发生在非洲、亚洲和中南美洲等地区。我国作为亚洲的人口大国，恶性肿瘤的疾病负担也在不断加剧。由于我国目前正处于经济社会的转型期，癌症谱的构成也在悄然转变，以肺癌、乳腺癌和结直肠癌为代表的发达国家高发癌种在我国的疾病负担不断加重，而同时我国常见的胃癌、肝癌、食管癌、宫颈癌等的发病死亡水平仍居高不下，加上人口老龄化进程不断加快的影响，我国的恶性肿瘤防控形势空前严峻。为了解我国城乡居民恶性肿瘤发病、死亡情况以及生存率、生存状态和生存质量，掌握我国恶性肿瘤的疾病负担和变化趋势，以及在不同地区和人群中的分布特征，需要建立以人群为基础的肿瘤登记报告体系，为制定肿瘤综合防控措施提供依据。

江苏省是我国恶性肿瘤高发地区之一，自 20 世纪 70 年代以来，恶性肿瘤一直是导致全省居民死亡的第 1 位原因。为获得全省肿瘤发病死亡的基础资料，20 世纪 70 年代初，我省就开始推行国际上公认的肿瘤信息收集的基本方法——肿瘤登记报告制度。经过 40 余年的发展和完善，肿瘤登记报告工作覆盖范围不断扩大，数据质量不断提高，该项工作已成为我省慢性病综合监测体系的一个重要组成部分，为全省恶性肿瘤发病、死亡流行趋势的监控和肿瘤防治措施的制定提供了大量翔实的基础资料。为了充分利用和展示我省肿瘤登记报告工作成果，定期发布全省恶性肿瘤发病、死亡监测数据，2014 年江苏省疾病预防控制中心对全省肿瘤登记地区 2010 年上报资料进行了重新审核、整理和分析，主要结果如下。

一、肿瘤登记数据收集情况

(一)覆盖地区

2014 年全省共有 29 个肿瘤登记处上报了 2010 年的全人群肿瘤登记数据,其中城市登记处 11 个(省辖市的城区),农村登记处 18 个(县和县级市)(表 1-1)。

表 1-1   2010 年江苏省肿瘤登记数据上报地区基本情况

序号	登记处	区划代码	登记处所在单位	城市点=1 农村点=2	登记处 建立年	2010 年 覆盖人口
1	无锡市区	320201	无锡市疾病预防控制中心	1	1986	2 383 993
2	徐州市区	320301	徐州市疾病预防控制中心	1	2010	1 625 400
3	常州市区	320401	常州市疾病预防控制中心	1	2010	2 236 723
4	金坛市	320482	金坛市疾病预防控制中心	2	1998	549 036
5	苏州市区	320501	苏州市疾病预防控制中心	1	2004	2 413 411
6	海安县	320621	海安县疾病预防控制中心	2	1999	934 182
7	启东市	320681	启东肝癌防治研究所	2	1972	1 118 174
8	海门市	320684	海门市疾病预防控制中心	2	1999	1 013 038
9	连云港市区	320701	连云港市疾病预防控制中心	1	2004	935 850
10	赣榆县	320721	赣榆县疾病预防控制中心	2	2000	1 108 016
11	东海县	320722	东海县疾病预防控制中心	2	2004	1 117 858
12	灌云县	320723	灌云县疾病预防控制中心	2	2004	1 039 589
13	灌南县	320724	灌南县疾病预防控制中心	2	2006	624 764
14	淮安市清河区	320802	淮安市清河区疾病预防控制中心	1	2009	236 075
15	淮安市淮安区	320803	淮安市淮安区疾病预防控制中心	1	1988	1 182 529
16	淮安市淮阴区	320804	淮安市淮阴区疾病预防控制中心	1	2006	899 989
17	淮安市清浦区	320811	淮安市清浦区疾病预防控制中心	1	2008	317 731
18	涟水县	320826	涟水县疾病预防控制中心	2	2007	1 093 517
19	洪泽县	320829	洪泽县疾病预防控制中心	2	2010	380 753
20	盱眙县	320830	盱眙县疾病预防控制中心	2	2005	725 231
21	金湖县	320831	金湖县疾病预防控制中心	2	2005	352 462
22	盐城市区	320901	盐城市疾病预防控制中心	1	2010	1 575 859
23	滨海县	320922	滨海县疾病预防控制中心	2	2009	1 132 355
24	射阳县	320924	射阳县疾病预防控制中心	2	2008	974 884
25	建湖县	320925	建湖县疾病预防控制中心	2	1998	807 298
26	大丰市	320982	大丰市疾病预防控制中心	2	1999	725 388
27	镇江市区	321100	镇江市疾病预防控制中心	1	2007	2 699 027
28	扬中市	321182	扬中市肿瘤防治研究所	2	1985	281 577
29	泰兴市	321283	泰兴市疾病预防控制中心	2	1998	1 145 168
合　计						**31 629 877**

（二）覆盖人口

29个登记处2010年覆盖户籍人口31 629 877人，约占同期全省户籍总人口数（7 442.91万）的42.50%（表1-1）。

（三）报告范围

肿瘤报告的范围包括国际疾病分类第十版（ICD-10）所规定的全部原发性恶性肿瘤（ICD-10：C00-C97）、脑和中枢神经系统良性肿瘤（D32.0-D33.9）、部分动态未定或动态未知的脑和中枢神经系统肿瘤（D42.0-D43.9）以及骨髓造血系统肿瘤（D45，D46.0-D46.9，D47.1，D47.3）。

（四）时间范围

上报的数据包括2010年1月1日至2010年12月31日期间的肿瘤发病和死亡资料，以及2010年分性别各年龄组段的年中户籍人口数据（年龄组按0—，1—4，5—9，10—14……75—79，80—84，85＋分组）。

二、报告涵盖内容及分析指标

（一）涵盖内容

本报告汇总了2010年全省各肿瘤登记地区恶性肿瘤的发病、死亡及人口资料数据，按全省合计、城市地区和农村地区及不同性别分层，分别报告全部恶性肿瘤和部分常见恶性肿瘤的发病死亡情况。分析指标包括发病（死亡）率、年龄别发病（死亡）率、发病（死亡）构成比、中国人口标化率（简称中标率，为便于与历史数据及其他地区结果进行比较，使用1982年中国人口普查数据进行标化）、世界人口标化率（简称世标率，使用Segi世界标准人口构成进行标化）和累计发病（死亡）率等。

（二）分析指标

1. 发病（死亡）率

发病（死亡）率即粗发病（死亡）率，指某年该地登记的每10万人口中恶性肿瘤新发（死亡）病例数，是反映人口发病（死亡）情况最基本的指标。

$$发病（死亡）率=\frac{某年该地恶性肿瘤新发（死亡）病例数}{某年该地年中人口数}\times100\ 000(1/10万)$$

2. 分类构成

恶性肿瘤发病（死亡）分类构成可以反映各类恶性肿瘤对人民健康危害情况。恶性肿瘤分类构成百分比计算公式如下：

$$某恶性肿瘤构成=\frac{某恶性肿瘤发病（死亡）数}{全部恶性肿瘤发病（死亡）数}\times100\%$$

3. 年龄别发病（死亡）率

年龄别发病（死亡）率是表现人口发病（死亡）随年龄增长变动过程的重要指标，同时也是计算寿命表、标化率等指标所必需的数据。

$$某年龄组发病(死亡)率 = \frac{某年龄组发病(死亡)数}{同年龄组人口数} \times 100\ 000\ (1/10\ 万)$$

4. 年龄调整发病(死亡)率或年龄标准化发病(死亡)率

即用标准人口构成计算的发病(死亡)率。本报告的中国标准人口是 1982 年人口普查的人口构成；世界标准人口采用 Segi 世界人口构成。

标化发病(死亡)率的计算(直接法)：

① 计算年龄组发病(死亡)率。

② 以各年龄组发病(死亡)率乘以相应的标准人口年龄构成比，得到各年龄组相应的分配发病(死亡)率。

③ 各年龄组分配发病(死亡)率相加之和，即为标化发病(死亡)率。

$$标化发病(死亡)率 = \frac{\sum 标准人口年龄构成 \times 年龄别发病(死亡)率}{\sum 标准人口年龄构成} (1/10\ 万)$$

5. 累积率

累积率是指某病在某一年龄阶段内累积发病(死亡)率，便于不同地区的直接比较。恶性肿瘤一般是计算 0—64 岁或者 0—74 岁的累积率。

$$累积率 = \left[\sum (年龄组发病(死亡)率 \times 年龄组距) \right] \times 100\%$$

第二章

2010 年江苏省肿瘤登记数据评价

一、评价方法

　　江苏省疾病预防控制中心参照国家癌症中心肿瘤登记年报数据入选标准（表 2 - 1），并结合《中国肿瘤登记工作指导手册》《五大洲癌症发病率第 IX 卷》（*Cancer Incidence in Five Continents Volume IX*）和国际癌症研究中心（IARC）、国际癌症登记协会（IACR）对登记资料质量的有关要求，使用 MS-FoxPro、MS-Excel、SAS 以及 IARC 和 IACR 的 IARCcrgTools 等软件，依据病理诊断比例（MV%）、仅有死亡医学证明书比例（DCO%）、死亡发病比（M/I）、不同年份肿瘤发病死亡水平稳定性及与周边地区发病死亡水平比较等指标，对全省 29 个登记处上报的 2010 年肿瘤发病、死亡数据及人口资料的质量进行了全面的审核和评价。对审核过程中发现的质量问题，及时反馈给各登记处进行核实更正，并根据各登记处再次提交的核实后数据，对数据库进行重新质控，确保了最终入选数据库数据的完整性、有效性和可比性。

表 2-1　国家癌症中心肿瘤登记年报数据入选标准

A 级	B 级	C 级	D 级
覆盖全部人口； 有可靠的人口数据来源； 已建立完善规范的全死因监测系统； 诊断依据不明比例<10%； 0%<DCO<10%； 部位不明比例<10%； 0.60<M/I<0.80,主要肿瘤 M/I 合理； 66%<MV%<85%； 肿瘤变化趋势稳定,水平合理； 死亡率不低于 120/10 万。	覆盖全部人口或特定人口； 死因监测系统不够完善,数据质量较差； 诊断依据不明比例<20%； DCO<20%； 部位不明比例<20%； 0.55<M/I<0.85,主要肿瘤 M/I 比较合理； 55%<MV%<95%； 肿瘤变化趋势相对稳定,水平比较合理； 死亡率不低于 100/10 万。	部分 D 级等级处,仅个别指标未达到 B 级标准； 西部刚开展工作地区； 老登记处(未达 B 级但仍被认为质量较好、真实)； 与周边地区和相似地区比较评价。	覆盖人口不明确； 无死因监测系统； 诊断依据不明比例≥20%； DCO≥20%； 部位不明比例≥20%； M/I≤0.55,M/I≥0.85,主要肿瘤 M/I 不合理； MV%≤55%,MV%≥95%； 肿瘤变化趋势不稳定,水平不合理。

注:A 级和 B 级入选,C 级通过个性化评价后可入选,D 级不能入选。

二、主要评价指标

(一)病理诊断比例(MV%)

病理诊断比例(MV%)是评价肿瘤登记数据完整性和有效性的重要指标。在肿瘤的各类诊断依据中,病理诊断(包括细胞学和血片)的可靠性最高,其次是其他实验室诊断、影像学诊断、内镜诊断和单纯的临床诊断(表 2-2)。由于我省各肿瘤登记处工作起步时间不一,高发癌种不同,因而相对国家登记年报入选标准,适当放宽了对各肿瘤登记处的 MV%要求,45%<MV%<95%即可。2010 年 29 个登记处中,除淮安市清河区 MV%不能达到要求外,其余 28 个登记处 MV%均符合入选标准(表 2-3)。

表 2-2　肿瘤诊断依据分类

	编　码	描　述
非镜检	0	仅有死亡医学证明书
	1	临床
	2	X 线、CT、超声波、内窥镜等
	4	生化、免疫、肿瘤标记物
镜检	5	细胞学、血片
	6	病理(继发)
	7	病理(原发)
	9	不详

表 2-3 2010 年江苏省肿瘤登记地区资料主要质控指标

序号	登记处	M/I	MV%	DCO%
1	无锡市区	0.66	68.86	1.07
2	徐州市区	0.50	48.04	5.20
3	常州市区	0.82	83.29	0.72
4	金坛市	0.78	68.13	2.31
5	苏州市区	0.58	70.30	2.54
6	海安县	0.79	53.86	1.23
7	启东市	0.77	49.38	0.03
8	海门市	0.65	56.46	0.34
9	连云港市区	0.64	71.83	1.40
10	赣榆县	0.75	72.68	0.62
11	东海县	0.71	66.31	0.73
12	灌云县	0.80	55.60	1.54
13	灌南县	0.66	69.33	0.26
14	淮安市清河区	0.32	18.81	0.17
15	淮安市淮安区	0.65	72.15	0.27
16	淮安市淮阴区	0.72	74.38	0.00
17	淮安市清浦区	0.62	78.58	0.18
18	涟水县	0.68	62.84	0.10
19	洪泽县	0.75	70.26	0.98
20	盱眙县	0.67	70.04	0.00
21	金湖县	0.61	68.04	2.48
22	盐城市区	0.72	76.58	0.10
23	滨海县	0.67	86.94	0.78
24	射阳县	0.70	68.90	0.00
25	建湖县	0.71	80.18	0.04
26	大丰市	0.77	66.56	0.67
27	镇江市区	1.14	81.26	0.02
28	扬中市	0.85	70.72	0.38
29	泰兴市	0.80	64.48	4.72

（二）仅有死亡医学证明书比例（DCO%）

生命统计信息是获得肿瘤发病信息的重要来源之一。从生命统计信息中获得的肿瘤死亡信息与已登记的肿瘤发病信息核对，如未发现死亡病例的发病报告信息，表明该病例发病漏报，应进行肿瘤发病补报，该病例即为死亡补发病病例。发现的死亡补发病病例，其发病信息由基层医生进行收集核实，其中大部分能够获得进一步的诊断信息，包括诊断日期、诊断医院、诊断依据等。但仍有少数死亡补发病病例无法获取上述信息，这部分病例称为仅有死亡医学证明书病例（Death

Certification Only,DCO),即死亡补发病病例通过各种途径均无法获得确切发病诊断资料,按照国际惯例,将这些病例的发病日期定为其死亡日期,其诊断依据编码即为"0"(表 2-2)。DCO%是评价肿瘤登记资料完整性和有效性的重要指标。从全省肿瘤登记实际情况出发,相对于国家癌症中心标准,我省要求各登记处 DCO%<15%即可。2010 年全省 29 个登记处中,DCO%均符合<15%的要求(表 2-3)。

(三) 死亡发病比(M/I)

死亡发病比(M/I)是反映肿瘤登记资料完整性与有效性的重要指标,正常情况其比例应在0.6—0.8 之间。但部分死亡率高、生存期短的恶性肿瘤 M/I 可接近 1,如肝癌和肺癌等;生存期长、预后好的恶性肿瘤 M/I 可低于 0.6,如乳腺癌。国家癌症中心要求,同期全部恶性肿瘤平均 M/I 应在0.55—0.85 范围内。根据我省实际情况,要求各登记处同一时期 M/I 应在 0.5—0.9 范围内。2010 年全省上报资料的 29 个登记处中,除淮安市清河区和镇江市区的 M/I 值不在此范围,其余 27 个登记处的 M/I 均在要求的接受范围内(表 2-3)。

(四) 2010 年肿瘤发病、死亡水平较 2009 年波动情况

若登记处覆盖范围和人口无大的波动,一段时期内该登记处的肿瘤发病率和死亡率应该保持相对稳定,并与周边登记处水平相近。国家癌症中心要求逐年的男女性同一部位肿瘤年龄调整发病率或死亡率不应出现骤升或骤降的现象。根据江苏省肿瘤登记现状,要求不同年度间肿瘤发病率或死亡率波动不超过 20%,并与周边登记处发病、死亡水平无太大差异。2010 年,金湖县发病率和赣榆县死亡率较 2009 年波动均超过了 20%,波动率分别为 25.17%和 26.91%,但考虑到金湖县人口相对较少(仅 35 万),当发病(死亡)数有一定增加或减少时,其发病(死亡)率就会有较大波动;在经过金湖当地严格核对并排除重报因素后,考虑将其数据纳入本次报告。尽管赣榆县死亡率波动较 2009 年超过 20%,但死亡水平与周边的连云港市区和东海县相近,考虑到其 2010 年死亡资料完整性有了进一步提高,本报告也将其纳入。其余 27 个登记处 2010 年肿瘤发病、死亡水平较2009 年波动均小于 20%(表 2-4)。

表 2-4　2007 年、2008 年、2009 年、2010 年江苏省肿瘤登记地区肿瘤发病率和死亡率比较(1/10⁵)

登记处	发病率					死亡率				
	2007	2008	2009	2010	2010 较 2009 波动	2007	2008	2009	2010	2010 较 2009 波动
无锡市区	—	—	—	296.98	—	—	—	—	195.68	—
徐州市区	—	—	—	243.82	—	—	—	—	121.75	—
常州市区	—	—	—	253.05	—	—	—	—	208.74	—
金坛市	205.69	246.72	286.42	316.01	10.33	186.65	220.55	227.89	245.52	7.74
苏州市区	295.40	329.80	350.36	335.96	−4.11	176.42	191.32	188.29	193.96	3.01
海安县	200.97	345.50	281.60	296.94	5.45	214.99	274.61	225.02	233.89	3.94
启东市	327.62	336.30	315.35	346.82	9.98	234.44	251.01	262.61	267.04	1.69
海门市	345.54	341.98	355.43	382.22	7.54	249.67	253.49	257.52	247.37	−3.94

登记处	发病率					死亡率				
	2007	2008	2009	2010	2010 较 2009 波动	2007	2008	2009	2010	2010 较 2009 波动
连云港市区	220.24	221.44	224.84	221.51	−1.48	134.30	141.32	147.26	142.86	−2.99
赣榆县	136.68	145.47	167.08	174.73	4.58	88.10	93.06	103.05	130.77	26.91
东海县	197.65	188.62	188.22	184.01	−2.23	118.89	131.28	147.60	130.88	−11.33
灌云县	199.36	189.48	196.51	194.12	−1.22	127.68	149.25	157.21	155.16	−1.30
灌南县	—	—	—	246.33	—	—	—	—	162.46	—
淮安市清河区	—	—	—	256.70	—	—	—	—	83.02	—
淮安市淮安区	217.51	212.56	240.71	249.63	3.71	153.67	146.87	163.85	161.60	−1.37
淮安市淮阴区	—	73.81	223.66	229.89	2.79	—	93.20	155.44	164.78	6.01
淮安市清浦区	—	—	—	177.82	—	—	—	—	110.79	—
涟水县	—	—	—	192.22	—	—	—	—	131.59	—
洪泽县	—	—	—	214.57	—	—	—	—	159.95	—
盱眙县	—	192.75	232.27	230.55	−0.74	—	188.04	141.81	154.57	9.00
金湖县	274.77	241.22	274.49	343.58	25.17	173.79	164.84	195.29	209.38	7.22
盐城市区	—	—	—	247.61	—	—	—	—	179.46	—
滨海县	—	—	—	237.29	—	—	—	—	157.90	—
射阳县	—	275.59	316.00	314.29	−0.54	—	214.64	229.13	218.59	−4.60
建湖县	258.24	268.74	266.93	296.79	11.19	212.98	209.01	208.70	209.46	0.37
大丰市	265.61	271.50	278.12	289.36	4.04	220.24	232.57	220.54	223.47	1.33
镇江市区	—	—	—	217.04	—	—	—	—	248.46	—
扬中市	381.95	388.03	383.39	371.12	−3.20	316.22	310.86	320.90	316.79	−1.28
泰兴市	210.75	206.35	211.55	221.98	4.93	185.15	174.77	167.34	177.53	6.09

三、2010 年江苏省肿瘤登记合并数据的选取

根据各登记处上报的 2010 年数据的病理诊断比例（MV%）、仅有死亡医学证明书比例（DCO%）、死亡发病比（M/I）、肿瘤发病和死亡水平及其历年波动情况等质控指标，确定 27 个肿瘤登记处的数据质量均达到要求，可作为 2010 年全省肿瘤登记数据库来源进行合并和分析（表 2-5、图 2-1）。本次所选取的肿瘤登记地区覆盖 9 个城市点和 18 个农村点，分布在苏南、苏中和苏北各地区，恶性肿瘤发病和死亡水平可以反映我省目前恶性肿瘤的疾病负担。

表 2-5　2010 年江苏省肿瘤登记数据合并地区选取名单

登记处	登记处所在单位	区划代码	城市点＝1 农村点＝2	2010 年 覆盖人口	发病数	死亡数
无锡市区	无锡市疾病预防控制中心	320201	1	2 383 993	7 080	4 665
徐州市区	徐州市疾病预防控制中心	320301	1	1 625 400	3 963	1 979
常州市区	常州市疾病预防控制中心	320401	1	2 236 723	5 660	4 669
金坛市	金坛市疾病预防控制中心	320482	2	549 036	1 735	1 348
苏州市区	苏州市疾病预防控制中心	320501	1	2 413 411	8 108	4 681
海安县	海安县疾病预防控制中心	320621	2	934 182	2 774	2 185
启东市	启东市肝癌防治研究所	320681	2	1 118 174	3 878	2 986
海门市	海门市疾病预防控制中心	320684	2	1 013 038	3 872	2 506
连云港市区	连云港市疾病预防控制中心	320701	1	935 850	2 073	1 337
赣榆县	赣榆县疾病预防控制中心	320721	2	1 108 016	1 936	1 449
东海县	东海县疾病预防控制中心	320722	2	1 117 858	2 057	1 463
灌云县	灌云县疾病预防控制中心	320723	2	1 039 589	2 018	1 613
灌南县	灌南县疾病预防控制中心	320724	2	624 764	1 539	1 015
淮安市淮安区	淮安市淮安区疾病预防控制中心	320803	1	1 182 529	2 952	1 911
淮安市淮阴区	淮安市淮阴区疾病预防控制中心	320804	1	899 989	2 069	1 483
淮安市清浦区	淮安市清浦区疾病预防控制中心	320811	1	317 731	565	352
涟水县	涟水县疾病预防控制中心	320826	2	1 093 517	2 102	1 439
洪泽县	洪泽县疾病预防控制中心	320829	2	380 753	817	609
盱眙县	盱眙县疾病预防控制中心	320830	2	725 231	1 672	1 121
金湖县	金湖县疾病预防控制中心	320831	2	352 462	1 211	738
盐城市区	盐城市疾病预防控制中心	320901	1	1 575 859	3 902	2 828
滨海县	滨海县疾病预防控制中心	320922	2	1 132 355	2 687	1 788
射阳县	射阳县疾病预防控制中心	320924	2	974 884	3 064	2 131
建湖县	建湖县疾病预防控制中心	320925	2	807 298	2 396	1 691
大丰市	大丰市疾病预防控制中心	320982	2	725 388	2 099	1 621
扬中市	扬中市肿瘤防治研究所	321182	2	281 577	1 045	892
泰兴市	泰兴市疾病预防控制中心	321283	2	1 145 168	2 542	2 033
合　计				28 694 775	75 816	52 533

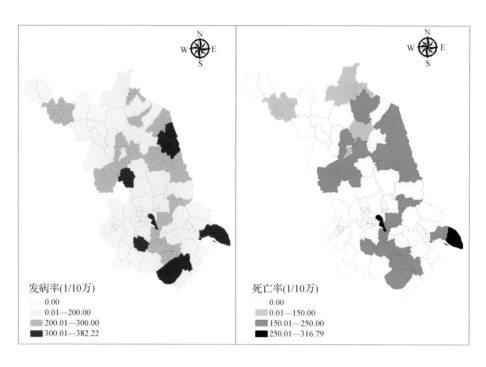

发病率(1/10万)
    0.00
    0.01—200.00
    200.01—300.00
    300.01—382.22

死亡率(1/10万)
    0.00
    0.01—150.00
    150.01—250.00
    250.01—316.79

图 2-1　2010 年江苏省肿瘤登记数据合并地区分布情况

四、2010 年江苏省肿瘤登记数据质量评价

2010 年，入选《江苏省恶性肿瘤报告（2015）》的 27 个地区全部新发病例的病理诊断比例为 68.00%，仅有死亡医学证明书比例为 1.21%，死亡发病比为 0.69；城市登记地区病理诊断比例为 70.89%，仅有死亡医学证明书比例为 1.57%，死亡发病比为 0.66；农村登记地区病理诊断比例为 65.33%，仅有死亡医学证明书比例为 0.89%，死亡发病比为 0.73（表 2-6）。

表 2-6　2010 年江苏省肿瘤登记数据质量评价

部位	ICD-10	全省			城市			农村		
		M/I	MV%	DCO%	M/I	MV%	DCO%	M/I	MV%	DCO%
口腔和咽喉（除外鼻咽）	C00-C10,C12-C14	0.42	83.50	0.98	0.32	80.10	1.26	0.54	87.74	0.63
鼻咽	C11	0.55	80.96	0.96	0.55	82.35	1.63	0.54	79.62	0.31
食管	C15	0.74	81.02	0.86	0.75	77.77	0.86	0.74	83.01	0.87
胃	C16	0.74	84.42	0.89	0.74	81.80	1.01	0.74	87.06	0.77
结直肠肛门	C18-C21	0.53	83.47	0.48	0.49	80.57	0.64	0.57	87.07	0.29
肝脏	C22	0.93	34.40	2.33	0.95	40.80	3.79	0.92	30.44	1.43
胆囊及其他	C23-C24	0.76	51.13	1.72	0.74	50.79	2.58	0.77	51.52	0.70
胰腺	C25	0.95	39.25	1.78	0.95	42.95	1.80	0.94	35.40	1.77
喉	C32	0.58	80.43	0.93	0.49	81.11	1.67	0.68	79.58	0.00
气管，支气管，肺	C33-C34	0.83	45.95	2.02	0.81	59.19	3.21	0.84	34.63	1.00
其他的胸腔器官	C37-C38	0.51	61.05	0.00	0.47	72.28	0.00	0.56	45.07	0.00

部位	ICD-10	全省			城市			农村		
		M/I	MV%	DCO%	M/I	MV%	DCO%	M/I	MV%	DCO%
骨	C40-C41	0.97	46.79	2.20	0.92	52.59	2.16	1.00	42.49	2.24
皮肤黑色素瘤	C43	0.51	87.50	0.96	0.47	82.76	1.72	0.57	93.48	0.00
乳房	C50	0.28	85.08	0.16	0.26	82.49	0.20	0.31	88.07	0.11
子宫颈	C53	0.24	90.99	0.27	0.21	86.75	0.33	0.28	95.12	0.22
子宫体及子宫部位不明	C54-C55	0.36	83.01	0.49	0.30	78.42	0.38	0.43	88.04	0.62
卵巢	C56	0.48	77.57	0.29	0.49	75.31	0.25	0.46	80.70	0.35
前列腺	C61	0.50	69.40	0.36	0.43	73.27	0.36	0.64	61.79	0.36
睾丸	C62	0.21	85.71	0.00	0.14	86.49	0.00	0.37	84.21	0.00
肾及泌尿系统不明	C64-C66,C68	0.35	67.25	0.50	0.27	72.95	0.37	0.51	55.81	0.75
膀胱	C67	0.41	78.13	0.65	0.38	82.05	0.53	0.45	73.40	0.80
脑,神经系统	C70-C72	0.78	42.76	1.24	0.83	52.54	1.85	0.75	35.59	0.79
甲状腺	C73	0.11	83.31	0.28	0.10	82.53	0.22	0.13	84.74	0.40
淋巴瘤	C81-C85,C88,C90,C96	0.64	86.93	0.90	0.55	83.84	0.96	0.75	90.68	0.83
白血病	C91-C95	0.70	90.77	0.75	0.58	86.46	0.26	0.84	95.66	1.30
不明及其他恶性肿瘤	A_O	0.55	73.67	1.73	0.54	73.09	2.05	0.55	74.66	1.17
所有部位合计	ALL	0.69	68.00	1.21	0.66	70.89	1.57	0.73	65.33	0.89

2010 年江苏省恶性肿瘤发病和死亡情况

一、2010 年江苏省肿瘤登记地区覆盖人口

2010 年江苏省 27 个肿瘤登记地区覆盖人口 28 694 775 人(男性 14 530 672 人,女性 14 164 103 人),占全省同期总户籍人口(7 442.91 万)的 38.55%。其中城市人口 13 571 485 人(男性 6 859 671 人,女性 6 711 814 人),占登记地区人口的 47.30%;农村人口 15 123 290 人(男性 7 671 001 人,女性 7 452 289 人),占登记地区人口的 52.70%(表 3-1)。从全省、城市和农村登记地区的人口构成金字塔图看,均为收缩型,与历史数据比较,少年儿童人口比重缩小,老年人口比重增大,这与江苏省人口老龄化逐渐加剧的现状一致(图 3-1、图 3-2 和图 3-3)。

表 3-1　2010 年江苏省肿瘤登记地区覆盖人口

年龄组（岁）	全省			城市			农村		
	合计	男性	女性	合计	男性	女性	合计	男性	女性
0—	260 458	139 077	121 381	113 047	60 394	52 653	147 411	78 683	68 728
1—4	1 065 890	573 677	492 213	478 372	259 064	219 308	587 518	314 613	272 905
5—9	1 444 070	773 960	670 110	710 304	379 647	330 657	733 766	394 313	339 453
10—14	1 670 531	889 423	781 108	860 354	446 130	414 224	810 177	443 293	366 884
15—19	2 003 114	1 049 074	954 040	946 048	480 806	465 242	1 057 066	568 268	488 798
20—24	2 174 223	1 098 674	1 075 549	1 077 078	544 412	532 666	1 097 145	554 262	542 883
25—29	2 121 149	1 060 099	1 061 050	1 149 273	571 219	578 054	971 876	488 880	482 996
30—34	2 270 021	1 131 509	1 138 512	1 219 522	612 936	606 586	1 050 499	518 573	531 926
35—39	2 457 522	1 231 492	1 226 030	1 210 164	614 422	595 742	1 247 358	617 070	630 288
40—44	2 622 090	1 319 551	1 302 539	1 167 285	592 878	574 407	1 454 805	726 673	728 132
45—49	2 337 043	1 183 005	1 154 038	1 088 966	555 856	533 110	1 248 077	627 149	620 928
50—54	2 008 580	1 025 739	982 841	897 453	459 477	437 976	1 111 127	566 262	544 865
55—59	1 811 256	921 802	889 454	780 056	397 821	382 235	1 031 200	523 981	507 219
60—64	1 358 680	691 161	667 519	591 648	300 504	291 144	767 032	390 657	376 375
65—69	1 066 944	536 312	530 632	455 692	225 929	229 763	611 252	310 383	300 869
70—74	864 322	417 935	446 387	357 638	168 922	188 716	506 684	249 013	257 671
75—79	611 361	277 396	333 965	252 157	111 063	141 094	359 204	166 333	192 871
80—84	352 857	143 219	209 638	141 677	54 752	86 925	211 180	88 467	122 713
85+	194 664	67 567	127 097	74 751	23 439	51 312	119 913	44 128	75 785
合计	28 694 775	14 530 672	14 164 103	13 571 485	6 859 671	6 711 814	15 123 290	7 671 001	7 452 289

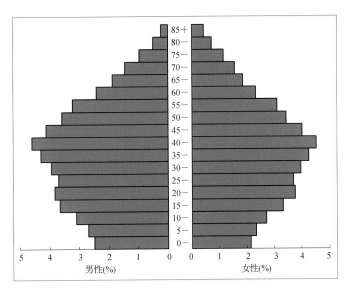

图 3-1　江苏省肿瘤登记地区人口构成金字塔（2010）

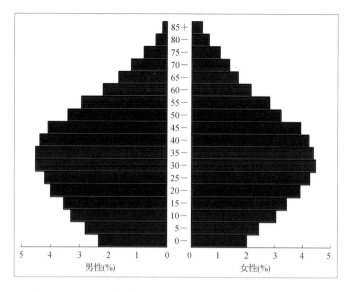

图 3-2　江苏省城市肿瘤登记地区人口构成金字塔(2010)

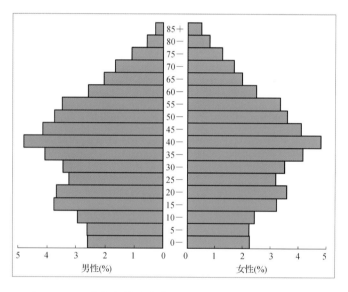

图 3-3　江苏省农村肿瘤登记地区人口构成金字塔(2010)

二、2010 年江苏省全部恶性肿瘤发病和死亡情况

(一)全部恶性肿瘤发病情况

全省恶性肿瘤登记地区 2010 年新发病例 75 816 例(男性 45 390 例,女性 30 426 例),其中城市和农村分别为 36 372 例和 39 444 例,分别占全部新发病例数的 47.97% 和 52.03%。全省恶性肿瘤发病率为 264.22/10 万(男性 312.37/10 万,女性 214.81/10 万),其中城市发病率为 268.00/10 万(男性 312.90/10 万,女性222.12/10 万),农村发病率为 260.82/10 万(男性 311.90/10 万,女性 208.23/10 万)。城市与农村相比,无论男性、女性,发病率、中标率、世标率和累积率(0—74 岁),均为城市高于农村(表 3-2)。

表 3-2   2010 年江苏省肿瘤登记地区恶性肿瘤发病主要指标

地区	性别	病例数	发病率 (1/10⁵)	中标率 (1/10⁵)	世标率 (1/10⁵)	累积率 0—74 岁(%)
全省	合计	75 816	264.22	137.27	181.15	21.32
	男性	45 390	312.37	166.52	223.14	26.52
	女性	30 426	214.81	109.80	142.54	16.17
城市	合计	36 372	268.00	152.22	201.71	23.68
	男性	21 464	312.90	184.97	250.70	29.57
	女性	14 908	222.12	123.28	159.83	18.04
农村	合计	39 444	260.82	125.90	165.76	19.54
	男性	23 926	311.90	153.71	204.38	24.33
	女性	15 518	208.23	98.87	128.77	14.69

(二) 全部恶性肿瘤年龄别发病率

恶性肿瘤年龄别发病率在 0—39 岁处于较低水平,从 40 岁开始快速上升,于 80—84 岁年龄组达发病率高峰,之后有所下降。城乡年龄别发病率变化趋势与全省基本一致,除城市男性年龄别发病高峰出现在 85+ 岁年龄组外,其他均于 80—84 岁组达最高水平。

全省不同性别年龄别发病率比较,除 20—49 岁女性发病率高于男性外,其他各年龄组均为男性高于女性。城乡比较,男性发病率除 10—14 岁组和 30—49 岁为农村高于城市外,其他各年龄组均为城市高于农村;女性各年龄组发病率除 10—19 岁农村较高外,其他各年龄组均为城市高于农村(表 3-3、图 3-4a 至图 3-4d)。

表 3-3   2010 年江苏省肿瘤登记地区恶性肿瘤年龄别发病率(1/10⁵)

年龄组 (岁)	全省			城市			农村		
	合计	男性	女性	合计	男性	女性	合计	男性	女性
0—	5.38	5.75	4.94	8.85	9.93	7.60	2.71	2.54	2.91
1—4	8.44	9.94	6.70	10.24	12.74	7.30	6.98	7.63	6.23
5—9	4.09	4.13	4.03	4.93	4.21	5.75	3.27	4.06	2.36
10—14	5.69	7.20	3.97	5.11	6.28	3.86	6.29	8.12	4.09
15—19	9.19	9.82	8.49	9.62	11.02	8.17	8.80	8.80	8.80
20—24	15.27	13.47	17.11	16.90	13.96	19.90	13.67	12.99	14.37
25—29	21.69	18.11	25.26	23.58	18.21	28.89	19.45	18.00	20.91
30—34	34.93	27.13	42.69	38.46	25.29	51.77	30.84	29.31	32.34
35—39	65.19	54.08	76.34	71.40	51.76	91.65	59.17	56.40	61.88
40—44	130.66	115.19	146.33	142.55	111.32	174.79	121.12	118.35	123.88

年龄组(岁)	全省			城市			农村		
	合计	男性	女性	合计	男性	女性	合计	男性	女性
45—49	203.85	196.87	211.00	211.67	196.81	227.16	197.02	196.92	197.12
50—54	320.87	364.91	274.92	335.39	372.82	296.13	309.15	358.49	257.86
55—59	543.27	658.71	423.63	613.29	726.46	495.51	490.30	607.27	369.47
60—64	757.35	982.12	524.63	852.20	1 101.15	595.24	684.20	890.55	470.01
65—69	939.60	1 218.32	657.89	1 032.93	1 361.49	709.86	870.02	1 114.11	618.21
70—74	1 204.53	1 624.65	811.18	1 368.98	1 901.47	892.35	1 088.45	1 436.87	751.73
75—79	1 453.97	1 974.79	1 021.36	1 648.97	2 294.19	1 141.08	1 317.08	1 761.53	933.78
80—84	1 538.87	2 220.38	1 073.28	1 784.34	2 745.11	1 179.18	1 374.18	1 895.62	998.26
85+	1 370.05	2 040.94	1 013.40	1 689.61	2 858.48	1 155.68	1 170.85	1 606.69	917.07

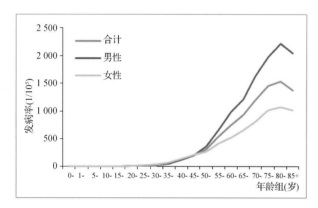

图3-4a 2010年江苏省肿瘤登记地区恶性肿瘤年龄别发病率

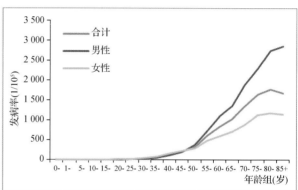

图3-4b 2010年江苏省城市肿瘤登记地区恶性肿瘤年龄别发病率

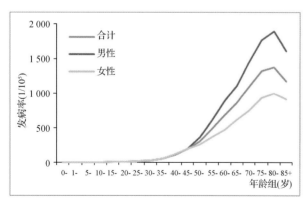

图3-4c 2010年江苏省农村肿瘤登记地区恶性肿瘤年龄别发病率

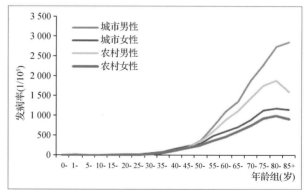

图3-4d 2010年江苏省城市和农村肿瘤登记地区恶性肿瘤年龄别发病率

(三)全部恶性肿瘤死亡情况

2010年全省登记地区恶性肿瘤死亡病例52 533例(男性33 441例,女性19 092例),其中城市地区死亡23 905例,占全省恶性肿瘤死亡的45.50%;农村地区死亡28 628例,占54.50%。全省恶性肿瘤死亡率为183.08/10万(男性230.14/10万,女性134.79/10万),中标率为

88.58/10 万,世标率为 120.92/10 万,累积率(0—74 岁)为 13.62%。其中城市死亡率为 176.14/10 万(男性 220.72/10 万,女性130.58/10 万),农村死亡率为 189.30/10 万(男性 238.56/10 万,女性 138.59/10 万)。男性与女性相比,无论城乡,男性死亡率、中标率、世标率和累积率均高于女性。城市和农村比较,无论男性、女性,农村死亡率均高于城市,而中标率、世标率和累积率均为城市高于农村(表 3-4)。

表 3-4   2010 年江苏省肿瘤登记地区恶性肿瘤死亡主要指标

地区	性别	病例数	死亡率 (1/10⁵)	中标率 (1/10⁵)	世标率 (1/10⁵)	累积率 0—74 岁(%)
全省	合计	52 533	183.08	88.58	120.92	13.62
	男性	33 441	230.14	117.79	162.09	18.13
	女性	19 092	134.79	61.18	83.40	9.15
城市	合计	23 905	176.14	93.38	129.16	14.34
	男性	15 141	220.72	126.20	177.74	19.35
	女性	8 764	130.58	64.15	88.10	9.50
农村	合计	28 628	189.30	85.50	115.54	13.12
	男性	18 300	238.56	112.92	152.95	17.32
	女性	10 328	138.59	59.08	80.04	8.88

(四)全部恶性肿瘤年龄别死亡率

恶性肿瘤年龄别死亡率在 45 岁前处于较低水平,从 45 岁开始随年龄增长快速上升,于 85＋岁年龄组达死亡高峰。城乡年龄别死亡率变化趋势与全省基本一致,除农村合计和农村男性年龄别死亡高峰提前出现在 80—84 岁年龄组外,其他均于 85＋岁组达最高水平。

全省不同性别各年龄组死亡率比较,除 1—9岁和 25—29 岁女性死亡率较高外,其他各年龄组均为男性高于女性。城乡对比,男性死亡率除 5—54岁为农村高于城市外,其他各年龄组均为城市高于农村;女性 1—29 岁、40—44 岁和 50—54 岁死亡率为农村高于城市,其他各年龄组均为城市高于农村(表 3-5、图 3-5a 至图 3-5d)。

表 3-5   2010 年江苏省肿瘤登记地区恶性肿瘤年龄别死亡率(1/10 万)

年龄组 (岁)	全省			城市			农村		
	合计	男性	女性	合计	男性	女性	合计	男性	女性
0—	3.07	4.31	1.65	5.31	8.28	1.90	1.36	1.27	1.46
1—4	4.03	4.01	4.06	4.39	5.40	3.19	3.74	2.86	4.76
5—9	2.77	2.71	2.84	2.53	2.63	2.42	3.00	2.79	3.24
10—14	2.51	2.70	2.30	2.32	2.47	2.17	2.72	2.93	2.45
15—19	3.44	4.48	2.31	2.96	4.37	1.50	3.88	4.58	3.07

年龄组（岁）	全省			城市			农村		
	合计	男性	女性	合计	男性	女性	合计	男性	女性
20—24	5.80	6.10	5.49	4.55	4.96	4.13	7.02	7.22	6.82
25—29	7.83	7.74	7.92	5.92	4.90	6.92	10.08	11.05	9.11
30—34	13.61	15.11	12.12	11.73	10.12	13.35	15.80	21.02	10.72
35—39	27.55	32.89	22.19	25.53	27.99	23.00	29.50	37.76	21.42
40—44	61.21	74.50	47.75	53.03	60.21	45.61	67.78	86.15	49.44
45—49	96.96	121.30	72.01	90.64	108.48	72.03	102.48	132.66	71.99
50—54	171.71	225.01	116.09	166.81	218.73	112.33	175.68	230.11	119.11
55—59	303.38	405.73	197.31	319.72	424.31	210.87	291.02	391.62	187.10
60—64	453.23	607.82	293.18	474.10	631.27	311.87	437.14	589.78	278.71
65—69	638.27	845.96	428.36	685.33	919.76	454.82	603.19	792.25	408.15
70—74	932.18	1 270.05	615.83	1 017.51	1 443.27	636.41	871.94	1 152.55	600.77
75—79	1 321.48	1 808.97	916.56	1 459.80	2 050.19	995.08	1 224.37	1 647.90	859.12
80—84	1 654.21	2 356.53	1 174.41	1 971.39	2 904.00	1 383.95	1 441.42	2 017.70	1 025.97
85+	1 693.69	2 501.22	1 264.39	2 147.13	3 660.57	1 455.80	1 411.02	1 885.42	1 134.79

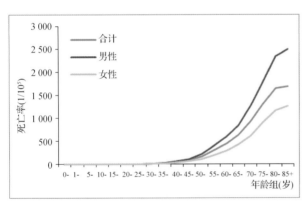

图 3-5a 2010 年江苏省肿瘤登记地区
恶性肿瘤年龄别死亡率

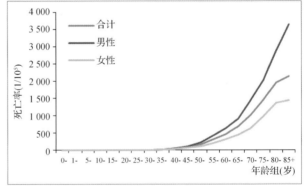

图 3-5b 2010 年江苏省城市肿瘤登记地区
恶性肿瘤年龄别死亡率

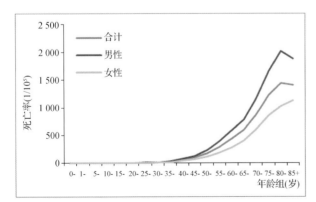

图 3-5c 2010 年江苏省农村肿瘤登记地区
恶性肿瘤年龄别死亡率

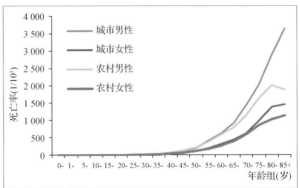

图 3-5d 2010 年江苏省城市和农村肿瘤登记地区
恶性肿瘤年龄别死亡率

三、2010 年江苏省肿瘤登记地区前 10 位恶性肿瘤发病和死亡情况

（一）2010 年江苏省前 10 位恶性肿瘤发病情况

2010 年全省肿瘤登记地区恶性肿瘤发病第 1 位的是肺癌，发病率为 44.72/10 万，其次为胃癌、食管癌、肝癌和结直肠癌，前 10 位恶性肿瘤约占全部恶性肿瘤发病的 82.55%。在男性中，胃癌高居恶性肿瘤发病第 1 位，其次为肺癌、食管癌、肝癌和结直肠癌，男性前 10 位恶性肿瘤约占全部恶性肿瘤发病的 88.50%；食管癌居全省女性恶性肿瘤发病第 1 位，其次为肺癌、胃癌、乳腺癌和结直肠癌，女性前 10 位恶性肿瘤约占全部恶性肿瘤发病的 81.02%（表 3-6，图 3-6a 至图 3-6f）。

表 3-6　2010 年江苏省肿瘤登记地区前 10 位恶性肿瘤发病情况

顺位	合计				男性				女性			
	部位	发病率 (1/10⁵)	构成 (%)	中标率 (1/10⁵)	部位	发病率 (1/10⁵)	构成 (%)	中标率 (1/10⁵)	部位	发病率 (1/10⁵)	构成 (%)	中标率 (1/10⁵)
1	气管,支气管,肺	44.72	16.92	21.98	胃	62.07	19.87	32.20	食管	27.99	13.03	12.71
2	胃	44.66	16.90	22.21	气管,支气管,肺	61.26	19.61	31.50	气管,支气管,肺	27.74	12.91	12.98
3	食管	41.93	15.87	20.60	食管	55.52	17.77	28.72	胃	26.80	12.48	12.64
4	肝脏	30.77	11.65	16.26	肝脏	44.73	14.32	24.51	乳房	26.51	12.34	14.88
5	结直肠肛门	18.76	7.10	9.41	结直肠肛门	20.30	6.50	10.68	结直肠肛门	17.18	8.00	8.20
6	乳房	13.24	5.01	7.48	胰腺	8.30	2.66	4.23	肝脏	16.45	7.66	8.00
7	胰腺	7.23	2.74	3.44	膀胱	7.35	2.35	3.68	子宫颈	12.86	5.99	7.40
8	子宫颈	6.35	2.40	3.69	前列腺	5.71	1.83	2.68	子宫体及子宫部位不明	7.19	3.35	3.95
9	脑,神经系统	5.35	2.02	3.33	白血病	5.68	1.82	4.49	胰腺	6.13	2.85	2.68
10	白血病	5.14	1.94	3.94	脑,神经系统	5.52	1.77	3.57	脑,神经系统	5.17	2.41	3.08
	合计	**218.15**	**82.55**	**112.34**	合计	**276.44**	**88.50**	**146.26**	合计	**174.02**	**81.02**	**86.52**

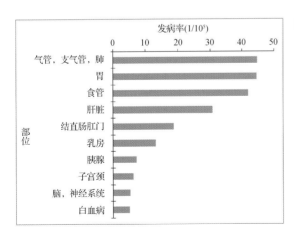

图 3-6a　2010 年江苏省肿瘤登记地区前 10 位恶性肿瘤发病率

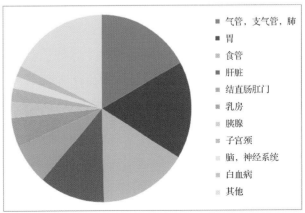

图 3-6b　2010 年江苏省肿瘤登记地区发病前 10 位恶性肿瘤构成（%）

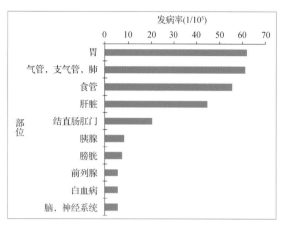

图 3-6c　2010 年江苏省肿瘤登记地区男性
前 10 位恶性肿瘤发病率

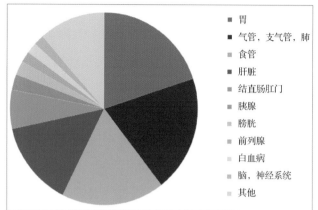

图 3-6d　2010 年江苏省肿瘤登记地区男性发病
前 10 位恶性肿瘤构成(%)

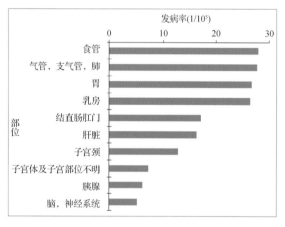

图 3-6e　2010 年江苏省肿瘤登记地区女性
前 10 位恶性肿瘤发病率

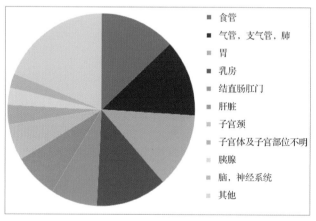

图 3-6f　2010 年江苏省肿瘤登记地区女性发病
前 10 位恶性肿瘤构成(%)

(二) 2010 年江苏省前 10 位恶性肿瘤死亡情况

2010 年全省肿瘤登记地区恶性肿瘤死亡第 1 位的是肺癌,死亡率为 36.99/10 万,其次为胃癌、食管癌、肝癌和结直肠癌,前 10 位恶性肿瘤死亡约占全部恶性肿瘤死亡的 87.94%。在男性中,肺癌居恶性肿瘤死亡第 1 位,其次为胃癌、肝癌、食管癌和结直肠癌,男性前 10 位恶性肿瘤死亡约占全部恶性肿瘤死亡的 91.50%;全省女性恶性肿瘤死亡第 1 位也是肺癌,其次为食管癌、胃癌、肝癌和结直肠癌,女性前 10 位恶性肿瘤死亡约占全部恶性肿瘤死亡的 84.50%(表 3-7、图 3-7a 至图 3-7f)。

表3-7 2010年江苏省肿瘤登记地区前10位恶性肿瘤死亡情况

顺位	合计				男性				女性			
	部位	死亡率 (1/10⁵)	构成 (%)	中标率 (1/10⁵)	部位	死亡率 (1/10⁵)	构成 (%)	中标率 (1/10⁵)	部位	死亡率 (1/10⁵)	构成 (%)	中标率 (1/10⁵)
1	气管,支气管,肺	36.99	20.20	17.40	气管,支气管,肺	50.71	22.04	25.30	气管,支气管,肺	22.91	17.00	10.10
2	胃	32.98	18.01	15.34	胃	44.62	19.39	22.21	食管	22.01	16.33	9.04
3	食管	31.15	17.01	14.30	肝脏	41.18	17.89	22.28	胃	21.04	15.61	8.96
4	肝脏	28.67	15.66	14.87	食管	40.06	17.41	19.87	肝脏	15.84	11.75	7.49
5	结直肠肛门	9.93	5.43	4.52	结直肠肛门	10.97	4.77	5.39	结直肠肛门	8.87	6.58	3.74
6	胰腺	6.84	3.73	3.20	胰腺	7.90	3.43	3.99	乳房	7.36	5.46	3.79
7	脑,神经系统	4.17	2.28	2.37	脑,神经系统	4.49	1.95	2.63	胰腺	5.75	4.26	2.44
8	乳房	3.71	2.03	1.93	白血病	4.23	1.84	2.91	脑,神经系统	3.85	2.85	2.13
9	白血病	3.60	1.97	2.43	淋巴瘤	3.48	1.51	2.00	胆囊及其他	3.14	2.33	1.29
10	淋巴瘤	2.97	1.62	1.61	膀胱	2.92	1.27	1.30	子宫颈	3.14	2.33	1.61
	合计	**161.01**	**87.94**	**77.97**	合计	**210.56**	**91.50**	**107.88**	合计	**113.91**	**84.50**	**50.59**

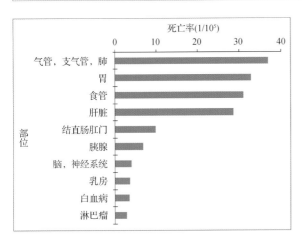

图3-7a 2010年江苏省肿瘤登记地区
前10位恶性肿瘤死亡率

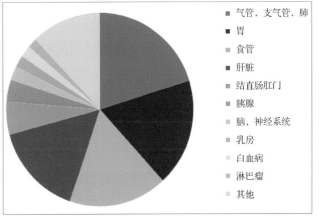

图3-7b 2010年江苏省肿瘤登记地区死亡
前10位恶性肿瘤构成(%)

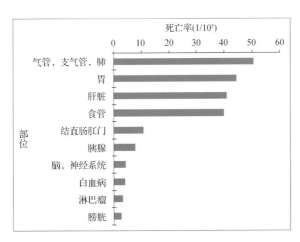

图3-7c 2010年江苏省肿瘤登记地区男性
前10位恶性肿瘤死亡率

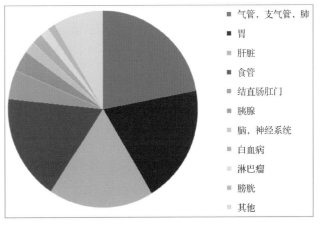

图3-7d 2010年江苏省肿瘤登记地区男性死亡
前10位恶性肿瘤构成(%)

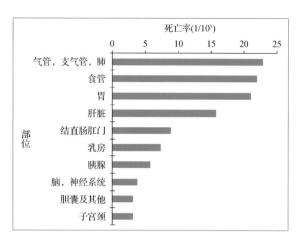

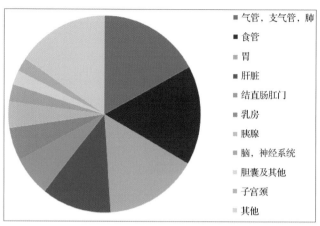

图3-7e 2010年江苏省肿瘤登记地区女性
前10位恶性肿瘤死亡率

图3-7f 2010年江苏省肿瘤登记地区女性死亡
前10位恶性肿瘤构成(%)

（三）2010年江苏省城市地区前10位恶性肿瘤发病情况

2010年城市登记地区恶性肿瘤发病第1位的是胃癌,发病率为47.44/10万,其次为肺癌、食管癌、肝癌和结直肠癌,前10位恶性肿瘤约占全部恶性肿瘤发病的79.21%。在城市男性中,胃癌居恶性肿瘤发病首位,其次为肺癌、食管癌、肝癌和结直肠癌,男性前10位恶性肿瘤约占全部恶性肿瘤发病的86.35%;乳腺癌居城市女性恶性肿瘤发病第1位,其次为胃癌、肺癌、食管癌和结直肠癌,女性前10位恶性肿瘤约占全部恶性肿瘤发病的78.21%(表3-8、图3-8a至图3-8f)。

表3-8 2010年江苏省城市肿瘤登记地区前10位恶性肿瘤发病情况

顺位	合计				男性				女性			
	部位	发病率 (1/10⁵)	构成 (%)	中标率 (1/10⁵)	部位	发病率 (1/10⁵)	构成 (%)	中标率 (1/10⁵)	部位	发病率 (1/10⁵)	构成 (%)	中标率 (1/10⁵)
1	胃	47.44	17.70	26.17	胃	66.53	21.26	38.71	乳房	30.02	13.52	17.71
2	气管,支气管,肺	43.60	16.27	23.83	气管,支气管,肺	60.50	19.33	34.98	胃	27.92	12.57	14.54
3	食管	33.61	12.54	18.40	食管	44.48	14.21	25.84	气管,支气管,肺	26.33	11.85	13.68
4	肝脏	24.87	9.28	14.06	肝脏	36.40	11.63	21.45	食管	22.50	10.13	11.32
5	结直肠肛门	21.99	8.21	12.06	结直肠肛门	24.04	7.68	13.96	结直肠肛门	19.91	8.96	10.37
6	乳房	15.02	5.61	8.91	胰腺	8.82	2.82	5.03	子宫颈	13.38	6.02	8.15
7	胰腺	7.79	2.91	4.07	膀胱	8.60	2.75	4.88	肝脏	13.08	5.89	6.76
8	子宫颈	6.62	2.47	4.03	前列腺	8.02	2.56	4.39	子宫体及子宫部位不明	7.94	3.58	4.70
9	白血病	5.77	2.15	4.53	白血病	6.65	2.12	5.36	胰腺	6.73	3.03	3.20
10	膀胱	5.54	2.07	2.93	淋巴瘤	6.24	1.99	3.93	卵巢	5.91	2.66	3.69
	合计	**212.25**	**79.21**	**118.99**	合计	**270.28**	**86.35**	**158.53**	合计	**173.72**	**78.21**	**94.12**

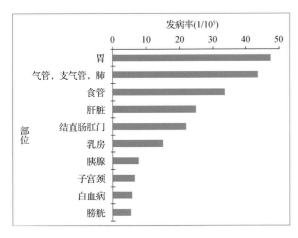

图 3-8a　2010 年江苏省城市肿瘤登记地区
前 10 位恶性肿瘤发病率

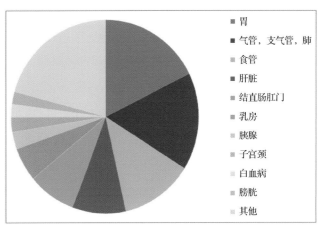

图 3-8b　2010 年江苏省城市肿瘤登记地区发病
前 10 位恶性肿瘤构成(%)

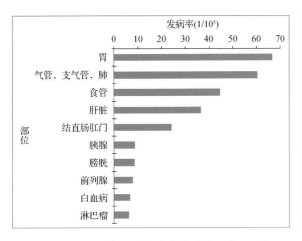

图 3-8c　2010 年江苏省城市肿瘤登记地区男性
前 10 位恶性肿瘤发病率

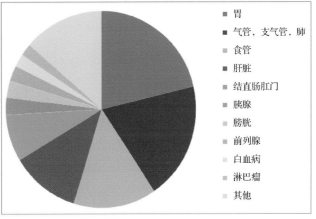

图 3-8d　2010 年江苏省城市肿瘤登记地区男性发病
前 10 位恶性肿瘤构成(%)

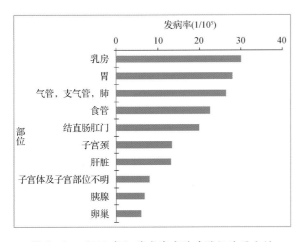

图 3-8e　2010 年江苏省城市肿瘤登记地区女性
前 10 位恶性肿瘤发病率

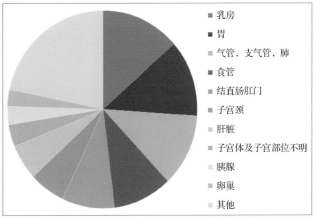

图 3-8f　2010 年江苏省城市肿瘤登记地区女性发病
前 10 位恶性肿瘤构成(%)

（四）2010年江苏省城市地区前10位恶性肿瘤死亡情况

肺癌居城市恶性肿瘤死亡第1位,死亡率为35.37/10万,其次为胃癌、食管癌、肝癌和结直肠癌,前10位恶性肿瘤约占全部恶性肿瘤死亡的86.04%。在城市男性中,肺癌位居恶性肿瘤死亡第1位,其次为胃癌、肝癌、食管癌和结直肠癌,男性前10位恶性肿瘤约占全部恶性肿瘤死亡的90.28%;导致城市女性死亡第1位的恶性肿瘤是胃癌,其次为肺癌、食管癌、肝癌和结直肠癌,女性前10位恶性肿瘤约占全部恶性肿瘤死亡的82.57%(表3-9、图3-9a至图3-9f)。

表3-9　2010年江苏城市肿瘤登记地区前10位恶性肿瘤死亡情况

顺位	合计				男性				女性			
	部位	死亡率 (1/10⁵)	构成 (%)	中标率 (1/10⁵)	部位	死亡率 (1/10⁵)	构成 (%)	中标率 (1/10⁵)	部位	死亡率 (1/10⁵)	构成 (%)	中标率 (1/10⁵)
1	气管,支气管,肺	35.37	20.08	18.35	气管,支气管,肺	49.42	22.39	27.84	胃	21.42	16.41	10.03
2	胃	34.88	19.80	18.09	胃	48.05	21.77	27.15	气管,支气管,肺	21.01	16.09	10.00
3	食管	25.20	14.31	13.06	肝脏	33.60	15.22	19.52	食管	17.76	13.60	8.20
4	肝脏	23.66	13.43	13.08	食管	32.48	14.72	18.39	肝脏	13.50	10.34	6.81
5	结直肠肛门	10.87	6.17	5.48	结直肠肛门	12.25	5.55	6.78	结直肠肛门	9.46	7.25	4.43
6	胰腺	7.43	4.22	3.82	胰腺	8.43	3.82	4.78	乳房	7.63	5.84	4.22
7	脑,神经系统	3.96	2.25	2.43	白血病	4.05	1.84	2.95	胰腺	6.41	4.91	2.92
8	乳房	3.87	2.20	2.17	脑,神经系统	4.02	1.82	2.63	脑,神经系统	3.89	2.98	2.23
9	白血病	3.36	1.91	2.34	淋巴瘤	3.54	1.60	2.20	胆囊及其他	3.80	2.91	1.65
10	淋巴瘤	2.95	1.67	1.70	前列腺	3.43	1.55	1.68	卵巢	2.92	2.24	1.67
	合计	151.55	86.04	80.52	合计	199.27	90.28	113.92	合计	107.80	82.57	52.16

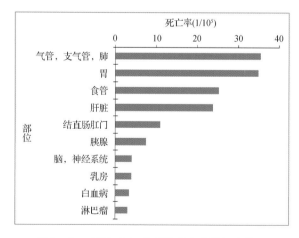

图3-9a　2010年江苏省城市肿瘤登记地区
前10位恶性肿瘤死亡率

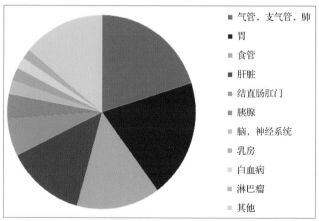

图3-9b　2010年江苏省城市肿瘤登记地区死亡
前10位恶性肿瘤构成(%)

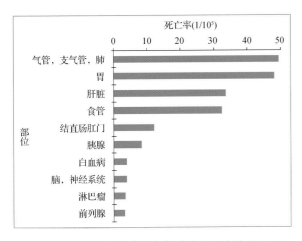

图 3-9c　2010 年江苏省城市肿瘤登记地区男性
前 10 位恶性肿瘤死亡率

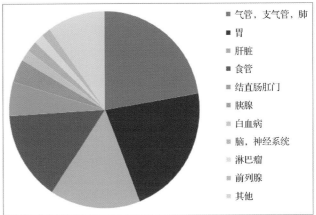

图 3-9d　2010 年江苏省城市肿瘤登记地区男性死亡
前 10 位恶性肿瘤构成(%)

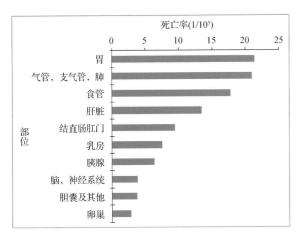

图 3-9e　2010 年江苏省城市肿瘤登记地区女性
前 10 位恶性肿瘤死亡率

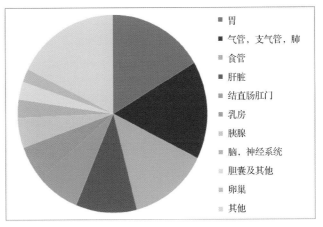

图 3-9f　2010 年江苏省城市肿瘤登记地区女性死亡
前 10 位恶性肿瘤构成(%)

(五) 2010 年江苏省农村地区前 10 位恶性肿瘤发病情况

农村登记地区恶性肿瘤发病第 1 位的是食管癌,发病率为 49.39/10 万,其次为肺癌、胃癌、肝癌和结直肠癌,前 10 位恶性肿瘤约占全部恶性肿瘤发病的 85.92%。农村男性恶性肿瘤发病第 1 位的是食管癌,其次为肺癌、胃癌、肝癌和结直肠癌,男性前 10 位恶性肿瘤约占全部恶性肿瘤发病的 90.99%;位居农村女性恶性肿瘤发病第 1 位的是食管癌,其次为肺癌、胃癌、乳腺癌和肝癌,女性前 10 位恶性肿瘤约占全部恶性肿瘤发病的 84.26%(表 3-10、图 3-10a 至图 3-10f)。

表 3-10　2010 年江苏省农村肿瘤登记地区前 10 位恶性肿瘤发病情况

顺位	合计				男性				女性			
	部位	发病率 (1/10⁵)	构成 (%)	中标率 (1/10⁵)	部位	发病率 (1/10⁵)	构成 (%)	中标率 (1/10⁵)	部位	发病率 (1/10⁵)	构成 (%)	中标率 (1/10⁵)
1	食管	49.39	18.94	22.23	食管	65.39	20.96	30.82	食管	32.93	15.81	13.76
2	气管,支气管,肺	45.72	17.53	20.63	气管,支气管,肺	61.95	19.86	29.11	气管,支气管,肺	29.01	13.93	12.41
3	胃	42.17	16.17	19.25	胃	58.08	18.62	27.52	胃	25.79	12.39	11.16
4	肝脏	36.06	13.83	18.12	肝脏	52.17	16.73	27.20	乳房	23.35	11.21	12.62
5	结直肠肛门	15.86	6.08	7.41	结直肠肛门	16.95	5.43	8.28	肝脏	19.48	9.36	9.00
6	乳房	11.64	4.46	6.35	胰腺	7.83	2.51	3.68	结直肠肛门	14.73	7.08	6.54
7	胰腺	6.72	2.58	2.98	膀胱	6.23	2.00	2.81	子宫颈	12.39	5.95	6.71
8	子宫颈	6.10	2.34	3.35	脑,神经系统	6.04	1.94	3.66	子宫体及子宫部位不明	6.51	3.13	3.37
9	脑,神经系统	5.85	2.24	3.40	白血病	4.82	1.55	3.83	脑,神经系统	5.66	2.72	3.15
10	白血病	4.57	1.75	3.48	淋巴瘤	4.33	1.39	2.45	胰腺	5.58	2.68	2.29
	合计	**224.08**	**85.92**	**107.20**	合计	**283.79**	**90.99**	**139.36**	合计	**175.43**	**84.26**	**81.01**

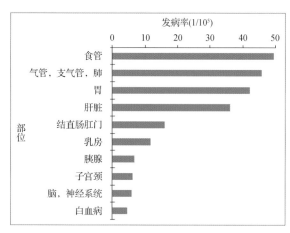

图 3-10a　2010 年江苏省农村肿瘤登记地区
前 10 位恶性肿瘤发病率

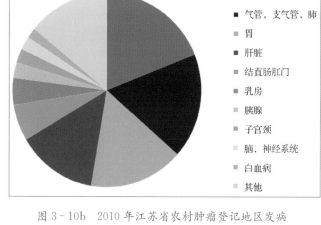

图 3-10b　2010 年江苏省农村肿瘤登记地区发病
前 10 位恶性肿瘤构成(%)

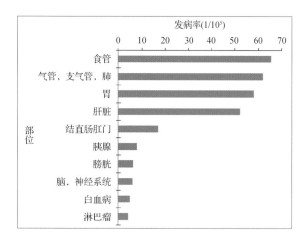

图 3-10c　2010 年江苏省农村肿瘤登记地区男性
前 10 位恶性肿瘤发病率

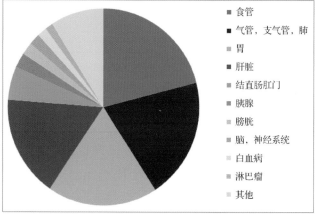

图 3-10d　2010 年江苏省农村肿瘤登记地区男性发病
前 10 位恶性肿瘤构成(%)

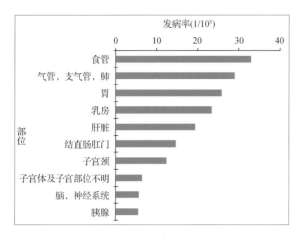

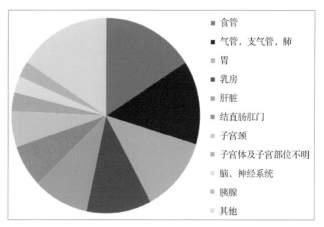

图 3-10e　2010 年江苏省农村肿瘤登记地区女性
前 10 位恶性肿瘤发病率

图 3-10f　2010 年江苏省农村肿瘤登记地区女性发病
前 10 位恶性肿瘤构成(%)

(六) 2010 年江苏省农村地区前 10 位恶性肿瘤死亡情况

农村登记地区恶性肿瘤死亡第 1 位的是肺癌,死亡率为 38.44/10 万,其次为食管癌、肝癌、胃癌和结直肠癌,前 10 位恶性肿瘤约占全部恶性肿瘤死亡的 89.55%。在农村男性中,肺癌位居恶性肿瘤死亡第 1 位,其次为肝癌、食管癌、胃癌和结直肠癌,男性前 10 位恶性肿瘤约占全部恶性肿瘤死亡的 92.63%;高居农村女性恶性肿瘤死亡第 1 位是食管癌,其次为肺癌、胃癌、肝癌和结直肠癌,女性前 10 位恶性肿瘤约占全部恶性肿瘤死亡的 86.73%(表 3-11、图 3-11a 至图 3-11f)。

表 3-11　2010 年江苏省农村肿瘤登记地区前 10 位恶性肿瘤死亡情况

顺位	合计				男性				女性			
	部位	死亡率 (1/10⁵)	构成 (%)	中标率 (1/10⁵)	部位	死亡率 (1/10⁵)	构成 (%)	中标率 (1/10⁵)	部位	死亡率 (1/10⁵)	构成 (%)	中标率 (1/10⁵)
1	气管,支气管,肺	38.44	20.31	16.77	气管,支气管,肺	51.87	21.74	23.68	食管	25.83	18.64	9.68
2	食管	36.49	19.27	15.20	肝脏	47.96	20.10	24.76	气管,支气管,肺	24.62	17.77	10.19
3	肝脏	33.17	17.52	16.43	食管	46.84	19.63	20.93	胃	20.69	14.93	8.18
4	胃	31.27	16.52	13.37	胃	41.55	17.42	18.81	肝脏	17.95	12.96	8.04
5	结直肠肛门	9.09	4.80	3.80	结直肠肛门	9.83	4.12	4.43	结直肠肛门	8.33	6.01	3.20
6	胰腺	6.31	3.33	2.76	胰腺	7.43	3.11	3.44	乳房	7.13	5.14	3.47
7	脑,神经系统	4.36	2.31	2.33	脑,神经系统	4.90	2.05	2.62	胰腺	5.15	3.72	2.10
8	白血病	3.82	2.02	2.55	白血病	4.38	1.84	2.96	脑,神经系统	3.81	2.75	2.06
9	乳房	3.57	1.89	1.76	淋巴瘤	3.43	1.44	1.88	子宫颈	3.42	2.47	1.62
10	淋巴瘤	2.98	1.58	1.56	膀胱	2.82	1.18	1.12	白血病	3.25	2.34	2.15
	合计	**169.50**	**89.55**	**76.53**	合计	**221.01**	**92.63**	**104.63**	合计	**120.18**	**86.73**	**50.69**

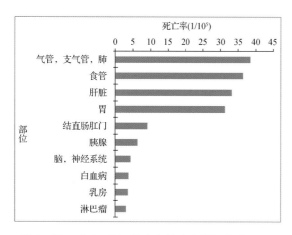

图 3-11a　2010 年江苏省农村肿瘤登记地区
前 10 位恶性肿瘤死亡率

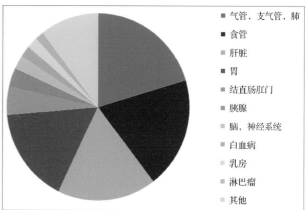

图 3-11b　2010 年江苏省农村肿瘤登记地区死亡
前 10 位恶性肿瘤构成(％)

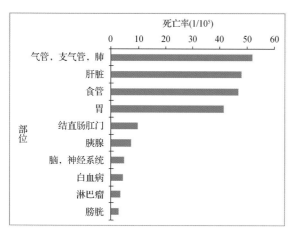

图 3-11c　2010 年江苏省农村肿瘤登记地区男性
前 10 位恶性肿瘤死亡率

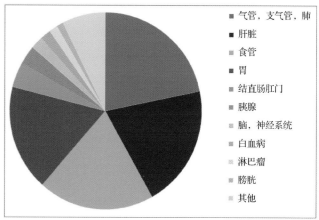

图 3-11d　2010 年江苏省农村肿瘤登记地区男性死亡
前 10 位恶性肿瘤构成(％)

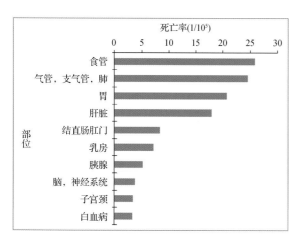

图 3-11e　2010 年江苏省农村肿瘤登记地区女性
前 10 位恶性肿瘤死亡率

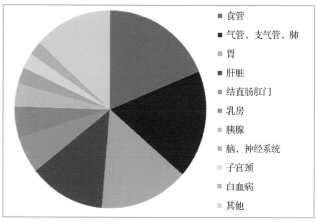

图 3-11f　2010 年江苏省农村肿瘤登记地区女性死亡
前 10 位恶性肿瘤构成(％)

第四章

2010 年江苏省常见部位恶性肿瘤发病和死亡情况

一、气管、支气管、肺(C33-C34)

2010 年全省肿瘤登记地区肺癌的发病率为 44.72/10 万,中标率为 21.98/10 万,世标率为 29.78/10 万。男、女性肺癌发病率分别为 61.26/10 万和 27.74/10 万,男性肺癌发病率为女性的 2.21 倍。城乡肺癌发病率比较,农村较城市高 4.86%,但中国人口标化后城市肺癌发病率较农 村高 15.51%。同期全省肺癌的死亡率为 36.99/10 万,中标率为 17.40/10 万,世标率为 23.98/10 万。男性肺癌死亡率为女性的 2.21 倍;农村肺癌死亡率较城市高 8.68%,但中国人口标化后城市肺癌死亡率较农村高 9.42%(表 4-1)。

表 4-1 2010 年江苏省肿瘤登记地区肺癌发病和死亡情况

指标	地区	性别	病例数	粗率 (1/10⁵)	构成 (%)	中标率 (1/10⁵)	世标率 (1/10⁵)	累积率 0—74 岁(%)
发病	全省	合计	12 831	44.72	16.92	21.98	29.78	3.66
		男性	8 902	61.26	19.61	31.50	43.04	5.26
		女性	3 929	27.74	12.91	12.98	17.46	2.07
	城市	合计	5 917	43.60	16.27	23.83	32.38	3.99
		男性	4 150	60.50	19.33	34.98	48.14	5.86
		女性	1 767	26.33	11.85	13.68	18.39	2.19
	农村	合计	6 914	45.72	17.53	20.63	27.89	3.41
		男性	4 752	61.95	19.86	29.11	39.56	4.83
		女性	2 162	29.01	13.93	12.41	16.74	1.98

指标	地区	性别	病例数	粗率 (1/10⁵)	构成 (%)	中标率 (1/10⁵)	世标率 (1/10⁵)	累积率 0—74岁(%)
死亡	全省	合计	10 614	36.99	20.20	17.40	23.98	2.81
		男性	7 369	50.71	22.04	25.30	35.18	4.07
		女性	3 245	22.91	17.00	10.10	13.87	1.56
	城市	合计	4 800	35.37	20.08	18.35	25.62	2.93
		男性	3 390	49.42	22.39	27.84	39.36	4.42
		女性	1 410	21.01	16.09	10.00	13.97	1.50
	农村	合计	5 814	38.44	20.31	16.77	22.89	2.72
		男性	3 979	51.87	21.74	23.68	32.58	3.83
		女性	1 835	24.62	17.77	10.19	13.84	1.60

肺癌年龄别发病率在 40 岁前处于较低水平，之后随年龄增长快速升高，至 80—84 岁组达高峰。不同性别及城乡肺癌年龄别发病率变化趋势与全省基本一致，除全省女性和城市女性肺癌发病高峰提前出现在 75—79 岁组外，其他均于 80—84 岁组达最高水平。全省肺癌年龄别死亡率在 0—44 岁处于较低水平，45 岁开始迅速上升，至 80—84 岁组达高峰。城乡肺癌年龄别死亡率变化趋势与全省基本一致(图 4 - 1a 至图 4 - 1f)。

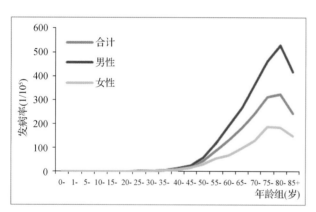

图 4 - 1a 2010 年江苏省肿瘤登记地区
肺癌年龄别发病率

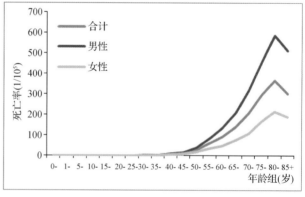

图 4 - 1b 2010 年江苏省肿瘤登记地区
肺癌年龄别死亡率

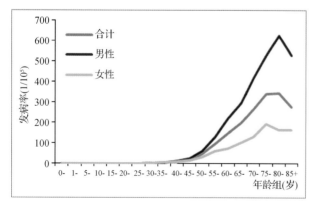

图 4 - 1c 2010 年江苏省城市肿瘤登记地区
肺癌年龄别发病率

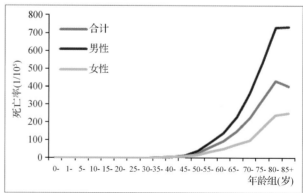

图 4 - 1d 2010 年江苏省城市肿瘤登记地区
肺癌年龄别死亡率

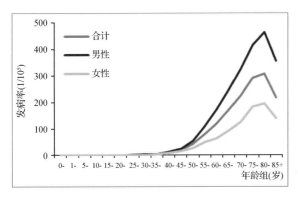

图 4-1e 2010 年江苏省农村肿瘤登记地区
肺癌年龄别发病率

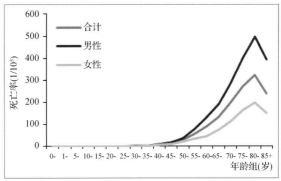

图 4-1f 2010 年江苏省农村肿瘤登记地区
肺癌年龄别死亡率

在 27 个肿瘤登记地区中,男性肺癌发病中标率最高的是徐州市区,发病率为 59.87/10 万,其次为连云港市区和启东市;女性肺癌发病中标率最高的也是徐州市区,发病率为 22.24/10 万,其次为连云港市区和金湖县。男性肺癌死亡中标率最高的

为连云港市区,死亡率为 39.68/10 万,其次为徐州市区和常州市区;女性肺癌死亡中标率最高的也是连云港市区,死亡率为 18.72/10 万,其次为大丰市和灌云县(图 4-2)。

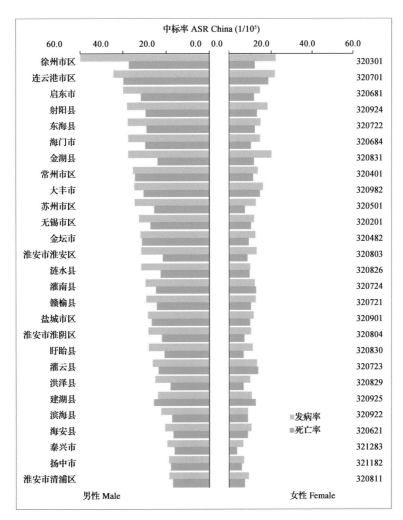

图 4-2 2010 年江苏省各肿瘤登记地区肺癌发病率和死亡率

二、胃（C16）

全省肿瘤登记地区胃癌的发病率为 44.66/10 万，中标率为 22.21/10 万，世标率为 30.13/10 万。男、女性胃癌发病率分别为 62.07/10 万和 26.80/10 万，男性胃癌发病率为女性的 2.32 倍。城市胃癌发病率较农村高 12.50%，中国人口标化后高 35.95%。同期全省胃癌的死亡率为 32.98/10 万，中标率为 15.34/10 万，世标率为 21.25/10 万。胃癌死亡率和标化率均为男性高于女性，城市高于农村（表 4-2）。

表 4-2　2010 年江苏省肿瘤登记地区胃癌发病和死亡情况

指标	地区	性别	病例数	粗率 (1/10⁵)	构成 (%)	中标率 (1/10⁵)	世标率 (1/10⁵)	累积率 0—74 岁(%)
发病	全省	合计	12 815	44.66	16.90	22.21	30.13	3.78
		男性	9 019	62.07	19.87	32.20	43.95	5.52
		女性	3 796	26.80	12.48	12.64	17.07	2.06
	城市	合计	6 438	47.44	17.70	26.17	35.57	4.47
		男性	4 564	66.53	21.26	38.71	53.30	6.66
		女性	1 874	27.92	12.57	14.54	19.51	2.34
	农村	合计	6 377	42.17	16.17	19.25	26.10	3.27
		男性	4 455	58.08	18.62	27.52	37.35	4.69
		女性	1 922	25.79	12.39	11.16	15.18	1.84
死亡	全省	合计	9 463	32.98	18.01	15.34	21.25	2.45
		男性	6 483	44.62	19.39	22.21	30.94	3.57
		女性	2 980	21.04	15.61	8.96	12.43	1.35
	城市	合计	4 734	34.88	19.80	18.09	25.24	2.94
		男性	3 296	48.05	21.77	27.15	38.42	4.41
		女性	1 438	21.42	16.41	10.03	13.93	1.53
	农村	合计	4 729	31.27	16.52	13.37	18.40	2.09
		男性	3 187	41.55	17.42	18.81	25.90	2.96
		女性	1 542	20.69	14.93	8.18	11.33	1.21

胃癌年龄别发病率在 40 岁前处于较低水平，之后快速升高，至 80—84 岁组达高峰。不同性别及城乡胃癌年龄别发病率变化趋势与全省基本一致，除农村合计和农村男性胃癌发病高峰出现在 75—79 岁组外，其他均于 80—84 岁组达最高水平。胃癌年龄别死亡率在 0—44 岁处于较低水平，45 岁开始随年龄增长快速上升，至 80—84 岁组达高峰。城乡胃癌年龄别死亡率变化趋势与全省基本一致（图 4 - 3a 至图 4 - 3f）。

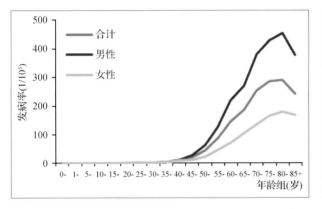

图 4 - 3a　2010 年江苏省肿瘤登记地区胃癌年龄别发病率

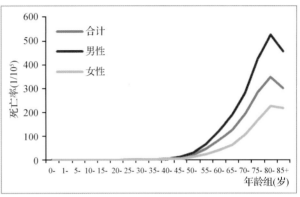

图 4 - 3b　2010 年江苏省肿瘤登记地区胃癌年龄别死亡率

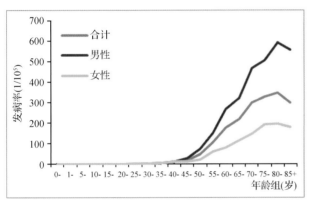

图 4 - 3c　2010 年江苏省城市肿瘤登记地区胃癌年龄别发病率

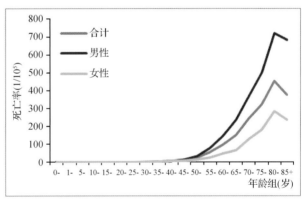

图 4 - 3d　2010 年江苏省城市肿瘤登记地区胃癌年龄别死亡率

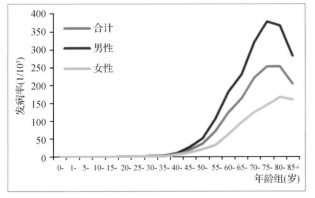

图 4 - 3e　2010 年江苏省农村肿瘤登记地区胃癌年龄别发病率

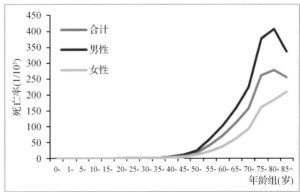

图 4 - 3f　2010 年江苏省农村肿瘤登记地区胃癌年龄别死亡率

在 27 个肿瘤登记地区中,男性胃癌发病中标率最高的是扬中市,发病率为 77.04/10 万,其次为建湖县和金坛市;女性胃癌发病中标率最高的为建湖县,发病率为 25.19/10 万,其次为金坛市和扬中市。男性胃癌死亡中标率最高的为扬中市,死亡率为 55.43/10 万,其次为金坛市和常州市区;女性胃癌死亡中标率最高的也是扬中市,死亡率为 29.31/10 万,其次为金坛市和建湖县(图 4-4)。

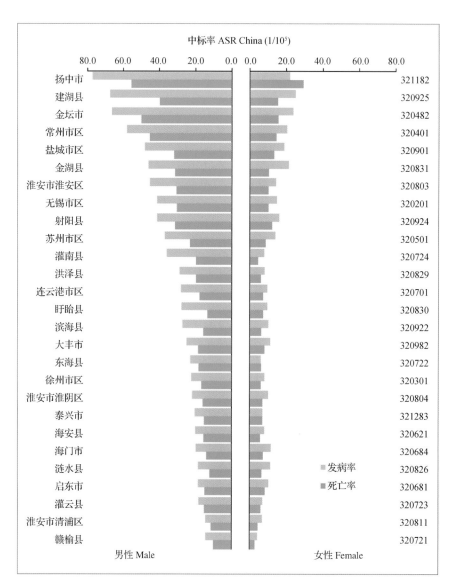

图 4-4　2010 年江苏省肿瘤登记地区胃癌发病率和死亡率

三、食管（C15）

2010 年全省肿瘤登记地区食管癌的发病率为 41.93/10 万，中标率为 20.60/10 万，世标率为 28.30/10 万。男、女性食管癌发病率分别为 55.52/10 万和 27.99/10 万，男性食管癌发病率为女性的 1.98 倍。农村食管癌发病率较城市高 46.95%，中国人口标化后高 20.82%。同期全省食管癌死亡率为 31.15/10 万，中标率为 14.30/10 万，世标率为 20.20/10 万。食管癌死亡率和标化率均为男性高于女性，农村高于城市（表 4-3）。

表 4-3 2010 年江苏省肿瘤登记地区食管癌发病和死亡情况

指标	地区	性别	病例数	粗率 (1/10⁵)	构成 (%)	中标率 (1/10⁵)	世标率 (1/10⁵)	累积率 0—74 岁（%）
发病	全省	合计	12 031	41.93	15.87	20.60	28.30	3.62
		男性	8 067	55.52	17.77	28.72	39.54	4.99
		女性	3 964	27.99	13.03	12.71	17.57	2.24
	城市	合计	4 561	33.61	12.54	18.40	25.32	3.23
		男性	3 051	44.48	14.21	25.84	35.81	4.49
		女性	1 510	22.50	10.13	11.32	15.64	1.99
	农村	合计	7 470	49.39	18.94	22.23	30.51	3.91
		男性	5 016	65.39	20.96	30.82	42.28	5.36
		女性	2 454	32.93	15.81	13.76	19.02	2.43
死亡	全省	合计	8 938	31.15	17.01	14.30	20.20	2.37
		男性	5 821	40.06	17.41	19.87	28.13	3.27
		女性	3 117	22.01	16.33	9.04	12.94	1.48
	城市	合计	3 420	25.20	14.31	13.06	18.50	2.18
		男性	2 228	32.48	14.72	18.39	26.44	3.05
		女性	1 192	17.76	13.60	8.20	11.64	1.35
	农村	合计	5 518	36.49	19.27	15.20	21.43	2.51
		男性	3 593	46.84	19.63	20.93	29.39	3.43
		女性	1 925	25.83	18.64	9.68	13.89	1.59

食管癌年龄别发病率在 0—44 岁前处于较低水平，45 岁开始快速升高，至 80—84 岁组达高峰。不同性别及城乡食管癌年龄别发病率变化趋势与全省基本一致，仅发病高峰年龄有所差别。食管癌年龄别死亡率在 50 岁前较低，之后随年龄增长快速上升，至 85＋岁组达高峰。不同性别及城乡食管癌年龄别死亡率变化趋势与全省基本一致（图 4-5a 至图 4-5f）。

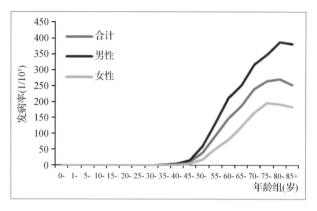

图4-5a 2010年江苏省肿瘤登记地区
食管癌年龄别发病率

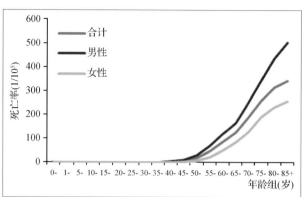

图4-5b 2010年江苏省肿瘤登记地区
食管癌年龄别死亡率

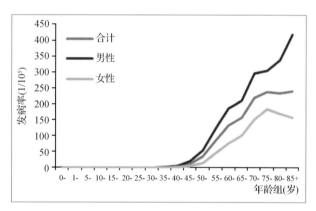

图4-5c 2010年江苏省城市肿瘤登记地区
食管癌年龄别发病率

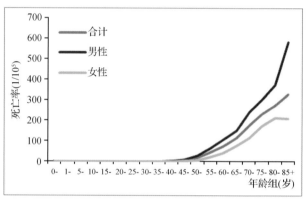

图4-5d 2010年江苏省城市肿瘤登记地区
食管癌年龄别死亡率

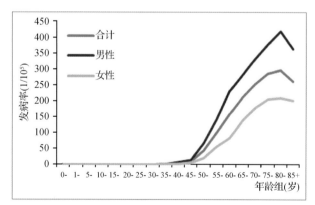

图4-5e 2010年江苏省农村肿瘤登记地区
食管癌年龄别发病率

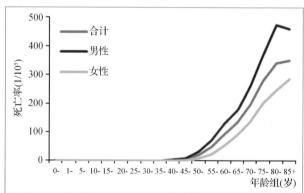

图4-5f 2010年江苏省农村肿瘤登记地区
食管癌年龄别死亡率

在 27 个肿瘤登记地区中,男性食管癌发病中标率最高的是淮安市淮安区,发病率为 83.28/10 万,其次为灌南县和涟水县;女性食管癌发病中标率最高的也是淮安市淮安区,发病率为 50.03/10 万,其次为涟水县和金湖县。男、女性食管癌死亡中标率最高的均为淮安市淮安区,死亡率分别为 60.11/10 万和 34.42/10 万,其次均为涟水县和扬中市(图 4-6)。

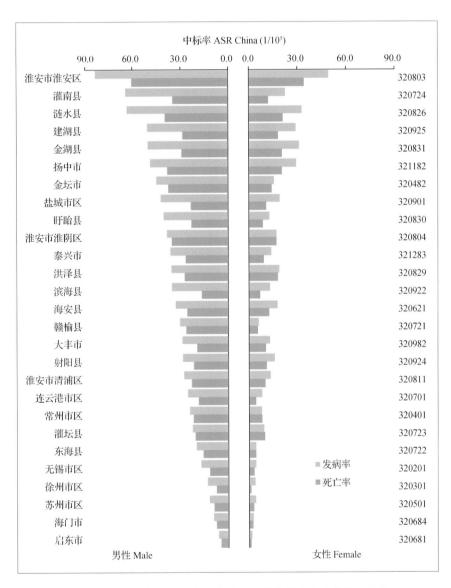

图 4-6　2010 年江苏省各肿瘤登记地区食管癌发病率和死亡率

四、肝（C22）

2010 年全省肿瘤登记地区肝癌的发病率为 30.77/10 万,中标率为 16.26/10 万,世标率为 21.23/10 万。男、女性肝癌发病率分别为 44.73/10 万和 16.45/10 万,男性肝癌发病率为女性的 2.72 倍。农村肝癌发病率、中标率和世标率均高于城市。同期全省肝癌死亡率为 28.67/10 万,中标率为 14.87/10 万,世标率为 19.58/10 万。肝癌死亡率、中标率和世标率均为男性高于女性,农村高于城市(表 4-4)。

表 4-4 2010 年全省肿瘤登记地区肝癌发病和死亡情况

指标	地区	性别	病例数	粗率(1/10⁵)	构成(%)	中标率(1/10⁵)	世标率(1/10⁵)	累积率0—74岁(%)
发病	全省	合计	8 829	30.77	11.65	16.26	21.23	2.41
		男性	6 499	44.73	14.32	24.51	31.83	3.57
		女性	2 330	16.45	7.66	8.00	10.71	1.23
	城市	合计	3 375	24.87	9.28	14.06	18.59	2.12
		男性	2 497	36.40	11.63	21.45	28.32	3.19
		女性	878	13.08	5.89	6.76	9.17	1.06
	农村	合计	5 454	36.06	13.83	18.12	23.46	2.64
		男性	4 002	52.17	16.73	27.20	34.96	3.90
		女性	1 452	19.48	9.36	9.00	11.95	1.36
死亡	全省	合计	8 228	28.67	15.66	14.87	19.58	2.20
		男性	5 984	41.18	17.89	22.28	29.22	3.26
		女性	2 244	15.84	11.75	7.49	10.09	1.13
	城市	合计	3 211	23.66	13.43	13.08	17.55	1.97
		男性	2 305	33.60	15.22	19.52	26.30	2.90
		女性	906	13.50	10.34	6.81	9.31	1.03
	农村	合计	5 017	33.17	17.52	16.43	21.36	2.40
		男性	3 679	47.96	20.10	24.76	31.98	3.57
		女性	1 338	17.95	12.96	8.04	10.75	1.21

肝癌年龄别发病率在 0—34 岁处于较低水平,35 岁开始快速升高,至 85+岁组达高峰。不同性别及城乡肝癌年龄别发病率变化趋势与全省基本一致。肝癌年龄别死亡率在 35 岁前较低,之后随年龄增长快速上升,至 85+岁组达高峰。不同性别及城乡肝癌年龄别死亡率变化趋势与全省基本一致(图 4-7a 至图 4-7f)。

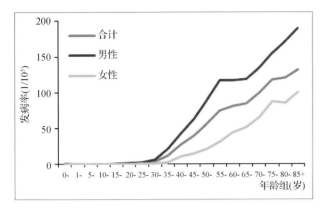

图 4-7a 2010 年江苏省肿瘤登记地区
肝癌年龄别发病率

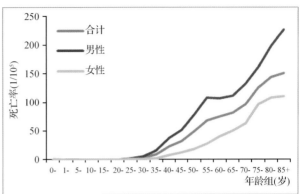

图 4-7b 2010 年江苏省肿瘤登记地区
肝癌年龄别死亡率

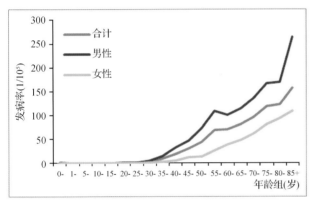

图 4-7c 2010 年江苏省城市肿瘤登记地区
肝癌年龄别发病率

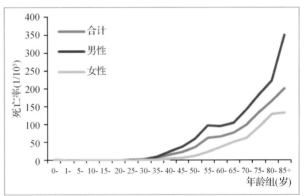

图 4-7d 2010 年江苏省城市肿瘤登记地区
肝癌年龄别死亡率

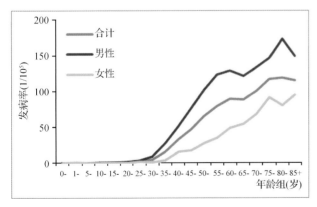

图 4-7e 2010 年江苏省农村肿瘤登记地区
肝癌年龄别发病率

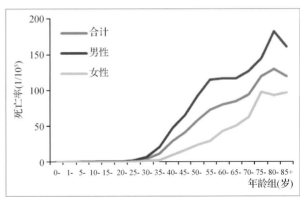

图 4-7f 2010 年江苏省农村肿瘤登记地区
肝癌年龄别死亡率

在27个肿瘤登记地区中,男性肝癌发病中标率最高的为启东市,发病率为47.03/10万,其次为海门市和淮安市淮阴区;女性肝癌发病中标率最高的也是启东市,发病率为14.09/10万,其次为灌云县和射阳县。男性肝癌死亡中标率最高的是启东市,死亡率为41.03/10万,其次为灌南县和泰兴市;女性肝癌死亡中标率最高的为灌南县,死亡率为13.39/10万,其次为启东市和灌云县(图4-8)。

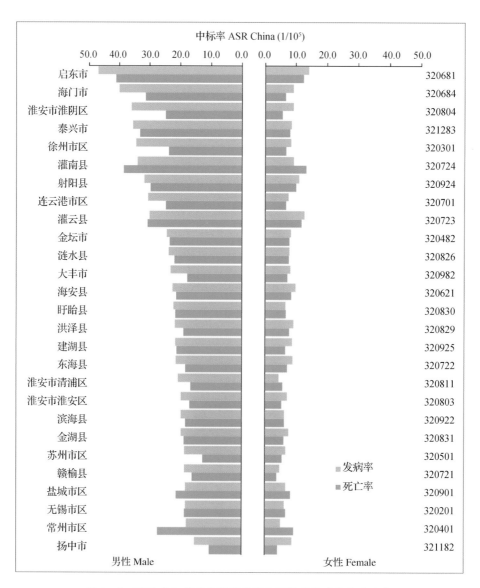

图4-8 2010年江苏省各肿瘤登记地区肝癌发病率和死亡率

五、结直肠肛门(C18-C21)

全省肿瘤登记地区结直肠癌的发病率为18.76/10万,中标率为9.41/10万,世标率为12.60/10万。男、女性结直肠癌发病率分别为20.30/10万和17.18/10万,男性高于女性。城市结直肠癌发病率、中标率和世标率均高于农村。

同期全省结直肠癌死亡率为9.93/10万,中标率为4.52/10万,世标率为6.33/10万。结直肠癌死亡率、中标率和世标率均为男性高于女性,城市高于农村(表4-5)。

表4-5　2010年江苏省肿瘤登记地区结直肠癌发病和死亡情况

指标	地区	性别	病例数	粗率 (1/10⁵)	构成 (%)	中标率 (1/10⁵)	世标率 (1/10⁵)	累积率 0—74岁(%)
发病	全省	合计	5 383	18.76	7.10	9.41	12.60	1.48
		男性	2 949	20.30	6.50	10.68	14.36	1.67
		女性	2 434	17.18	8.00	8.20	10.96	1.29
	城市	合计	2 985	21.99	8.21	12.06	16.35	1.92
		男性	1 649	24.04	7.68	13.96	19.13	2.18
		女性	1 336	19.91	8.96	10.37	13.99	1.67
	农村	合计	2 398	15.86	6.08	7.41	9.82	1.15
		男性	1 300	16.95	5.43	8.28	10.98	1.30
		女性	1 098	14.73	7.08	6.54	8.67	1.00
死亡	全省	合计	2 850	9.93	5.43	4.52	6.33	0.65
		男性	1 594	10.97	4.77	5.39	7.57	0.76
		女性	1 256	8.87	6.58	3.74	5.27	0.55
	城市	合计	1 475	10.87	6.17	5.48	7.80	0.78
		男性	840	12.25	5.55	6.78	9.81	0.92
		女性	635	9.46	7.25	4.43	6.27	0.64
	农村	合计	1 375	9.09	4.80	3.80	5.27	0.56
		男性	754	9.83	4.12	4.43	6.09	0.63
		女性	621	8.33	6.01	3.20	4.50	0.48

结直肠癌年龄别发病率在45岁前处于较低水平,之后快速升高,至80—84岁组达高峰。不同性别及城乡结直肠癌年龄别发病率变化趋势与全省基本一致,仅城市地区发病高峰出现于85+岁组。结直肠癌年龄别死亡率在0—49岁较低,

之后随年龄增长迅速升高,至85+岁组达高峰。不同性别及城乡结直肠癌年龄别死亡率变化趋势与全省基本一致,仅死亡高峰出现年龄组有所差别(图4-9a至图4-9f)。

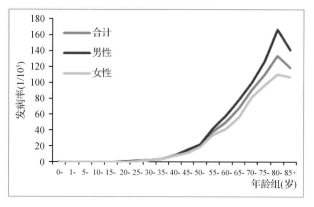

图 4 - 9a 2010 年江苏省肿瘤登记地区
结直肠癌年龄别发病率

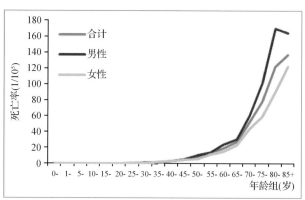

图 4 - 9b 2010 年江苏省肿瘤登记地区
结直肠癌年龄别死亡率

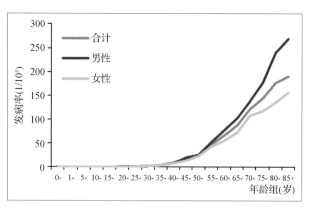

图 4 - 9c 2010 年江苏省城市肿瘤登记地区
结直肠癌年龄别发病率

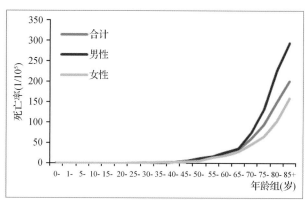

图 4 - 9d 2010 年江苏省城市肿瘤登记地区
结直肠癌年龄别死亡率

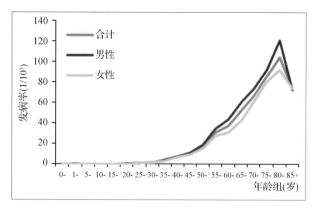

图 4 - 9e 2010 年江苏省农村肿瘤登记地区
结直肠癌年龄别发病率

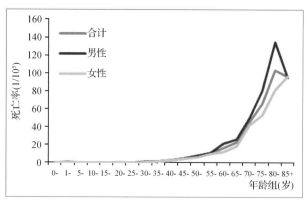

图 4 - 9f 2010 年江苏省农村肿瘤登记地区
结直肠癌年龄别死亡率

在27个肿瘤登记地区中,男性结直肠癌发病中标率最高的为无锡市区,发病率为21.45/10万,其次为连云港市区和苏州市区;女性结直肠癌发病中标率最高的也是无锡市区,发病率为14.63/10万,其次为苏州市区和常州市区。男性结直肠癌死亡中标率最高的是连云港市区,死亡率为10.46/10万,其次为常州市区和扬中市;女性结直肠癌死亡中标率最高的为常州市区,死亡率为6.12/10万,其次为连云港市区和金坛市(图4-10)。

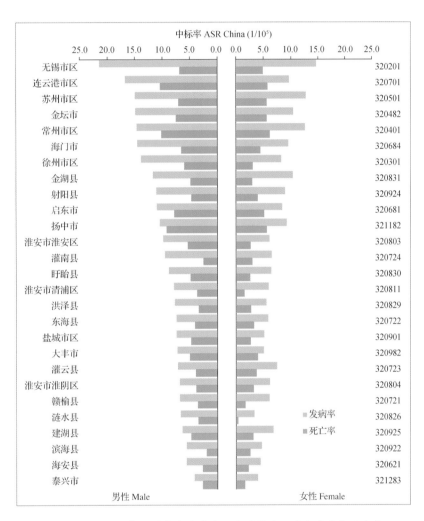

图4-10 2010年江苏省各肿瘤登记地区结直肠癌发病率和死亡率

六、乳房(C50)

全省肿瘤登记地区女性乳腺癌的发病率为26.51/10万,中标率为14.88/10万,世标率为18.51/10万,占女性全部恶性肿瘤发病的12.34%。城乡女性乳腺癌发病率分别为30.02/10万和23.35/10万,城市较农村高28.57%,中国人口标化后高40.33%。同期全省女性乳腺癌死亡率为7.36/10万,中标率为3.79/10万,世标率为4.94/10万。城市女性乳腺癌死亡率、中标率和世标率均高于农村(表4-6)。

表4-6 2010年江苏省肿瘤登记地区乳腺癌发病和死亡情况

指标	地区	性别	病例数	粗率 (1/10⁵)	构成 (%)	中标率 (1/10⁵)	世标率 (1/10⁵)	累积率 0—74岁(%)
发病	全省	合计	3 799	13.24	5.01	7.48	9.33	0.98
		男性	44	0.30	0.10	0.17	0.22	0.03
		女性	3 755	26.51	12.34	14.88	18.51	1.94
	城市	合计	2 039	15.02	5.61	8.91	11.16	1.18
		男性	24	0.35	0.11	0.21	0.28	0.03
		女性	2015	30.02	13.52	17.71	22.12	2.35
	农村	合计	1760	11.64	4.46	6.35	7.89	0.82
		男性	20	0.26	0.08	0.14	0.18	0.02
		女性	1740	23.35	11.21	12.62	15.65	1.63
死亡	全省	合计	1 065	3.71	2.03	1.93	2.55	0.27
		男性	22	0.15	0.07	0.07	0.11	0.01
		女性	1 043	7.36	5.46	3.79	4.94	0.54
	城市	合计	525	3.87	2.20	2.17	2.87	0.31
		男性	13	0.19	0.09	0.10	0.17	0.02
		女性	512	7.63	5.84	4.22	5.50	0.60
	农村	合计	540	3.57	1.89	1.76	2.32	0.25
		男性	9	0.12	0.05	0.05	0.08	0.01
		女性	531	7.13	5.14	3.47	4.52	0.49

女性乳腺癌年龄别发病率在0—29岁较低，之后快速升高，至55—59岁组达高峰，之后开始下降，但于80—84岁组再次出现一小高峰，呈现双峰型。城市女性乳腺癌年龄别发病率变化趋势与全省基本一致，而农村女性乳腺癌发病高峰则提前出现在50—54岁组，之后一直呈下降趋势，并呈单峰型。女性乳腺癌年龄别死亡率在45岁前较低，45岁开始快速升高，至85＋岁组达高峰。城乡女性乳腺癌年龄别死亡率变化趋势与全省基本一致（图4-11a至图4-11b）。

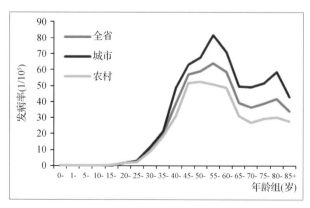

图4-11a 2010年江苏省肿瘤登记地区
女性乳腺癌年龄别发病率

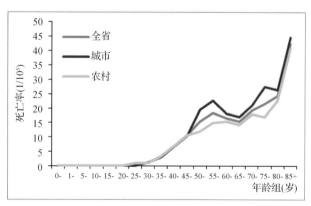

图4-11b 2010年江苏省肿瘤登记地区
女性乳腺癌年龄别死亡率

在 27 个肿瘤登记地区中,女性乳腺癌发病中标率最高的是连云港市区,发病率分别为 28.38/10 万,其次为徐州市区和灌南县,最低的为盐城市区。女性乳腺癌死亡中标率最高的也是连云港市区,死亡率为 9.95/10 万,其次为常州市区和扬中市,盱眙县最低(图 4 - 12)。

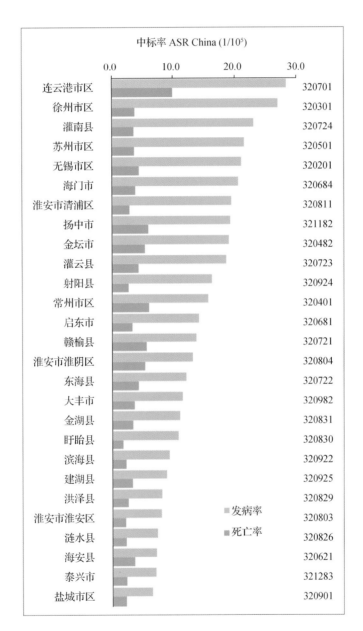

图 4 - 12 2010 年江苏省各肿瘤登记地区女性乳腺癌发病率和死亡率

七、胰腺（C25）

2010 年全省肿瘤登记地区胰腺癌的发病率为 7.23/10 万，中标率为 3.44/10 万，世标率为 4.75/10 万。男、女性胰腺癌发病率分别为 8.30/10 万和 6.13/10 万，男性高于女性。城市胰腺癌发病率、中标率和世标率均高于农村。同期全省胰腺癌死亡率为 6.84/10 万，中标率为 3.20/10 万，世标率为 4.46/10 万。胰腺癌死亡率、中标率和世标率均为男性高于女性，城市高于农村（表 4-7）。

表 4-7　2010 年江苏省肿瘤登记地区胰腺癌发病和死亡情况

指标	地区	性别	病例数	粗率 (1/10⁵)	构成 (%)	中标率 (1/10⁵)	世标率 (1/10⁵)	累积率 0—74 岁(%)
发病	全省	合计	2 074	7.23	2.74	3.44	4.75	0.57
		男性	1 206	8.30	2.66	4.23	5.86	0.71
		女性	868	6.13	2.85	2.68	3.71	0.43
	城市	合计	1 057	7.79	2.91	4.07	5.68	0.66
		男性	605	8.82	2.82	5.03	7.08	0.83
		女性	452	6.73	3.03	3.20	4.44	0.50
	农村	合计	1 017	6.72	2.58	2.98	4.10	0.50
		男性	601	7.83	2.51	3.68	5.06	0.62
		女性	416	5.58	2.68	2.29	3.16	0.38
死亡	全省	合计	1 962	6.84	3.73	3.20	4.46	0.52
		男性	1 148	7.90	3.43	3.99	5.56	0.65
		女性	814	5.75	4.26	2.44	3.43	0.39
	城市	合计	1 008	7.43	4.22	3.82	5.38	0.60
		男性	578	8.43	3.82	4.78	6.78	0.76
		女性	430	6.41	4.91	2.92	4.14	0.45
	农村	合计	954	6.31	3.33	2.76	3.82	0.46
		男性	570	7.43	3.11	3.44	4.75	0.58
		女性	384	5.15	3.72	2.10	2.92	0.35

胰腺癌年龄别发病率在 50 岁前处于较低水平，之后快速升高，至 85＋岁组达高峰。不同性别及城乡胰腺癌年龄别发病率变化趋势与全省基本一致。胰腺癌年龄别死亡率在 0—49 岁较低，之后随年龄增长快速升高，至 85＋岁组达高峰。不同性别及城乡胰腺癌年龄别死亡率变化趋势与全省基本一致（图 4-13a 至图 4-13f）。

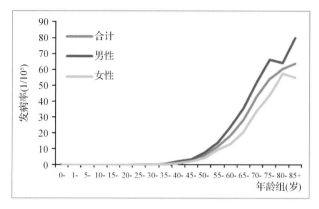

图 4 - 13a　2010 年江苏省肿瘤登记地区
胰腺癌年龄别发病率

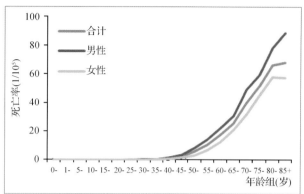

图 4 - 13b　2010 年江苏省肿瘤登记地区
胰腺癌年龄别死亡率

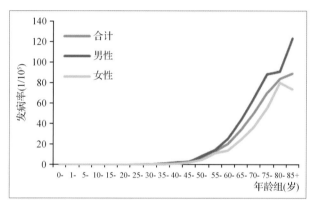

图 4 - 13c　2010 年江苏省城市肿瘤登记地区
胰腺癌年龄别发病率

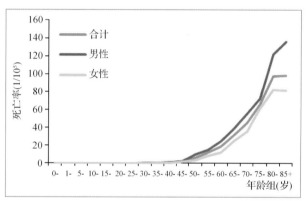

图 4 - 13d　2010 年江苏省城市肿瘤登记地区
胰腺癌年龄别死亡率

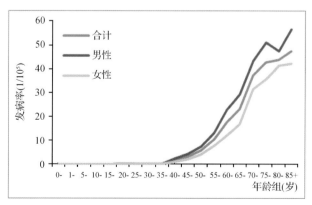

图 4 - 13e　2010 年江苏省农村肿瘤登记地区
胰腺癌年龄别发病率

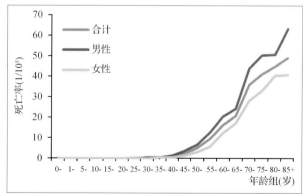

图 4 - 13f　2010 年江苏省农村肿瘤登记地区
胰腺癌年龄别死亡率

在 27 个肿瘤登记地区中,男性胰腺癌发病中标率最高的是启东市,发病率为 7.00/10 万,其次为苏州市区和无锡市区;女性发病中标率最高的是苏州市区,发病率为 4.39/10 万,其次为启东市

和建湖县。男性胰腺癌死亡中标率最高的是启东市,其次为无锡市区和常州市区;女性胰腺癌死亡中标率最高的为常州市区,其次为建湖县和无锡市区(图 4 - 14)。

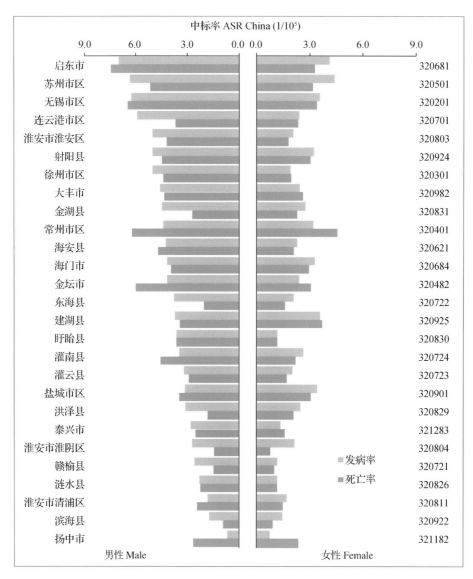

图 4 - 14　2010 年江苏省各肿瘤登记地区胰腺癌发病率和死亡率

八、子宫颈(C53)

全省肿瘤登记地区子宫颈癌的发病率为12.86/10万,中标率为7.40/10万,世标率为8.99/10万,占女性全部恶性肿瘤发病的5.99%。城市子宫颈癌发病率、中标率和世标率均高于农村。同期全省子宫颈癌死亡率为3.14/10万,中标率为1.61/10万,世标率为2.08/10万。农村子宫颈癌死亡率、中标率和世标率均高于城市(表4-8)。

表4-8 2010年江苏省肿瘤登记地区子宫颈癌发病和死亡情况

指标	地区	病例数	粗率(1/10⁵)	构成(%)	中标率(1/10⁵)	世标率(1/10⁵)	累积率 0—74 岁(%)
发病	全省	1 821	12.86	5.99	7.40	8.99	0.90
	城市	898	13.38	6.02	8.15	9.78	0.95
	农村	923	12.39	5.95	6.71	8.25	0.85
死亡	全省	445	3.14	2.33	1.61	2.08	0.22
	城市	190	2.83	2.17	1.59	2.05	0.22
	农村	255	3.42	2.47	1.62	2.10	0.22

子宫颈癌年龄别发病率在0—29岁较低,30岁之后快速升高,至45—49岁组达高峰,之后有所下降,但又分别在65—69岁组和80—84岁组出现两个小高峰;城乡子宫颈癌年龄别发病率变化趋势与全省基本一致,但城市仅呈现45—49岁组和80—84岁组两个发病高峰,而农村第三个高峰提前出现在75—79岁组。子宫颈癌年龄别死亡率在40岁前处于较低水平,之后逐渐升高,至85+岁组达高峰。城乡子宫颈癌年龄别死亡率变化趋势与全省一致(图4-15a至图4-15b)。

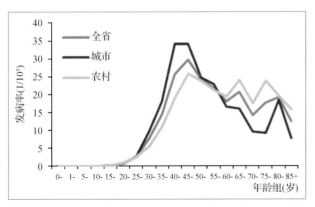

图4-15a 2010年江苏省肿瘤登记地区
子宫颈癌年龄别发病率

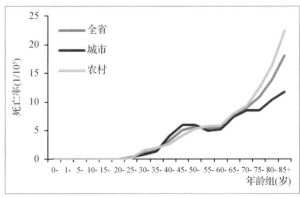

图4-15b 2010年江苏省肿瘤登记地区
子宫颈癌年龄别死亡率

在 27 个肿瘤登记地区中,子宫颈癌发病中标率最高的是连云港市区,发病率为 15.21/10 万,其次为射阳县和金湖县。子宫颈癌死亡中标率最高的是射阳县,死亡率为 3.45/10 万,其次为金湖县和连云港市区(图 4 - 16)。

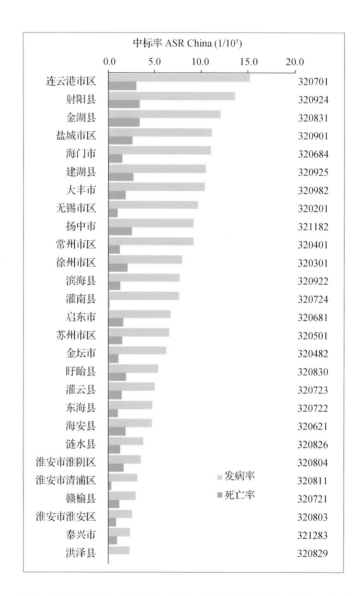

图 4 - 16 2010 年江苏省各肿瘤登记地区子宫颈癌发病率和死亡率

九、脑及中枢神经系统(C70-C72)

全省肿瘤登记地区脑及中枢神经系统肿瘤(简称脑瘤)的发病率为 5.35/10 万,中标率为 3.33/10 万,世标率为 4.03/10 万。男、女性脑瘤发病率分别为 5.52/10 万和 5.17/10 万,男性高于女性。农村脑瘤发病率、中标率和世标率均高于城市。同期全省脑瘤死亡率为 4.17/10 万,中标率为 2.37/10 万,世标率为 3.02/10 万。农村脑瘤死亡率较城市高 10.10%,中国人口标化后城市较农村高 4.29%(表 4-9)。

表 4-9   2010 年江苏省肿瘤登记地区脑瘤发病和死亡情况

指标	地区	性别	病例数	粗率 (1/10⁵)	构成 (%)	中标率 (1/10⁵)	世标率 (1/10⁵)	累积率 0—74 岁(%)
发病	全省	合计	1 534	5.35	2.02	3.33	4.03	0.42
		男性	802	5.52	1.77	3.57	4.31	0.45
		女性	732	5.17	2.41	3.08	3.76	0.39
	城市	合计	649	4.78	1.78	3.22	3.87	0.40
		男性	339	4.94	1.58	3.48	4.16	0.41
		女性	310	4.62	2.08	2.98	3.60	0.38
	农村	合计	885	5.85	2.24	3.40	4.14	0.44
		男性	463	6.04	1.94	3.66	4.43	0.48
		女性	422	5.66	2.72	3.15	3.87	0.40
死亡	全省	合计	1 197	4.17	2.28	2.37	3.02	0.33
		男性	652	4.49	1.95	2.63	3.36	0.37
		女性	545	3.85	2.85	2.13	2.71	0.28
	城市	合计	537	3.96	2.25	2.43	3.13	0.33
		男性	276	4.02	1.82	2.63	3.38	0.36
		女性	261	3.89	2.98	2.23	2.88	0.30
	农村	合计	660	4.36	2.31	2.33	2.94	0.32
		男性	376	4.90	2.05	2.62	3.34	0.38
		女性	284	3.81	2.75	2.06	2.59	0.27

脑瘤年龄别发病率在 0—34 岁处于较低水平,35 岁开始快速升高,至 85+岁组达高峰。不同性别及城乡脑瘤年龄别发病率变化趋势与全省基本一致,仅发病高峰出现年龄组有所差异。脑瘤年龄别死亡率在 40 岁前较低,之后随年龄增长快速升高,至 85+岁组达高峰。不同性别及城乡脑瘤年龄别死亡率变化趋势与全省一致(图 4-17a 至图 4-17f)。

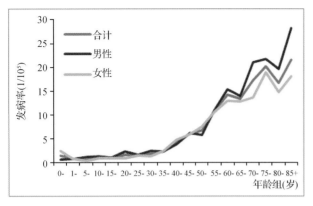

图 4-17a　2010 年江苏省肿瘤登记地区
脑瘤年龄别发病率

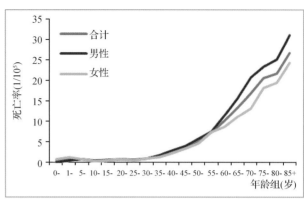

图 4-17b　2010 年江苏省肿瘤登记地区
脑瘤年龄别死亡率

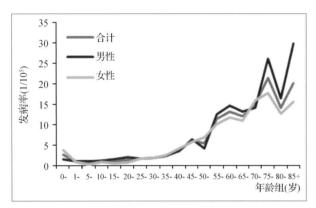

图 4-17c　2010 年江苏省城市肿瘤登记地区
脑瘤年龄别发病率

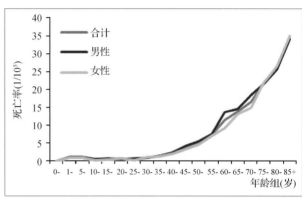

图 4-17d　2010 年江苏省城市肿瘤登记地区
脑瘤年龄别死亡率

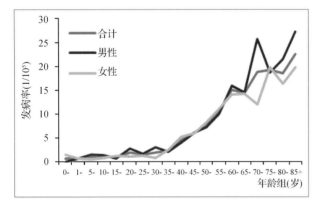

图 4-17e　2010 年江苏省农村肿瘤登记地区
脑瘤年龄别发病率

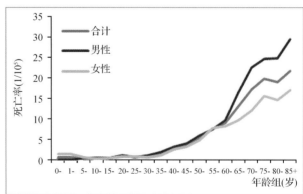

图 4-17f　2010 年江苏省农村肿瘤登记地区
脑瘤年龄别死亡率

在各肿瘤登记地区中,男性脑瘤发病中标率最高的为海门市,发病率为 7.83/10 万,其次为射阳县和无锡市区;女性脑瘤发病中标率最高的也是海门市,发病率为 7.38/10 万,其次为金湖县和无锡市区。男性脑瘤死亡中标率最高的是金湖县,其次为射阳县和灌南县;女性脑瘤死亡中标率最高的为射阳县,其次为盱眙县和常州市区(图 4 - 18)。

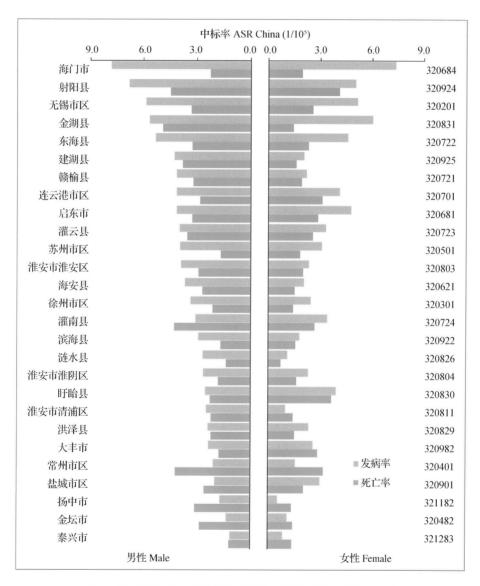

图 4 - 18　2010 年江苏省各肿瘤登记地区脑瘤发病率和死亡率

十、白血病（C91-C95）

2010 年全省肿瘤登记地区白血病的发病率为 5.14/10 万，中标率为 3.94/10 万，世标率为 4.41/10 万。男、女性白血病发病率分别为 5.68/10 万和 4.57/10 万，男性高于女性。城市白血病发病率、中标率和世标率均高于农村。同期全省白血病死亡率为 3.60/10 万，中标率为 2.43/10 万，世标率为 2.84/10 万。农村白血病死亡率、中标率和世标率均高于城市（表 4-10）。

表 4-10 2010 年江苏省肿瘤登记地区白血病发病和死亡情况

指标	地区	性别	病例数	粗率 (1/10⁵)	构成 (%)	中标率 (1/10⁵)	世标率 (1/10⁵)	累积率 0—74 岁(%)
发病	全省	合计	1 474	5.14	1.94	3.94	4.41	0.40
		男性	826	5.68	1.82	4.49	5.00	0.43
		女性	648	4.57	2.13	3.38	3.84	0.36
	城市	合计	783	5.77	2.15	4.53	5.19	0.47
		男性	456	6.65	2.12	5.36	6.11	0.54
		女性	327	4.87	2.19	3.73	4.33	0.40
	农村	合计	691	4.57	1.75	3.48	3.80	0.34
		男性	370	4.82	1.55	3.83	4.16	0.35
		女性	321	4.31	2.07	3.10	3.44	0.33
死亡	全省	合计	1 034	3.60	1.97	2.43	2.84	0.27
		男性	614	4.23	1.84	2.91	3.45	0.32
		女性	420	2.97	2.20	1.95	2.26	0.22
	城市	合计	456	3.36	1.91	2.34	2.80	0.27
		男性	278	4.05	1.84	2.95	3.60	0.33
		女性	178	2.65	2.03	1.75	2.07	0.20
	农村	合计	578	3.82	2.02	2.55	2.92	0.28
		男性	336	4.38	1.84	2.96	3.42	0.32
		女性	242	3.25	2.34	2.15	2.45	0.24

白血病年龄别发病率在 1—4 岁较高，之后趋于平缓，40 岁开始随年龄增长快速升高，至 80—84 岁组达高峰。不同性别及城乡白血病年龄别发病率变化趋势与全省基本一致，仅农村合计和农村男性发病高峰提前出现在 75—79 岁组。白血病年龄别死亡率在 45 岁前较低，之后随年龄增长快速升高，至 80—84 岁组达高峰。不同性别及城乡白血病年龄别死亡率变化趋势与全省基本一致（图 4-19a 至图 4-19f）。

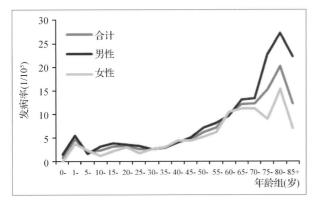

图4-19a　2010年江苏省肿瘤登记地区
白血病年龄别发病率

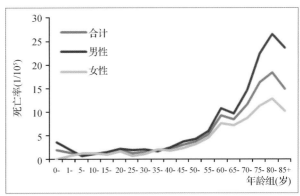

图4-19b　2010年江苏省肿瘤登记地区
白血病年龄别死亡率

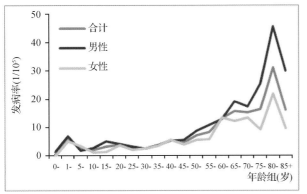

图4-19c　2010年江苏省城市肿瘤登记地区
白血病年龄别发病率

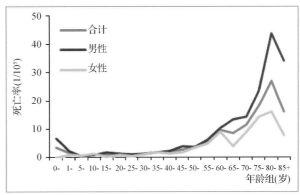

图4-19d　2010年江苏省城市肿瘤登记地区
白血病年龄别死亡率

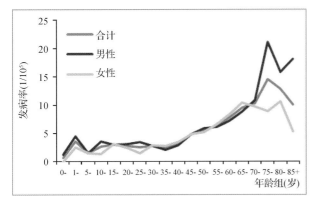

图4-19e　2010年江苏省农村肿瘤登记地区
白血病年龄别发病率

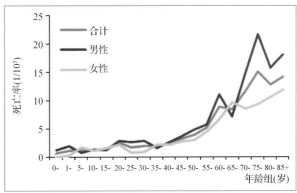

图4-19f　2010年江苏省农村肿瘤登记地区
白血病年龄别死亡率

在 27 个肿瘤登记地区中,男性白血病发病中标率最高的是淮安市清浦区,发病率为 12.06/10 万,其次为东海县和苏州市区;女性白血病发病中标率最高的也是淮安市清浦区,发病率为 9.01/10 万,其次为启东市和常州市区。男性白血病死亡中标率最高的是灌云县,其次为洪泽县和建湖县;女性白血病死亡中标率最高的为启东市,其次为连云港市区和灌云县(图 4 - 20)。

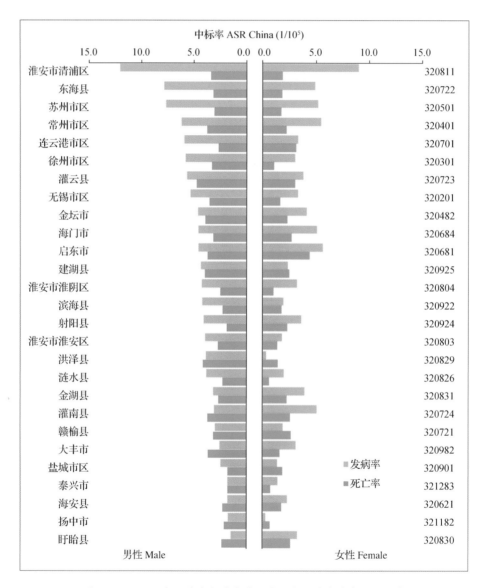

中标率 ASR China (1/10^5)

地区	代码
淮安市清浦区	320811
东海县	320722
苏州市区	320501
常州市区	320401
连云港市区	320701
徐州市区	320301
灌云县	320723
无锡市区	320201
金坛市	320482
海门市	320684
启东市	320681
建湖县	320925
淮安市淮阴区	320804
滨海县	320922
射阳县	320924
淮安市淮安区	320803
洪泽县	320829
涟水县	320826
金湖县	320831
灌南县	320724
赣榆县	320721
大丰市	320982
盐城市区	320901
泰兴市	321283
海安县	320621
扬中市	321182
盱眙县	320830

■发病率
■死亡率

男性 Male 女性 Female

图 4 - 20　2010 年江苏省各肿瘤登记地区白血病发病率和死亡率

发现与建议

《江苏省恶性肿瘤报告(2015)》的资料收集工作非常严谨,江苏省疾病预防控制中心组织专家对所有上报数据逐一进行审核,通过反馈,最终将27个登记处资料作为报告收录数据,用以分析2010年全省肿瘤发病与死亡情况。

2010年我省登记地区恶性肿瘤发病率和死亡率分别为 264.22/10 万和 183.08/10 万,均高于全国 2010 年平均水平(发病率和死亡率分别为235.23/10 万和 148.81/10 万),但调整人口构成后,我省恶性肿瘤发病和死亡的世标率明显降低,分别为 181.15/10 万和 120.92/10 万,与全国同期发病(181.49/10 万)和死亡(112.86/10 万)水平基本持平。最新老龄发展研究报告也显示,截至 2013 年年底,江苏省 60 岁以上老年人口占户籍总人口的 19.65% 以上,比全国(14.8%)高4.85 个百分点。人口老龄化是导致我省恶性肿瘤发病、死亡高于全国平均水平的重要原因之一。

江苏省男、女性恶性肿瘤发病率分别为312.37/10 万和 214.81/10 万,男女发病比为1.45;男、女性死亡率分别为 230.14/10 万和134.79/10 万,男女死亡比为 1.71;男性恶性肿瘤的发病、死亡风险均高于女性。我省城乡恶性肿瘤发病率分别为 268.00/10 万和 260.82/10 万,死亡率分别为 176.14/10 万和 189.30/10 万,城乡发病比和死亡比分别为 1.03 和 0.93,城市和农村恶性肿瘤发病水平接近,但农村死亡风险略高,说明相对于城市地区,农村地区存在肿瘤综合诊治能力低、居民自我健康意识不足等方面的问题,导致肿瘤确诊时往往病期较晚,预后不良。

1973—1975年第一次以肿瘤为重点的死因回顾调查显示,我省居民前五位的癌亡谱为食管癌(36.23/10万,中标率为34.94/10万)、胃癌(30.21/10万,中标率为29.17/10万)、肝癌(18.42/10万,中标率为17.92/10万)、肺癌(6.74/10万,中标率为6.53/10万)和结直肠癌(5.57/10万,中标率为5.40/10万),消化系统恶性肿瘤死亡率高。2010年全省登记地区数据显示,导致我省居民死亡的前五位恶性肿瘤为肺癌(36.99/10万,中标率为17.40/10万)、胃癌(32.98/10万,中标率为15.34/10万)、食管癌(31.15/10万,中标率为14.30/10万)、肝癌(28.67/10万,中标率为14.87/10万)和结直肠癌(9.93/10万,中标率为4.52/10万)。30多年的数据变化显示,随着我省社会经济飞速发展,居民生活水平和医疗卫生条件不断改善,以及乙肝疫苗在人群中广泛接种,胃癌、食管癌和肝癌等"穷癌"的发病和死亡水平呈一定下降趋势,但饮食变化、活动减少、肥胖增加、吸烟率居高不下、环境污染加剧等原因,使肺癌、结直肠癌等"富癌"的发病和死亡水平在不断升高。

肺癌目前已成为导致我省居民恶性肿瘤发病和死亡的首位癌种。肺癌的发生与烟草消费有直接关联,这一点早在20世纪60年代就得到了欧美等国家健康界的公认。全球范围内多项流行病学研究表明,吸烟是导致肺癌的首要危险因素,八成以上的肺癌都是由吸烟引起的。我省18岁及以上居民现在吸烟率为27.1%,男性现在吸烟率为56.9%,女性为2.5%;18岁及以上非吸烟居民被动吸烟率为39.4%。由于烟草侵蚀人体是一个长期累积的过程,肺癌等吸烟相关疾病的死亡高峰,通常出现在吸烟流行高峰二三十年之后。可以预计,我省的肺癌死亡率依然会呈上升趋势。

2010年数据显示,结直肠癌和乳腺癌对我省居民的危害也在不断增加。无论在城市还是在农村,结直肠癌均位居我省恶性肿瘤发病谱和死亡谱的第5位。女性乳腺癌更是跃居城市女性恶性肿瘤发病谱首位,其在农村地区也位居恶性肿瘤发病谱的第4位;无论城乡,女性乳腺癌的死亡率均位居癌亡谱的第6位。江苏省相关调查显示,居民超重率从2002年的23.0%上升为2007年的32.0%,肥胖率从8.1%上升为11.0%,居民脂肪和胆固醇摄入高、油脂消耗量大、身体活动量下降等因素是导致结直肠癌和乳腺癌等癌症发病上升的重要原因。此外,女性的平均初潮年龄大为提前,就业压力、生育观念使女性生育年龄推迟,而大量雌激素的分泌会促使乳腺增生,增加乳腺癌的风险。

综上可见,我省癌症防控形势面临"穷癌"发病率居高不下、"富癌"发病率增长迅猛的严峻形势。

为有效遏制江苏省恶性肿瘤发病和死亡的上升趋势,2005年起,江苏省先后在部分癌症高发区、淮河流域地区和城市地区开展癌症早诊早治工作,使癌症筛查成为惠民工程,将农村妇女宫颈癌和乳腺癌的筛查纳入重大公共卫生服务项目。为进一步提高我省医疗机构的癌症诊疗水平,各级医疗机构积极将癌症早诊早治方案、肿瘤诊疗规范和主要癌症的临床诊治指南纳入肿瘤专科医师继续教育,并在广大临床医生中推广使用,通过技术规范的培训,深入推进癌症规范化诊疗工作,保证医疗服务质量和安全,改善癌症患者生活质量。

癌症高发现场的研究实践证明,"预防为主、防治结合、重在三早(早期发现、早期诊断、早期治疗)、力攻三关(病因学预防、早诊早治、综合防治)"的癌症防治经验能切实有效地降低癌症的死亡率。如江苏启东中青年人群中的肝癌死亡率有下降趋势,山东临朐胃癌高发现场研究结果支持根除幽门螺杆菌感染有降低胃癌发病率和死亡率的趋势,河南林县食管癌高发现场证明复合维生素(β-胡萝卜素、维生素E及微量元素硒)能显著降低高发区普通人群全死因、癌症及胃癌的死亡率。

在未来,我省需要进一步加强各级政府在癌症防治工作中的职能,合理配置城乡医疗资源,采用综合的癌症防控理念,建立健全工作体系,在居民中积极开展以癌症危险因素和预防知识为主的健康教育和行为干预,积极宣传《中国居民膳食指南》和《癌症防治宣传教育知识要点》,倡导健康、科学的生活方式,降低人群癌症发生的风险。同时,继续推广癌症早诊早治和筛查工作,提高癌症筛查的科学性和有效性,确保最大程度地提高早期癌症的检出率和早期治疗率,有效提高癌症患者的治愈率。癌症防治工作应该与卫生服务体系框架进行有效的整合,坚持"预防为主"的原则,实行预防工作关口前移和重心下沉,以最终降低癌症的发病和死亡。

目前,我国居民肿瘤疾病负担日益加重,得到全社会的普遍关注。为积极做好癌症防治工作,尽快遏制我国癌症发病率和死亡率的上升势头,保护和增进人民群众身体健康,促进经济社会可持续发展,国家卫生计生委等16部门联合制定了《中国癌症防治三年行动计划(2015—2017年)》,提出进一步规范肿瘤登记制度,掌握全国和各省(区、市)癌症发病和死亡情况,绘制全国癌症地图。作为肿瘤防治的基础工作,长期动态监测肿瘤的发病和死亡情况,将有利于计划的落实、调整和评估。

尽管我省目前已建立恶性肿瘤登记报告的基础信息收集体系,但由于大部分登记处成立于2008年以后,除了少数地区作为国家肿瘤随访登记项目点每年可获得中央财政专项经费的支持外,大多数地区的肿瘤登记工作无财政配套资金支持,多由登记处所在单位常规工作经费内部调配,无法满足常规登记报告工作的基本需求。肿瘤登记工作技术含量要求高,但目前缺乏有效激励机制,且基层登记报告工作人员变动频繁,导致很多地区登记报告数据质量不高。

为了获取有代表性、高质量的全省恶性肿瘤流行病学基础资料,全省各级相关部门应围绕《中国癌症防治三年行动计划(2015—2017年)》,履行部门职责,落实综合措施,加强对肿瘤登记工作的政策和资金支持力度,提高登记报告专业技术人才队伍的能力。全省各级卫生行政部门应抓住这一契机,推进肿瘤登记的信息化建设,提高数据质量,加强数据的分析和利用,加强癌症信息资源整合收集,系统整理肿瘤登记、死因监测等相关数据,定期发布癌症相关信息。

附　录

2010 年江苏省肿瘤登记地区男女合计恶性肿瘤发病主要指标(1/10 万)

部　位	病例数	构成(%)	0—	1—4	5—9	10—14	15—19	20—24	25—29	30—34	35—39	40—44	45—49	50—54
唇	43	0.06	0.00	0.00	0.00	0.06	0.00	0.00	0.00	0.00	0.00	0.00	0.17	0.15
舌	126	0.17	0.00	0.00	0.00	0.00	0.00	0.05	0.14	0.13	0.12	0.38	0.39	0.55
口	263	0.35	0.00	0.09	0.00	0.00	0.05	0.05	0.14	0.09	0.20	0.42	0.86	1.15
唾液腺	126	0.17	0.00	0.09	0.00	0.00	0.05	0.14	0.24	0.18	0.28	0.27	0.43	0.85
扁桃腺	26	0.03	0.00	0.00	0.00	0.00	0.00	0.00	0.00	0.04	0.08	0.13	0.25
其他的口咽	40	0.05	0.00	0.00	0.00	0.00	0.06	0.00	0.00	0.00	0.04	0.08	0.00	0.10
鼻咽	625	0.82	0.00	0.00	0.09	0.00	0.12	0.25	0.28	0.52	0.66	1.30	2.33	3.42	3.83
喉咽	43	0.06	0.00	0.00	0.00	0.00	0.00	0.00	0.00	0.00	0.00	0.04	0.00	0.35
咽,部位不明	48	0.06	0.00	0.00	0.00	0.00	0.00	0.00	0.00	0.00	0.00	0.04	0.13	0.25
食管	12031	15.87	0.00	0.00	0.00	0.00	0.10	0.09	0.19	0.22	1.06	3.93	11.60	39.43
胃	12815	16.90	0.00	0.00	0.00	0.06	0.15	0.83	1.70	2.73	4.92	10.72	20.15	42.42
小肠	267	0.35	0.00	0.00	0.00	0.00	0.00	0.09	0.13	0.08	0.61	0.81	1.05
结肠	2398	3.16	0.00	0.09	0.07	0.06	0.05	0.18	0.66	1.28	1.79	3.78	5.73	9.16
直肠	2917	3.85	0.00	0.00	0.00	0.05	0.23	0.52	1.06	2.16	4.39	7.62	11.40
肛门	68	0.09	0.00	0.00	0.00	0.05	0.00	0.05	0.04	0.08	0.08	0.21	0.25
肝脏	8829	11.65	0.38	0.19	0.07	0.12	0.35	0.78	1.70	3.96	12.25	27.19	39.07	55.86
胆囊及其他	931	1.23	0.00	0.00	0.00	0.10	0.00	0.05	0.04	0.45	1.11	1.71	2.59
胰腺	2074	2.74	0.00	0.00	0.00	0.00	0.09	0.19	0.26	0.57	1.72	3.04	6.32
鼻,鼻窦及其他	100	0.13	0.00	0.00	0.00	0.00	0.19	0.00	0.12	0.15	0.56	0.60
喉	322	0.42	0.00	0.00	0.00	0.00	0.05	0.00	0.08	0.31	0.68	1.44
气管,支气管,肺	12831	16.92	0.00	0.00	0.00	0.00	0.20	0.51	0.80	2.07	4.60	11.33	20.75	44.61
其他的胸腔器官	172	0.23	0.00	0.00	0.07	0.00	0.10	0.00	0.24	0.18	0.33	0.38	0.47	1.05
骨	545	0.72	0.00	0.09	0.07	0.60	0.60	0.32	0.52	0.40	0.33	0.99	1.07	2.09
皮肤的黑色素瘤	104	0.14	0.00	0.09	0.00	0.00	0.00	0.05	0.13	0.12	0.11	0.51	0.50
其他的皮肤	473	0.62	0.00	0.00	0.07	0.12	0.05	0.23	0.42	0.18	0.45	0.50	0.98	0.95
间皮瘤	21	0.03	0.00	0.00	0.00	0.00	0.00	0.05	0.00	0.00	0.00	0.04	0.05
卡波氏肉瘤	8	0.01	0.00	0.00	0.00	0.00	0.00	0.00	0.00	0.00	0.00	0.00	0.00
周围神经,其他结缔组织	114	0.15	0.38	0.00	0.07	0.06	0.25	0.14	0.14	0.18	0.12	0.31	0.26	0.35
乳房	3799	5.01	0.00	0.00	0.00	0.00	0.15	0.87	1.41	5.20	10.09	19.45	28.37	29.13
外阴	45	0.06	0.00	0.00	0.00	0.00	0.00	0.00	0.08	0.11	0.09	0.10
阴道	24	0.03	0.00	0.00	0.00	0.00	0.00	0.00	0.00	0.04	0.11	0.04	0.05
子宫颈	1821	2.40	0.00	0.00	0.00	0.00	0.10	0.41	1.32	3.88	7.28	12.74	14.63	11.80
子宫体	711	0.94	0.00	0.00	0.00	0.00	0.05	0.09	0.33	0.31	0.98	2.06	3.94	5.43
子宫,部位不明	307	0.40	0.00	0.00	0.00	0.00	0.18	0.14	0.31	0.49	1.37	1.88	1.89
卵巢	682	0.90	0.00	0.00	0.00	0.06	0.35	0.64	0.85	0.75	1.30	2.48	4.32	4.58
其他的女性生殖器	60	0.08	0.00	0.00	0.00	0.00	0.00	0.00	0.04	0.12	0.23	0.43	0.30
胎盘	21	0.03	0.00	0.00	0.00	0.00	0.10	0.00	0.24	0.00	0.16	0.11	0.04	0.00
阴茎	89	0.12	0.00	0.00	0.07	0.00	0.00	0.00	0.00	0.00	0.00	0.11	0.26	0.60
前列腺	830	1.09	0.00	0.00	0.00	0.00	0.00	0.00	0.04	0.00	0.04	0.17	0.30
睾丸	56	0.07	0.38	0.09	0.00	0.12	0.05	0.05	0.24	0.13	0.24	0.27	0.21	0.10
其他的男性生殖器	27	0.04	0.00	0.00	0.07	0.00	0.00	0.05	0.00	0.08	0.00	0.09	0.05
肾	653	0.86	0.00	0.47	0.07	0.00	0.05	0.32	0.28	0.66	0.73	1.79	2.57	3.14
肾盂	56	0.07	0.00	0.00	0.00	0.00	0.00	0.00	0.00	0.04	0.15	0.09	0.15
输尿管	73	0.10	0.00	0.00	0.00	0.00	0.00	0.00	0.00	0.00	0.04	0.09	0.25
膀胱	1376	1.81	0.00	0.00	0.00	0.00	0.05	0.14	0.19	0.44	0.61	1.22	2.31	4.33
其他的泌尿器官	21	0.03	0.00	0.00	0.00	0.00	0.00	0.00	0.04	0.00	0.00	0.05
眼	42	0.06	0.77	0.38	0.07	0.00	0.00	0.05	0.00	0.00	0.04	0.00	0.00	0.15
脑,神经系统	1534	2.02	1.54	0.84	0.90	1.14	1.05	1.66	1.60	1.94	2.40	4.27	6.08	6.72
甲状腺	707	0.93	0.00	0.00	0.00	0.06	0.55	1.24	2.12	2.25	2.52	3.47	4.19	3.78
肾上腺	43	0.06	0.00	0.00	0.00	0.00	0.10	0.05	0.00	0.04	0.04	0.08	0.21	0.20
其他的内分泌腺	80	0.11	0.00	0.00	0.00	0.00	0.12	0.00	0.23	0.14	0.13	0.08	0.27	0.56	0.65
霍奇金病	52	0.07	0.00	0.00	0.00	0.06	0.25	0.14	0.05	0.02	0.12	0.08	0.26	0.15
非霍奇金淋巴瘤	1007	1.33	0.38	0.56	0.42	0.42	0.30	1.24	0.75	0.88	1.42	1.98	2.95	4.68
免疫增生性疾病	9	0.01	0.00	0.00	0.00	0.00	0.00	0.00	0.00	0.00	0.00	0.00	0.00
多发性骨髓瘤	263	0.35	0.38	0.00	0.00	0.00	0.00	0.05	0.00	0.09	0.18	0.28	0.08	0.51	1.19
淋巴样白血病	285	0.38	0.38	1.69	0.76	0.54	1.05	0.69	0.38	0.18	0.49	0.61	0.60	1.34
髓样白血病	479	0.63	0.00	0.84	0.07	0.66	0.85	1.33	1.04	1.19	1.10	1.64	1.50	1.79
白血病,未特指	710	0.94	0.38	2.16	1.18	1.08	1.20	1.24	1.13	1.28	1.38	1.91	2.65	3.09
其他或未指明部位	1594	2.10	0.38	0.56	0.07	0.18	0.45	0.32	0.66	0.97	1.46	2.82	4.02	7.32
所有部位合计	75816	100.00	5.38	8.44	4.09	5.69	9.19	15.27	21.69	34.93	65.19	130.66	203.85	320.87
所有部位除外 C44	75343	99.38	5.38	8.44	4.02	5.57	9.14	15.04	21.26	34.76	64.74	130.16	202.86	319.93

年龄组(岁)							粗率(1/10⁵)	中标率(1/10⁵)	世标率(1/10⁵)	累积率(%)		截缩率 35—64岁	ICD-10
55—59	60—64	65—69	70—74	75—79	80—84	85+	粗率(1/10⁵)	中标率(1/10⁵)	世标率(1/10⁵)	0—64岁	0—74岁	35—64岁	ICD-10
0.39	0.66	0.47	0.46	0.98	0.57	1.03	0.15	0.08	0.11	0.01	0.01	0.19	C00
1.38	1.32	1.59	1.74	0.65	1.70	0.51	0.44	0.25	0.31	0.02	0.04	0.61	C01-C02
1.88	3.31	3.09	4.05	4.42	3.40	5.14	0.92	0.49	0.65	0.04	0.08	1.14	C03-C06
0.88	1.03	0.94	1.85	1.14	1.13	2.05	0.44	0.26	0.32	0.02	0.04	0.57	C07-C08
0.11	0.44	0.28	0.12	0.33	0.00	0.51	0.09	0.05	0.07	0.01	0.01	0.16	C09
0.44	0.22	0.84	0.46	0.82	0.85	1.03	0.14	0.07	0.10	0.00	0.01	0.12	C10
4.80	6.84	5.72	5.09	5.23	4.53	1.03	2.18	1.28	1.58	0.12	0.18	3.49	C11
0.22	0.66	0.37	0.81	1.64	0.28	0.00	0.15	0.09	0.12	0.01	0.01	0.18	C12-C13
0.28	0.81	0.47	0.93	1.14	0.57	0.51	0.17	0.09	0.12	0.01	0.01	0.21	C14
93.03	146.76	187.73	239.49	265.64	271.50	252.74	41.93	20.60	28.30	1.48	3.62	40.51	C15
86.51	145.88	187.36	253.03	284.61	290.77	240.93	44.66	22.21	30.13	1.58	3.78	43.76	C16
1.82	1.62	3.94	5.32	5.23	5.10	5.65	0.93	0.47	0.63	0.03	0.08	0.90	C17
15.29	22.89	30.55	39.68	50.87	60.65	53.43	8.36	4.20	5.62	0.31	0.66	8.59	C18
22.30	26.42	36.55	49.63	56.60	70.00	64.73	10.17	5.08	6.83	0.38	0.81	10.87	C19-C20
0.44	0.59	0.56	0.69	2.13	2.55	0.51	0.24	0.12	0.15	0.01	0.02	0.25	C21
74.92	81.18	85.01	99.04	117.61	120.73	131.51	30.77	16.26	21.23	1.49	2.41	44.35	C22
5.30	8.61	11.15	16.43	24.70	31.74	29.79	3.24	1.53	2.12	0.10	0.24	2.84	C23-C24
11.65	18.77	28.12	42.92	54.14	60.36	63.70	7.23	3.44	4.75	0.21	0.57	5.98	C25
0.94	1.25	0.47	1.50	0.82	0.28	2.57	0.35	0.20	0.26	0.02	0.03	0.54	C30-C31
2.87	3.61	4.78	5.78	7.52	2.83	4.11	1.12	0.57	0.77	0.05	0.10	1.28	C32
87.67	131.97	183.70	243.20	312.09	322.79	241.96	44.72	21.98	29.78	1.52	3.66	42.63	C33-C34
1.44	1.77	1.87	2.31	1.80	0.85	2.05	0.60	0.35	0.44	0.03	0.05	0.81	C37-C38
3.37	4.49	6.37	7.40	12.92	11.90	9.25	1.90	1.11	1.35	0.07	0.14	1.81	C40-C41
0.72	0.88	1.03	1.16	1.14	1.98	5.65	0.36	0.19	0.26	0.02	0.03	0.43	C43
2.37	3.68	3.94	6.25	13.41	17.85	26.20	1.65	0.80	1.09	0.05	0.10	1.31	C44
0.28	0.29	0.47	0.12	0.16	0.28	0.51	0.07	0.04	0.05	0.00	0.01	0.09	C45
0.06	0.00	0.19	0.00	0.49	0.00	0.51	0.03	0.02	0.02	0.00	0.00	0.01	C46
0.77	1.03	1.03	1.74	1.64	0.85	2.57	0.40	0.26	0.31	0.02	0.03	0.42	C47;C49
31.97	29.07	19.96	19.55	21.43	25.79	23.12	13.24	7.48	9.33	0.78	0.98	23.78	C50
0.17	0.52	0.37	0.81	1.31	1.42	1.03	0.16	0.07	0.10	0.01	0.01	0.16	C51
0.00	0.29	0.37	0.23	0.82	0.57	0.51	0.08	0.04	0.06	0.00	0.01	0.08	C52
10.71	8.91	10.22	7.29	9.65	11.34	8.22	6.35	3.69	4.48	0.36	0.45	11.14	C53
8.39	8.17	5.81	4.63	4.25	4.82	3.60	2.48	1.38	1.76	0.15	0.20	4.36	C54
2.43	2.21	2.62	2.43	2.94	3.97	4.11	1.07	0.59	0.75	0.05	0.08	1.63	C55
5.96	5.23	5.72	4.51	5.56	3.97	4.11	2.38	1.41	1.72	0.13	0.18	3.75	C56
0.66	0.66	0.37	0.23	0.33	0.57	0.00	0.21	0.12	0.15	0.01	0.02	0.37	C57
0.00	0.00	0.00	0.00	0.00	0.00	0.00	0.07	0.07	0.07	0.01	0.01	0.06	C58
0.72	0.88	0.56	1.74	2.78	0.57	1.54	0.31	0.15	0.21	0.01	0.02	0.37	C60
1.44	4.49	13.50	20.71	33.53	41.38	29.28	2.89	1.26	1.77	0.03	0.20	0.85	C61
0.17	0.22	0.37	0.93	0.16	0.57	0.51	0.20	0.15	0.16	0.01	0.02	0.21	C62
0.06	0.37	0.28	0.58	0.49	0.28	1.03	0.09	0.06	0.07	0.00	0.01	0.09	C63
4.31	7.73	7.78	7.52	9.49	8.79	5.14	2.28	1.27	1.64	0.11	0.19	3.04	C64
0.50	0.37	0.66	0.93	1.31	1.98	1.03	0.20	0.09	0.13	0.01	0.01	0.19	C65
0.44	0.52	1.31	1.62	2.13	1.42	2.05	0.25	0.12	0.17	0.01	0.02	0.19	C66
7.84	13.03	15.65	23.49	35.99	47.89	47.26	4.80	2.27	3.13	0.15	0.35	4.19	C67
0.06	0.15	0.09	0.93	0.33	1.42	0.00	0.07	0.03	0.04	0.00	0.01	0.04	C68
0.33	0.29	0.47	0.23	0.65	2.27	0.51	0.15	0.11	0.14	0.01	0.01	0.11	C69
10.88	14.20	13.40	17.24	20.12	16.72	21.58	5.35	3.33	4.03	0.27	0.42	6.79	C70-C72
4.42	4.05	4.41	3.36	3.27	2.55	2.57	2.46	1.62	1.86	0.14	0.18	3.67	C73
0.33	0.22	0.28	0.93	0.65	0.57	0.51	0.15	0.09	0.11	0.01	0.01	0.17	C74
0.50	0.44	0.66	0.46	0.33	0.57	0.51	0.28	0.19	0.22	0.02	0.02	0.40	C75
0.39	0.29	0.47	0.35	0.49	0.00	0.51	0.18	0.14	0.15	0.01	0.01	0.20	C81
7.67	8.61	11.25	12.96	16.52	15.87	11.82	3.51	2.05	2.55	0.16	0.28	4.09	C82-C85;C96
0.06	0.00	0.28	0.35	0.33	0.00	0.00	0.03	0.02	0.02	0.00	0.00	0.01	C88
2.37	3.24	2.81	4.28	5.72	4.82	2.05	0.92	0.49	0.63	0.04	0.08	1.09	C90
1.33	2.50	2.25	2.08	1.80	4.53	1.03	0.99	0.88	0.96	0.06	0.08	1.04	C91
2.87	3.16	3.94	3.01	4.42	7.09	3.60	1.67	1.20	1.35	0.09	0.12	1.89	C92-C94
2.98	4.42	5.90	7.17	9.00	8.50	7.71	2.47	1.86	2.10	0.13	0.19	2.60	C95
11.21	16.12	19.21	22.79	28.30	32.59	34.93	5.56	2.95	3.87	0.23	0.44	6.31	O&U
543.27	757.35	939.60	1204.53	1453.97	1538.87	1370.05	264.22	137.27	181.15	10.60	21.32	296.94	ALL
540.90	753.67	935.66	1198.28	1440.56	1521.01	1343.85	262.57	136.47	180.06	10.55	21.22	295.63	ALLbC44

部　位	病例数	构成(%)	0—	1—4	5—9	10—14	15—19	20—24	25—29	30—34	35—39	40—44	45—49	50—54
唇	25	0.06	0.00	0.00	0.00	0.11	0.00	0.00	0.00	0.00	0.00	0.00	0.25	0.19
舌	67	0.15	0.00	0.00	0.00	0.00	0.00	0.09	0.09	0.16	0.38	0.34	0.68
口	170	0.37	0.00	0.17	0.00	0.00	0.10	0.00	0.09	0.18	0.08	0.45	0.76	1.56
唾液腺	74	0.16	0.00	0.17	0.00	0.00	0.00	0.27	0.19	0.09	0.32	0.30	0.42	0.97
扁桃腺	18	0.04	0.00	0.00	0.00	0.00	0.00	0.00	0.00	0.00	0.08	0.00	0.17	0.39
其他的口咽	33	0.07	0.00	0.00	0.00	0.00	0.11	0.00	0.00	0.00	0.08	0.08	0.00	0.19
鼻咽	432	0.95	0.00	0.17	0.00	0.22	0.38	0.27	0.57	0.71	1.62	3.41	4.90	5.75
喉咽	34	0.07	0.00	0.00	0.00	0.00	0.00	0.00	0.00	0.00	0.08	0.00	0.00	0.58
咽,部位不明	34	0.07	0.00	0.00	0.00	0.00	0.00	0.00	0.00	0.00	0.00	0.00	0.25	0.39
食管	8067	17.77	0.00	0.00	0.00	0.00	0.19	0.09	0.28	0.27	1.46	6.29	17.16	59.86
胃	9019	19.87	0.00	0.00	0.00	0.11	0.19	0.73	1.13	2.65	5.03	11.44	27.73	61.32
小肠	155	0.34	0.00	0.00	0.00	0.00	0.00	0.00	0.09	0.09	0.08	0.61	0.93	0.97
结肠	1281	2.82	0.00	0.17	0.00	0.11	0.10	0.27	0.66	1.33	1.79	4.40	6.76	10.14
直肠	1634	3.60	0.00	0.00	0.00	0.10	0.27	0.75	0.80	2.44	4.24	8.79	12.19
肛门	34	0.07	0.00	0.00	0.00	0.00	0.00	0.00	0.09	0.08	0.00	0.17	0.19
肝脏	6499	14.32	0.72	0.00	0.00	0.22	0.48	1.37	2.55	6.72	21.36	43.04	62.47	89.20
胆囊及其他	371	0.82	0.00	0.00	0.00	0.00	0.00	0.00	0.09	0.32	0.45	1.44	2.24
胰腺	1206	2.66	0.00	0.00	0.00	0.00	0.00	0.09	0.09	0.27	0.73	2.35	3.72	7.99
鼻,鼻窦及其他	71	0.16	0.00	0.17	0.00	0.00	0.00	0.19	0.00	0.16	0.30	0.76	0.97
喉	294	0.65	0.00	0.00	0.00	0.00	0.00	0.09	0.00	0.16	0.61	1.18	2.73
气管,支气管,肺	8902	19.61	0.00	0.00	0.00	0.00	0.38	0.46	1.23	3.00	4.30	13.64	25.78	58.20
其他的胸腔器官	110	0.24	0.00	0.00	0.13	0.00	0.10	0.00	0.28	0.27	0.49	0.45	0.59	1.36
骨	324	0.71	0.00	0.17	0.00	0.67	0.57	0.36	0.47	0.27	0.41	1.29	1.10	2.34
皮肤的黑色素瘤	58	0.13	0.00	0.17	0.00	0.00	0.00	0.00	0.09	0.16	0.15	0.34	0.58
其他的皮肤	244	0.54	0.00	0.00	0.13	0.11	0.00	0.47	0.18	0.49	0.30	1.10	0.39
间皮瘤	14	0.03	0.00	0.00	0.00	0.00	0.00	0.09	0.00	0.00	0.00	0.08	0.00
卡波氏肉瘤	4	0.01	0.00	0.00	0.00	0.00	0.00	0.00	0.00	0.00	0.00	0.00	0.00
周围神经,其他结缔组织	63	0.14	0.00	0.00	0.00	0.29	0.27	0.00	0.27	0.24	0.30	0.08	0.49
乳房	44	0.10	0.00	0.00	0.00	0.00	0.00	0.09	0.09	0.00	0.24	0.23	0.34	0.29
外阴	—	—	—	—	—	—	—	—	—	—	—	—	—	—
阴道	—	—	—	—	—	—	—	—	—	—	—	—	—	—
子宫颈	—	—	—	—	—	—	—	—	—	—	—	—	—	—
子宫体	—	—	—	—	—	—	—	—	—	—	—	—	—	—
子宫,部位不明	—	—	—	—	—	—	—	—	—	—	—	—	—	—
卵巢	—	—	—	—	—	—	—	—	—	—	—	—	—	—
其他的女性生殖器	—	—	—	—	—	—	—	—	—	—	—	—	—	—
胎盘	—	—	—	—	—	—	—	—	—	—	—	—	—	—
阴茎	89	0.20	0.00	0.00	0.00	0.00	0.00	0.00	0.00	0.00	0.00	0.23	0.51	1.17
前列腺	830	1.83	0.00	0.00	0.00	0.00	0.00	0.00	0.00	0.09	0.00	0.08	0.34	0.58
睾丸	56	0.12	0.72	0.17	0.00	0.22	0.10	0.00	0.47	0.27	0.49	0.53	0.42	0.19
其他的男性生殖器	27	0.06	0.00	0.00	0.13	0.00	0.00	0.00	0.09	0.00	0.16	0.00	0.17	0.10
肾	418	0.92	0.00	0.52	0.00	0.00	0.10	0.18	0.28	0.62	0.73	2.35	2.96	3.31
肾盂	38	0.08	0.00	0.00	0.00	0.00	0.00	0.00	0.00	0.00	0.08	0.15	0.08	0.19
输尿管	44	0.10	0.00	0.00	0.00	0.00	0.00	0.00	0.00	0.00	0.00	0.00	0.17	0.39
膀胱	1068	2.35	0.00	0.00	0.00	0.00	0.00	0.27	0.19	0.53	0.89	1.82	3.30	6.34
其他的泌尿器官	10	0.02	0.00	0.00	0.00	0.00	0.00	0.00	0.00	0.00	0.00	0.00	0.00	0.00
眼	20	0.04	0.00	0.35	0.13	0.00	0.00	0.00	0.00	0.00	0.00	0.00	0.00	0.10
脑,神经系统	802	1.77	0.72	0.87	1.29	1.35	1.14	2.37	1.70	2.47	2.27	3.79	6.26	5.85
甲状腺	167	0.37	0.00	0.00	0.00	0.00	0.29	0.36	0.85	0.88	1.14	1.67	1.86	1.46
肾上腺	23	0.05	0.00	0.00	0.00	0.00	0.10	0.00	0.00	0.00	0.00	0.15	0.25	0.19
其他的内分泌腺	35	0.08	0.00	0.00	0.13	0.00	0.00	0.18	0.00	0.09	0.00	0.23	0.34	0.39
霍奇金病	35	0.08	0.00	0.00	0.00	0.11	0.19	0.00	0.09	0.18	0.24	0.08	0.34	0.19
非霍奇金淋巴瘤	564	1.24	0.72	0.35	0.39	0.56	0.38	1.46	0.57	0.88	1.30	2.05	3.30	5.36
免疫增生性疾病	7	0.02	0.00	0.00	0.00	0.00	0.00	0.00	0.00	0.00	0.00	0.00	0.00	0.00
多发性骨髓瘤	154	0.34	0.72	0.00	0.00	0.00	0.10	0.00	0.00	0.19	0.35	0.24	0.08	0.59	1.66
淋巴样白血病	163	0.36	0.72	1.74	0.65	0.79	1.43	0.64	0.28	0.09	0.49	0.53	0.51	1.66
髓样白血病	267	0.59	0.00	1.22	0.00	1.01	1.24	1.55	1.32	1.24	1.14	1.52	1.86	1.66
白血病,未特指	396	0.87	0.72	2.61	1.03	1.35	1.24	1.37	1.70	1.33	1.30	1.89	2.70	3.80
其他或未指明部位	896	1.97	0.72	0.87	0.13	0.11	0.57	0.18	0.75	0.71	1.22	3.33	3.30	8.09
所有部位合计	45390	100.00	5.75	9.94	4.13	7.20	9.82	13.47	18.11	27.13	54.08	115.19	196.87	364.91
所有部位除外 C44	45146	99.46	5.75	9.94	4.01	7.08	9.82	13.38	17.64	26.96	53.59	114.89	195.77	364.52

年龄组(岁)							粗率 $(1/10^5)$	中标率 $(1/10^5)$	世标率 $(1/10^5)$	累积率(%)		截缩率 35—64岁	ICD-10
55—59	60—64	65—69	70—74	75—79	80—84	85+				0—64岁	0—74岁		
0.43	0.87	0.75	0.24	0.72	0.70	1.48	0.17	0.10	0.13	0.01	0.01	0.25	C00
1.52	1.74	2.05	1.91	0.36	0.70	0.00	0.46	0.26	0.34	0.02	0.04	0.70	C01-C02
3.15	4.92	3.36	5.74	6.13	6.28	2.96	1.17	0.65	0.84	0.06	0.10	1.54	C03-C06
0.54	1.59	1.12	2.63	2.16	2.09	1.48	0.51	0.31	0.39	0.02	0.04	0.64	C07-C08
0.11	0.58	0.56	0.24	0.36	0.00	1.48	0.12	0.07	0.09	0.01	0.01	0.20	C09
0.65	0.43	1.31	0.96	1.44	2.09	1.48	0.23	0.13	0.16	0.01	0.02	0.37	C10
6.94	9.26	7.27	6.22	8.29	6.98	0.00	2.97	1.76	2.17	0.17	0.24	4.94	C11
0.33	1.16	0.56	1.20	2.52	0.70	0.00	0.23	0.12	0.16	0.01	0.02	0.30	C12-C13
0.43	0.87	0.75	1.44	1.44	1.80	1.48	0.23	0.12	0.17	0.01	0.02	0.28	C14
132.89	210.66	252.28	317.27	348.60	387.52	381.84	55.52	28.72	39.54	2.15	4.99	58.81	C15
125.84	218.91	269.06	379.25	428.99	453.85	377.40	62.07	32.20	43.95	2.28	5.52	62.93	C16
2.39	1.88	4.10	7.66	6.49	8.38	5.92	1.07	0.55	0.74	0.04	0.09	1.02	C17
16.92	25.03	32.63	45.46	52.27	78.90	54.76	8.82	4.66	6.23	0.34	0.73	9.55	C18
24.52	32.41	45.68	53.12	72.82	85.18	84.36	11.25	5.89	7.96	0.43	0.93	12.31	C19-C20
0.65	0.72	0.75	1.20	1.08	2.79	1.48	0.23	0.12	0.16	0.01	0.02	0.26	C21
117.16	116.90	118.40	134.71	154.29	171.76	189.44	44.73	24.51	31.83	2.31	3.57	69.15	C22
5.21	7.38	9.51	14.36	21.27	21.65	29.60	2.55	1.29	1.80	0.09	0.20	2.41	C23-C24
13.89	24.16	35.61	52.40	66.33	64.24	79.92	8.30	4.23	5.86	0.27	0.71	7.51	C25
1.63	1.74	0.37	1.44	1.44	0.00	5.92	0.49	0.28	0.37	0.03	0.04	0.83	C30-C31
5.53	6.22	8.58	11.25	14.78	4.89	8.88	2.02	1.07	1.43	0.08	0.18	2.33	C32
119.11	193.15	268.13	364.65	461.79	526.47	415.88	61.26	31.50	43.04	2.10	5.26	58.14	C33-C34
1.74	2.03	2.80	3.11	1.80	2.09	2.96	0.76	0.45	0.57	0.04	0.07	1.00	C37-C38
3.25	5.21	7.46	8.85	19.47	21.65	17.76	2.23	1.30	1.63	0.08	0.16	2.01	C40-C41
0.54	1.30	1.31	0.96	1.08	4.19	11.84	0.40	0.21	0.31	0.02	0.03	0.46	C43
2.39	5.21	4.29	9.09	11.54	23.04	34.04	1.68	0.87	1.23	0.05	0.12	1.41	C44
0.22	0.43	0.75	0.24	0.36	0.70	0.00	0.10	0.06	0.07	0.00	0.01	0.10	C45
0.11	0.00	0.00	0.00	1.08	0.00	0.00	0.03	0.01	0.02	0.00	0.00	0.01	C46
0.65	1.16	1.68	2.15	1.44	1.40	2.96	0.43	0.28	0.34	0.02	0.04	0.43	C47;C49
0.87	0.58	0.93	1.44	0.36	2.09	2.96	0.30	0.17	0.22	0.01	0.03	0.39	C50
—	—	—	—	—	—	—	—	—	—	—	—	—	C51
—	—	—	—	—	—	—	—	—	—	—	—	—	C52
—	—	—	—	—	—	—	—	—	—	—	—	—	C53
—	—	—	—	—	—	—	—	—	—	—	—	—	C54
—	—	—	—	—	—	—	—	—	—	—	—	—	C55
—	—	—	—	—	—	—	—	—	—	—	—	—	C56
—	—	—	—	—	—	—	—	—	—	—	—	—	C57
—	—	—	—	—	—	—	—	—	—	—	—	—	C58
1.41	1.74	1.12	3.59	6.13	1.40	4.44	0.61	0.32	0.42	0.03	0.05	0.74	C60
2.82	8.83	26.85	42.83	73.90	101.94	84.36	5.71	2.68	3.86	0.06	0.41	1.68	C61
0.33	0.43	0.75	1.91	0.36	1.40	1.48	0.39	0.29	0.33	0.02	0.03	0.41	C62
0.11	0.72	0.56	1.20	1.08	0.70	2.96	0.19	0.11	0.15	0.01	0.02	0.19	C63
5.10	11.43	10.81	10.77	12.26	15.36	11.84	2.88	1.61	2.12	0.14	0.25	3.84	C64
0.87	0.72	0.93	1.20	1.80	2.79	0.00	0.26	0.14	0.18	0.01	0.02	0.30	C65
0.76	0.58	1.31	1.91	1.44	2.79	5.92	0.30	0.15	0.22	0.01	0.03	0.27	C66
10.96	21.41	24.24	41.63	64.89	87.28	88.80	7.35	3.68	5.13	0.23	0.56	6.36	C67
0.11	0.14	0.00	0.72	0.72	2.09	0.00	0.07	0.03	0.04	0.00	0.00	0.03	C68
0.22	0.43	0.37	0.24	1.08	3.49	0.00	0.14	0.10	0.12	0.01	0.01	0.10	C69
11.07	15.34	13.98	21.06	21.63	19.55	28.12	5.52	3.57	4.31	0.28	0.45	6.73	C70-C72
2.39	1.88	2.24	2.63	2.52	0.70	2.96	1.15	0.74	0.86	0.06	0.09	1.69	C73
0.33	0.14	0.37	1.44	0.36	1.40	0.00	0.16	0.09	0.11	0.01	0.01	0.17	C74
0.54	0.43	0.93	0.72	0.36	1.40	0.00	0.24	0.15	0.19	0.01	0.02	0.30	C75
0.65	0.58	0.56	0.72	0.36	0.00	1.48	0.24	0.17	0.19	0.01	0.02	0.32	C81
8.14	9.12	11.93	16.99	22.71	23.04	16.28	3.88	2.29	2.87	0.17	0.31	4.38	C82-C85;C96
0.00	0.00	0.56	0.48	0.72	0.00	0.00	0.05	0.02	0.03	0.00	0.01	0.00	C88
2.28	4.05	2.80	4.79	7.21	6.98	5.92	1.06	0.59	0.77	0.05	0.09	1.26	C90
1.84	2.75	2.42	1.91	3.60	6.28	2.96	1.12	0.99	1.08	0.07	0.09	1.16	C91
3.36	2.75	3.92	2.87	6.49	10.47	5.92	1.84	1.41	1.54	0.10	0.13	1.93	C92-C94
2.93	4.20	6.71	8.61	12.62	10.47	13.32	2.73	2.09	2.38	0.14	0.21	2.67	C95
12.91	17.94	22.93	27.28	41.46	39.80	45.88	6.17	3.39	4.48	0.25	0.50	6.81	O&U
658.71	982.12	1218.32	1624.65	1974.79	2220.38	2040.94	312.37	166.52	223.14	12.30	26.52	341.44	ALL
656.32	976.91	1214.03	1615.56	1963.26	2197.33	2006.90	310.69	165.65	221.91	12.25	26.40	340.03	ALLbC44

2010 年江苏省肿瘤登记地区女性恶性肿瘤发病主要指标(1/10 万)

部位	病例数	构成(%)	0—	1—4	5—9	10—14	15—19	20—24	25—29	30—34	35—39	40—44	45—49	50—54
唇	18	0.06	0.00	0.00	0.00	0.00	0.00	0.00	0.00	0.00	0.00	0.00	0.09	0.10
舌	59	0.19	0.00	0.00	0.00	0.00	0.00	0.09	0.19	0.18	0.08	0.38	0.43	0.41
口	93	0.31	0.00	0.00	0.00	0.00	0.00	0.00	0.19	0.00	0.33	0.38	0.95	0.71
唾液腺	52	0.17	0.00	0.00	0.00	0.00	0.00	0.00	0.28	0.26	0.24	0.23	0.43	0.71
扁桃腺	8	0.03	0.00	0.00	0.00	0.00	0.00	0.00	0.00	0.00	0.00	0.15	0.09	0.10
其他的口咽	7	0.02	0.00	0.00	0.00	0.00	0.00	0.00	0.00	0.00	0.00	0.00	0.08	0.08
鼻咽	193	0.63	0.00	0.00	0.00	0.00	0.10	0.28	0.47	0.61	0.98	1.23	1.91	1.83
喉咽	9	0.03	0.00	0.00	0.00	0.00	0.00	0.00	0.00	0.00	0.00	0.00	0.08	0.10
咽,部位不明	14	0.05	0.00	0.00	0.00	0.00	0.00	0.00	0.00	0.00	0.00	0.08	0.00	0.10
食管	3964	13.03	0.00	0.00	0.00	0.00	0.00	0.09	0.09	0.18	0.65	1.54	5.89	18.11
胃	3796	12.48	0.00	0.00	0.00	0.00	0.10	0.93	2.26	2.81	4.81	9.98	12.39	22.69
小肠	112	0.37	0.00	0.00	0.00	0.00	0.00	0.00	0.09	0.18	0.08	0.61	0.69	1.12
结肠	1117	3.67	0.00	0.00	0.15	0.00	0.00	0.09	0.66	1.23	1.79	3.15	4.68	8.14
直肠	1283	4.22	0.00	0.00	0.00	0.10	0.00	0.19	0.28	1.32	1.88	4.53	6.41	10.58
肛门	34	0.11	0.00	0.00	0.00	0.10	0.00	0.00	0.09	0.00	0.08	0.15	0.26	0.31
肝脏	2330	7.66	0.00	0.41	0.15	0.00	0.21	0.19	0.85	1.23	3.10	11.13	15.08	21.06
胆囊及其他	560	1.84	0.00	0.00	0.00	0.00	0.21	0.00	0.09	0.00	0.57	1.77	1.99	2.95
胰腺	868	2.85	0.00	0.00	0.00	0.00	0.00	0.00	0.28	0.26	0.41	1.07	2.34	4.58
鼻,鼻窦及其他	29	0.10	0.00	0.00	0.00	0.00	0.00	0.19	0.00	0.00	0.08	0.00	0.35	0.20
喉	28	0.09	0.00	0.00	0.00	0.00	0.00	0.00	0.00	0.00	0.00	0.00	0.17	0.10
气管,支气管,肺	3929	12.91	0.00	0.00	0.00	0.00	0.00	0.56	0.38	1.14	4.89	8.98	15.60	30.42
其他的胸腔器官	62	0.20	0.00	0.00	0.00	0.00	0.10	0.19	0.09	0.00	0.16	0.31	0.35	0.71
骨	221	0.73	0.00	0.00	0.15	0.51	0.63	0.28	0.57	0.53	0.24	0.69	1.04	1.83
皮肤的黑色素瘤	46	0.15	0.00	0.00	0.00	0.00	0.00	0.00	0.18	0.08	0.08	0.00	0.69	0.41
其他的皮肤	229	0.75	0.00	0.00	0.00	0.13	0.10	0.37	0.38	0.18	0.41	0.69	0.87	1.53
间皮瘤	7	0.02	0.00	0.00	0.00	0.00	0.00	0.00	0.00	0.00	0.00	0.00	0.00	0.10
卡波氏肉瘤	4	0.01	0.00	0.00	0.00	0.00	0.00	0.00	0.00	0.00	0.00	0.00	0.00	0.00
周围神经,其他结缔组织	51	0.17	0.82	0.00	0.15	0.13	0.21	0.00	0.19	0.09	0.00	0.31	0.43	0.20
乳房	3755	12.34	0.00	0.00	0.00	0.00	0.31	1.67	2.73	10.36	19.98	38.92	57.10	59.22
外阴	45	0.15	0.00	0.00	0.00	0.00	0.00	0.00	0.00	0.00	0.16	0.23	0.17	0.20
阴道	24	0.08	0.00	0.00	0.00	0.00	0.00	0.00	0.00	0.00	0.08	0.23	0.09	0.10
子宫颈	1821	5.99	0.00	0.00	0.00	0.00	0.21	0.84	2.64	7.73	14.60	25.64	29.64	24.11
子宫体	711	2.34	0.00	0.00	0.00	0.00	0.10	0.19	0.66	0.61	1.96	4.15	7.97	11.09
子宫,部位不明	307	1.01	0.00	0.00	0.00	0.00	0.00	0.37	0.28	0.61	0.98	2.76	3.81	3.87
卵巢	682	2.24	0.00	0.00	0.00	0.13	0.73	1.30	1.70	1.49	2.61	4.99	8.75	9.36
其他的女性生殖器	60	0.20	0.00	0.00	0.00	0.00	0.00	0.19	0.09	0.09	0.24	0.46	0.87	0.61
胎盘	21	0.07	0.00	0.00	0.00	0.00	0.21	0.56	0.47	0.00	0.33	0.23	0.09	0.00
阴茎	—	—	—	—	—	—	—	—	—	—	—	—	—	—
前列腺	—	—	—	—	—	—	—	—	—	—	—	—	—	—
睾丸	—	—	—	—	—	—	—	—	—	—	—	—	—	—
其他的男性生殖器	—	—	—	—	—	—	—	—	—	—	—	—	—	—
肾	235	0.77	0.00	0.41	0.15	0.00	0.00	0.46	0.28	0.70	0.73	1.23	2.17	2.95
肾盂	18	0.06	0.00	0.00	0.00	0.00	0.00	0.00	0.00	0.00	0.00	0.15	0.09	0.10
输尿管	29	0.10	0.00	0.00	0.00	0.00	0.00	0.00	0.00	0.00	0.00	0.08	0.00	0.10
膀胱	308	1.01	0.00	0.00	0.00	0.00	0.10	0.00	0.19	0.35	0.33	0.61	1.30	2.24
其他的泌尿器官	11	0.04	0.00	0.00	0.00	0.00	0.00	0.00	0.00	0.00	0.00	0.08	0.00	0.10
眼	22	0.07	1.65	0.41	0.00	0.00	0.00	0.00	0.00	0.00	0.08	0.00	0.00	0.20
脑,神经系统	732	2.41	2.47	0.81	0.45	0.90	0.94	0.93	1.51	1.41	2.53	4.76	5.89	7.63
甲状腺	540	1.77	0.00	0.00	0.00	0.13	0.84	2.14	3.39	3.60	3.92	5.30	6.59	6.21
肾上腺	20	0.07	0.00	0.00	0.00	0.00	0.10	0.00	0.00	0.09	0.08	0.00	0.17	0.20
其他的内分泌腺	45	0.15	0.00	0.00	0.00	0.26	0.00	0.28	0.19	0.18	0.16	0.31	0.78	0.92
霍奇金病	17	0.06	0.00	0.00	0.00	0.00	0.31	0.19	0.00	0.26	0.00	0.08	0.17	0.10
非霍奇金淋巴瘤	443	1.46	0.00	0.81	0.45	0.26	0.21	1.02	0.94	0.88	1.55	1.92	2.60	3.97
免疫增生性疾病	2	0.01	0.00	0.00	0.00	0.00	0.00	0.00	0.00	0.00	0.00	0.00	0.00	0.00
多发性骨髓瘤	109	0.36	0.00	0.00	0.00	0.00	0.00	0.00	0.00	0.00	0.33	0.08	0.43	0.71
淋巴样白血病	122	0.40	0.00	1.63	0.90	0.26	0.63	0.74	0.47	0.26	0.49	0.69	0.69	1.02
髓样白血病	212	0.70	0.00	0.41	0.15	0.26	0.42	1.12	0.75	1.14	1.06	1.77	1.13	1.93
白血病,未特指	314	1.03	0.00	1.63	1.34	0.77	1.15	1.12	0.57	1.23	1.47	1.92	2.60	2.34
其他或未指明部位	698	2.29	0.00	0.20	0.00	0.26	0.31	0.46	0.00	1.23	1.71	2.30	4.77	6.51
所有部位合计	30426	100.00	4.94	6.70	4.03	3.97	8.49	17.11	25.26	42.69	76.34	146.33	211.00	274.92
所有部位除外 C44	30197	99.25	4.94	6.70	4.03	3.84	8.39	16.74	24.88	42.51	75.94	145.64	210.13	273.39

年龄组（岁）							粗率 (1/10⁵)	中标率 (1/10⁵)	世标率 (1/10⁵)	累积率（%）		截缩率 35—64岁	ICD-10
55—59	60—64	65—69	70—74	75—79	80—84	85+				0—64岁	0—74岁		
0.34	0.45	0.19	0.67	1.20	0.48	0.79	0.13	0.06	0.08	0.00	0.01	0.13	C00
1.24	0.90	1.13	1.57	0.90	2.39	0.79	0.42	0.23	0.28	0.02	0.03	0.52	C01-C02
0.56	1.65	2.83	2.46	2.99	1.43	6.29	0.66	0.33	0.45	0.02	0.05	0.72	C03-C06
1.24	0.45	0.75	1.12	0.30	0.48	2.36	0.37	0.21	0.26	0.02	0.03	0.51	C07-C08
0.11	0.30	0.00	0.00	0.30	0.00	0.00	0.06	0.03	0.04	0.00	0.00	0.12	C09
0.22	0.00	0.38	0.00	0.30	0.00	0.79	0.05	0.02	0.02	0.00	0.00	0.04	C10
2.59	4.34	4.15	4.03	2.69	2.86	1.57	1.36	0.79	0.98	0.07	0.11	1.99	C11
0.11	0.15	0.19	0.45	0.90	0.00	0.00	0.06	0.03	0.04	0.00	0.01	0.05	C12-C13
0.11	0.75	0.19	0.45	0.60	0.48	0.00	0.10	0.05	0.07	0.01	0.01	0.14	C14
51.72	80.60	122.50	166.67	196.73	192.24	184.11	27.99	12.71	17.57	0.79	2.24	21.56	C15
45.76	70.26	104.78	134.86	164.69	179.36	168.38	26.80	12.64	17.07	0.86	2.06	23.89	C16
1.24	1.35	3.77	3.14	4.19	2.86	5.51	0.79	0.39	0.52	0.03	0.06	0.78	C17
13.60	20.67	28.46	34.28	49.71	48.18	52.72	7.89	3.76	5.05	0.27	0.58	7.60	C18
20.01	20.22	27.33	46.37	43.12	59.63	54.29	9.06	4.32	5.77	0.33	0.70	9.38	C19-C20
0.22	0.45	0.38	0.22	2.99	2.39	0.00	0.24	0.12	0.15	0.01	0.01	0.23	C21
31.14	44.19	51.26	65.64	87.13	85.86	100.71	16.45	8.00	10.71	0.64	1.23	18.79	C22
5.40	9.89	12.81	18.37	27.55	38.64	29.90	3.95	1.77	2.42	0.11	0.27	3.29	C23-C24
9.33	13.18	20.54	34.05	44.02	57.72	55.08	6.13	2.68	3.71	0.16	0.43	4.38	C25
0.22	0.75	0.57	1.57	0.30	0.48	0.79	0.20	0.11	0.15	0.01	0.02	0.24	C30-C31
0.11	0.90	0.94	0.67	1.50	1.43	1.57	0.20	0.09	0.13	0.01	0.01	0.18	C32
55.09	68.61	98.37	129.48	187.74	183.65	149.49	27.74	12.98	17.46	0.93	2.07	26.57	C33-C34
1.12	1.50	0.94	1.57	1.80	0.00	1.57	0.44	0.25	0.31	0.02	0.04	0.61	C37-C38
3.49	3.75	5.28	6.05	7.49	5.25	4.72	1.56	0.95	1.12	0.07	0.13	1.61	C40-C41
0.90	0.45	0.75	1.34	1.20	0.48	2.36	0.32	0.17	0.22	0.01	0.02	0.40	C43
2.36	2.10	3.58	3.58	14.97	14.31	22.03	1.62	0.74	0.97	0.05	0.08	1.20	C44
0.34	0.15	0.19	0.00	0.00	0.00	0.79	0.05	0.02	0.03	0.00	0.00	0.08	C45
0.00	0.00	0.38	0.00	0.00	0.00	0.79	0.03	0.02	0.02	0.00	0.00	0.00	C46
0.90	0.90	0.38	1.34	1.80	0.48	2.36	0.36	0.25	0.28	0.02	0.03	0.41	C47;C49
64.20	58.58	39.20	36.52	38.93	41.98	33.83	26.51	14.88	18.51	1.57	1.94	47.85	C50
0.34	1.05	0.75	1.57	2.40	2.39	1.57	0.32	0.15	0.20	0.01	0.02	0.32	C51
0.00	0.60	0.75	0.45	1.50	0.95	0.79	0.17	0.08	0.11	0.01	0.01	0.17	C52
21.81	18.13	20.54	14.11	17.67	19.08	12.59	12.86	7.40	8.99	0.73	0.90	22.57	C53
17.09	16.63	11.68	8.96	7.79	8.11	5.51	5.02	2.78	3.54	0.30	0.41	8.86	C54
4.95	4.49	5.28	4.70	5.39	6.68	6.29	2.17	1.17	1.48	0.11	0.16	3.30	C55
12.14	10.64	11.50	8.74	10.18	6.68	6.29	4.81	2.83	3.45	0.27	0.37	7.61	C56
1.35	1.35	0.75	0.45	0.60	0.95	0.00	0.42	0.24	0.30	0.03	0.03	0.75	C57
0.00	0.00	0.00	0.00	0.00	0.00	0.00	0.15	0.14	0.14	0.01	0.01	0.12	C58
—	—	—	—	—	—	—							C60
—	—	—	—	—	—	—							C61
—	—	—	—	—	—	—							C62
—	—	—	—	—	—	—							C63
3.49	3.90	4.71	4.48	7.19	4.29	1.57	1.66	0.95	1.18	0.08	0.13	2.23	C64
0.11	0.00	0.38	0.67	0.90	1.43	1.57	0.13	0.05	0.07	0.00	0.01	0.08	C65
0.11	0.45	1.32	1.34	2.69	0.48	0.00	0.20	0.10	0.13	0.00	0.02	0.10	C66
4.61	4.34	6.97	6.50	11.98	20.99	25.18	2.17	0.98	1.34	0.07	0.14	1.95	C67
0.00	0.15	0.19	1.12	0.00	0.95	0.00	0.08	0.04	0.05	0.00	0.01	0.05	C68
0.45	0.15	0.57	0.22	0.30	1.43	0.79	0.16	0.13	0.16	0.01	0.01	0.13	C69
10.68	13.03	12.81	13.67	18.86	14.79	18.10	5.17	3.08	3.76	0.26	0.39	6.84	C70-C72
6.52	6.29	6.60	4.03	3.89	3.82	2.36	3.81	2.52	2.86	0.22	0.28	5.71	C73
0.34	0.30	0.19	0.45	0.90	0.00	0.79	0.14	0.09	0.10	0.01	0.01	0.16	C74
0.45	0.45	0.38	0.22	0.30	0.00	0.79	0.32	0.22	0.25	0.02	0.02	0.51	C75
0.11	0.00	0.38	0.00	0.60	0.00	0.00	0.12	0.11	0.10	0.01	0.01	0.08	C81
7.20	8.09	10.55	9.18	11.38	10.97	9.44	3.13	1.82	2.26	0.15	0.25	3.79	C82-C85;C96
0.11	0.00	0.00	0.22	0.00	0.00	0.00	0.01	0.01	0.01	0.00	0.00	0.01	C88
2.47	2.40	2.83	3.81	4.49	3.34	0.00	0.77	0.39	0.50	0.03	0.07	0.91	C90
0.79	2.25	2.07	2.24	0.30	3.34	0.00	0.86	0.76	0.85	0.05	0.07	0.92	C91
2.36	3.60	3.96	3.14	2.69	4.77	2.36	1.50	0.99	1.15	0.08	0.12	1.85	C92-C94
3.04	4.64	5.09	5.82	5.99	7.16	4.72	2.22	1.63	1.84	0.12	0.17	2.53	C95
9.44	14.23	15.45	18.59	17.37	27.67	29.11	4.93	2.55	3.32	0.21	0.38	5.80	O&U
423.63	524.63	657.89	811.18	1021.36	1073.28	1013.40	214.81	109.80	142.54	8.82	16.17	250.63	ALL
421.27	522.53	654.31	807.60	1006.39	1058.97	991.37	213.19	109.07	141.57	8.78	16.09	249.43	ALLbC44

2010年江苏省城市登记地区男女合计恶性肿瘤发病主要指标(1/10万)

部 位	病例数	构成(%)	年龄组(岁)											
			0—	1—4	5—9	10—14	15—19	20—24	25—29	30—34	35—39	40—44	45—49	50—54
唇	21	0.06	0.00	0.00	0.00	0.12	0.00	0.00	0.00	0.00	0.00	0.00	0.18	0.22
舌	64	0.18	0.00	0.00	0.00	0.00	0.00	0.26	0.16	0.00	0.43	0.28	0.45	
口	134	0.37	0.00	0.21	0.00	0.00	0.00	0.17	0.08	0.33	0.43	0.73	1.11	
唾液腺	80	0.22	0.00	0.00	0.00	0.00	0.11	0.28	0.35	0.33	0.41	0.34	0.37	1.00
扁桃腺	18	0.05	0.00	0.00	0.00	0.00	0.00	0.00	0.00	0.00	0.00	0.17	0.28	0.45
其他的口咽	24	0.07	0.00	0.00	0.00	0.00	0.00	0.00	0.00	0.00	0.08	0.00	0.00	0.00
鼻咽	306	0.84	0.00	0.21	0.00	0.12	0.32	0.37	0.61	0.90	0.99	2.14	4.68	3.45
喉咽	29	0.08	0.00	0.00	0.00	0.00	0.00	0.00	0.00	0.00	0.08	0.00	0.00	0.33
咽,部位不明	27	0.07	0.00	0.00	0.00	0.00	0.00	0.00	0.00	0.00	0.00	0.00	0.18	0.33
食管	4561	12.54	0.00	0.00	0.00	0.00	0.00	0.09	0.09	0.25	0.83	3.43	13.04	34.10
胃	6438	17.70	0.00	0.00	0.00	0.12	0.21	0.56	1.83	2.95	6.61	12.59	20.29	48.58
小肠	173	0.48	0.00	0.00	0.00	0.00	0.00	0.17	0.25	0.17	0.86	1.01	1.23	
结肠	1500	4.12	0.00	0.00	0.14	0.00	0.11	0.37	0.61	1.56	1.82	4.45	7.62	11.25
直肠	1444	3.97	0.00	0.00	0.00	0.00	0.11	0.19	0.44	1.31	2.48	4.80	9.37	13.48
肛门	41	0.11	0.00	0.00	0.00	0.00	0.11	0.00	0.09	0.08	0.08	0.09	0.09	0.22
肝脏	3375	9.28	0.88	0.00	0.14	0.00	0.32	0.74	0.96	3.12	9.09	19.36	29.75	43.68
胆囊及其他	504	1.39	0.00	0.00	0.00	0.00	0.21	0.00	0.09	0.00	0.50	1.20	1.84	2.90
胰腺	1057	2.91	0.00	0.00	0.00	0.00	0.00	0.17	0.33	0.91	1.71	2.85	6.91	
鼻,鼻窦及其他	55	0.15	0.00	0.00	0.00	0.00	0.00	0.35	0.00	0.08	0.17	0.64	0.89	
喉	180	0.49	0.00	0.00	0.00	0.00	0.00	0.00	0.00	0.00	0.17	0.51	0.64	2.01
气管,支气管,肺	5917	16.27	0.00	0.00	0.00	0.00	0.21	0.65	0.78	1.80	4.79	11.05	20.48	47.36
其他的胸腔器官	101	0.28	0.00	0.00	0.14	0.00	0.11	0.00	0.26	0.08	0.50	0.51	0.64	1.23
骨	232	0.64	0.00	0.00	0.14	0.70	0.42	0.19	0.44	0.41	0.33	1.03	1.10	1.78
皮肤的黑色素瘤	58	0.16	0.00	0.21	0.00	0.00	0.00	0.09	0.25	0.25	0.17	0.64	0.78	
其他的皮肤	209	0.57	0.00	0.00	0.00	0.00	0.11	0.09	0.35	0.25	0.58	0.43	1.01	1.45
间皮瘤	10	0.03	0.00	0.00	0.00	0.00	0.00	0.00	0.00	0.00	0.00	0.00	0.00	0.00
卡波氏肉瘤	6	0.02	0.00	0.00	0.00	0.00	0.00	0.00	0.00	0.00	0.00	0.00	0.00	0.00
周围神经,其他结缔组织	70	0.19	0.00	0.00	0.14	0.00	0.21	0.28	0.17	0.25	0.17	0.43	0.37	0.78
乳房	2039	5.61	0.00	0.00	0.00	0.00	0.93	1.57	5.82	10.82	24.16	31.22	33.09	
外阴	32	0.09	0.00	0.00	0.00	0.00	0.00	0.00	0.00	0.08	0.26	0.18	0.11	
阴道	18	0.05	0.00	0.00	0.00	0.00	0.00	0.00	0.00	0.08	0.17	0.09	0.11	
子宫颈	898	2.47	0.00	0.00	0.00	0.00	0.11	0.37	1.39	4.84	9.01	16.79	16.71	12.03
子宫体	427	1.17	0.00	0.00	0.00	0.00	0.11	0.00	0.17	0.41	1.32	3.26	4.04	6.91
子宫,部位不明	106	0.29	0.00	0.00	0.00	0.00	0.00	0.37	0.00	0.33	0.41	1.29	1.47	1.45
卵巢	397	1.09	0.00	0.00	0.00	0.00	0.42	0.93	1.31	0.82	1.57	3.17	5.42	6.35
其他的女性生殖器	40	0.11	0.00	0.00	0.00	0.00	0.00	0.19	0.00	0.08	0.00	0.43	0.64	0.22
胎盘	17	0.05	0.00	0.00	0.00	0.00	0.21	0.56	0.35	0.00	0.25	0.09	0.00	
阴茎	41	0.11	0.00	0.00	0.00	0.00	0.00	0.00	0.00	0.00	0.17	0.46	0.45	
前列腺	550	1.51	0.00	0.00	0.00	0.00	0.00	0.00	0.00	0.08	0.00	0.00	0.00	0.33
睾丸	37	0.10	0.88	0.21	0.00	0.23	0.11	0.00	0.26	0.00	0.41	0.26	0.37	0.11
其他的男性生殖器	13	0.04	0.00	0.00	0.00	0.00	0.00	0.00	0.00	0.00	0.00	0.00	0.00	0.00
肾	422	1.16	0.00	0.42	0.14	0.00	0.00	0.28	0.44	0.66	1.07	3.08	3.21	3.79
肾盂	41	0.11	0.00	0.00	0.00	0.00	0.00	0.00	0.00	0.00	0.00	0.26	0.09	0.22
输尿管	56	0.15	0.00	0.00	0.00	0.00	0.00	0.00	0.00	0.00	0.00	0.09	0.00	0.33
膀胱	752	2.07	0.00	0.00	0.00	0.00	0.11	0.19	0.35	0.57	0.83	1.29	2.30	4.46
其他的泌尿器官	17	0.05	0.00	0.00	0.00	0.00	0.00	0.00	0.00	0.00	0.00	0.00	0.00	0.11
眼	25	0.07	1.77	0.42	0.14	0.00	0.00	0.00	0.00	0.00	0.08	0.00	0.00	0.11
脑,神经系统	649	1.78	2.65	1.05	0.70	1.16	1.16	1.39	1.74	1.97	2.48	3.86	6.15	5.46
甲状腺	458	1.26	0.00	0.00	0.00	0.12	0.42	1.58	2.87	3.36	3.88	4.97	5.69	5.24
肾上腺	28	0.08	0.00	0.00	0.00	0.00	0.21	0.09	0.00	0.00	0.08	0.09	0.46	0.11
其他的内分泌腺	29	0.08	0.00	0.00	0.14	0.00	0.00	0.19	0.17	0.16	0.00	0.09	0.55	0.67
霍奇金病	35	0.10	0.00	0.00	0.00	0.12	0.32	0.28	0.09	0.25	0.17	0.09	0.28	0.22
非霍奇金淋巴瘤	521	1.43	0.88	0.63	0.42	0.35	0.21	1.30	1.04	0.90	1.16	2.14	2.94	5.91
免疫增生性疾病	5	0.01	0.00	0.00	0.00	0.00	0.00	0.00	0.00	0.00	0.00	0.00	0.00	0.00
多发性骨髓瘤	169	0.46	0.88	0.00	0.00	0.00	0.11	0.00	0.09	0.00	0.58	0.17	0.64	1.78
淋巴样白血病	192	0.53	0.88	3.14	1.27	0.58	1.48	0.84	0.52	0.25	0.66	0.86	0.73	1.89
髓样白血病	312	0.86	0.00	1.25	0.14	0.46	1.16	1.76	1.22	1.72	1.49	2.57	1.84	2.79
白血病,未特指	279	0.77	0.00	1.67	1.13	0.93	0.53	1.21	0.87	0.57	1.40	1.97	2.11	2.45
其他或未指明部位	1133	3.12	0.00	0.84	0.14	0.12	0.42	0.56	0.87	1.15	2.15	4.71	5.69	12.70
所有部位合计	36372	100.00	8.85	10.24	4.93	5.11	9.62	16.90	23.58	38.46	71.40	142.55	211.67	335.39
所有部位除外 C44	36163	99.43	8.85	10.24	4.93	5.11	9.51	16.80	23.23	38.21	70.82	142.12	210.66	333.95

年龄组(岁)							粗率 (1/10⁵)	中标率 (1/10⁵)	世标率 (1/10⁵)	累积率(%)		截缩率 35—64 岁	ICD-10
55—59	60—64	65—69	70—74	75—79	80—84	85+	粗率 (1/10⁵)	中标率 (1/10⁵)	世标率 (1/10⁵)	0—64岁	0—74岁	35—64岁	ICD-10
0.51	0.34	0.44	0.56	1.98	0.00	1.34	0.15	0.10	0.12	0.01	0.01	0.18	C00
1.79	1.86	1.10	2.24	0.79	4.23	1.34	0.47	0.28	0.35	0.03	0.04	0.68	C01-C02
2.44	4.90	2.63	4.75	4.76	3.53	12.04	0.99	0.56	0.78	0.05	0.09	1.42	C03-C06
1.03	1.52	1.76	2.52	2.38	2.12	4.01	0.59	0.37	0.46	0.03	0.05	0.71	C07-C08
0.13	0.68	0.44	0.28	0.00	0.00	1.34	0.13	0.08	0.11	0.01	0.01	0.26	C09
0.64	0.51	1.32	0.84	0.79	1.41	2.68	0.18	0.10	0.14	0.01	0.02	0.16	C10
6.03	7.61	7.46	4.75	3.97	4.94	0.00	2.25	1.43	1.76	0.14	0.20	3.83	C11
0.26	1.35	0.44	1.40	2.78	0.71	0.00	0.21	0.12	0.16	0.01	0.02	0.28	C12-C13
0.38	0.85	0.88	0.84	2.78	2.78	0.00	0.20	0.11	0.15	0.01	0.02	0.25	C14
84.74	132.85	156.47	220.33	237.55	234.34	239.46	33.61	18.40	25.32	1.35	3.23	36.92	C15
107.04	175.61	218.57	298.35	329.95	349.39	299.66	47.44	26.17	35.57	1.88	4.47	51.95	C16
2.56	3.21	4.61	8.39	9.52	9.88	8.03	1.27	0.70	0.93	0.05	0.11	1.34	C17
23.20	32.28	44.77	59.00	82.09	98.82	101.67	11.05	6.01	8.16	0.42	0.94	11.66	C18
23.33	33.30	42.79	62.35	57.90	71.99	88.29	10.64	5.89	7.99	0.44	0.97	12.70	C19-C20
0.77	0.68	0.44	0.84	3.57	5.65	1.34	0.30	0.17	0.21	0.01	0.02	0.27	C21
68.71	70.31	80.76	97.31	118.97	123.52	157.86	24.87	14.06	18.59	1.23	2.12	36.25	C22
6.41	9.97	13.39	19.57	35.30	49.41	48.16	3.71	1.92	2.67	0.12	0.28	3.26	C23-C24
13.20	20.28	34.67	50.89	70.19	84.70	89.63	7.79	4.07	5.68	0.23	0.66	6.49	C25
1.15	1.52	0.66	1.96	0.40	0.71	4.01	0.41	0.24	0.32	0.02	0.04	0.66	C30-C31
4.23	5.58	5.05	7.83	9.12	3.53	2.68	1.33	0.75	1.00	0.07	0.13	1.84	C32
96.28	147.38	198.60	268.43	340.66	343.74	278.26	43.60	23.83	32.38	1.65	3.99	46.11	C33-C34
1.67	2.37	1.98	4.47	3.57	0.71	4.01	0.74	0.46	0.58	0.04	0.07	1.04	C37-C38
2.95	4.39	5.49	7.55	12.69	16.94	10.70	1.71	1.06	1.30	0.07	0.13	1.71	C40-C41
0.90	1.18	0.66	1.12	1.59	2.82	6.69	0.43	0.25	0.33	0.02	0.03	0.60	C43
1.92	4.39	3.73	6.43	14.28	19.76	25.42	1.54	0.81	1.11	0.05	0.10	1.44	C44
0.51	0.17	0.66	0.28	0.40	0.00	0.00	0.07	0.04	0.06	0.00	0.01	0.09	C45
0.00	0.00	0.44	0.00	1.19	0.00	1.34	0.04	0.02	0.03	0.00	0.00	0.00	C46
1.28	1.01	2.19	2.24	1.59	1.41	1.34	0.52	0.35	0.41	0.03	0.05	0.61	C47;C49
40.51	35.66	25.89	26.84	29.35	37.41	29.43	15.02	8.91	11.16	0.92	1.18	27.98	C50
0.13	1.01	0.44	1.12	2.38	3.53	1.34	0.24	0.12	0.17	0.01	0.02	0.27	C51
0.00	0.51	0.44	0.00	1.98	1.41	1.34	0.13	0.07	0.09	0.00	0.01	0.15	C52
11.15	8.11	8.12	5.03	5.16	11.29	5.35	6.62	4.03	4.84	0.40	0.47	12.65	C53
12.44	12.34	7.68	7.27	7.93	4.23	2.68	3.15	1.87	2.39	0.20	0.28	5.98	C54
2.05	2.03	1.98	0.84	1.19	2.82	2.68	0.78	0.47	0.59	0.05	0.06	1.37	C55
7.82	6.76	8.12	5.59	6.35	4.94	6.69	2.93	1.84	2.25	0.17	0.24	4.87	C56
1.03	1.01	0.66	0.56	0.79	0.00	0.00	0.29	0.18	0.23	0.02	0.02	0.54	C57
0.00	0.00	0.00	0.00	0.00	0.00	0.00	0.03	0.02	0.02	0.01	0.01	0.08	C58
0.90	0.68	0.66	1.96	2.38	0.71	2.68	0.30	0.17	0.22	0.01	0.03	0.40	C60
1.79	7.77	20.85	34.39	52.35	68.47	50.84	4.05	2.00	2.84	0.05	0.33	1.31	C61
0.38	0.34	0.22	1.96	0.00	0.71	1.34	0.27	0.22	0.25	0.01	0.03	0.31	C62
0.13	0.51	0.66	0.56	1.19	0.71	0.00	0.10	0.05	0.07	0.00	0.01	0.08	C63
6.92	13.01	12.51	10.63	14.28	13.41	5.35	3.11	1.85	2.40	0.16	0.28	4.61	C64
1.15	0.34	1.10	1.96	2.38	2.82	2.68	0.30	0.16	0.22	0.01	0.03	0.30	C65
0.90	0.85	2.63	3.08	3.57	2.82	4.01	0.41	0.22	0.31	0.01	0.04	0.31	C66
10.77	16.90	20.85	30.48	50.37	61.41	61.54	5.54	2.93	4.03	0.19	0.45	5.14	C67
0.13	0.34	0.00	1.96	0.79	2.82	0.00	0.13	0.06	0.09	0.00	0.01	0.08	C68
0.64	0.68	0.66	0.28	0.79	1.41	1.34	0.18	0.16	0.21	0.01	0.02	0.20	C69
11.41	13.18	12.07	15.10	21.42	14.12	20.07	4.78	3.22	3.87	0.26	0.40	6.47	C70-C72
6.92	5.75	5.71	3.91	3.97	4.94	4.01	3.37	2.25	2.58	0.20	0.25	5.29	C73
0.77	0.51	0.66	0.56	0.40	0.71	0.00	0.21	0.14	0.16	0.01	0.02	0.30	C74
0.13	0.85	0.00	0.84	0.00	0.00	0.00	0.21	0.15	0.18	0.01	0.02	0.36	C75
0.64	0.51	0.88	0.56	0.40	0.00	1.34	0.26	0.20	0.22	0.01	0.02	0.29	C81
9.23	12.17	14.92	13.98	19.43	19.06	13.38	3.84	2.40	3.02	0.19	0.34	4.92	C82-C85;C96
0.00	0.00	0.22	0.84	0.40	0.00	0.00	0.04	0.02	0.03	0.00	0.01	0.00	C88
3.46	4.23	3.73	6.71	9.91	7.76	5.35	1.25	0.72	0.93	0.06	0.11	1.55	C90
1.79	3.38	4.83	2.52	2.38	10.59	1.34	1.41	1.32	1.47	0.08	0.12	1.41	C91
5.00	5.07	5.71	3.63	5.95	10.59	6.69	2.30	1.67	1.91	0.13	0.18	2.89	C92-C94
1.54	4.73	5.05	8.95	7.93	9.88	8.03	2.06	1.55	1.81	0.10	0.17	2.27	C95
19.49	26.87	33.36	41.38	42.83	51.53	58.86	8.35	4.80	6.38	0.38	0.75	10.46	O&U
613.29	852.20	1032.93	1368.98	1648.97	1784.34	1689.61	268.00	152.22	201.71	11.68	23.68	325.57	ALL
611.37	847.80	1029.20	1362.55	1634.70	1764.58	1664.19	266.46	151.41	200.60	11.62	23.58	324.13	ALLbC44

2010 年江苏省城市登记地区男性恶性肿瘤发病主要指标(1/10 万)

部 位	病例数	构成(%)	0—	1—4	5—9	10—14	15—19	20—24	25—29	30—34	35—39	40—44	45—49	50—54
唇	13	0.06	0.00	0.00	0.00	0.22	0.00	0.00	0.00	0.00	0.00	0.00	0.36	0.22
舌	33	0.15	0.00	0.00	0.00	0.00	0.00	0.00	0.18	0.16	0.00	0.34	0.36	0.65
口	81	0.38	0.00	0.39	0.00	0.00	0.00	0.00	0.18	0.16	0.00	0.34	0.54	1.31
唾液腺	49	0.23	0.00	0.00	0.00	0.00	0.00	0.21	0.55	0.35	0.16	0.33	0.34	0.36	1.31
扁桃腺	14	0.07	0.00	0.00	0.00	0.00	0.00	0.00	0.00	0.00	0.00	0.00	0.36	0.87
其他的口咽	20	0.09	0.00	0.00	0.00	0.00	0.00	0.00	0.00	0.16	0.00	0.00	0.00	0.00
鼻咽	219	1.02	0.00	0.39	0.00	0.22	0.42	0.55	0.88	0.98	1.14	3.04	7.02	5.44
喉咽	23	0.11	0.00	0.00	0.00	0.00	0.00	0.00	0.00	0.16	0.00	0.00	0.00	0.65
咽,部位不明	21	0.10	0.00	0.00	0.00	0.00	0.00	0.00	0.00	0.00	0.00	0.00	0.36	0.65
食管	3051	14.21	0.00	0.00	0.00	0.00	0.00	0.00	0.18	0.16	1.46	5.40	20.33	53.32
胃	4564	21.26	0.00	0.00	0.00	0.22	0.21	0.37	1.23	2.61	5.86	12.31	27.88	72.69
小肠	103	0.48	0.00	0.00	0.00	0.00	0.00	0.00	0.18	0.16	0.16	0.84	1.08	1.09
结肠	791	3.69	0.00	0.00	0.00	0.00	0.21	0.55	0.70	1.63	1.30	5.40	9.18	11.97
直肠	838	3.90	0.00	0.00	0.00	0.00	0.21	0.18	0.70	1.14	2.93	4.55	11.15	14.15
肛门	20	0.09	0.00	0.00	0.00	0.00	0.00	0.00	0.00	0.16	0.16	0.00	0.18	0.00
肝脏	2497	11.63	1.66	0.00	0.00	0.00	0.42	1.10	1.75	4.89	15.30	32.38	46.77	72.91
胆囊及其他	186	0.87	0.00	0.00	0.00	0.00	0.00	0.00	0.00	0.00	0.49	0.34	1.44	2.39
胰腺	605	2.82	0.00	0.00	0.00	0.00	0.00	0.00	0.00	0.33	1.14	2.19	3.06	8.71
鼻,鼻窦及其他	39	0.18	0.00	0.00	0.00	0.00	0.00	0.35	0.00	0.16	0.34	0.90	1.52
喉	168	0.78	0.00	0.00	0.00	0.00	0.00	0.00	0.00	0.00	0.33	1.01	1.08	3.92
气管,支气管,肺	4150	19.33	0.00	0.00	0.00	0.00	0.42	0.37	1.05	2.12	4.07	12.65	25.91	60.94
其他的胸腔器官	61	0.28	0.00	0.00	0.00	0.26	0.00	0.00	0.18	0.16	0.65	0.67	0.90	1.52
骨	132	0.61	0.00	0.00	0.00	0.67	0.21	0.18	0.18	0.00	0.33	1.52	1.26	1.52
皮肤的黑色素瘤	29	0.14	0.00	0.39	0.00	0.00	0.00	0.00	0.00	0.16	0.33	0.17	0.18	0.87
其他的皮肤	110	0.51	0.00	0.00	0.00	0.00	0.00	0.35	0.33	0.65	0.17	1.26	0.65
间皮瘤	8	0.04	0.00	0.00	0.00	0.00	0.00	0.00	0.00	0.00	0.00	0.00	0.00	0.00
卡波氏肉瘤	3	0.01	0.00	0.00	0.00	0.00	0.00	0.00	0.00	0.00	0.00	0.00	0.00	0.00
周围神经,其他结缔组织	41	0.19	0.00	0.00	0.00	0.00	0.42	0.55	0.00	0.33	0.33	0.51	0.18	1.09
乳房	24	0.11	0.00	0.00	0.00	0.00	0.00	0.18	0.00	0.00	0.33	0.34	0.36	0.00
外阴	—		—										—	—
阴道	—		—										—	—
子宫颈	—		—										—	—
子宫体	—		—										—	—
子宫,部位不明	—		—										—	—
卵巢	—		—										—	—
其他的女性生殖器	—		—										—	—
胎盘	—		—										—	—
阴茎	41	0.19	0.00	0.00	0.00	0.00	0.00	0.00	0.00	0.00	0.00	0.34	0.90	0.87
前列腺	550	2.56	0.00	0.00	0.00	0.00	0.00	0.00	0.00	0.16	0.00	0.00	0.18	0.65
睾丸	37	0.17	1.66	0.39	0.00	0.45	0.21	0.18	0.53	0.00	0.81	0.51	0.72	0.22
其他的男性生殖器	13	0.06	0.00	0.00	0.00	0.00	0.00	0.00	0.00	0.00	0.00	0.00	0.00	0.00
肾	279	1.30	0.00	0.77	0.00	0.00	0.00	0.18	0.53	0.65	0.98	4.22	4.50	3.92
肾盂	27	0.13	0.00	0.00	0.00	0.00	0.00	0.00	0.00	0.00	0.00	0.34	0.18	0.22
输尿管	30	0.14	0.00	0.00	0.00	0.00	0.00	0.00	0.00	0.00	0.00	0.00	0.18	0.44
膀胱	590	2.75	0.00	0.00	0.00	0.00	0.00	0.37	0.35	0.65	1.14	2.02	3.60	7.40
其他的泌尿器官	9	0.04	0.00	0.00	0.00	0.00	0.00	0.00	0.00	0.00	0.00	0.00	0.00	0.00
眼	10	0.05	0.00	0.77	0.26	0.00	0.00	0.00	0.00	0.00	0.00	0.00	0.00	0.00
脑,神经系统	339	1.58	1.66	1.16	1.05	1.34	1.66	2.02	1.75	1.96	2.44	3.54	6.48	4.14
甲状腺	96	0.45	0.00	0.00	0.00	0.00	0.42	0.37	1.23	1.31	1.46	2.36	2.16	1.52
肾上腺	14	0.07	0.00	0.00	0.00	0.00	0.21	0.00	0.00	0.00	0.00	0.17	0.54	0.22
其他的内分泌腺	12	0.06	0.00	0.00	0.26	0.00	0.00	0.18	0.00	0.00	0.00	0.17	0.36	0.44
霍奇金病	26	0.12	0.00	0.00	0.00	0.22	0.21	0.18	0.18	0.33	0.33	0.17	0.54	0.22
非霍奇金淋巴瘤	297	1.38	1.66	0.39	0.26	0.22	0.21	1.47	0.88	0.82	0.98	2.19	3.24	7.18
免疫增生性疾病	4	0.02	0.00	0.00	0.00	0.00	0.00	0.00	0.00	0.00	0.00	0.00	0.00	0.00
多发性骨髓瘤	101	0.47	1.66	0.00	0.00	0.00	0.21	0.00	0.00	0.18	0.16	0.49	0.17	0.72	2.61
淋巴样白血病	114	0.53	1.66	2.70	1.05	0.67	2.50	0.73	0.53	0.16	0.49	0.84	0.72	2.39
髓样白血病	173	0.81	0.00	1.93	0.00	0.67	1.87	1.65	1.58	1.96	1.63	2.02	2.34	3.05
白血病,未特指	169	0.79	0.00	2.32	0.79	1.34	0.62	1.65	1.05	0.49	1.63	2.36	2.34	3.26
其他或未指明部位	640	2.98	0.00	1.16	0.26	0.00	0.21	0.37	1.05	0.98	1.63	5.06	4.68	13.71
所有部位合计	21464	100.00	9.93	12.74	4.21	6.28	11.02	13.96	18.21	25.29	51.76	111.32	196.81	372.82
所有部位除外 C44	21354	99.49	9.93	12.74	4.21	6.28	11.02	13.96	17.86	24.96	51.10	111.15	195.55	372.16

年龄组（岁）							粗率 (1/10⁵)	中标率 (1/10⁵)	世标率 (1/10⁵)	累积率(%)		截缩率 35—64 岁	ICD-10
55—59	60—64	65—69	70—74	75—79	80—84	85+				0—64岁	0—74岁		
0.50	0.67	0.89	0.00	1.80	0.00	4.27	0.19	0.13	0.17	0.01	0.01	0.26	C00
1.76	2.66	1.33	2.96	0.00	1.83	0.00	0.48	0.30	0.38	0.03	0.05	0.81	C01-C02
4.27	6.99	1.77	7.10	6.30	7.31	8.53	1.18	0.72	0.97	0.07	0.11	1.83	C03-C06
0.75	2.33	2.21	4.14	4.50	3.65	4.27	0.71	0.47	0.58	0.03	0.07	0.81	C07-C08
0.00	1.33	0.89	0.59	0.00	0.00	4.27	0.20	0.12	0.16	0.01	0.02	0.38	C09
1.01	1.00	2.21	1.78	0.90	3.65	4.27	0.29	0.17	0.24	0.01	0.03	0.29	C10
9.05	10.98	9.29	5.92	6.30	9.13	0.00	3.19	2.04	2.52	0.20	0.28	5.63	C11
0.50	2.33	0.44	2.37	3.60	1.83	0.00	0.34	0.20	0.26	0.02	0.03	0.50	C12-C13
0.75	0.67	1.77	1.18	4.50	0.00	0.00	0.31	0.18	0.23	0.01	0.03	0.36	C14
122.42	186.69	212.01	296.59	305.23	337.89	418.11	44.48	25.84	35.81	1.95	4.49	53.75	C15
150.57	267.88	323.55	465.90	505.12	593.59	558.90	66.53	38.71	53.30	2.71	6.66	74.63	C16
3.27	3.66	5.31	14.21	12.61	16.44	4.27	1.50	0.87	1.15	0.05	0.15	1.47	C17
23.88	34.61	47.80	68.08	87.34	138.81	136.52	11.53	6.67	9.15	0.45	1.03	12.55	C18
27.15	41.93	54.88	68.08	88.24	94.97	127.99	12.22	7.13	9.75	0.52	1.14	14.80	C19-C20
1.01	0.67	0.44	1.78	1.80	7.31	4.27	0.29	0.16	0.22	0.01	0.02	0.28	C21
109.09	101.16	114.20	136.75	166.57	169.86	264.52	36.40	21.45	28.32	1.93	3.19	57.17	C22
6.54	8.65	10.62	14.80	27.01	36.53	46.93	2.71	1.53	2.17	0.10	0.23	2.78	C23-C24
14.83	25.96	44.26	65.71	89.14	91.32	123.73	8.82	5.03	7.08	0.28	0.83	7.90	C25
2.01	2.33	0.44	1.78	0.90	0.00	8.53	0.57	0.35	0.46	0.04	0.05	1.08	C30-C31
8.30	10.32	9.29	16.58	17.11	3.65	8.53	2.45	1.44	1.93	0.12	0.25	3.50	C32
129.20	219.30	295.23	420.31	527.63	626.46	529.03	60.50	34.98	48.14	2.28	5.86	63.05	C33-C34
1.51	2.99	2.21	5.92	4.50	1.83	8.53	0.89	0.55	0.72	0.04	0.08	1.26	C37-C38
3.02	5.66	7.08	8.29	17.11	31.05	25.60	1.92	1.17	1.55	0.07	0.15	1.97	C40-C41
1.01	1.66	0.44	0.59	1.80	5.48	12.80	0.42	0.26	0.37	0.02	0.03	0.62	C43
2.26	5.32	5.75	9.47	12.61	31.05	25.60	1.60	0.92	1.28	0.05	0.13	1.49	C44
0.50	0.33	1.33	0.59	0.90	0.00	0.00	0.12	0.07	0.09	0.00	0.01	0.11	C45
0.00	0.00	0.00	0.00	2.70	0.00	0.00	0.04	0.02	0.03	0.00	0.00	0.00	C46
1.26	1.00	3.54	2.37	0.90	1.83	4.27	0.60	0.41	0.50	0.03	0.06	0.66	C47;C49
0.75	1.33	1.77	1.78	0.90	3.65	0.00	0.35	0.21	0.28	0.02	0.03	0.47	C50
—	—	—	—	—	—	—	—	—	—	—	—	—	C51
—	—	—	—	—	—	—	—	—	—	—	—	—	C52
—	—	—	—	—	—	—	—	—	—	—	—	—	C53
—	—	—	—	—	—	—	—	—	—	—	—	—	C54
—	—	—	—	—	—	—	—	—	—	—	—	—	C55
—	—	—	—	—	—	—	—	—	—	—	—	—	C56
—	—	—	—	—	—	—	—	—	—	—	—	—	C57
—	—	—	—	—	—	—	—	—	—	—	—	—	C58
1.76	1.33	1.33	4.14	5.40	1.83	8.53	0.60	0.34	0.47	0.03	0.05	0.78	C60
3.52	15.31	42.05	72.81	118.85	177.16	162.12	8.02	4.39	6.41	0.10	0.67	2.57	C61
0.75	0.67	0.44	4.14	0.00	1.83	4.27	0.54	0.44	0.51	0.03	0.05	0.61	C62
0.25	1.00	1.33	1.18	2.70	1.83	0.00	0.19	0.11	0.15	0.01	0.02	0.16	C63
7.29	19.30	19.48	16.58	16.21	25.57	17.07	4.07	2.47	3.30	0.21	0.39	5.94	C64
2.01	0.67	1.77	2.37	2.70	3.65	0.00	0.39	0.23	0.29	0.02	0.04	0.48	C65
1.51	0.67	2.66	2.96	1.80	5.48	12.80	0.44	0.25	0.37	0.01	0.04	0.39	C66
15.33	27.95	32.75	53.87	92.74	122.37	123.73	8.60	4.88	6.82	0.29	0.73	8.09	C67
0.25	0.33	0.00	1.78	1.80	3.65	0.00	0.13	0.07	0.10	0.00	0.01	0.08	C68
0.50	1.00	0.00	0.00	0.90	1.83	0.00	0.15	0.14	0.18	0.01	0.01	0.19	C69
12.57	14.64	13.28	14.21	26.11	16.44	29.86	4.94	3.48	4.16	0.27	0.41	6.59	C70-C72
3.52	2.66	2.66	2.37	0.00	1.83	8.53	1.40	0.94	1.10	0.09	0.11	2.20	C73
0.75	0.33	0.89	0.59	1.80	1.83	0.00	0.20	0.14	0.16	0.01	0.02	0.31	C74
0.00	1.00	0.00	1.18	0.00	0.00	0.00	0.17	0.13	0.16	0.01	0.02	0.30	C75
1.26	1.00	0.89	1.18	0.00	0.00	4.27	0.38	0.28	0.32	0.02	0.03	0.53	C81
11.56	14.31	15.05	18.94	26.11	29.22	17.07	4.33	2.72	3.48	0.22	0.39	5.74	C82-C85;C96
0.00	0.00	0.44	1.18	0.90	0.00	0.00	0.06	0.03	0.05	0.00	0.01	0.00	C88
3.77	4.66	3.54	8.88	11.71	14.61	17.07	1.47	0.89	1.19	0.07	0.13	1.78	C90
3.27	3.99	5.75	2.37	4.50	14.61	4.27	1.66	1.54	1.69	0.10	0.14	1.72	C91
6.03	4.33	5.31	2.37	9.00	18.26	17.07	2.52	1.93	2.19	0.14	0.18	2.99	C92-C94
1.51	4.66	7.97	12.43	11.71	12.78	8.53	2.46	1.90	2.23	0.12	0.18	2.55	C95
21.87	30.95	42.93	50.32	63.03	71.23	89.59	9.33	5.57	7.54	0.41	0.87	11.23	O&U
726.46	1101.15	1361.49	1901.47	2294.19	2745.11	2858.48	312.90	184.97	250.70	13.26	29.57	365.61	ALL
724.20	1095.83	1355.74	1892.00	2281.59	2714.06	2832.89	311.30	184.05	249.42	13.20	29.44	364.12	ALLbC44

2010 年江苏省城市登记地区女性恶性肿瘤发病主要指标(1/10 万)

部位	病例数	构成(%)	0—	1—4	5—9	10—14	15—19	20—24	25—29	30—34	35—39	40—44	45—49	50—54
唇	8	0.05	0.00	0.00	0.00	0.00	0.00	0.00	0.00	0.00	0.00	0.00	0.00	0.23
舌	31	0.21	0.00	0.00	0.00	0.00	0.00	0.00	0.35	0.16	0.00	0.52	0.19	0.23
口	53	0.36	0.00	0.00	0.00	0.00	0.00	0.17	0.00	0.00	0.67	0.52	0.94	0.91
唾液腺	31	0.21	0.00	0.00	0.00	0.00	0.00	0.35	0.49	0.50	0.35	0.38	0.68
扁桃腺	4	0.03	0.00	0.00	0.00	0.00	0.00	0.00	0.00	0.00	0.00	0.35	0.19	0.00
其他的口咽	4	0.03	0.00	0.00	0.00	0.00	0.00	0.00	0.00	0.00	0.00	0.00	0.00	0.00
鼻咽	87	0.58	0.00	0.00	0.00	0.00	0.21	0.19	0.35	0.82	0.84	1.22	2.25	1.37
喉咽	6	0.04	0.00	0.00	0.00	0.00	0.00	0.00	0.00	0.00	0.00	0.00	0.00	0.00
咽,部位不明	6	0.04	0.00	0.00	0.00	0.00	0.00	0.00	0.00	0.00	0.00	0.00	0.00	0.00
食管	1510	10.13	0.00	0.00	0.00	0.00	0.19	0.00	0.33	0.17	1.39	5.44	13.93
胃	1874	12.57	0.00	0.00	0.00	0.00	0.21	0.75	2.42	3.30	7.39	12.88	12.38	23.29
小肠	70	0.47	0.00	0.00	0.00	0.00	0.00	0.17	0.33	0.17	0.87	0.94	1.37
结肠	709	4.76	0.00	0.00	0.00	0.30	0.00	0.19	0.52	1.48	2.35	3.48	6.00	10.50
直肠	606	4.06	0.00	0.00	0.00	0.00	0.00	0.17	1.48	2.01	5.05	7.50	12.79
肛门	21	0.14	0.00	0.00	0.00	0.00	0.21	0.00	0.17	0.00	0.00	0.17	0.00	0.46
肝脏	878	5.89	0.00	0.00	0.00	0.30	0.00	0.21	0.38	0.17	1.32	2.69	5.92	12.01	13.01
胆囊及其他	318	2.13	0.00	0.00	0.00	0.00	0.43	0.00	0.17	0.00	0.50	2.09	2.25	3.42
胰腺	452	3.03	0.00	0.00	0.00	0.00	0.00	0.35	0.33	0.67	1.22	2.63	5.02
鼻,鼻窦及其他	16	0.11	0.00	0.00	0.00	0.00	0.00	0.35	0.00	0.00	0.00	0.38	0.23
喉	12	0.08	0.00	0.00	0.00	0.00	0.00	0.00	0.00	0.00	0.00	0.00	0.19	0.00
气管,支气管,肺	1767	11.85	0.00	0.00	0.00	0.00	0.94	0.52	1.48	5.54	9.40	14.82	33.11
其他的胸腔器官	40	0.27	0.00	0.00	0.00	0.00	0.21	0.00	0.35	0.00	0.34	0.35	0.38	0.91
骨	100	0.67	0.00	0.00	0.30	0.72	0.64	0.19	0.69	0.82	0.34	0.52	0.94	2.05
皮肤的黑色素瘤	29	0.19	0.00	0.00	0.00	0.00	0.00	0.17	0.33	0.17	0.17	1.13	0.68
其他的皮肤	99	0.66	0.00	0.00	0.00	0.00	0.21	0.19	0.35	0.16	0.50	0.70	0.75	2.28
间皮瘤	2	0.01	0.00	0.00	0.00	0.00	0.00	0.00	0.00	0.00	0.00	0.00	0.00	0.00
卡波氏肉瘤	3	0.02	0.00	0.00	0.00	0.00	0.00	0.00	0.00	0.00	0.00	0.00	0.00	0.00
周围神经,其他结缔组织	29	0.19	0.00	0.00	0.00	0.00	0.00	0.00	0.35	0.16	0.00	0.35	0.56	0.46
乳房	2015	13.52	0.00	0.00	0.00	0.00	0.00	1.69	3.11	11.70	21.65	48.75	63.40	67.81
外阴	32	0.21	0.00	0.00	0.00	0.00	0.00	0.00	0.00	0.17	0.52	0.38	0.23
阴道	18	0.12	0.00	0.00	0.00	0.00	0.00	0.00	0.00	0.17	0.35	0.19	0.23
子宫颈	898	6.02	0.00	0.00	0.00	0.00	0.21	0.75	2.77	9.73	18.30	34.12	34.14	24.66
子宫体	427	2.86	0.00	0.00	0.00	0.00	0.21	0.00	0.35	0.82	2.69	6.62	8.25	14.16
子宫,部位不明	106	0.71	0.00	0.00	0.00	0.00	0.75	0.00	0.66	0.84	2.61	3.00	2.97
卵巢	397	2.66	0.00	0.00	0.00	0.00	0.86	1.88	2.59	1.65	3.19	6.44	11.07	13.01
其他的女性生殖器	40	0.27	0.00	0.00	0.00	0.00	0.00	0.38	0.00	0.16	0.34	0.87	1.31	0.46
胎盘	17	0.11	0.00	0.00	0.00	0.00	0.43	1.13	0.69	0.00	0.50	0.17	0.19	0.00
阴茎	—	—	—	—	—	—	—	—	—	—	—	—	—	—
前列腺	—	—	—	—	—	—	—	—	—	—	—	—	—	—
睾丸	—	—	—	—	—	—	—	—	—	—	—	—	—	—
其他的男性生殖器	—	—	—	—	—	—	—	—	—	—	—	—	—	—
肾	143	0.96	0.00	0.00	0.30	0.00	0.00	0.38	0.35	0.66	1.18	1.92	1.88	3.65
肾盂	14	0.09	0.00	0.00	0.00	0.00	0.00	0.00	0.00	0.00	0.00	0.17	0.00	0.23
输尿管	26	0.17	0.00	0.00	0.00	0.00	0.00	0.00	0.00	0.00	0.00	0.17	0.00	0.23
膀胱	162	1.09	0.00	0.00	0.00	0.00	0.21	0.00	0.35	0.49	0.50	0.52	0.94	1.37
其他的泌尿器官	8	0.05	0.00	0.00	0.00	0.00	0.00	0.00	0.00	0.00	0.00	0.00	0.00	0.23
眼	15	0.10	3.80	0.00	0.00	0.00	0.00	0.00	0.00	0.00	0.00	0.17	0.00	0.23
脑,神经系统	310	2.08	3.80	0.91	0.30	0.97	0.64	0.75	1.73	1.98	2.52	4.18	5.81	6.85
甲状腺	362	2.43	0.00	0.00	0.00	0.24	0.43	2.82	4.50	5.44	6.38	7.66	9.38	9.13
肾上腺	14	0.09	0.00	0.00	0.00	0.00	0.21	0.19	0.00	0.16	0.17	0.00	0.38	0.00
其他的内分泌腺	17	0.11	0.00	0.00	0.00	0.00	0.19	0.35	0.33	0.00	0.00	0.75	0.91
霍奇金病	9	0.06	0.00	0.00	0.00	0.00	0.43	0.38	0.00	0.16	0.00	0.00	0.23
非霍奇金淋巴瘤	224	1.50	0.00	0.91	0.60	0.48	0.21	1.13	1.21	0.99	1.34	2.09	2.63	4.57
免疫增生性疾病	1	0.01	0.00	0.00	0.00	0.00	0.00	0.00	0.00	0.00	0.00	0.00	0.00	0.00
多发性骨髓瘤	68	0.46	0.00	0.00	0.00	0.00	0.00	0.00	0.00	0.00	0.67	0.17	0.56	0.91
淋巴样白血病	78	0.52	0.00	3.65	1.51	0.48	0.43	0.94	0.52	0.33	0.84	0.87	0.75	1.37
髓样白血病	139	0.93	0.00	0.00	0.46	0.30	0.24	0.43	1.88	0.86	1.48	1.34	3.13	1.31	2.51
白血病,未特指	110	0.74	0.00	0.91	1.51	0.48	0.43	0.75	0.69	0.66	1.18	1.57	1.88	1.60
其他或未指明部位	493	3.31	0.00	0.46	0.00	0.24	0.64	0.75	0.69	1.32	2.69	4.35	6.75	11.64
所有部位合计	14908	100.00	7.60	7.30	5.75	3.86	8.17	19.90	28.89	51.77	91.65	174.79	227.16	296.13
所有部位除外 C44	14809	99.34	7.60	7.30	5.75	3.86	7.95	19.71	28.54	51.60	91.15	174.09	226.41	293.85

			年龄组（岁）				粗率 (1/10⁵)	中标率 (1/10⁵)	世标率 (1/10⁵)	累积率(%)		截缩率 35—64 岁	ICD-10
55—59	60—64	65—69	70—74	75—79	80—84	85+				0—64岁	0—74岁		
0.52	0.00	0.00	1.06	2.13	0.00	0.00	0.12	0.06	0.07	0.00	0.01	0.10	C00
1.83	1.03	0.87	1.59	1.42	5.75	1.95	0.46	0.25	0.32	0.02	0.03	0.54	C01-C02
0.52	2.75	3.48	2.65	3.54	1.15	13.64	0.79	0.41	0.59	0.03	0.06	0.98	C03-C06
1.31	0.69	1.31	1.06	0.71	1.15	3.90	0.46	0.28	0.34	0.02	0.04	0.61	C07-C08
0.26	0.00	0.00	0.00	0.00	0.00	0.00	0.06	0.03	0.04	0.00	0.00	0.14	C09
0.26	0.00	0.44	0.00	0.71	0.00	1.95	0.06	0.03	0.04	0.00	0.00	0.03	C10
2.88	4.12	5.66	3.71	2.13	2.30	0.00	1.30	0.81	1.00	0.07	0.12	1.96	C11
0.00	0.34	0.44	0.53	2.13	0.00	0.00	0.09	0.04	0.06	0.00	0.01	0.04	C12-C13
0.00	1.03	0.00	0.53	1.42	0.00	0.00	0.09	0.05	0.07	0.01	0.01	0.13	C14
45.52	77.28	101.84	152.08	184.27	169.11	157.86	22.50	11.32	15.64	0.72	1.99	19.45	C15
61.74	80.37	115.34	148.37	192.07	195.57	181.24	27.92	14.54	19.51	1.02	2.34	28.41	C16
1.83	2.75	3.92	3.18	7.09	5.75	9.74	1.04	0.55	0.73	0.04	0.08	1.19	C17
22.50	29.88	41.78	50.87	77.96	73.63	85.75	10.56	5.44	7.35	0.39	0.85	10.74	C18
19.36	24.39	30.90	57.23	34.02	57.52	70.16	9.03	4.75	6.43	0.36	0.81	10.53	C19-C20
0.52	0.69	0.44	0.00	4.96	4.60	0.00	0.31	0.18	0.20	0.01	0.01	0.26	C21
26.69	38.47	47.88	62.00	81.51	94.33	109.14	13.08	6.76	9.17	0.51	1.06	14.50	C22
6.28	11.33	16.10	23.85	41.82	57.52	48.72	4.74	2.28	3.13	0.13	0.33	3.76	C23-C24
11.51	14.43	25.24	37.62	55.28	80.53	74.06	6.73	3.20	4.44	0.18	0.50	5.03	C25
0.26	0.69	0.87	2.12	0.00	1.15	1.95	0.24	0.14	0.18	0.01	0.02	0.23	C30-C31
0.00	0.69	0.87	0.00	2.83	3.45	0.00	0.18	0.08	0.11	0.00	0.01	0.12	C32
62.00	73.16	103.58	132.47	193.49	165.66	163.70	26.33	13.68	18.39	1.00	2.19	28.54	C33-C34
1.83	1.72	1.74	3.18	2.83	0.00	1.95	0.60	0.37	0.45	0.03	0.06	0.81	C37-C38
2.88	3.09	3.92	6.89	9.21	8.05	3.90	1.49	0.99	1.13	0.07	0.12	1.45	C40-C41
0.78	0.69	0.87	1.59	1.42	1.15	3.90	0.43	0.25	0.31	0.02	0.03	0.58	C43
1.57	3.43	1.74	3.71	15.59	12.65	25.34	1.48	0.72	0.98	0.05	0.08	1.39	C44
0.52	0.00	0.00	0.00	0.00	0.00	0.00	0.03	0.02	0.02	0.00	0.00	0.07	C45
0.00	0.00	0.87	1.06	0.00	0.00	1.95	0.04	0.02	0.04	0.00	0.00	0.00	C46
1.31	1.03	0.87	2.12	2.13	1.15	0.00	0.43	0.28	0.33	0.02	0.04	0.55	C47;C49
81.89	71.10	49.62	49.28	51.74	58.67	42.87	30.02	17.71	22.12	1.86	2.35	56.57	C50
0.26	2.06	0.87	2.12	4.25	5.75	1.95	0.48	0.24	0.32	0.02	0.03	0.54	C51
0.00	1.03	0.87	0.00	3.54	2.30	1.95	0.27	0.13	0.18	0.01	0.01	0.31	C52
22.76	16.49	16.10	9.54	9.21	18.41	7.80	13.38	8.15	9.78	0.82	0.95	25.79	C53
25.38	25.07	15.23	13.78	14.17	6.90	3.90	6.36	3.76	4.80	0.42	0.56	12.19	C54
4.19	4.12	3.92	1.59	2.13	4.60	3.90	1.58	0.94	1.18	0.10	0.12	2.80	C55
15.96	13.74	16.10	10.60	11.34	8.05	9.74	5.91	3.69	4.51	0.35	0.49	9.94	C56
2.09	2.06	1.31	1.06	1.42	0.00	0.00	0.60	0.36	0.45	0.04	0.05	1.10	C57
0.00	0.00	0.00	0.00	0.00	0.00	0.00	0.25	0.25	0.24	0.02	0.02	0.17	C58
—	—	—	—	—	—	—	—	—	—	—	—	—	C60
—	—	—	—	—	—	—	—	—	—	—	—	—	C61
—	—	—	—	—	—	—	—	—	—	—	—	—	C62
—	—	—	—	—	—	—	—	—	—	—	—	—	C63
6.54	6.53	5.66	5.30	12.76	5.75	0.00	2.13	1.26	1.56	0.12	0.17	3.24	C64
0.26	0.00	0.44	1.59	2.13	2.30	3.90	0.21	0.09	0.13	0.00	0.01	0.10	C65
0.26	1.03	2.61	3.18	4.96	1.15	0.00	0.39	0.20	0.27	0.01	0.04	0.24	C66
6.02	5.50	9.14	9.54	17.01	23.01	33.13	2.41	1.20	1.64	0.08	0.17	2.09	C67
0.00	0.34	0.00	2.12	0.00	2.30	0.00	0.12	0.06	0.08	0.00	0.01	0.08	C68
0.78	0.34	1.31	0.53	0.71	1.15	1.95	0.22	0.18	0.23	0.01	0.02	0.21	C69
10.20	11.68	10.88	15.90	17.72	12.65	15.59	4.62	2.98	3.60	0.25	0.38	6.35	C70-C72
10.46	8.93	8.70	5.30	7.09	6.90	1.95	5.39	3.58	4.09	0.33	0.40	8.51	C73
0.78	0.69	0.44	0.53	0.71	0.00	0.00	0.21	0.15	0.17	0.01	0.02	0.30	C74
0.26	0.69	0.00	0.53	0.00	0.00	0.00	0.25	0.18	0.20	0.02	0.02	0.41	C75
0.00	0.00	0.87	0.00	0.71	0.00	0.00	0.13	0.13	0.12	0.01	0.01	0.04	C81
6.80	9.96	14.80	9.54	14.17	12.65	11.69	3.34	2.11	2.62	0.16	0.29	4.07	C82-C85;C96
0.00	0.00	0.00	0.53	0.00	0.00	0.00	0.01	0.01	0.01	0.00	0.00	0.00	C88
3.14	3.78	3.92	4.77	8.50	3.45	0.00	1.01	0.55	0.72	0.05	0.09	1.31	C90
0.26	2.75	3.92	2.65	0.71	8.05	0.00	1.16	1.11	1.27	0.07	0.10	1.09	C91
3.92	5.84	6.09	4.77	3.54	5.75	1.95	2.07	1.41	1.66	0.12	0.17	2.79	C92-C94
1.57	4.81	2.18	5.83	4.96	8.05	7.80	1.64	1.21	1.40	0.09	0.13	1.97	C95
17.01	22.67	23.94	33.38	26.93	39.11	44.82	7.35	4.12	5.39	0.35	0.63	9.67	O&U
495.51	595.24	709.86	892.35	1141.08	1179.18	1155.68	222.12	123.28	159.83	10.03	18.04	284.04	ALL
493.94	591.80	708.12	888.64	1125.49	1166.52	1130.34	220.64	122.55	158.85	9.98	17.96	282.65	ALLbC44

附录三　2010 年江苏省农村肿瘤登记地区合计发病情况

2010 年江苏省农村登记地区男女合计恶性肿瘤发病主要指标(1/10 万)

部位	病例数	构成(%)	0—	1—4	5—9	10—14	15—19	20—24	25—29	30—34	35—39	40—44	45—49	50—54
唇	22	0.06	0.00	0.00	0.00	0.00	0.00	0.00	0.00	0.00	0.00	0.00	0.16	0.09
舌	62	0.16	0.00	0.00	0.00	0.00	0.00	0.09	0.00	0.10	0.24	0.34	0.48	0.63
口	129	0.33	0.00	0.00	0.00	0.00	0.09	0.00	0.10	0.10	0.08	0.41	0.96	1.17
唾液腺	46	0.12	0.00	0.00	0.17	0.00	0.00	0.00	0.10	0.00	0.16	0.21	0.48	0.72
扁桃腺	8	0.02	0.00	0.00	0.00	0.00	0.00	0.00	0.00	0.00	0.08	0.00	0.00	0.09
其他的口咽	16	0.04	0.00	0.00	0.00	0.00	0.12	0.00	0.00	0.00	0.00	0.14	0.00	0.18
鼻咽	319	0.81	0.00	0.00	0.00	0.12	0.19	0.18	0.41	0.38	1.60	2.47	2.32	4.14
喉咽	14	0.04	0.00	0.00	0.00	0.00	0.00	0.00	0.00	0.00	0.00	0.00	0.00	0.36
咽,部位不明	21	0.05	0.00	0.00	0.00	0.00	0.00	0.00	0.00	0.00	0.07	0.08	0.00	0.18
食管	7470	18.94	0.00	0.00	0.00	0.00	0.19	0.09	0.31	0.19	1.28	4.33	10.34	43.74
胃	6377	16.17	0.00	0.00	0.00	0.00	0.09	1.09	1.54	2.48	3.29	9.21	20.03	37.44
小肠	94	0.24	0.00	0.00	0.00	0.00	0.00	0.00	0.00	0.00	0.00	0.41	0.64	0.90
结肠	898	2.28	0.00	0.17	0.00	0.00	0.12	0.00	0.72	0.95	1.76	3.23	4.09	7.47
直肠	1473	3.73	0.00	0.00	0.00	0.00	0.00	0.27	0.62	0.76	1.84	4.06	6.09	9.72
肛门	27	0.07	0.00	0.00	0.00	0.00	0.00	0.00	0.00	0.00	0.08	0.07	0.32	0.27
肝脏	5454	13.83	0.00	0.34	0.00	0.25	0.38	0.82	2.57	4.95	15.31	33.48	47.19	65.70
胆囊及其他	427	1.08	0.00	0.00	0.00	0.00	0.00	0.00	0.00	0.10	0.40	1.03	1.60	2.34
胰腺	1017	2.58	0.00	0.00	0.00	0.00	0.00	0.18	0.21	0.19	0.24	1.72	3.20	5.85
鼻,鼻窦及其他	45	0.11	0.00	0.00	0.17	0.00	0.00	0.00	0.00	0.00	0.16	0.14	0.48	0.36
喉	142	0.36	0.00	0.00	0.00	0.00	0.00	0.00	0.10	0.00	0.00	0.14	0.72	0.99
气管,支气管,肺	6914	17.53	0.00	0.00	0.00	0.00	0.19	0.36	0.82	2.38	4.41	11.55	20.99	42.39
其他的胸腔器官	71	0.18	0.00	0.00	0.00	0.00	0.09	0.00	0.21	0.29	0.16	0.27	0.32	0.90
骨	313	0.79	0.00	0.17	0.00	0.49	0.76	0.46	0.62	0.38	0.32	0.96	1.04	2.34
皮肤的黑色素瘤	46	0.12	0.00	0.00	0.00	0.00	0.00	0.00	0.00	0.00	0.00	0.07	0.40	0.27
其他的皮肤	264	0.67	0.00	0.00	0.00	0.14	0.25	0.00	0.36	0.51	0.00	0.32	0.55	0.96
间皮瘤	11	0.03	0.00	0.00	0.00	0.00	0.00	0.00	0.10	0.00	0.00	0.00	0.08	0.09
卡波氏肉瘤	2	0.01	0.00	0.00	0.00	0.00	0.00	0.00	0.00	0.00	0.00	0.00	0.00	0.00
周围神经,其他结缔组织	44	0.11	0.68	0.00	0.00	0.12	0.28	0.00	0.10	0.00	0.08	0.21	0.16	0.00
乳房	1760	4.46	0.00	0.00	0.00	0.00	0.28	0.82	1.23	4.47	9.38	15.67	25.88	25.92
外阴	13	0.03	0.00	0.00	0.00	0.00	0.00	0.00	0.00	0.00	0.00	0.00	0.00	0.09
阴道	6	0.02	0.00	0.00	0.00	0.00	0.00	0.00	0.00	0.00	0.00	0.00	0.00	0.00
子宫颈	923	2.34	0.00	0.00	0.00	0.00	0.09	0.46	1.23	2.76	5.61	9.49	12.82	11.61
子宫体	284	0.72	0.00	0.00	0.00	0.00	0.00	0.18	0.51	0.19	0.64	1.10	3.85	4.23
子宫,部位不明	201	0.51	0.00	0.00	0.00	0.00	0.00	0.00	0.31	0.29	0.56	1.44	2.24	2.25
卵巢	285	0.72	0.00	0.00	0.00	0.12	0.28	0.36	0.31	0.67	1.04	1.92	3.37	3.15
其他的女性生殖器	20	0.05	0.00	0.00	0.00	0.00	0.00	0.00	0.00	0.00	0.08	0.07	0.24	0.36
胎盘	4	0.01	0.00	0.00	0.00	0.00	0.00	0.00	0.00	0.00	0.00	0.14	0.00	0.00
阴茎	48	0.12	0.00	0.00	0.00	0.00	0.00	0.00	0.00	0.00	0.00	0.07	0.00	0.72
前列腺	280	0.71	0.00	0.00	0.00	0.00	0.00	0.00	0.00	0.00	0.00	0.07	0.24	0.27
睾丸	19	0.05	0.00	0.00	0.00	0.00	0.00	0.21	0.29	0.08	0.00	0.27	0.00	0.09
其他的男性生殖器	14	0.04	0.00	0.00	0.00	0.14	0.00	0.00	0.00	0.10	0.00	0.00	0.16	0.09
肾	231	0.59	0.00	0.00	0.51	0.00	0.00	0.09	0.36	0.10	0.67	0.40	0.76	2.00
肾盂	15	0.04	0.00	0.00	0.00	0.00	0.00	0.00	0.00	0.00	0.08	0.07	0.08	0.09
输尿管	17	0.04	0.00	0.00	0.00	0.00	0.00	0.00	0.00	0.00	0.00	0.00	0.08	0.18
膀胱	624	1.58	0.00	0.00	0.00	0.00	0.00	0.00	0.00	0.29	0.40	1.17	2.32	4.23
其他的泌尿器官	4	0.01	0.00	0.00	0.00	0.00	0.00	0.00	0.00	0.00	0.08	0.00	0.00	0.00
眼	17	0.04	0.00	0.34	0.00	0.00	0.00	0.00	0.00	0.00	0.00	0.00	0.00	0.18
脑,神经系统	885	2.24	0.68	0.68	1.09	1.11	0.95	1.91	1.44	1.90	2.32	4.61	6.01	7.74
甲状腺	249	0.63	0.00	0.00	0.00	0.00	0.66	0.91	1.23	0.95	1.20	2.27	2.88	2.61
肾上腺	15	0.04	0.00	0.00	0.00	0.00	0.00	0.00	0.00	0.00	0.00	0.07	0.00	0.27
其他的内分泌腺	51	0.13	0.00	0.00	0.00	0.25	0.00	0.27	0.10	0.10	0.16	0.41	0.56	0.63
霍奇金病	17	0.04	0.00	0.00	0.00	0.00	0.19	0.00	0.00	0.19	0.08	0.07	0.24	0.09
非霍奇金淋巴瘤	486	1.23	0.00	0.51	0.41	0.49	0.38	1.18	0.41	0.86	1.68	1.86	2.96	3.69
免疫增生性疾病	4	0.01	0.00	0.00	0.00	0.00	0.00	0.00	0.00	0.00	0.00	0.00	0.00	0.00
多发性骨髓瘤	94	0.24	0.00	0.00	0.00	0.00	0.00	0.00	0.10	0.29	0.00	0.00	0.40	0.72
淋巴样白血病	93	0.24	0.00	0.51	0.27	0.49	0.66	0.55	0.21	0.10	0.32	0.41	0.48	0.90
髓样白血病	167	0.42	0.00	0.51	0.00	0.86	0.57	0.91	0.82	0.57	0.72	0.89	1.20	0.99
白血病,未特指	431	1.09	0.68	2.55	1.23	1.23	1.80	1.28	1.44	2.09	1.36	1.86	3.12	3.60
其他或未指明部位	461	1.17	0.68	0.34	0.00	0.25	0.47	0.00	0.41	0.76	0.80	1.31	2.56	2.97
所有部位合计	39444	100.00	2.71	6.98	3.27	6.29	8.80	13.67	19.45	30.84	59.17	121.12	197.02	309.15
所有部位除外 C44	39180	99.33	2.71	6.98	3.13	6.05	8.80	13.31	18.93	30.75	58.84	120.57	196.06	308.61

年龄组（岁）							粗率 (1/10⁵)	中标率 (1/10⁵)	世标率 (1/10⁵)	累积率(%)		截缩率 35—64岁	ICD-10
55—59	60—64	65—69	70—74	75—79	80—84	85+	$(1/10^5)$	$(1/10^5)$	$(1/10^5)$	0—64岁	0—74岁	岁	
0.29	0.91	0.49	0.39	0.28	0.95	0.83	0.15	0.07	0.10	0.01	0.01	0.20	C00
1.07	0.91	1.96	1.38	0.56	0.00	0.00	0.41	0.22	0.28	0.02	0.04	0.56	C01-C02
1.45	2.09	3.44	3.55	4.18	3.31	0.83	0.85	0.43	0.55	0.03	0.07	0.93	C03-C06
0.78	0.65	0.33	1.38	0.28	0.47	0.83	0.30	0.17	0.22	0.02	0.02	0.46	C07-C08
0.10	0.26	0.16	0.00	0.56	0.00	0.00	0.05	0.03	0.03	0.00	0.00	0.08	C09
0.29	0.00	0.49	0.20	0.84	0.47	0.00	0.11	0.06	0.07	0.00	0.01	0.09	C10
3.88	6.26	4.42	5.33	6.12	4.26	1.67	2.11	1.15	1.43	0.11	0.16	3.21	C11
0.19	0.13	0.33	0.39	0.84	0.00	0.00	0.09	0.04	0.06	0.01	0.01	0.10	C12-C13
0.19	0.78	0.16	0.99	0.00	0.95	0.83	0.14	0.06	0.09	0.01	0.01	0.18	C14
99.30	157.49	211.04	253.02	285.35	296.43	261.02	49.39	22.23	30.51	1.59	3.91	43.28	C15
70.99	122.94	164.09	221.05	252.78	251.44	204.31	42.17	19.25	26.10	1.35	3.27	37.36	C16
1.26	0.39	3.44	3.16	2.23	1.89	4.17	0.62	0.29	0.39	0.02	0.05	0.56	C17
9.31	15.64	19.96	26.05	28.95	35.04	23.35	5.94	2.86	3.76	0.22	0.45	6.18	C18
21.53	21.12	31.90	40.66	55.68	68.66	50.04	9.74	4.47	5.95	0.33	0.69	9.39	C19-C20
0.19	0.52	0.65	0.59	1.11	0.47	0.00	0.18	0.09	0.12	0.01	0.01	0.23	C21
79.62	89.57	88.18	100.26	116.65	118.86	115.08	36.06	18.12	23.46	1.70	2.64	51.00	C22
4.46	7.56	9.49	14.21	17.26	19.89	18.35	2.82	1.25	1.72	0.09	0.21	2.52	C23-C24
10.47	17.60	23.23	37.30	42.87	44.04	47.53	6.72	2.98	4.10	0.20	0.50	5.57	C25
0.78	1.04	0.33	1.18	1.11	0.00	1.67	0.30	0.16	0.21	0.02	0.02	0.44	C30-C31
1.84	2.09	4.58	4.34	6.40	2.37	5.00	0.94	0.44	0.59	0.03	0.07	0.83	C32
81.17	120.07	172.60	225.39	292.03	308.74	219.33	45.72	20.63	27.89	1.42	3.41	39.96	C33-C34
1.26	1.30	1.80	0.79	0.56	0.95	0.83	0.47	0.28	0.33	0.02	0.04	0.62	C37-C38
3.69	4.56	7.03	7.30	13.08	8.52	8.34	2.07	1.16	1.40	0.08	0.15	1.89	C40-C41
0.58	0.65	1.31	1.18	0.84	1.42	5.00	0.30	0.13	0.19	0.01	0.02	0.29	C43
2.72	3.13	4.09	6.12	12.81	16.57	26.69	1.75	0.79	1.07	0.05	0.10	1.20	C44
0.10	0.39	0.33	0.00	0.00	0.47	0.83	0.07	0.04	0.05	0.00	0.01	0.09	C45
0.10	0.00	0.00	0.00	0.00	0.00	0.00	0.01	0.02	0.01	0.00	0.00	0.01	C46
0.39	1.04	0.16	1.38	1.67	0.47	3.34	0.29	0.19	0.22	0.01	0.02	0.27	C47;C49
25.50	23.99	15.54	14.41	15.87	17.99	19.18	11.64	6.35	7.89	0.67	0.82	20.42	C50
0.19	0.13	0.33	0.59	0.56	0.00	0.83	0.09	0.04	0.05	0.00	0.01	0.07	C51
0.00	0.13	0.33	0.39	0.00	0.00	0.00	0.04	0.02	0.03	0.00	0.00	0.03	C52
10.38	9.52	11.78	8.88	12.81	11.36	10.01	6.10	3.35	4.13	0.32	0.42	9.84	C53
5.33	4.95	4.42	2.76	1.67	5.21	4.17	1.88	1.00	1.28	0.10	0.14	3.09	C54
2.72	2.35	3.11	3.55	4.18	4.74	5.00	1.33	0.68	0.87	0.06	0.09	1.84	C55
4.56	4.04	3.93	3.75	5.01	3.31	2.50	1.88	1.05	1.28	0.10	0.14	2.84	C56
0.39	0.39	0.16	0.00	0.00	0.95	0.00	0.13	0.07	0.09	0.01	0.01	0.23	C57
0.00	0.00	0.00	0.00	0.00	0.00	0.00	0.03	0.02	0.02	0.00	0.00	0.04	C58
0.58	1.04	0.49	1.58	3.06	0.47	0.83	0.32	0.15	0.19	0.01	0.02	0.35	C60
1.16	1.96	8.02	11.05	20.32	23.20	15.84	1.85	0.73	1.02	0.02	0.11	0.51	C61
0.00	0.13	0.49	0.20	0.28	0.47	0.00	0.13	0.09	0.09	0.01	0.01	0.12	C62
0.00	0.26	0.00	0.59	0.00	0.00	1.67	0.09	0.06	0.08	0.00	0.01	0.11	C63
2.33	3.65	4.25	5.33	6.12	5.68	5.00	1.53	0.82	1.04	0.07	0.11	1.80	C64
0.00	0.39	0.33	0.20	0.56	1.42	0.00	0.20	0.05	0.06	0.00	0.01	0.11	C65
0.10	0.26	0.33	0.59	1.11	0.47	0.83	0.11	0.05	0.07	0.00	0.01	0.09	C66
5.62	10.04	11.78	18.55	25.89	38.83	38.36	4.13	1.78	2.47	0.12	0.27	3.46	C67
0.00	0.00	0.16	0.20	0.00	0.47	0.83	0.03	0.01	0.02	0.00	0.00	0.02	C68
0.10	0.00	0.33	0.20	0.56	2.84	0.00	0.11	0.07	0.09	0.00	0.01	0.04	C69
10.47	14.99	14.40	18.75	19.21	18.47	22.52	5.85	3.40	4.14	0.28	0.44	7.04	C70-C72
2.52	2.74	3.44	2.96	2.78	0.95	1.67	1.65	1.05	1.21	0.09	0.12	2.33	C73
0.00	0.00	0.00	1.18	0.84	0.47	0.83	0.10	0.04	0.06	0.00	0.01	0.06	C74
0.78	0.13	1.15	0.20	0.56	0.95	0.83	0.34	0.22	0.25	0.02	0.02	0.44	C75
0.19	0.13	0.16	0.20	0.56	0.00	0.00	0.11	0.08	0.08	0.01	0.01	0.13	C81
6.50	5.87	8.51	12.24	14.48	13.73	10.84	3.21	1.78	2.18	0.13	0.24	3.45	C82-C85;C96
0.10	0.00	0.33	0.00	0.28	0.00	0.00	0.03	0.01	0.02	0.00	0.00	0.01	C88
1.55	2.48	2.13	2.57	2.78	2.84	0.00	0.62	0.31	0.40	0.03	0.05	0.71	C90
0.97	1.83	0.33	1.78	1.39	0.47	0.83	0.61	0.51	0.54	0.04	0.05	0.74	C91
1.26	1.69	2.62	2.57	3.34	4.74	1.67	1.10	0.82	0.88	0.05	0.08	1.09	C92-C94
4.07	4.17	6.54	5.92	9.74	7.58	7.51	2.85	2.16	2.38	0.15	0.21	2.87	C95
4.95	7.82	8.67	9.67	18.10	19.89	20.01	3.05	1.53	1.97	0.11	0.21	3.03	O&U
490.30	684.20	870.02	1088.45	1317.08	1374.18	1170.85	260.82	125.90	165.76	9.75	19.54	274.44	ALL
487.59	681.07	865.93	1082.33	1304.27	1357.61	1144.16	259.07	125.10	164.69	9.70	19.44	273.24	ALLbC44

2010 年江苏省农村登记地区男性恶性肿瘤发病主要指标(1/10 万)

部位	病例数	构成(%)	0—	1—4	5—9	10—14	15—19	20—24	25—29	30—34	35—39	40—44	45—49	50—54
唇	12	0.05	0.00	0.00	0.00	0.00	0.00	0.00	0.00	0.00	0.00	0.00	0.16	0.18
舌	34	0.14	0.00	0.00	0.00	0.00	0.00	0.00	0.00	0.00	0.32	0.41	0.32	0.71
口	89	0.37	0.00	0.00	0.00	0.00	0.18	0.00	0.00	0.19	0.16	0.55	0.96	1.77
唾液腺	25	0.10	0.00	0.32	0.00	0.00	0.00	0.00	0.00	0.00	0.32	0.28	0.48	0.71
扁桃腺	4	0.02	0.00	0.00	0.00	0.00	0.00	0.00	0.00	0.00	0.16	0.00	0.00	0.00
其他的口咽	13	0.05	0.00	0.00	0.00	0.00	0.23	0.00	0.00	0.00	0.00	0.14	0.00	0.35
鼻咽	213	0.89	0.00	0.00	0.00	0.00	0.23	0.35	0.00	0.20	0.39	2.11	3.72	3.03	6.00
喉咽	11	0.05	0.00	0.00	0.00	0.00	0.00	0.00	0.00	0.00	0.00	0.00	0.00	0.53
咽,部位不明	13	0.05	0.00	0.00	0.00	0.00	0.00	0.00	0.00	0.00	0.00	0.00	0.16	0.18
食管	5016	20.96	0.00	0.00	0.00	0.00	0.35	0.18	0.41	0.39	1.46	7.02	14.35	65.16
胃	4455	18.62	0.00	0.00	0.00	0.00	0.18	1.08	1.02	2.70	4.21	10.73	27.59	52.10
小肠	52	0.22	0.00	0.00	0.00	0.00	0.00	0.00	0.00	0.00	0.00	0.41	0.80	0.88
结肠	490	2.05	0.00	0.32	0.00	0.23	0.00	0.00	0.61	0.96	2.27	3.58	4.62	8.65
直肠	796	3.33	0.00	0.00	0.00	0.00	0.36	0.82	0.39	1.94	3.99	6.70	10.60
肛门	14	0.06	0.00	0.00	0.00	0.00	0.00	0.00	0.00	0.00	0.00	0.00	0.16	0.35
肝脏	4002	16.73	0.00	0.00	0.00	0.45	0.53	1.62	3.48	8.87	27.39	51.74	76.38	102.43
胆囊及其他	185	0.77	0.00	0.00	0.00	0.00	0.00	0.00	0.19	0.16	0.55	1.44	2.12
胰腺	601	2.51	0.00	0.00	0.00	0.00	0.18	0.20	0.19	0.32	2.48	4.31	7.42
鼻,鼻窦及其他	32	0.13	0.00	0.32	0.00	0.00	0.00	0.00	0.00	0.16	0.28	0.64	0.53
喉	126	0.53	0.00	0.00	0.00	0.00	0.00	0.00	0.20	0.00	0.00	0.28	1.28	1.77
气管,支气管,肺	4752	19.86	0.00	0.00	0.00	0.00	0.35	0.54	1.43	4.05	4.54	14.45	25.67	55.98
其他的胸腔器官	49	0.20	0.00	0.00	0.00	0.00	0.18	0.18	0.41	0.39	0.32	0.28	0.32	1.24
骨	192	0.80	0.00	0.32	0.00	0.68	0.88	0.54	0.82	0.58	0.49	1.10	0.96	3.00
皮肤的黑色素瘤	29	0.12	0.00	0.00	0.00	0.00	0.00	0.00	0.00	0.00	0.00	0.14	0.48	0.35
其他的皮肤	134	0.56	0.00	0.00	0.25	0.23	0.00	0.18	0.61	0.00	0.32	0.41	0.96	0.18
间皮瘤	6	0.03	0.00	0.00	0.00	0.00	0.00	0.20	0.00	0.00	0.00	0.16	0.00
卡波氏肉瘤	1	0.00	0.00	0.00	0.00	0.00	0.00	0.00	0.00	0.00	0.00	0.00	0.00
周围神经,其他结缔组织	22	0.09	0.00	0.00	0.00	0.18	0.00	0.20	0.19	0.16	0.14	0.00
乳房	20	0.08	0.00	0.00	0.00	0.00	0.00	0.00	0.20	0.00	0.16	0.14	0.32	0.53
外阴	—		—	—	—	—	—	—	—	—	—	—	—	—
阴道	—		—	—	—	—	—	—	—	—	—	—	—	—
子宫颈	—		—	—	—	—	—	—	—	—	—	—	—	—
子宫体	—		—	—	—	—	—	—	—	—	—	—	—	—
子宫,部位不明	—		—	—	—	—	—	—	—	—	—	—	—	—
卵巢	—		—	—	—	—	—	—	—	—	—	—	—	—
其他的女性生殖器	—		—	—	—	—	—	—	—	—	—	—	—	—
胎盘	—		—	—	—	—	—	—	—	—	—	—	—	—
阴茎	48	0.20	0.00	0.00	0.00	0.00	0.00	0.00	0.00	0.00	0.00	0.14	0.16	1.41
前列腺	280	1.17	0.00	0.00	0.00	0.00	0.00	0.00	0.00	0.00	0.00	0.14	0.48	0.53
睾丸	19	0.08	0.00	0.00	0.00	0.00	0.00	0.00	0.41	0.58	0.16	0.55	0.16	0.18
其他的男性生殖器	14	0.06	0.00	0.00	0.25	0.00	0.00	0.00	0.20	0.00	0.32	0.00	0.32	0.18
肾	139	0.58	0.00	0.32	0.00	0.00	0.18	0.18	0.00	0.58	0.49	0.83	1.59	2.83
肾盂	11	0.05	0.00	0.00	0.00	0.00	0.00	0.00	0.00	0.00	0.16	0.00	0.00	0.18
输尿管	14	0.06	0.00	0.00	0.00	0.00	0.00	0.00	0.00	0.00	0.00	0.00	0.16	0.35
膀胱	478	2.00	0.00	0.00	0.00	0.00	0.00	0.18	0.00	0.39	0.65	1.65	3.03	5.47
其他的泌尿器官	1	0.00	0.00	0.00	0.00	0.00	0.00	0.00	0.00	0.00	0.00	0.00	0.00	0.00
眼	10	0.04	0.00	0.00	0.00	0.00	0.00	0.00	0.00	0.00	0.00	0.00	0.00	0.18
脑,神经系统	463	1.94	0.00	0.64	1.52	1.35	0.70	2.71	1.64	3.09	2.11	3.99	6.06	7.24
甲状腺	71	0.30	0.00	0.00	0.00	0.00	0.18	0.36	0.41	0.39	0.81	1.10	1.59	1.41
肾上腺	9	0.04	0.00	0.00	0.00	0.00	0.00	0.00	0.00	0.00	0.00	0.14	0.00	0.18
其他的内分泌腺	23	0.10	0.00	0.00	0.00	0.00	0.18	0.00	0.20	0.19	0.00	0.28	0.32	0.35
霍奇金病	9	0.04	0.00	0.00	0.00	0.00	0.18	0.00	0.00	0.00	0.16	0.00	0.16	0.18
非霍奇金淋巴瘤	267	1.12	0.00	0.32	0.51	0.90	0.53	1.44	0.20	0.96	1.62	1.93	3.35	3.89
免疫增生性疾病	3	0.01	0.00	0.00	0.00	0.00	0.00	0.00	0.00	0.00	0.00	0.00	0.00	0.00
多发性骨髓瘤	53	0.22	0.00	0.00	0.00	0.00	0.00	0.00	0.20	0.00	0.58	0.00	0.48	0.88
淋巴样白血病	49	0.20	0.00	0.95	0.25	0.90	0.53	0.54	0.00	0.00	0.49	0.28	0.32	1.06
髓样白血病	94	0.39	0.00	0.64	0.00	1.35	0.70	1.44	1.02	0.39	0.65	1.10	1.44	0.53
白血病,未特指	227	0.95	1.27	2.86	1.27	1.35	1.76	1.08	2.45	2.31	0.97	1.51	3.03	4.24
其他或未指明部位	256	1.07	1.27	0.64	0.00	0.23	0.88	0.00	0.41	0.39	0.81	1.93	2.07	3.53
所有部位合计	23926	100.00	2.54	7.63	4.06	8.12	8.80	12.99	18.00	29.31	56.40	118.35	196.92	358.49
所有部位除外 C44	23792	99.44	2.54	7.63	3.80	7.90	8.80	12.81	17.39	29.31	56.07	117.93	195.97	358.31

年龄组(岁)							粗率 (1/10⁵)	中标率 (1/10⁵)	世标率 (1/10⁵)	累积率(%)		截缩率 35—64 岁	ICD-10
55—59	60—64	65—69	70—74	75—79	80—84	85+				0—64 岁	0—74 岁		
0.38	1.02	0.64	0.40	0.00	1.13	0.00	0.16	0.08	0.11	0.01	0.01	0.24	C00
1.34	1.02	2.58	1.20	0.60	0.00	0.00	0.44	0.23	0.30	0.02	0.04	0.62	C01-C02
2.29	3.33	4.51	4.82	6.01	5.65	0.00	1.16	0.59	0.76	0.05	0.09	1.33	C03-C06
0.38	1.02	0.32	1.61	0.60	1.13	0.00	0.33	0.19	0.24	0.02	0.03	0.50	C07-C08
0.19	0.00	0.32	0.00	0.60	0.00	0.00	0.05	0.03	0.03	0.00	0.00	0.06	C09
0.38	0.00	0.64	0.40	1.80	1.13	0.00	0.17	0.10	0.11	0.01	0.01	0.13	C10
5.34	7.94	5.80	6.43	9.62	5.65	0.00	2.78	1.52	1.88	0.15	0.21	4.40	C11
0.19	0.26	0.64	0.00	1.80	0.00	0.00	0.14	0.07	0.09	0.00	0.02	0.14	C12-C13
0.19	1.02	0.00	1.61	0.00	0.00	2.27	0.17	0.08	0.12	0.01	0.02	0.22	C14
140.84	229.10	281.59	331.31	377.56	418.24	362.58	65.39	30.82	42.28	2.30	5.36	62.66	C15
107.06	181.23	229.39	320.47	378.16	367.37	281.00	58.08	27.52	37.35	1.94	4.69	53.83	C16
1.72	0.51	3.22	3.21	2.40	3.39	6.80	0.68	0.32	0.44	0.02	0.05	0.66	C17
11.64	17.66	21.59	30.12	28.86	41.82	11.33	6.39	3.23	4.20	0.25	0.51	7.20	C18
22.52	25.09	38.98	42.97	62.53	79.13	61.19	10.38	4.97	6.67	0.36	0.77	10.30	C19-C20
0.38	0.77	0.97	0.80	0.60	0.00	0.00	0.18	0.09	0.12	0.01	0.02	0.24	C21
123.29	129.01	121.46	133.33	146.09	172.95	149.56	52.17	27.20	34.96	2.63	3.90	79.17	C22
4.20	6.40	8.70	14.06	17.43	12.43	20.40	2.41	1.13	1.55	0.08	0.19	2.12	C23-C24
13.17	22.78	29.32	43.37	51.10	47.48	56.65	7.83	3.68	5.06	0.26	0.62	7.21	C25
1.34	1.28	0.32	1.20	1.80	0.00	4.53	0.42	0.22	0.30	0.02	0.03	0.63	C30-C31
3.44	3.07	8.05	7.63	13.23	5.65	9.06	1.64	0.79	1.06	0.05	0.13	1.42	C32
111.45	173.04	248.40	326.89	417.84	464.58	355.78	61.95	29.11	39.56	1.96	4.83	54.38	C33-C34
1.91	1.28	3.22	1.20	0.00	2.26	0.00	0.64	0.39	0.46	0.03	0.05	0.79	C37-C38
3.44	4.86	7.73	9.24	21.04	15.83	13.60	2.50	1.43	1.72	0.09	0.17	2.05	C40-C41
0.19	1.02	1.93	1.20	0.60	3.39	11.33	0.38	0.17	0.26	0.01	0.03	0.33	C43
2.48	5.12	3.22	8.83	10.82	18.09	38.52	1.75	0.84	1.19	0.05	0.11	1.34	C44
0.00	0.51	0.32	0.00	0.00	1.13	0.00	0.08	0.05	0.06	0.00	0.01	0.10	C45
0.19	0.00	0.00	0.00	0.00	0.00	0.00	0.01	0.01	0.01	0.00	0.00	0.02	C46
0.19	1.28	0.32	2.01	1.80	1.13	2.27	0.29	0.17	0.21	0.01	0.02	0.25	C47;C49
0.95	0.00	0.32	1.20	0.00	1.13	4.53	0.26	0.14	0.18	0.01	0.02	0.33	C50
—	—	—	—	—	—	—	—	—	—	—	—	—	C51
—	—	—	—	—	—	—	—	—	—	—	—	—	C52
—	—	—	—	—	—	—	—	—	—	—	—	—	C53
—	—	—	—	—	—	—	—	—	—	—	—	—	C54
—	—	—	—	—	—	—	—	—	—	—	—	—	C55
—	—	—	—	—	—	—	—	—	—	—	—	—	C56
—	—	—	—	—	—	—	—	—	—	—	—	—	C57
—	—	—	—	—	—	—	—	—	—	—	—	—	C58
1.15	2.05	0.97	3.21	6.61	1.13	2.27	0.63	0.30	0.39	0.02	0.05	0.70	C60
2.29	3.84	15.79	22.49	43.89	55.39	43.06	3.65	1.52	2.16	0.04	0.23	1.00	C61
0.00	0.26	0.97	0.40	0.60	1.13	0.00	0.25	0.17	0.19	0.01	0.02	0.23	C62
0.00	0.51	0.00	1.20	0.00	0.00	4.53	0.18	0.12	0.16	0.01	0.01	0.22	C63
3.44	5.38	4.51	6.83	9.62	9.04	9.06	1.81	0.94	1.22	0.08	0.14	2.16	C64
0.00	0.77	0.32	0.40	1.20	2.26	0.00	0.14	0.07	0.09	0.01	0.01	0.16	C65
0.19	0.51	0.32	1.20	1.20	1.13	2.27	0.18	0.08	0.12	0.01	0.01	0.18	C66
7.63	16.38	18.04	33.33	46.29	65.56	70.25	6.23	2.81	3.94	0.18	0.43	5.01	C67
0.00	0.00	0.00	0.00	0.00	1.13	0.00	0.01	0.00	0.01	0.00	0.00	0.00	C68
0.00	0.00	0.64	0.40	1.20	4.52	0.00	0.13	0.05	0.07	0.00	0.01	0.03	C69
9.92	15.87	14.50	25.70	18.64	21.48	27.19	6.04	3.66	4.43	0.28	0.48	6.85	C70-C72
1.53	1.28	1.93	2.81	4.21	0.00	0.00	0.93	0.55	0.65	0.05	0.07	1.27	C73
0.00	0.00	0.00	2.01	0.60	1.13	0.00	0.12	0.05	0.07	0.00	0.01	0.06	C74
0.95	0.00	1.61	0.40	0.60	2.26	0.00	0.30	0.17	0.21	0.01	0.02	0.30	C75
0.19	0.26	0.32	0.40	0.60	0.00	0.00	0.12	0.08	0.09	0.01	0.01	0.15	C81
5.53	5.12	9.67	15.66	20.44	19.22	15.86	3.48	1.98	2.42	0.13	0.26	3.34	C82-C85;C96
0.00	0.00	0.64	0.00	0.60	0.00	0.00	0.04	0.02	0.03	0.00	0.00	0.00	C88
1.15	3.58	2.26	2.01	4.21	2.26	0.00	0.69	0.38	0.47	0.03	0.06	0.85	C90
0.76	1.79	0.00	1.61	3.01	1.13	2.27	0.64	0.55	0.59	0.04	0.05	0.71	C91
1.34	1.54	2.90	3.21	4.81	5.65	0.00	1.23	0.98	1.03	0.06	0.09	1.07	C92-C94
4.01	3.84	5.80	6.02	13.23	9.04	15.86	2.96	2.31	2.54	0.15	0.21	2.76	C95
6.11	7.94	8.38	11.65	27.05	20.35	22.66	3.34	1.76	2.24	0.13	0.23	3.31	O&U
607.27	890.55	1114.11	1436.87	1761.53	1895.62	1606.69	311.90	153.71	204.38	11.58	24.33	323.02	ALL
604.79	885.43	1110.89	1428.04	1750.70	1877.54	1568.17	310.16	152.87	203.20	11.53	24.22	321.69	ALLbC44

2010 年江苏省农村登记地区女性恶性肿瘤发病主要指标(1/10 万)

部 位	病例数	构成(%)	年龄组(岁) 0—	1—4	5—9	10—14	15—19	20—24	25—29	30—34	35—39	40—44	45—49	50—54
唇	10	0.06	0.00	0.00	0.00	0.00	0.00	0.00	0.00	0.00	0.00	0.00	0.16	0.00
舌	28	0.18	0.00	0.00	0.00	0.00	0.00	0.18	0.00	0.19	0.16	0.27	0.64	0.55
口	40	0.26	0.00	0.00	0.00	0.00	0.00	0.18	0.21	0.00	0.00	0.27	0.97	0.55
唾液腺	21	0.14	0.00	0.00	0.00	0.00	0.00	0.00	0.21	0.00	0.00	0.14	0.48	0.73
扁桃腺	4	0.03	0.00	0.00	0.00	0.00	0.00	0.00	0.00	0.00	0.00	0.00	0.00	0.18
其他的口咽	3	0.02	0.00	0.00	0.00	0.00	0.00	0.00	0.00	0.00	0.00	0.14	0.00	0.00
鼻咽	106	0.68	0.00	0.00	0.00	0.00	0.00	0.37	0.62	0.38	1.11	1.24	1.61	2.20
喉咽	3	0.02	0.00	0.00	0.00	0.00	0.00	0.00	0.00	0.00	0.00	0.00	0.00	0.18
咽,部位不明	8	0.05	0.00	0.00	0.00	0.00	0.00	0.00	0.00	0.00	0.00	0.14	0.00	0.18
食管	2454	15.81	0.00	0.00	0.00	0.00	0.00	0.00	0.21	0.00	1.11	1.65	6.28	21.47
胃	1922	12.39	0.00	0.00	0.00	0.00	0.00	1.11	2.07	2.26	2.38	7.69	12.40	22.21
小肠	42	0.27	0.00	0.00	0.00	0.00	0.00	0.00	0.00	0.00	0.00	0.41	0.48	0.92
结肠	408	2.63	0.00	0.00	0.00	0.00	0.00	0.00	0.83	0.94	1.27	2.88	3.54	6.24
直肠	677	4.36	0.00	0.00	0.00	0.00	0.00	0.18	0.41	1.13	1.75	4.12	5.48	8.81
肛门	13	0.08	0.00	0.00	0.00	0.00	0.00	0.00	0.00	0.00	0.16	0.14	0.48	0.18
肝脏	1452	9.36	0.00	0.73	0.00	0.00	0.20	0.00	1.66	1.13	3.49	15.24	17.72	27.53
胆囊及其他	242	1.56	0.00	0.00	0.00	0.00	0.00	0.00	0.00	0.00	0.63	1.51	1.77	2.57
胰腺	416	2.68	0.00	0.00	0.00	0.00	0.00	0.18	0.21	0.19	0.16	0.96	2.09	4.22
鼻,鼻窦及其他	13	0.08	0.00	0.00	0.00	0.00	0.00	0.00	0.00	0.00	0.16	0.00	0.32	0.18
喉	16	0.10	0.00	0.00	0.00	0.00	0.00	0.00	0.00	0.00	0.00	0.00	0.16	0.18
气管,支气管,肺	2162	13.93	0.00	0.00	0.00	0.00	0.00	0.18	0.21	0.75	4.28	8.65	16.27	28.26
其他的胸腔器官	22	0.14	0.00	0.00	0.00	0.00	0.00	0.00	0.00	0.19	0.00	0.27	0.32	0.55
骨	121	0.78	0.00	0.00	0.00	0.00	0.27	0.61	0.37	0.41	0.19	0.16	0.82	1.13	1.65
皮肤的黑色素瘤	17	0.11	0.00	0.00	0.00	0.00	0.00	0.00	0.00	0.00	0.00	0.00	0.32	0.18
其他的皮肤	130	0.84	0.00	0.00	0.00	0.00	0.27	0.00	0.55	0.41	0.19	0.32	0.69	0.97	0.92
间皮瘤	5	0.03	0.00	0.00	0.00	0.00	0.00	0.00	0.00	0.00	0.00	0.00	0.00	0.18
卡波氏肉瘤	1	0.01	0.00	0.00	0.00	0.00	0.00	0.00	0.00	0.00	0.00	0.00	0.00	0.00
周围神经,其他结缔组织	22	0.14	1.46	0.00	0.00	0.00	0.27	0.41	0.00	0.00	0.00	0.00	0.27	0.32	0.00
乳房	1740	11.21	0.00	0.00	0.00	0.00	0.61	1.66	2.28	8.84	18.40	31.18	51.70	52.31
外阴	13	0.08	0.00	0.00	0.00	0.00	0.00	0.00	0.00	0.00	0.16	0.00	0.00	0.18
阴道	6	0.04	0.00	0.00	0.00	0.00	0.00	0.00	0.00	0.00	0.00	0.14	0.00	0.00
子宫颈	923	5.95	0.00	0.00	0.00	0.00	0.00	0.92	2.48	5.45	11.11	18.95	25.77	23.68
子宫体	284	1.83	0.00	0.00	0.00	0.00	0.00	0.37	1.04	0.38	1.27	2.20	7.73	8.63
子宫,部位不明	201	1.30	0.00	0.00	0.00	0.00	0.00	0.00	0.62	0.56	1.11	2.88	4.51	4.59
卵巢	285	1.84	0.00	0.00	0.00	0.00	0.27	0.61	0.74	0.62	1.32	2.06	3.85	6.76	6.42
其他的女性生殖器	20	0.13	0.00	0.00	0.00	0.00	0.00	0.00	0.21	0.00	0.16	0.14	0.48	0.73
胎盘	4	0.03	0.00	0.00	0.00	0.00	0.00	0.00	0.21	0.00	0.16	0.27	0.00	0.00
阴茎	—	—	—	—	—	—	—	—	—	—	—	—	—	—
前列腺	—	—	—	—	—	—	—	—	—	—	—	—	—	—
睾丸	—	—	—	—	—	—	—	—	—	—	—	—	—	—
其他的男性生殖器	—	—	—	—	—	—	—	—	—	—	—	—	—	—
肾	92	0.59	0.00	0.73	0.00	0.00	0.00	0.55	0.21	0.75	0.32	0.69	2.42	2.39
肾盂	4	0.03	0.00	0.00	0.00	0.00	0.00	0.00	0.00	0.00	0.00	0.14	0.16	0.00
输尿管	3	0.02	0.00	0.00	0.00	0.00	0.00	0.00	0.00	0.00	0.00	0.00	0.00	0.00
膀胱	146	0.94	0.00	0.00	0.00	0.00	0.00	0.00	0.00	0.19	0.16	0.69	1.61	2.94
其他的泌尿器官	3	0.02	0.00	0.00	0.00	0.00	0.00	0.00	0.00	0.00	0.16	0.00	0.00	0.00
眼	7	0.05	0.00	0.73	0.00	0.00	0.00	0.18	0.00	0.00	0.00	0.00	0.00	0.18
脑,神经系统	422	2.72	1.46	0.73	0.59	0.82	1.23	1.11	1.24	0.75	2.54	5.22	5.96	8.26
甲状腺	178	1.15	0.00	0.00	0.00	0.00	1.23	1.47	2.07	1.50	1.59	3.43	4.19	3.85
肾上腺	6	0.04	0.00	0.00	0.00	0.00	0.00	0.00	0.00	0.00	0.00	0.00	0.00	0.37
其他的内分泌腺	28	0.18	0.00	0.00	0.00	0.00	0.55	0.00	0.37	0.00	0.32	0.55	0.81	0.92
霍奇金病	8	0.05	0.00	0.00	0.00	0.00	0.20	0.00	0.00	0.38	0.00	0.14	0.32	0.00
非霍奇金淋巴瘤	219	1.41	0.00	0.73	0.29	0.00	0.00	0.92	0.62	0.75	1.75	1.79	2.58	3.49
免疫增生性疾病	1	0.01	0.00	0.00	0.00	0.00	0.00	0.00	0.00	0.00	0.00	0.00	0.00	0.00
多发性骨髓瘤	41	0.26	0.00	0.00	0.00	0.00	0.00	0.00	0.00	0.00	0.00	0.00	0.32	0.55
淋巴样白血病	44	0.28	0.00	0.00	0.29	0.00	0.82	0.55	0.41	0.19	0.16	0.55	0.64	0.73
髓样白血病	73	0.47	0.00	0.37	0.00	0.27	0.41	0.37	0.62	0.75	0.79	0.69	0.97	1.47
白血病,未特指	204	1.31	0.00	2.20	1.18	1.09	1.84	1.47	0.41	1.88	1.75	2.20	3.22	2.94
其他或未指明部位	205	1.32	0.00	0.00	0.00	0.27	0.00	0.18	0.41	1.13	0.79	0.69	3.06	2.39
所有部位合计	15518	100.00	2.91	6.23	2.36	4.09	8.80	14.37	20.91	32.34	61.88	123.88	197.12	257.86
所有部位除外 C44	15388	99.16	2.91	6.23	2.36	3.82	8.80	13.82	20.50	32.15	61.56	123.19	196.16	256.94

年龄组(岁)							粗率 $(1/10^5)$	中标率 $(1/10^5)$	世标率 $(1/10^5)$	累积率(%)		截缩率 35—64岁	ICD-10
55—59	60—64	65—69	70—74	75—79	80—84	85+				0—64岁	0—74岁		
0.20	0.80	0.33	0.39	0.52	0.81	1.32	0.13	0.06	0.08	0.01	0.01	0.16	C00
0.79	0.80	1.33	1.55	0.52	0.00	0.00	0.38	0.21	0.26	0.02	0.03	0.50	C01-C02
0.59	0.80	2.33	2.33	2.59	1.63	1.32	0.54	0.27	0.35	0.02	0.04	0.51	C03-C06
1.18	0.27	0.33	1.16	0.00	0.00	1.32	0.28	0.15	0.19	0.02	0.02	0.43	C07-C08
0.00	0.53	0.00	0.00	0.52	0.00	0.00	0.05	0.03	0.04	0.00	0.00	0.10	C09
0.20	0.00	0.33	0.00	0.00	0.00	0.00	0.04	0.02	0.03	0.00	0.00	0.05	C10
2.37	4.52	2.99	4.27	3.11	3.26	2.64	1.42	0.77	0.96	0.07	0.11	2.01	C11
0.20	0.00	0.00	0.39	0.00	0.00	0.00	0.04	0.02	0.02	0.00	0.00	0.06	C12-C13
0.20	0.53	0.33	0.39	0.00	0.81	0.00	0.11	0.05	0.07	0.01	0.01	0.15	C14
56.39	83.16	138.27	177.36	205.84	208.62	201.89	32.93	13.76	19.02	0.85	2.43	23.22	C15
33.71	62.44	96.72	124.97	144.66	167.87	159.66	25.79	11.16	15.18	0.73	1.84	20.34	C16
0.79	0.27	3.66	3.10	2.07	0.81	2.64	0.56	0.26	0.35	0.01	0.05	0.46	C17
6.90	13.55	18.28	22.12	29.03	30.15	30.35	5.47	2.48	3.30	0.18	0.38	5.13	C18
20.50	17.00	24.60	38.42	49.77	61.12	43.54	9.08	3.98	5.26	0.30	0.61	8.46	C19-C20
0.00	0.27	0.33	0.39	1.56	0.81	0.00	0.17	0.08	0.10	0.01	0.01	0.21	C21
34.50	48.62	53.84	68.30	91.25	79.86	95.01	19.48	9.00	11.95	0.75	1.36	22.22	C22
4.73	8.77	10.30	14.36	17.11	25.26	17.15	3.25	1.38	1.88	0.10	0.22	2.91	C23-C24
7.69	12.22	16.95	31.44	35.78	41.56	42.22	5.58	2.29	3.16	0.14	0.38	3.87	C25
0.20	0.80	0.33	1.16	0.52	0.00	0.00	0.17	0.09	0.12	0.01	0.02	0.25	C30-C31
0.20	1.06	1.00	1.16	0.52	0.00	2.64	0.21	0.10	0.14	0.01	0.02	0.22	C32
49.88	65.09	94.39	127.29	183.54	196.39	139.87	29.01	12.41	16.74	0.87	1.98	25.05	C33-C34
0.59	1.33	0.33	0.39	1.04	0.00	1.32	0.30	0.16	0.20	0.02	0.02	0.45	C37-C38
3.94	4.25	6.32	5.43	6.22	3.26	5.28	1.62	0.89	1.09	0.07	0.13	1.73	C40-C41
0.99	0.27	0.66	1.16	1.04	0.00	1.32	0.23	0.10	0.14	0.01	0.02	0.25	C43
2.96	1.06	4.99	3.49	14.52	15.48	19.79	1.74	0.75	0.98	0.04	0.08	1.05	C44
0.20	0.27	0.33	0.00	0.00	0.00	1.32	0.07	0.03	0.04	0.00	0.00	0.09	C45
0.00	0.00	0.00	0.00	0.00	0.00	0.00	0.01	0.03	0.02	0.00	0.00	0.00	C46
0.59	0.80	0.00	0.78	1.56	0.00	3.96	0.30	0.22	0.24	0.01	0.02	0.29	C47;C49
50.87	48.89	31.24	27.17	29.55	30.15	27.71	23.35	12.62	15.65	1.33	1.63	40.91	C50
0.39	0.27	0.66	1.16	1.04	0.00	1.32	0.17	0.08	0.11	0.01	0.01	0.15	C51
0.00	0.27	0.66	0.78	0.00	0.00	0.00	0.08	0.04	0.05	0.00	0.01	0.06	C52
21.10	19.40	23.93	17.46	23.85	19.56	15.83	12.39	6.71	8.25	0.65	0.85	19.85	C53
10.84	10.10	8.97	5.43	3.11	8.96	6.60	3.81	2.02	2.56	0.21	0.28	6.26	C54
5.52	4.78	6.32	6.99	7.78	8.15	7.92	2.70	1.35	1.72	0.12	0.19	3.72	C55
9.27	8.24	7.98	7.37	9.33	5.70	3.96	3.82	2.12	2.58	0.20	0.28	5.75	C56
0.79	0.80	0.33	0.00	0.00	1.63	0.00	0.27	0.15	0.18	0.02	0.02	0.47	C57
0.00	0.00	0.00	0.00	0.00	0.00	0.00	0.05	0.04	0.04	0.00	0.00	0.08	C58
—	—	—	—	—	—	—							C60
—	—	—	—	—	—	—							C61
—	—	—	—	—	—	—							C62
—	—	—	—	—	—	—							C63
1.18	1.86	3.99	3.88	3.11	3.26	2.64	1.23	0.70	0.88	0.05	0.09	1.44	C64
0.00	0.00	0.33	0.00	0.00	0.81	2.64	0.05	0.02	0.03	0.00	0.01	0.06	C65
0.00	0.00	0.33	0.00	1.04	0.00	0.00	0.04	0.02	0.02	0.00	0.01	0.00	C66
3.55	3.45	5.32	4.27	8.30	19.56	19.79	1.96	0.81	1.11	0.06	0.11	1.85	C67
0.00	0.00	0.33	0.39	0.00	0.00	0.00	0.04	0.02	0.03	0.00	0.00	0.03	C68
0.20	0.00	0.00	0.00	0.00	1.63	0.00	0.09	0.09	0.11	0.01	0.01	0.06	C69
11.04	14.08	14.29	12.03	19.70	16.30	19.79	5.66	3.15	3.87	0.27	0.40	7.23	C70-C72
3.55	4.25	4.99	3.10	1.56	1.63	2.64	2.39	1.58	1.79	0.14	0.18	3.41	C73
0.00	0.00	0.00	0.39	1.04	0.00	1.32	0.08	0.03	0.04	0.00	0.00	0.06	C74
0.59	0.27	0.66	0.00	0.52	0.00	1.32	0.38	0.27	0.29	0.02	0.03	0.58	C75
0.20	0.00	0.00	0.00	0.52	0.00	0.00	0.11	0.09	0.08	0.01	0.01	0.11	C81
7.49	6.64	7.31	8.93	9.33	9.78	7.92	2.94	1.58	1.97	0.14	0.22	3.57	C82-C85;C96
0.20	0.00	0.00	0.00	0.00	0.00	0.00	0.01	0.01	0.01	0.00	0.00	0.03	C88
1.97	1.33	1.99	3.10	1.56	3.26	0.00	0.55	0.25	0.33	0.02	0.05	0.58	C90
1.18	1.86	0.66	1.94	0.00	0.00	0.00	0.59	0.46	0.49	0.04	0.05	0.77	C91
1.18	1.86	2.33	1.94	2.07	4.07	2.64	0.98	0.64	0.73	0.05	0.07	1.10	C92-C94
4.14	4.52	7.31	5.82	6.74	6.52	2.64	2.74	2.01	2.23	0.14	0.21	2.98	C95
3.75	7.71	8.97	7.76	10.37	19.56	18.47	2.75	1.31	1.71	0.10	0.19	2.74	O&U
369.47	470.01	618.21	751.73	933.78	998.26	917.07	208.23	98.87	128.77	7.84	14.69	224.02	ALL
366.51	468.95	613.22	748.24	919.27	982.78	897.28	206.49	98.12	127.79	7.80	14.61	222.97	ALLbC44

附录四　2010年江苏省肿瘤登记地区合计死亡情况

2010 年江苏省肿瘤登记地区男女合计恶性肿瘤死亡主要指标(1/10 万)

部　位	病例数	构成(%)	年龄组(岁)											
			0—	1—4	5—9	10—14	15—19	20—24	25—29	30—34	35—39	40—44	45—49	50—54
唇	15	0.03	0.00	0.00	0.00	0.00	0.00	0.00	0.00	0.00	0.00	0.00	0.04	0.00
舌	76	0.14	0.00	0.00	0.00	0.00	0.00	0.05	0.00	0.04	0.04	0.11	0.09	0.40
口	107	0.20	0.00	0.00	0.00	0.00	0.00	0.05	0.09	0.04	0.04	0.17	0.55
唾液腺	23	0.04	0.00	0.00	0.00	0.00	0.00	0.00	0.05	0.00	0.00	0.13	0.00
扁桃腺	6	0.01	0.00	0.00	0.00	0.00	0.00	0.00	0.00	0.00	0.04	0.00	0.00
其他的口咽	18	0.03	0.00	0.00	0.00	0.00	0.00	0.00	0.00	0.00	0.00	0.00	0.05
鼻咽	341	0.65	0.00	0.00	0.00	0.07	0.00	0.05	0.14	0.19	0.09	0.37	0.84	1.20	1.44
喉咽	18	0.03	0.00	0.00	0.00	0.00	0.00	0.00	0.00	0.00	0.04	0.00	0.05
咽,部位不明	36	0.07	0.00	0.00	0.00	0.00	0.00	0.00	0.00	0.00	0.00	0.00	0.04	0.20
食管	8938	17.01	0.00	0.00	0.00	0.00	0.05	0.09	0.09	0.18	0.57	2.33	6.03	19.52
胃	9463	18.01	0.00	0.00	0.00	0.00	0.10	0.51	1.08	1.54	2.52	5.72	10.01	20.81
小肠	154	0.29	0.00	0.00	0.00	0.00	0.05	0.00	0.00	0.08	0.08	0.34	0.60
结肠	1071	2.04	0.00	0.09	0.00	0.00	0.09	0.14	0.40	0.77	1.30	1.67	2.74
直肠	1736	3.30	0.00	0.00	0.00	0.00	0.05	0.14	0.66	1.02	1.64	3.34	5.43
肛门	43	0.08	0.00	0.00	0.00	0.00	0.00	0.05	0.04	0.00	0.04	0.13	0.10
肝脏	8228	15.66	0.38	0.19	0.21	0.12	0.25	0.32	1.37	3.26	9.48	23.15	32.61	48.89
胆囊及其他	703	1.34	0.00	0.00	0.00	0.00	0.00	0.00	0.05	0.04	0.37	0.61	1.11	1.74
胰腺	1962	3.73	0.00	0.00	0.00	0.00	0.00	0.00	0.09	0.26	0.41	1.14	2.57	5.83
鼻,鼻窦及其他	55	0.10	0.00	0.00	0.00	0.00	0.05	0.05	0.00	0.00	0.11	0.13	0.20
喉	186	0.35	0.00	0.00	0.00	0.00	0.00	0.00	0.00	0.04	0.04	0.21	0.60
气管,支气管,肺	10614	20.20	0.00	0.00	0.00	0.00	0.06	0.00	0.28	0.47	1.10	2.93	8.47	13.14	29.82
其他的胸腔器官	87	0.17	0.00	0.00	0.00	0.00	0.05	0.00	0.14	0.04	0.12	0.19	0.26	0.45
骨	526	1.00	0.00	0.00	0.21	0.24	0.30	0.23	0.05	0.26	0.41	0.61	0.81	1.44
皮肤的黑色素瘤	53	0.10	0.00	0.00	0.00	0.00	0.05	0.00	0.00	0.08	0.04	0.13	0.15
其他的皮肤	160	0.30	0.00	0.00	0.00	0.00	0.00	0.14	0.00	0.04	0.23	0.04	0.05
间皮瘤	12	0.02	0.00	0.00	0.00	0.00	0.05	0.04	0.00	0.00	0.04	0.00
卡波氏肉瘤	5	0.01	0.00	0.00	0.00	0.06	0.00	0.00	0.00	0.00	0.00	0.00	0.00
周围神经,其他结缔组织	44	0.08	0.00	0.00	0.07	0.06	0.00	0.00	0.00	0.08	0.08	0.13	0.10
乳房	1065	2.03	0.00	0.00	0.00	0.00	0.00	0.09	0.28	0.57	1.63	3.47	5.22	7.67
外阴	7	0.01	0.00	0.00	0.00	0.00	0.00	0.00	0.00	0.00	0.00	0.04	0.00
阴道	6	0.01	0.00	0.00	0.00	0.00	0.00	0.00	0.00	0.00	0.00	0.00
子宫颈	445	0.85	0.00	0.00	0.00	0.00	0.00	0.00	0.14	0.57	0.81	1.60	2.48	2.74
子宫体	192	0.37	0.00	0.00	0.00	0.00	0.00	0.09	0.09	0.12	0.46	0.73	0.95
子宫,部位不明	174	0.33	0.00	0.00	0.00	0.00	0.00	0.09	0.04	0.20	0.46	0.47	0.90
卵巢	328	0.62	0.00	0.00	0.00	0.00	0.05	0.18	0.38	0.31	0.37	0.38	1.50	1.44
其他的女性生殖器	17	0.03	0.00	0.00	0.00	0.00	0.00	0.00	0.00	0.00	0.04	0.04	0.10
胎盘	1	0.00	0.00	0.00	0.00	0.00	0.00	0.05	0.00	0.00	0.00	0.00
阴茎	14	0.03	0.00	0.00	0.00	0.00	0.00	0.00	0.00	0.00	0.08	0.00	0.05
前列腺	414	0.79	0.00	0.00	0.00	0.00	0.00	0.00	0.00	0.00	0.00	0.04	0.30
睾丸	12	0.02	0.00	0.00	0.00	0.00	0.00	0.00	0.04	0.08	0.00	0.00	0.05
其他的男性生殖器	4	0.01	0.00	0.00	0.00	0.00	0.00	0.00	0.04	0.00	0.00	0.00
肾	245	0.47	0.00	0.47	0.14	0.00	0.00	0.14	0.00	0.18	0.20	0.31	0.51	0.75
肾盂	17	0.03	0.00	0.00	0.00	0.00	0.00	0.00	0.00	0.04	0.04	0.00
输尿管	13	0.02	0.00	0.00	0.00	0.00	0.00	0.00	0.00	0.00	0.00	0.00
膀胱	566	1.08	0.00	0.09	0.00	0.00	0.00	0.00	0.05	0.00	0.08	0.11	0.43	0.55
其他的泌尿器官	4	0.01	0.00	0.00	0.00	0.00	0.00	0.00	0.00	0.00	0.00	0.00
眼	13	0.02	0.00	0.38	0.00	0.00	0.00	0.00	0.00	0.00	0.00	0.05
脑,神经系统	1197	2.28	0.38	0.84	0.76	0.36	0.50	0.78	0.57	0.93	1.46	2.56	3.68	5.23
甲状腺	80	0.15	0.00	0.00	0.00	0.00	0.00	0.00	0.04	0.12	0.15	0.13	0.10
肾上腺	17	0.03	0.00	0.00	0.00	0.00	0.00	0.00	0.00	0.00	0.00	0.10
其他的内分泌腺	17	0.03	0.00	0.19	0.07	0.00	0.10	0.05	0.00	0.04	0.11	0.04	0.00
霍奇金病	23	0.04	0.00	0.09	0.00	0.00	0.05	0.00	0.00	0.08	0.08	0.00	0.00
非霍奇金淋巴瘤	674	1.28	0.00	0.19	0.21	0.36	0.30	0.46	0.24	0.40	0.41	1.18	1.37	1.84
免疫增生性疾病	3	0.01	0.00	0.00	0.00	0.00	0.00	0.00	0.00	0.00	0.00	0.00
多发性骨髓瘤	151	0.29	0.38	0.00	0.07	0.00	0.00	0.05	0.00	0.14	0.09	0.00	0.11	0.47	0.30
淋巴样白血病	175	0.33	0.38	0.38	0.21	0.42	0.25	0.37	0.05	0.09	0.49	0.42	0.30	0.55
髓样白血病	209	0.40	0.38	0.09	0.07	0.12	0.35	0.32	0.28	0.22	0.37	0.46	0.77	0.45
白血病,未特指	650	1.24	1.15	0.94	0.62	0.66	0.65	1.20	0.94	1.23	1.02	1.26	1.97	2.74
其他或未指明部位	1120	2.13	0.00	0.09	0.07	0.06	0.15	0.18	0.19	0.53	0.69	1.11	2.40	3.73
所有部位合计	52533	100.00	3.07	4.03	2.77	2.51	3.44	5.80	7.83	13.61	27.55	61.21	96.96	171.71
所有部位除外 C44	52373	99.70	3.07	4.03	2.77	2.51	3.44	5.80	7.68	13.61	27.51	60.98	96.92	171.66

年龄组（岁）							粗率 (1/10⁵)	中标率 (1/10⁵)	世标率 (1/10⁵)	累积率（%）		截缩率 35—64 岁	ICD-10
55—59	60—64	65—69	70—74	75—79	80—84	85+	粗率 (1/10⁵)	中标率 (1/10⁵)	世标率 (1/10⁵)	0—64岁	0—74岁	截缩率 35—64 岁	ICD-10
0.00	0.00	0.09	0.58	0.49	0.57	1.54	0.05	0.02	0.03	0.00	0.00	0.01	C00
0.50	0.66	1.12	1.27	1.14	2.27	2.05	0.26	0.13	0.18	0.01	0.02	0.26	C01—C02
0.94	0.52	1.12	2.43	2.13	2.83	3.60	0.37	0.18	0.25	0.01	0.03	0.32	C03—C06
0.06	0.29	0.19	0.46	0.65	0.57	0.51	0.08	0.04	0.06	0.00	0.01	0.07	C07—C08
0.00	0.00	0.09	0.23	0.00	0.28	0.00	0.02	0.01	0.01	0.00	0.00	0.02	C09
0.17	0.07	0.28	0.46	0.49	0.57	0.51	0.06	0.03	0.04	0.00	0.01	0.04	C10
2.82	3.24	3.66	5.55	5.56	3.68	6.68	1.19	0.63	0.83	0.05	0.10	1.48	C11
0.06	0.37	0.09	0.58	0.82	0.00	0.00	0.06	0.03	0.04	0.00	0.01	0.06	C12—C13
0.11	0.37	0.47	0.46	1.14	1.42	1.54	0.13	0.06	0.08	0.00	0.01	0.10	C14
45.82	84.35	125.97	189.40	259.75	314.86	341.61	31.15	14.30	20.20	0.80	2.37	21.67	C15
46.21	81.62	127.84	192.29	285.10	347.73	301.03	32.98	15.34	21.25	0.85	2.45	23.38	C16
0.66	0.88	1.87	3.12	3.93	5.38	7.71	0.54	0.25	0.35	0.01	0.04	0.39	C17
4.09	6.70	10.50	19.09	31.08	47.33	55.99	3.73	1.68	2.37	0.09	0.24	2.56	C18
8.61	12.29	15.65	32.28	46.13	72.83	78.60	6.05	2.76	3.86	0.17	0.41	4.73	C19—C20
0.11	0.37	0.75	0.58	0.65	1.98	2.05	0.15	0.07	0.10	0.00	0.01	0.11	C21
68.30	74.34	81.45	96.61	125.46	144.25	151.03	28.67	14.87	19.58	1.31	2.20	38.92	C22
2.43	5.45	8.44	10.99	22.08	32.31	32.36	2.45	1.10	1.55	0.06	0.16	1.70	C23—C24
10.66	17.52	25.87	40.03	51.69	66.32	68.32	6.84	3.20	4.46	0.19	0.52	5.37	C25
0.39	0.66	0.66	0.58	1.64	0.85	1.03	0.19	0.10	0.13	0.01	0.01	0.21	C30—C31
0.83	1.62	2.91	4.86	5.07	4.25	5.65	0.65	0.31	0.43	0.02	0.06	0.47	C32
59.52	92.52	142.28	210.57	297.04	366.44	302.57	36.99	17.40	23.98	1.04	2.81	29.18	C33—C34
0.55	0.88	0.75	1.39	1.80	1.13	1.03	0.30	0.17	0.21	0.01	0.02	0.37	C37—C38
3.53	4.93	6.00	8.21	14.23	14.45	11.82	1.83	0.97	1.25	0.07	0.14	1.68	C40—C41
0.22	0.52	0.66	0.46	0.98	1.13	4.62	0.18	0.09	0.13	0.01	0.01	0.17	C43
0.17	0.59	1.31	1.97	4.58	8.79	24.14	0.56	0.21	0.35	0.01	0.02	0.17	C44
0.17	0.22	0.09	0.12	0.00	0.00	0.51	0.04	0.03	0.03	0.00	0.00	0.06	C45
0.11	0.00	0.00	0.12	0.00	0.00	0.00	0.02	0.02	0.02	0.00	0.00	0.01	C46
0.28	0.22	0.37	0.93	1.14	0.57	2.05	0.15	0.08	0.11	0.01	0.01	0.14	C47；C49
9.16	8.24	7.87	10.41	12.10	15.02	29.79	3.71	1.93	2.55	0.18	0.27	5.48	C50
0.00	0.07	0.09	0.00	0.49	0.28	0.00	0.02	0.01	0.01	0.00	0.00	0.02	C51
0.00	0.00	0.00	0.23	0.16	0.85	0.00	0.02	0.01	0.01	0.00	0.00	0.00	C52
2.65	2.72	3.84	4.63	5.89	8.22	11.82	1.55	0.81	1.06	0.07	0.11	2.08	C53
1.05	1.55	2.06	2.55	3.60	4.82	7.19	0.67	0.33	0.45	0.03	0.05	0.74	C54
1.10	1.69	1.59	1.39	3.27	5.10	7.71	0.61	0.30	0.41	0.02	0.04	0.72	C55
3.04	3.75	4.12	2.89	4.09	4.53	4.62	1.14	0.64	0.81	0.06	0.09	1.54	C56
0.11	0.29	0.09	0.23	0.33	0.57	0.00	0.06	0.03	0.04	0.00	0.00	0.08	C57
0.00	0.00	0.00	0.00	0.00	0.00	0.00	0.00	0.00	0.00	0.00	0.00	0.00	C58
0.06	0.15	0.09	0.23	0.65	0.00	0.51	0.05	0.02	0.03	0.00	0.00	0.05	C60
0.55	1.32	3.09	6.71	16.03	27.77	47.26	1.44	0.53	0.86	0.01	0.06	0.30	C61
0.00	0.00	0.19	0.23	0.16	0.57	0.51	0.04	0.02	0.03	0.00	0.00	0.02	C62
0.11	0.00	0.00	0.00	0.16	0.00	0.00	0.01	0.01	0.01	0.00	0.00	0.01	C63
0.94	1.32	3.75	4.51	6.38	5.38	9.76	0.85	0.45	0.61	0.02	0.07	0.61	C64
0.00	0.29	0.19	0.46	0.33	0.57	0.51	0.06	0.03	0.04	0.00	0.01	0.05	C65
0.00	0.15	0.19	0.23	0.49	0.85	0.51	0.05	0.02	0.03	0.00	0.00	0.02	C66
1.71	2.94	5.62	8.45	17.67	33.44	53.94	1.97	0.79	1.22	0.03	0.10	0.81	C67
0.00	0.00	0.09	0.00	0.33	0.00	0.51	0.01	0.01	0.01	0.00	0.00	0.00	C68
0.00	0.00	0.19	0.35	0.16	0.57	0.00	0.05	0.04	0.06	0.00	0.00	0.01	C69
7.45	10.08	13.40	16.89	20.61	21.82	26.71	4.17	2.37	3.02	0.18	0.33	4.60	C70—C72
0.44	0.52	1.03	1.39	2.45	2.27	3.08	0.28	0.13	0.18	0.01	0.02	0.22	C73
0.06	0.22	0.19	0.23	0.16	0.85	1.03	0.06	0.03	0.04	0.00	0.00	0.05	C74
0.06	0.22	0.09	0.00	0.00	0.00	0.51	0.06	0.06	0.07	0.00	0.00	0.07	C75
0.17	0.22	0.28	0.35	0.16	0.57	0.51	0.08	0.05	0.06	0.00	0.01	0.08	C81
4.80	5.59	7.40	11.45	14.56	17.85	15.41	2.35	1.27	1.63	0.09	0.18	2.21	C82—C85；C96
0.00	0.00	0.09	0.12	0.00	0.00	0.51	0.01	0.00	0.01	0.00	0.00	0.00	C88
1.21	1.10	1.87	3.36	3.60	3.40	1.54	0.53	0.28	0.36	0.02	0.04	0.46	C90
0.61	1.99	1.22	1.74	2.94	3.97	2.57	0.61	0.43	0.50	0.03	0.05	0.66	C91
1.16	1.84	2.06	2.20	3.93	4.25	2.57	0.73	0.46	0.55	0.03	0.05	0.77	C92—C94
3.53	5.37	5.15	7.64	9.49	10.20	9.76	2.27	1.53	1.79	0.11	0.17	2.41	C95
6.13	10.38	11.90	17.70	26.50	37.69	46.23	3.90	1.89	2.59	0.13	0.28	3.54	O&U
303.38	453.23	638.27	932.18	1321.48	1654.21	1693.69	183.08	88.58	120.92	5.77	13.62	161.27	ALL
303.22	452.65	636.96	930.21	1316.90	1645.43	1669.54	182.52	88.37	120.57	5.76	13.60	161.10	ALLbC44

部位	病例数	构成(%)	\<年龄组(岁)\> 0—	1—4	5—9	10—14	15—19	20—24	25—29	30—34	35—39	40—44	45—49	50—54
唇	10	0.03	0.00	0.00	0.00	0.00	0.00	0.00	0.00	0.00	0.00	0.00	0.08	0.00
舌	45	0.13	0.00	0.00	0.00	0.00	0.00	0.00	0.00	0.00	0.08	0.15	0.17	0.49
口	72	0.22	0.00	0.00	0.00	0.00	0.00	0.00	0.09	0.18	0.08	0.08	0.17	0.78
唾液腺	13	0.04	0.00	0.00	0.00	0.00	0.00	0.00	0.09	0.00	0.00	0.00	0.17	0.00
扁桃腺	4	0.01	0.00	0.00	0.00	0.00	0.00	0.00	0.00	0.00	0.00	0.08	0.00	0.10
其他的口咽	12	0.04	0.00	0.00	0.00	0.00	0.00	0.00	0.00	0.00	0.00	0.00	0.00	0.10
鼻咽	232	0.69	0.00	0.00	0.00	0.13	0.10	0.18	0.28	0.09	0.73	0.99	1.86	2.24
喉咽	12	0.04	0.00	0.00	0.00	0.00	0.00	0.00	0.00	0.00	0.00	0.00	0.08	0.00
咽,部位不明	23	0.07	0.00	0.00	0.00	0.00	0.00	0.00	0.00	0.00	0.00	0.00	0.08	0.29
食管	5821	17.41	0.00	0.00	0.00	0.00	0.10	0.18	0.00	0.18	0.89	4.02	9.38	30.61
胃	6483	19.39	0.00	0.00	0.00	0.00	0.19	0.27	0.57	1.33	2.68	5.99	13.61	28.76
小肠	87	0.26	0.00	0.00	0.00	0.00	0.00	0.00	0.09	0.00	0.16	0.15	0.59	0.58
结肠	597	1.79	0.00	0.17	0.00	0.00	0.10	0.00	0.09	0.44	0.73	1.36	1.69	3.41
直肠	978	2.92	0.00	0.00	0.00	0.00	0.10	0.00	0.19	0.80	0.81	1.44	3.72	6.92
肛门	19	0.06	0.00	0.00	0.00	0.00	0.00	0.00	0.00	0.00	0.00	0.08	0.17	0.10
肝脏	5984	17.89	0.00	0.00	0.26	0.22	0.38	0.36	2.08	5.13	16.40	37.97	52.24	77.99
胆囊及其他	258	0.77	0.00	0.00	0.00	0.00	0.00	0.00	0.09	0.00	0.32	0.38	0.85	1.17
胰腺	1148	3.43	0.00	0.00	0.00	0.00	0.10	0.00	0.00	0.44	0.41	1.59	3.47	8.19
鼻,鼻窦及其他	44	0.13	0.00	0.00	0.00	0.00	0.00	0.00	0.00	0.00	0.00	0.23	0.17	0.39
喉	162	0.48	0.00	0.00	0.00	0.00	0.00	0.00	0.00	0.00	0.08	0.08	0.42	1.17
气管,支气管,肺	7369	22.04	0.00	0.00	0.00	0.00	0.10	0.27	0.57	1.41	3.25	9.32	16.48	38.90
其他的胸腔器官	49	0.15	0.00	0.00	0.00	0.00	0.00	0.10	0.00	0.09	0.08	0.23	0.25	0.68
骨	318	0.95	0.00	0.00	0.13	0.22	0.48	0.27	0.00	0.27	0.32	0.61	0.85	1.56
皮肤的黑色素瘤	29	0.09	0.00	0.00	0.00	0.00	0.00	0.00	0.00	0.00	0.16	0.08	0.17	0.19
其他的皮肤	87	0.26	0.00	0.00	0.00	0.00	0.00	0.00	0.09	0.00	0.00	0.23	0.08	0.10
间皮瘤	6	0.02	0.00	0.00	0.00	0.00	0.00	0.00	0.09	0.00	0.00	0.00	0.00	0.00
卡波氏肉瘤	5	0.01	0.00	0.00	0.00	0.00	0.11	0.00	0.09	0.00	0.00	0.00	0.00	0.00
周围神经,其他结缔组织	27	0.08	0.00	0.00	0.13	0.11	0.00	0.00	0.00	0.00	0.00	0.08	0.17	0.19
乳房	22	0.07	0.00	0.00	0.00	0.00	0.00	0.00	0.00	0.00	0.00	0.08	0.00	0.29
外阴	—	—	—	—	—	—	—	—	—	—	—	—	—	—
阴道	—	—	—	—	—	—	—	—	—	—	—	—	—	—
子宫颈	—	—	—	—	—	—	—	—	—	—	—	—	—	—
子宫体	—	—	—	—	—	—	—	—	—	—	—	—	—	—
子宫,部位不明	—	—	—	—	—	—	—	—	—	—	—	—	—	—
卵巢	—	—	—	—	—	—	—	—	—	—	—	—	—	—
其他的女性生殖器	—	—	—	—	—	—	—	—	—	—	—	—	—	—
胎盘	—	—	—	—	—	—	—	—	—	—	—	—	—	—
阴茎	14	0.04	0.00	0.00	0.00	0.00	0.00	0.00	0.00	0.00	0.00	0.15	0.00	0.10
前列腺	414	1.24	0.00	0.00	0.00	0.00	0.00	0.00	0.00	0.00	0.00	0.00	0.08	0.58
睾丸	12	0.04	0.00	0.00	0.00	0.00	0.00	0.00	0.09	0.00	0.16	0.00	0.00	0.10
其他的男性生殖器	4	0.01	0.00	0.00	0.00	0.00	0.00	0.00	0.09	0.00	0.00	0.00	0.00	0.00
肾	143	0.43	0.00	0.35	0.13	0.00	0.00	0.00	0.00	0.00	0.32	0.53	0.85	0.68
肾盂	12	0.04	0.00	0.00	0.00	0.00	0.00	0.00	0.00	0.00	0.00	0.00	0.00	0.10
输尿管	8	0.02	0.00	0.00	0.00	0.00	0.00	0.00	0.00	0.00	0.00	0.00	0.00	0.00
膀胱	425	1.27	0.00	0.00	0.00	0.00	0.00	0.00	0.09	0.18	0.08	0.15	0.34	0.68
其他的泌尿器官	3	0.01	0.00	0.00	0.00	0.00	0.00	0.00	0.00	0.00	0.00	0.00	0.00	0.00
眼	7	0.02	0.00	0.17	0.00	0.00	0.00	0.00	0.00	0.00	0.00	0.00	0.00	0.00
脑,神经系统	652	1.95	0.00	0.52	0.78	0.45	0.57	0.82	0.66	0.97	1.71	2.80	4.06	5.75
甲状腺	36	0.11	0.00	0.00	0.00	0.00	0.00	0.00	0.00	0.09	0.08	0.00	0.17	0.19
肾上腺	10	0.03	0.00	0.00	0.00	0.00	0.10	0.00	0.00	0.00	0.00	0.00	0.00	0.10
其他的内分泌腺	8	0.02	0.00	0.35	0.00	0.00	0.00	0.00	0.00	0.09	0.00	0.08	0.08	0.00
霍奇金病	12	0.04	0.00	0.17	0.00	0.00	0.00	0.00	0.00	0.00	0.00	0.08	0.00	0.00
非霍奇金淋巴瘤	397	1.19	0.00	0.00	0.39	0.34	0.48	0.73	0.28	0.53	0.65	1.36	1.61	2.34
免疫增生性疾病	3	0.01	0.00	0.00	0.00	0.00	0.00	0.00	0.00	0.00	0.00	0.00	0.00	0.00
多发性骨髓瘤	94	0.28	0.72	0.00	0.13	0.00	0.00	0.00	0.28	0.09	0.00	0.15	0.59	0.19
淋巴样白血病	90	0.27	0.72	0.35	0.00	0.34	0.38	0.55	0.00	0.00	0.57	0.23	0.34	0.10
髓样白血病	126	0.38	0.72	0.17	0.13	0.00	0.57	0.55	0.38	0.18	0.24	0.68	0.93	0.58
白血病,未特指	398	1.19	2.16	1.57	0.52	0.79	0.57	1.09	1.51	1.86	0.89	1.52	2.45	3.61
其他或未指明部位	657	1.96	0.00	0.17	0.00	0.11	0.10	0.09	0.19	0.53	0.97	1.52	2.96	4.78
所有部位合计	33441	100.00	4.31	4.01	2.71	2.70	4.48	6.10	7.74	15.11	32.89	74.50	121.30	225.01
所有部位除外 C44	33354	99.74	4.31	4.01	2.71	2.70	4.48	6.10	7.64	15.11	32.89	74.27	121.22	224.91

年龄组(岁)							粗率 (1/10⁵)	中标率 (1/10⁵)	世标率 (1/10⁵)	累积率(%)		截缩率 35—64 岁	ICD-10
55—59	60—64	65—69	70—74	75—79	80—84	85+				0—64岁	0—74岁		
0.00	0.00	0.19	0.72	0.72	0.70	2.96	0.07	0.03	0.05	0.00	0.00	0.02	C00
0.65	0.43	1.68	1.67	1.80	2.79	1.48	0.31	0.16	0.22	0.01	0.03	0.30	C01—C02
1.41	0.87	1.49	3.59	2.52	4.89	1.48	0.50	0.27	0.34	0.02	0.04	0.48	C03—C06
0.00	0.14	0.37	0.48	1.08	1.40	0.00	0.09	0.05	0.06	0.00	0.01	0.05	C07—C08
0.00	0.00	0.00	0.24	0.00	0.70	1.48	0.03	0.01	0.02	0.00	0.00	0.03	C09
0.22	0.14	0.19	0.48	0.72	1.40	1.48	0.08	0.04	0.06	0.00	0.01	0.06	C10
4.23	4.34	4.48	7.66	7.57	5.59	4.44	1.60	0.90	1.15	0.08	0.14	2.16	C11
0.11	0.58	1.12	0.96	0.72	0.00	0.00	0.08	0.04	0.06	0.00	0.01	0.10	C12—C13
0.22	0.43	0.56	0.96	1.44	1.40	1.48	0.16	0.08	0.11	0.01	0.01	0.15	C14
68.67	118.50	166.13	254.59	344.27	436.39	503.20	40.06	19.87	28.13	1.16	3.27	31.85	C15
67.26	120.09	190.75	281.62	424.66	525.77	455.84	44.62	22.21	30.94	1.20	3.57	33.12	C16
0.43	1.16	1.68	4.07	3.97	8.38	11.84	0.60	0.29	0.43	0.02	0.04	0.47	C17
4.56	8.54	12.49	22.25	37.49	67.03	66.60	4.11	2.02	2.85	0.11	0.28	2.97	C18
9.33	14.47	17.53	38.04	63.09	99.85	96.20	6.73	3.31	4.63	0.19	0.47	5.34	C19—C20
0.00	0.58	0.75	0.24	0.36	2.79	1.48	0.13	0.07	0.09	0.00	0.01	0.14	C21
107.62	107.50	111.69	132.80	160.78	197.60	226.44	41.18	22.28	29.22	2.04	3.26	60.97	C22
2.50	4.20	6.90	10.77	15.50	24.44	20.72	1.78	0.88	1.23	0.05	0.14	1.35	C23—C24
14.10	22.28	30.77	49.05	59.48	78.20	88.80	7.90	3.99	5.56	0.25	0.65	7.07	C25
0.65	1.16	1.12	0.72	2.52	1.40	2.96	0.30	0.16	0.22	0.01	0.02	0.37	C30—C31
1.52	2.75	5.03	8.14	10.09	8.38	13.32	1.11	0.56	0.79	0.03	0.10	0.85	C32
82.56	134.27	207.71	319.43	454.58	587.21	512.08	50.71	25.30	35.18	1.44	4.07	39.87	C33—C34
0.65	1.16	0.56	1.67	1.80	1.40	1.48	0.34	0.19	0.24	0.02	0.03	0.45	C37—C38
4.12	6.51	7.64	10.77	19.83	18.85	22.20	2.19	1.19	1.57	0.08	0.17	1.97	C40—C41
0.22	0.43	0.75	0.00	1.80	1.40	7.40	0.20	0.10	0.15	0.01	0.01	0.19	C43
0.00	1.16	0.93	3.11	6.49	11.87	29.60	0.60	0.26	0.44	0.01	0.03	0.23	C44
0.11	0.14	0.19	0.24	0.00	0.00	0.00	0.04	0.03	0.03	0.00	0.00	0.03	C45
0.22	0.00	0.00	0.24	0.00	0.00	0.00	0.03	0.03	0.03	0.00	0.00	0.03	C46
0.33	0.29	0.75	1.20	1.44	0.00	2.96	0.19	0.12	0.15	0.01	0.02	0.16	C47;C49
0.33	0.14	0.37	0.96	0.72	1.40	5.92	0.15	0.07	0.11	0.00	0.01	0.12	C50
—	—	—	—	—	—	—	—	—	—	—	—	—	C51
—	—	—	—	—	—	—	—	—	—	—	—	—	C52
—	—	—	—	—	—	—	—	—	—	—	—	—	C53
—	—	—	—	—	—	—	—	—	—	—	—	—	C54
—	—	—	—	—	—	—	—	—	—	—	—	—	C55
—	—	—	—	—	—	—	—	—	—	—	—	—	C56
—	—	—	—	—	—	—	—	—	—	—	—	—	C57
—	—	—	—	—	—	—	—	—	—	—	—	—	C58
0.11	0.29	0.19	0.48	1.44	0.00	1.48	0.10	0.05	0.07	0.00	0.01	0.10	C60
1.08	2.60	6.15	13.88	35.33	68.43	136.16	2.85	1.18	2.02	0.02	0.12	0.59	C61
0.00	0.00	0.37	0.48	0.36	1.40	1.48	0.08	0.04	0.06	0.00	0.01	0.05	C62
0.22	0.00	0.00	0.00	0.36	0.00	0.00	0.03	0.02	0.02	0.00	0.00	0.03	C63
0.76	2.17	4.66	5.98	7.57	6.28	14.80	0.98	0.53	0.74	0.03	0.08	0.82	C64
0.00	0.43	0.19	0.96	0.72	1.40	0.00	0.08	0.04	0.06	0.00	0.01	0.06	C65
0.00	0.29	0.19	0.24	0.36	1.40	1.48	0.06	0.03	0.04	0.00	0.00	0.04	C66
2.17	5.21	9.32	13.16	31.36	60.75	108.04	2.92	1.30	2.08	0.04	0.16	1.17	C67
0.00	0.00	0.19	0.00	0.72	0.00	0.00	0.02	0.01	0.01	0.00	0.00	0.00	C68
0.00	0.00	0.19	0.48	0.36	1.40	1.48	0.05	0.03	0.04	0.00	0.00	0.00	C69
7.49	11.43	15.66	20.82	23.43	25.14	31.08	4.49	2.63	3.36	0.19	0.37	5.03	C70—C72
0.43	0.58	0.93	1.91	2.16	1.40	1.48	0.25	0.13	0.17	0.01	0.02	0.21	C73
0.00	0.29	0.37	0.24	0.00	1.40	1.48	0.07	0.04	0.06	0.00	0.01	0.05	C74
0.00	0.14	0.00	0.00	0.00	0.00	1.48	0.06	0.05	0.07	0.00	0.00	0.05	C75
0.00	0.43	0.56	0.48	0.00	0.00	1.48	0.08	0.06	0.08	0.00	0.01	0.07	C81
6.08	6.66	7.64	13.64	19.47	21.65	22.20	2.73	1.56	1.98	0.11	0.21	2.72	C82—C85;C96
0.00	0.00	0.19	0.24	0.00	0.00	1.48	0.02	0.01	0.02	0.00	0.00	0.00	C88
1.19	1.59	2.98	4.55	3.60	4.19	4.44	0.65	0.38	0.49	0.02	0.06	0.53	C90
0.65	2.31	1.49	1.91	4.33	4.89	2.96	0.62	0.44	0.52	0.03	0.05	0.62	C91
1.19	1.88	2.24	2.87	5.77	6.98	2.96	0.87	0.57	0.68	0.04	0.07	0.85	C92—C94
4.12	6.51	5.97	9.81	12.26	14.66	17.76	2.74	1.90	2.25	0.14	0.21	2.89	C95
8.24	12.73	13.80	21.30	33.89	43.99	66.60	4.52	2.32	3.23	0.16	0.34	4.53	O&U
405.73	607.82	845.96	1270.05	1808.97	2356.53	2501.22	230.14	117.79	162.09	7.55	18.13	211.33	ALL
405.73	606.66	845.03	1266.94	1802.48	2344.66	2471.62	229.54	117.53	161.65	7.54	18.10	211.11	ALLbC44

2010 年江苏省肿瘤登记地区女性恶性肿瘤死亡主要指标(1/10 万)

部 位	病例数	构成(%)	0—	1—4	5—9	10—14	15—19	20—24	25—29	30—34	35—39	40—44	45—49	50—54
唇	5	0.03	0.00	0.00	0.00	0.00	0.00	0.00	0.00	0.00	0.00	0.00	0.00	0.00
舌	31	0.16	0.00	0.00	0.00	0.00	0.00	0.09	0.00	0.09	0.00	0.08	0.00	0.31
口	35	0.18	0.00	0.00	0.00	0.00	0.00	0.00	0.00	0.00	0.00	0.00	0.17	0.31
唾液腺	10	0.05	0.00	0.00	0.00	0.00	0.00	0.09	0.00	0.00	0.00	0.00	0.00	0.00
扁桃腺	2	0.01	0.00	0.00	0.00	0.00	0.00	0.00	0.00	0.00	0.00	0.00	0.00	0.00
其他的口咽	6	0.03	0.00	0.00	0.00	0.00	0.00	0.00	0.00	0.00	0.00	0.00	0.00	0.00
鼻咽	109	0.57	0.00	0.00	0.00	0.00	0.00	0.09	0.09	0.09	0.00	0.69	0.52	0.61
喉咽	6	0.03	0.00	0.00	0.00	0.00	0.00	0.00	0.00	0.00	0.00	0.00	0.00	0.00
咽,部位不明	13	0.07	0.00	0.00	0.00	0.00	0.00	0.00	0.00	0.00	0.00	0.00	0.00	0.10
食管	3117	16.33	0.00	0.00	0.00	0.00	0.00	0.19	0.18	0.24	0.61	2.60	7.94
胃	2980	15.61	0.00	0.00	0.00	0.00	0.00	0.74	1.60	1.76	2.37	5.45	6.33	12.51
小肠	67	0.35	0.00	0.00	0.00	0.00	0.00	0.09	0.00	0.00	0.00	0.00	0.09	0.61
结肠	474	2.48	0.00	0.00	0.00	0.00	0.00	0.09	0.19	0.35	0.82	1.23	1.65	2.03
直肠	758	3.97	0.00	0.00	0.00	0.00	0.00	0.09	0.09	0.53	1.22	1.84	2.95	3.87
肛门	24	0.13	0.00	0.00	0.00	0.00	0.00	0.09	0.09	0.00	0.00	0.09	0.10
肝脏	2244	11.75	0.82	0.41	0.15	0.00	0.10	0.28	0.66	1.41	2.53	8.14	12.48	18.52
胆囊及其他	445	2.33	0.00	0.00	0.00	0.00	0.00	0.00	0.09	0.41	0.84	1.39	2.34
胰腺	814	4.26	0.00	0.00	0.00	0.00	0.00	0.19	0.09	0.41	0.69	1.65	3.36
鼻,鼻窦及其他	11	0.06	0.00	0.00	0.00	0.00	0.00	0.09	0.00	0.00	0.00	0.09	0.00
喉	24	0.13	0.00	0.00	0.00	0.00	0.00	0.00	0.00	0.00	0.00	0.00	0.00
气管,支气管,肺	3245	17.00	0.00	0.00	0.00	0.13	0.00	0.28	0.38	0.79	2.61	7.60	9.71	20.35
其他的胸腔器官	38	0.20	0.00	0.00	0.00	0.00	0.00	0.19	0.00	0.16	0.15	0.26	0.20
骨	208	1.09	0.00	0.00	0.30	0.26	0.10	0.19	0.09	0.26	0.49	0.61	0.78	1.32
皮肤的黑色素瘤	24	0.13	0.00	0.00	0.00	0.00	0.00	0.19	0.00	0.00	0.00	0.09	0.10
其他的皮肤	73	0.38	0.00	0.00	0.00	0.00	0.00	0.19	0.00	0.00	0.08	0.23	0.00
间皮瘤	6	0.03	0.00	0.00	0.00	0.00	0.00	0.00	0.00	0.00	0.00	0.09	0.00
卡波氏肉瘤	0	0.00	0.00	0.00	0.00	0.00	0.00	0.00	0.00	0.00	0.00	0.00	0.00
周围神经,其他结缔组织	17	0.09	0.00	0.00	0.00	0.00	0.00	0.00	0.00	0.00	0.16	0.08	0.00
乳房	1043	5.46	0.00	0.00	0.00	0.00	0.00	0.19	0.57	1.14	3.26	6.91	10.57	15.36
外阴	7	0.04	0.00	0.00	0.00	0.00	0.00	0.00	0.00	0.00	0.00	0.00	0.00
阴道	6	0.03	0.00	0.00	0.00	0.00	0.00	0.00	0.00	0.00	0.00	0.00	0.00
子宫颈	445	2.33	0.00	0.00	0.00	0.00	0.00	0.28	1.14	1.63	3.22	5.03	5.60
子宫体	192	1.01	0.00	0.00	0.00	0.00	0.00	0.19	0.18	0.24	0.92	1.47	1.93
子宫,部位不明	174	0.91	0.00	0.00	0.00	0.00	0.00	0.19	0.09	0.41	0.92	0.95	1.83
卵巢	328	1.72	0.00	0.00	0.00	0.00	0.10	0.37	0.75	0.61	0.73	0.77	3.03	2.95
其他的女性生殖器	17	0.09	0.00	0.00	0.00	0.00	0.00	0.00	0.00	0.00	0.00	0.08	0.20
胎盘	1	0.01	0.00	0.00	0.00	0.00	0.00	0.09	0.00	0.00	0.00	0.00	0.00
阴茎	—	—	—	—	—	—	—	—	—	—	—	—	—	—
前列腺	—	—	—	—	—	—	—	—	—	—	—	—	—	—
睾丸	—	—	—	—	—	—	—	—	—	—	—	—	—	—
其他的男性生殖器	—	—	—	—	—	—	—	—	—	—	—	—	—	—
肾	102	0.53	0.00	0.61	0.15	0.00	0.00	0.28	0.00	0.35	0.08	0.08	0.17	0.81
肾盂	5	0.03	0.00	0.00	0.00	0.00	0.00	0.00	0.00	0.00	0.08	0.00	0.00
输尿管	5	0.03	0.00	0.00	0.00	0.00	0.00	0.00	0.00	0.00	0.00	0.00	0.00
膀胱	141	0.74	0.00	0.20	0.00	0.00	0.00	0.00	0.09	0.08	0.08	0.52	0.41
其他的泌尿器官	1	0.01	0.00	0.00	0.00	0.00	0.00	0.00	0.00	0.00	0.00	0.00	0.00
眼	6	0.03	0.00	0.61	0.00	0.00	0.00	0.00	0.00	0.00	0.00	0.00	0.10
脑,神经系统	545	2.85	0.82	1.22	0.75	0.26	0.42	0.74	0.47	0.88	1.22	2.30	3.29	4.68
甲状腺	44	0.23	0.00	0.00	0.00	0.00	0.00	0.00	0.00	0.00	0.16	0.31	0.09	0.00
肾上腺	7	0.04	0.00	0.00	0.00	0.00	0.00	0.00	0.00	0.00	0.00	0.00	0.10
其他的内分泌腺	9	0.05	0.00	0.00	0.15	0.00	0.21	0.00	0.00	0.00	0.15	0.00	0.00
霍奇金病	11	0.06	0.00	0.00	0.00	0.10	0.00	0.00	0.00	0.16	0.08	0.00	0.00
非霍奇金淋巴瘤	277	1.45	0.00	0.41	0.00	0.38	0.10	0.19	0.19	0.26	0.16	1.00	1.13	1.32
免疫增生性疾病	0	0.00	0.00	0.00	0.00	0.00	0.00	0.00	0.00	0.00	0.00	0.00	0.00
多发性骨髓瘤	57	0.30	0.00	0.00	0.00	0.00	0.00	0.00	0.00	0.09	0.00	0.08	0.35	0.41
淋巴样白血病	85	0.45	0.00	0.41	0.45	0.51	0.10	0.19	0.09	0.18	0.41	0.61	0.26	1.02
髓样白血病	83	0.43	0.00	0.00	0.00	0.26	0.00	0.19	0.00	0.26	0.49	0.23	0.61	0.31
白血病,未特指	252	1.32	0.00	0.20	0.75	0.51	0.73	1.30	0.38	0.61	1.14	1.00	1.47	1.83
其他或未指明部位	463	2.43	0.00	0.00	0.15	0.00	0.21	0.28	0.19	0.53	0.41	0.69	1.82	2.65
所有部位合计	19092	100.00	1.65	4.06	2.84	2.30	2.31	5.49	7.92	12.12	22.19	47.75	72.01	116.09
所有部位除外 C44	19019	99.62	1.65	4.06	2.84	2.30	2.31	5.49	7.73	12.12	22.10	47.52	72.01	116.09

年龄组（岁）							粗率 (1/10⁵)	中标率 (1/10⁵)	世标率 (1/10⁵)	累积率(%)		截缩率 35—64岁	ICD-10
55—59	60—64	65—69	70—74	75—79	80—84	85+	(1/10⁵)	(1/10⁵)	(1/10⁵)	0—64岁	0—74岁	岁	
0.00	0.00	0.00	0.45	0.30	0.48	0.79	0.04	0.01	0.02	0.00	0.00	0.00	C00
0.34	0.90	0.57	0.90	0.60	1.91	2.36	0.22	0.11	0.14	0.01	0.02	0.22	C01-C02
0.45	0.15	0.75	1.34	1.80	1.43	4.72	0.25	0.10	0.15	0.01	0.02	0.16	C03-C06
0.11	0.45	0.00	0.45	0.30	0.00	0.79	0.07	0.04	0.05	0.00	0.01	0.09	C07-C08
0.00	0.00	0.19	0.22	0.00	0.00	0.00	0.01	0.01	0.01	0.00	0.00	0.00	C09
0.11	0.00	0.38	0.45	0.30	0.00	0.00	0.04	0.02	0.03	0.00	0.00	0.01	C10
1.35	2.10	2.83	3.58	3.89	2.39	7.87	0.77	0.37	0.51	0.03	0.06	0.78	C11
0.00	0.15	0.19	0.22	0.90	1.43	1.57	0.04	0.02	0.02	0.00	0.00	0.02	C12-C13
0.00	0.30	0.38	0.00	0.90	1.43	1.57	0.09	0.04	0.05	0.00	0.00	0.06	C14
22.15	48.99	85.37	128.36	189.54	231.83	255.71	22.01	9.04	12.94	0.41	1.48	11.13	C15
24.40	41.80	64.26	108.65	169.18	226.10	218.73	21.04	8.96	12.43	0.48	1.35	13.30	C16
0.90	0.60	2.07	2.24	3.89	3.34	5.51	0.47	0.20	0.29	0.01	0.03	0.31	C17
3.60	4.79	8.48	16.13	25.75	33.87	50.36	3.35	1.38	1.96	0.07	0.20	2.13	C18
7.87	10.04	13.76	26.88	32.04	54.38	69.24	5.35	2.28	3.21	0.14	0.35	4.10	C19-C20
0.22	0.15	0.75	0.90	0.90	1.43	2.36	0.17	0.08	0.11	0.00	0.01	0.08	C21
27.54	40.00	50.88	62.73	96.12	107.80	110.94	15.84	7.49	10.09	0.56	1.13	16.18	C22
2.36	6.74	9.99	11.20	27.55	37.68	38.55	3.14	1.29	1.83	0.07	0.18	2.06	C23-C24
7.08	12.58	20.92	31.59	45.21	58.20	57.44	5.75	2.44	3.43	0.13	0.39	3.61	C25
0.11	0.15	0.19	0.45	0.90	0.48	0.00	0.08	0.04	0.05	0.00	0.01	0.05	C30-C31
0.11	0.45	0.75	1.79	0.90	1.43	1.57	0.17	0.07	0.10	0.00	0.02	0.07	C32
35.64	49.29	76.14	108.65	166.19	215.61	191.19	22.91	10.10	13.87	0.63	1.56	18.10	C33-C34
0.45	0.60	0.94	1.12	1.80	0.95	0.79	0.27	0.14	0.18	0.01	0.02	0.28	C37-C38
2.92	3.30	4.33	5.82	9.58	11.45	6.29	1.47	0.76	0.96	0.05	0.10	1.38	C40-C41
0.22	0.60	0.57	0.90	0.30	0.95	3.15	0.17	0.08	0.12	0.01	0.01	0.14	C43
0.34	0.00	1.70	0.90	2.99	6.68	21.24	0.52	0.17	0.29	0.00	0.02	0.10	C44
0.22	0.30	0.00	0.00	0.00	0.00	0.79	0.04	0.02	0.03	0.00	0.00	0.08	C45
0.00	0.00	0.00	0.00	0.00	0.00	0.00	0.00	0.00	0.00	0.00	0.00	0.00	C46
0.22	0.15	0.00	0.67	0.90	0.95	1.57	0.12	0.05	0.07	0.00	0.01	0.11	C47;C49
18.33	16.63	15.45	19.27	21.56	24.33	42.49	7.36	3.79	4.94	0.36	0.54	11.00	C50
0.00	0.15	0.19	0.00	0.90	0.48	0.00	0.05	0.02	0.03	0.00	0.00	0.04	C51
0.00	0.00	0.00	0.45	0.30	1.43	0.00	0.04	0.01	0.02	0.00	0.00	0.00	C52
5.40	5.54	7.73	8.96	10.78	13.83	18.10	3.14	1.61	2.08	0.14	0.22	4.23	C53
2.14	3.15	4.15	4.93	6.59	8.11	11.02	1.36	0.65	0.88	0.05	0.10	1.50	C54
2.25	3.45	3.20	2.69	5.99	8.59	11.80	1.23	0.58	0.79	0.05	0.08	1.47	C55
6.18	7.64	8.29	5.60	7.49	7.63	7.08	2.32	1.27	1.62	0.12	0.19	3.14	C56
0.22	0.60	0.19	0.45	0.60	0.95	0.00	0.12	0.06	0.08	0.01	0.01	0.17	C57
0.00	0.00	0.00	0.00	0.00	0.00	0.00	0.01	0.01	0.01	0.00	0.00	0.00	C58
—	—	—	—	—	—	—							C60
—	—	—	—	—	—	—							C61
—	—	—	—	—	—	—							C62
—	—	—	—	—	—	—							C63
1.12	0.45	2.83	3.14	5.39	4.77	7.08	0.72	0.38	0.50	0.02	0.05	0.40	C64
0.00	0.15	0.19	0.00	0.60	0.48	0.79	0.04	0.02	0.03	0.00	0.00	0.05	C65
0.00	0.00	0.19	0.22	0.60	0.48	0.00	0.04	0.01	0.02	0.00	0.00	0.00	C66
1.24	0.60	1.88	4.03	6.29	14.79	25.18	1.00	0.37	0.56	0.02	0.05	0.43	C67
0.00	0.00	0.00	0.00	0.00	0.00	0.79	0.01	0.00	0.00	0.00	0.00	0.00	C68
0.00	0.00	0.19	0.22	0.00	0.00	0.00	0.04	0.06	0.07	0.00	0.01	0.02	C69
7.42	8.69	11.12	13.22	18.27	19.56	24.39	3.85	2.13	2.71	0.16	0.28	4.15	C70-C72
0.45	0.45	1.13	0.90	2.69	2.86	3.93	0.31	0.13	0.18	0.01	0.02	0.22	C73
0.11	0.15	0.00	0.22	0.30	0.48	0.79	0.05	0.02	0.03	0.00	0.00	0.05	C74
0.11	0.30	0.19	0.00	0.00	0.00	0.00	0.06	0.07	0.07	0.00	0.01	0.08	C75
0.34	0.00	0.00	0.22	0.30	0.95	0.00	0.08	0.05	0.05	0.00	0.00	0.09	C81
3.49	4.49	7.16	9.41	10.48	15.26	11.80	1.96	1.00	1.29	0.07	0.15	1.69	C82-C85;C96
0.00	0.00	0.00	0.00	0.00	0.00	0.00	0.00	0.00	0.00	0.00	0.00	0.00	C88
1.24	0.60	0.75	2.24	3.59	2.86	0.00	0.40	0.19	0.24	0.01	0.03	0.38	C90
0.56	1.65	0.94	1.57	1.80	3.34	2.36	0.60	0.44	0.49	0.03	0.04	0.70	C91
1.12	1.80	1.88	1.57	2.40	2.39	2.36	0.59	0.35	0.42	0.03	0.04	0.68	C92-C94
2.92	4.19	4.33	5.60	7.19	7.16	5.51	1.78	1.17	1.35	0.09	0.13	1.91	C95
3.93	7.94	9.99	14.34	20.36	33.39	35.41	3.27	1.48	2.02	0.09	0.22	2.52	O&U
197.31	293.18	428.36	615.83	916.56	1174.41	1264.39	134.79	61.18	83.40	3.93	9.15	109.49	ALL
196.97	293.18	426.66	614.94	913.57	1167.73	1243.14	134.28	61.01	83.11	3.92	9.13	109.38	ALLbC44

附录五 2010年江苏省城市肿瘤登记地区合计死亡情况

2010年江苏省城市登记地区男女合计恶性肿瘤死亡主要指标(1/10万)

部 位	病例数	构成(%)	0—	1—4	5—9	10—14	15—19	20—24	25—29	30—34	35—39	40—44	45—49	50—54
唇	2	0.01	0.00	0.00	0.00	0.00	0.00	0.00	0.00	0.00	0.00	0.00	0.09	0.00
舌	34	0.14	0.00	0.00	0.00	0.00	0.00	0.00	0.00	0.00	0.00	0.17	0.09	0.33
口	40	0.17	0.00	0.00	0.00	0.00	0.00	0.00	0.09	0.00	0.00	0.00	0.00	0.11
唾液腺	9	0.04	0.00	0.00	0.00	0.00	0.00	0.00	0.00	0.00	0.00	0.09	0.00	0.00
扁桃腺	3	0.01	0.00	0.00	0.00	0.00	0.00	0.00	0.00	0.00	0.00	0.09	0.00	0.11
其他的口咽	8	0.03	0.00	0.00	0.00	0.00	0.00	0.00	0.00	0.00	0.00	0.00	0.00	0.11
鼻咽	169	0.71	0.00	0.00	0.00	0.14	0.00	0.00	0.17	0.00	0.50	0.94	1.47	2.01
喉咽	11	0.05	0.00	0.00	0.00	0.00	0.00	0.00	0.00	0.00	0.00	0.00	0.09	0.00
咽,部位不明	19	0.08	0.00	0.00	0.00	0.00	0.00	0.00	0.00	0.00	0.00	0.00	0.00	0.33
食管	3420	14.31	0.00	0.00	0.00	0.00	0.00	0.00	0.09	0.16	0.66	2.06	6.43	18.50
胃	4734	19.80	0.00	0.00	0.00	0.00	0.00	0.37	0.70	1.39	2.97	6.17	10.56	23.85
小肠	99	0.41	0.00	0.00	0.00	0.00	0.00	0.00	0.00	0.00	0.08	0.09	0.37	0.56
结肠	618	2.59	0.00	0.00	0.00	0.00	0.00	0.00	0.26	0.41	0.83	1.03	2.11	2.79
直肠	829	3.47	0.00	0.00	0.00	0.00	0.11	0.00	0.17	0.98	1.32	1.97	3.58	6.91
肛门	28	0.12	0.00	0.00	0.00	0.00	0.00	0.00	0.09	0.00	0.00	0.09	0.28	0.22
肝脏	3211	13.43	0.88	0.21	0.14	0.00	0.21	0.19	0.87	2.54	7.02	15.68	23.05	37.33
胆囊及其他	374	1.56	0.00	0.00	0.00	0.00	0.00	0.00	0.00	0.00	0.33	0.51	1.19	1.56
胰腺	1008	4.22	0.00	0.00	0.00	0.00	0.11	0.00	0.00	0.25	0.33	1.20	2.48	6.80
鼻,鼻窦及其他	27	0.11	0.00	0.00	0.00	0.00	0.00	0.00	0.09	0.00	0.00	0.26	0.28	0.00
喉	89	0.37	0.00	0.00	0.00	0.00	0.00	0.00	0.00	0.00	0.08	0.09	0.37	0.45
气管,支气管,肺	4800	20.08	0.00	0.00	0.00	0.00	0.00	0.19	0.35	0.74	2.48	7.28	12.21	28.53
其他的胸腔器官	47	0.20	0.00	0.00	0.00	0.00	0.00	0.00	0.17	0.08	0.25	0.17	0.18	0.22
骨	214	0.90	0.00	0.00	0.28	0.12	0.32	0.28	0.00	0.16	0.50	0.43	1.19	1.00
皮肤的黑色素瘤	27	0.11	0.00	0.00	0.00	0.00	0.00	0.00	0.17	0.00	0.17	0.00	0.09	0.22
其他的皮肤	52	0.22	0.00	0.00	0.00	0.00	0.00	0.00	0.09	0.00	0.00	0.08	0.26	0.00
间皮瘤	6	0.03	0.00	0.00	0.00	0.00	0.00	0.00	0.00	0.00	0.00	0.00	0.09	0.00
卡波氏肉瘤	4	0.02	0.00	0.00	0.00	0.00	0.12	0.00	0.09	0.00	0.00	0.00	0.00	0.00
周围神经,其他结缔组织	23	0.10	0.00	0.00	0.14	0.12	0.00	0.00	0.00	0.00	0.08	0.09	0.28	0.11
乳房	525	2.20	0.00	0.00	0.00	0.00	0.00	0.00	0.09	0.57	1.49	3.34	5.14	9.92
外阴	6	0.03	0.00	0.00	0.00	0.00	0.00	0.00	0.00	0.00	0.00	0.00	0.00	0.00
阴道	4	0.02	0.00	0.00	0.00	0.00	0.00	0.00	0.00	0.00	0.00	0.00	0.00	0.00
子宫颈	190	0.79	0.00	0.00	0.00	0.00	0.00	0.00	0.17	0.41	0.66	1.97	2.94	2.90
子宫体	92	0.38	0.00	0.00	0.00	0.00	0.00	0.00	0.00	0.08	0.00	0.43	0.92	0.67
子宫,部位不明	67	0.28	0.00	0.00	0.00	0.00	0.00	0.00	0.00	0.08	0.17	0.34	0.37	1.00
卵巢	196	0.82	0.00	0.00	0.00	0.00	0.11	0.19	0.44	0.33	0.33	0.43	1.93	1.67
其他的女性生殖器	12	0.05	0.00	0.00	0.00	0.00	0.00	0.00	0.09	0.00	0.00	0.00	0.09	0.11
胎盘	1	0.00	0.00	0.00	0.00	0.00	0.00	0.00	0.09	0.00	0.00	0.00	0.00	0.00
阴茎	6	0.03	0.00	0.00	0.00	0.00	0.00	0.00	0.00	0.00	0.00	0.00	0.00	0.00
前列腺	235	0.98	0.00	0.00	0.00	0.00	0.00	0.00	0.00	0.00	0.00	0.00	0.00	0.22
睾丸	5	0.02	0.00	0.00	0.00	0.00	0.00	0.00	0.00	0.00	0.00	0.00	0.00	0.11
其他的男性生殖器	0	0.00	0.00	0.00	0.00	0.00	0.00	0.00	0.00	0.00	0.00	0.00	0.00	0.00
肾	122	0.51	0.00	0.21	0.00	0.00	0.00	0.00	0.00	0.33	0.17	0.09	0.37	0.67
肾盂	10	0.04	0.00	0.00	0.00	0.00	0.00	0.00	0.00	0.00	0.08	0.00	0.00	0.00
输尿管	9	0.04	0.00	0.00	0.00	0.00	0.00	0.00	0.00	0.00	0.00	0.00	0.00	0.00
膀胱	284	1.19	0.00	0.21	0.00	0.00	0.00	0.00	0.00	0.16	0.08	0.17	0.46	0.45
其他的泌尿器官	2	0.01	0.00	0.00	0.00	0.00	0.00	0.00	0.00	0.00	0.00	0.00	0.00	0.00
眼	6	0.03	0.00	0.42	0.00	0.00	0.00	0.00	0.00	0.00	0.00	0.00	0.00	0.00
脑,神经系统	537	2.25	0.00	1.05	0.99	0.35	0.53	0.65	0.44	0.98	1.40	2.14	3.77	5.01
甲状腺	48	0.20	0.00	0.00	0.00	0.00	0.00	0.00	0.00	0.00	0.25	0.26	0.28	0.11
肾上腺	8	0.03	0.00	0.00	0.00	0.00	0.11	0.00	0.00	0.00	0.00	0.00	0.00	0.11
其他的内分泌腺	7	0.03	0.00	0.21	0.14	0.00	0.00	0.00	0.00	0.08	0.00	0.00	0.09	0.00
霍奇金病	16	0.07	0.00	0.21	0.00	0.00	0.11	0.09	0.00	0.00	0.17	0.09	0.00	0.00
非霍奇金淋巴瘤	303	1.27	0.00	0.00	0.14	0.35	0.11	0.56	0.17	0.08	0.25	1.11	1.10	1.67
免疫增生性疾病	2	0.01	0.00	0.00	0.00	0.00	0.00	0.00	0.00	0.00	0.00	0.00	0.00	0.00
多发性骨髓瘤	79	0.33	0.88	0.00	0.00	0.00	0.00	0.00	0.17	0.08	0.00	0.26	0.55	0.56
淋巴样白血病	94	0.39	0.88	0.42	0.00	0.58	0.32	0.37	0.09	0.08	0.50	0.17	0.55	0.78
髓样白血病	102	0.43	0.88	0.21	0.14	0.00	0.42	0.09	0.17	0.33	0.25	0.51	0.92	0.56
白血病,未特指	260	1.09	1.77	1.05	0.42	0.58	0.32	0.74	0.61	0.82	1.07	1.11	1.38	2.23
其他或未指明部位	772	3.23	0.00	0.21	0.00	0.12	0.21	0.09	0.17	0.57	0.99	1.63	3.21	6.02
所有部位合计	23905	100.00	5.31	4.39	2.53	2.32	2.96	4.55	5.92	11.73	25.53	53.03	90.64	166.81
所有部位除外 C44	23853	99.78	5.31	4.39	2.53	2.32	2.96	4.55	5.83	11.73	25.45	52.77	90.64	166.81

年龄组(岁)							粗率 (1/10⁵)	中标率 (1/10⁵)	世标率 (1/10⁵)	累积率(%)		截缩率 35—64 岁	ICD-10
55—59	60—64	65—69	70—74	75—79	80—84	85+				0—64岁	0—74岁		
0.00	0.00	0.00	0.00	0.00	0.00	1.34	0.01	0.01	0.01	0.00	0.00	0.02	C00
0.51	0.85	0.88	1.40	1.19	3.53	2.68	0.25	0.13	0.18	0.01	0.02	0.28	C01—C02
0.77	0.85	0.88	2.52	2.78	1.41	6.69	0.29	0.15	0.22	0.01	0.03	0.23	C03—C06
0.00	0.68	0.22	0.28	0.00	0.71	0.00	0.07	0.04	0.06	0.00	0.01	0.11	C07—C08
0.00	0.00	0.00	0.28	0.00	0.00	0.00	0.02	0.01	0.02	0.00	0.00	0.03	C09
0.26	0.00	0.44	0.28	0.00	0.71	1.34	0.06	0.03	0.04	0.00	0.01	0.05	C10
3.33	4.23	3.73	6.15	5.95	2.82	8.03	1.25	0.72	0.95	0.06	0.11	1.86	C11
0.13	0.68	0.00	0.84	0.79	1.41	1.34	0.08	0.05	0.06	0.00	0.01	0.12	C12—C13
0.13	0.68	0.44	0.56	1.59	1.41	1.34	0.14	0.07	0.10	0.01	0.01	0.16	C14
43.20	75.21	114.33	176.16	230.81	274.57	327.75	25.20	13.06	18.50	0.73	2.18	20.03	C15
53.07	97.19	150.32	241.86	320.04	453.14	374.58	34.88	18.09	25.24	0.98	2.94	27.05	C16
0.77	1.35	2.63	5.03	7.14	9.88	14.72	0.73	0.36	0.53	0.02	0.05	0.47	C17
6.67	9.30	14.48	24.61	42.83	69.17	96.32	4.55	2.25	3.25	0.12	0.31	3.28	C18
9.36	13.52	17.12	34.95	51.95	77.64	103.01	6.11	3.12	4.39	0.19	0.45	5.40	C19—C20
0.13	0.51	1.32	0.84	0.40	3.53	2.68	0.21	0.11	0.16	0.01	0.02	0.19	C21
62.05	66.42	77.25	100.10	134.04	165.16	200.67	23.66	13.08	17.55	1.08	1.97	31.45	C22
3.20	4.73	10.75	10.63	31.33	52.94	57.52	2.76	1.31	1.92	0.06	0.16	1.67	C23—C24
12.18	18.76	32.48	45.58	66.63	98.11	99.00	7.43	3.82	5.38	0.21	0.60	5.86	C25
0.51	0.34	0.66	0.84	1.98	0.71	1.34	0.20	0.11	0.15	0.01	0.02	0.21	C30—C31
1.15	2.03	3.73	3.91	5.16	4.94	9.36	0.66	0.35	0.49	0.02	0.06	0.59	C32
61.79	95.83	151.42	225.09	328.76	429.15	401.33	35.37	18.35	25.62	1.05	2.93	29.19	C33—C34
0.77	1.35	1.10	2.24	1.59	1.41	2.68	0.35	0.20	0.26	0.02	0.03	0.43	C37—C38
3.33	3.55	5.93	6.99	15.86	16.94	9.36	1.58	0.91	1.16	0.06	0.12	1.46	C40—C41
0.00	0.68	0.66	0.28	1.59	1.41	8.03	0.20	0.10	0.16	0.01	0.01	0.17	C43
0.26	0.68	1.10	1.40	1.98	9.88	16.05	0.38	0.17	0.28	0.01	0.02	0.19	C44
0.38	0.17	0.00	0.00	0.00	0.00	1.34	0.04	0.02	0.03	0.00	0.00	0.09	C45
0.26	0.00	0.00	0.00	0.00	0.00	0.00	0.03	0.03	0.03	0.00	0.00	0.03	C46
0.13	0.17	0.66	0.84	1.59	1.41	1.34	0.17	0.11	0.13	0.01	0.01	0.14	C47;C49
11.28	8.96	9.00	12.02	15.86	16.94	33.44	3.87	2.17	2.87	0.20	0.31	6.14	C50
0.00	0.17	0.00	0.00	1.19	0.71	0.00	0.04	0.02	0.03	0.00	0.00	0.04	C51
0.00	0.00	0.00	0.00	0.40	2.12	0.00	0.03	0.01	0.01	0.00	0.00	0.00	C52
2.44	2.54	3.73	4.47	4.76	6.35	8.03	1.40	0.80	1.04	0.07	0.11	2.19	C53
1.54	1.35	2.19	3.08	4.36	7.76	9.36	0.68	0.35	0.49	0.02	0.05	0.74	C54
0.38	1.52	1.54	0.56	3.57	7.06	9.36	0.49	0.25	0.36	0.02	0.03	0.58	C55
3.72	4.56	6.58	4.19	6.74	9.88	9.36	1.44	0.84	1.10	0.07	0.12	1.86	C56
0.13	0.51	0.22	0.28	0.40	1.41	0.00	0.09	0.05	0.06	0.00	0.01	0.13	C57
0.00	0.00	0.00	0.00	0.00	0.00	0.00	0.01	0.01	0.01	0.00	0.00	0.00	C58
0.00	0.34	0.00	0.28	0.79	0.00	0.00	0.04	0.02	0.03	0.00	0.00	0.06	C60
0.90	1.18	3.95	8.39	22.21	40.23	76.25	1.73	0.71	1.19	0.01	0.07	0.32	C61
0.00	0.00	0.00	0.28	0.00	1.41	1.34	0.04	0.02	0.04	0.00	0.00	0.02	C62
0.00	0.00	0.00	0.00	0.00	0.00	0.00	0.00	0.00	0.00	0.00	0.00	0.00	C63
1.28	1.69	3.73	6.15	9.52	7.76	12.04	0.90	0.49	0.67	0.02	0.07	0.61	C64
0.00	0.34	0.00	0.84	0.79	0.00	1.34	0.07	0.04	0.06	0.00	0.01	0.08	C65
0.00	0.34	0.44	0.28	0.79	1.41	0.00	0.07	0.03	0.05	0.00	0.01	0.04	C66
2.69	4.06	5.49	11.18	21.42	36.00	72.24	2.09	0.96	1.51	0.04	0.12	1.08	C67
0.00	0.00	0.22	0.00	0.00	0.00	1.34	0.01	0.01	0.01	0.00	0.00	0.00	C68
0.00	0.00	0.22	0.56	0.00	0.71	0.00	0.04	0.05	0.06	0.00	0.01	0.00	C69
7.31	11.49	13.83	16.50	21.81	26.12	34.78	3.96	2.43	3.13	0.18	0.33	4.65	C70—C72
0.77	0.34	0.66	1.68	3.97	4.94	5.35	0.35	0.18	0.24	0.01	0.02	0.31	C73
0.13	0.17	0.44	0.40	0.00	0.00	1.34	0.06	0.04	0.05	0.00	0.00	0.06	C74
0.13	0.34	0.00	0.00	0.00	0.00	0.00	0.05	0.05	0.06	0.00	0.00	0.08	C75
0.38	0.34	0.44	0.56	0.00	0.00	1.34	0.12	0.09	0.11	0.01	0.01	0.14	C81
5.51	6.08	9.22	9.79	17.05	22.59	20.07	2.23	1.27	1.67	0.09	0.18	2.24	C82—C85;C96
0.00	0.00	0.00	0.28	0.00	0.00	1.34	0.01	0.01	0.01	0.00	0.00	0.00	C88
1.03	0.85	1.98	3.63	6.35	4.94	2.68	0.58	0.34	0.43	0.02	0.05	0.49	C90
0.90	2.03	1.76	1.68	3.97	7.76	2.68	0.69	0.51	0.59	0.03	0.05	0.74	C91
1.41	1.86	2.19	2.24	4.76	6.35	4.01	0.75	0.50	0.60	0.04	0.06	0.84	C92—C94
3.20	5.75	4.61	7.55	9.52	12.70	9.36	1.92	1.33	1.60	0.10	0.16	2.20	C95
10.26	17.58	20.41	27.40	43.23	65.64	81.60	5.69	3.01	4.20	0.21	0.44	5.69	O&U
319.72	474.10	685.33	1017.51	1459.80	1971.39	2147.13	176.14	93.38	129.16	5.82	14.34	162.08	ALL
319.46	473.42	684.23	1016.11	1457.82	1961.50	2131.08	175.76	93.21	128.89	5.82	14.32	161.89	ALLbC44

2010 年江苏省城市登记地区男性恶性肿瘤死亡主要指标(1/10 万)

部 位	病例数	构成(%)	0—	1—4	5—9	10—14	15—19	20—24	25—29	30—34	35—39	40—44	45—49	50—54
唇	2	0.01	0.00	0.00	0.00	0.00	0.00	0.00	0.00	0.00	0.00	0.00	0.18	0.00
舌	19	0.13	0.00	0.00	0.00	0.00	0.00	0.00	0.00	0.00	0.00	0.34	0.18	0.44
口	25	0.17	0.00	0.00	0.00	0.00	0.00	0.18	0.00	0.00	0.00	0.00	0.00	0.22
唾液腺	6	0.04	0.00	0.00	0.00	0.00	0.00	0.18	0.00	0.00	0.00	0.00	0.18	0.00
扁桃腺	3	0.02	0.00	0.00	0.00	0.00	0.00	0.00	0.00	0.00	0.00	0.17	0.00	0.22
其他的口咽	6	0.04	0.00	0.00	0.00	0.00	0.00	0.00	0.00	0.00	0.00	0.00	0.00	0.22
鼻咽	113	0.75	0.00	0.00	0.00	0.26	0.00	0.00	0.00	0.18	0.00	0.98	1.18	3.26
喉咽	7	0.05	0.00	0.00	0.00	0.00	0.00	0.00	0.00	0.00	0.00	0.17	0.00	0.00
咽,部位不明	12	0.08	0.00	0.00	0.00	0.00	0.00	0.00	0.00	0.00	0.00	0.00	0.00	0.65
食管	2228	14.72	0.00	0.00	0.00	0.00	0.00	0.18	0.00	0.16	0.98	3.54	9.53	29.82
胃	3296	21.77	0.00	0.00	0.00	0.00	0.00	0.18	0.98	2.60	5.90	14.39	34.39
小肠	58	0.38	0.00	0.00	0.00	0.00	0.00	0.18	0.00	0.16	0.17	0.54	0.22
结肠	343	2.27	0.00	0.00	0.00	0.00	0.00	0.18	0.16	0.49	1.01	1.80	3.70
直肠	482	3.18	0.00	0.00	0.00	0.00	0.21	0.00	0.18	1.14	1.30	1.86	4.32	9.14
肛门	15	0.10	0.00	0.00	0.00	0.00	0.00	0.00	0.00	0.00	0.00	0.17	0.36	0.22
肝脏	2305	15.22	0.00	0.00	0.00	0.00	0.21	0.00	1.23	3.59	11.72	25.81	37.60	61.16
胆囊及其他	119	0.79	0.00	0.00	0.00	0.00	0.00	0.00	0.00	0.16	0.34	0.72	0.87
胰腺	578	3.82	0.00	0.00	0.00	0.00	0.21	0.00	0.00	0.33	0.33	1.69	3.06	10.01
鼻,鼻窦及其他	19	0.13	0.00	0.00	0.00	0.00	0.00	0.00	0.00	0.00	0.00	0.51	0.36	0.00
喉	79	0.52	0.00	0.00	0.00	0.00	0.00	0.00	0.00	0.00	0.16	0.17	0.72	0.87
气管,支气管,肺	3390	22.39	0.00	0.00	0.00	0.00	0.00	0.18	0.18	0.65	2.93	7.08	15.11	39.61
其他的胸腔器官	22	0.15	0.00	0.00	0.00	0.00	0.00	0.00	0.00	0.16	0.16	0.00	0.18	0.44
骨	121	0.80	0.00	0.00	0.00	0.26	0.00	0.62	0.37	0.00	0.00	0.33	0.34	0.90	1.09
皮肤的黑色素瘤	12	0.08	0.00	0.00	0.00	0.00	0.00	0.00	0.00	0.00	0.33	0.00	0.18	0.22
其他的皮肤	27	0.18	0.00	0.00	0.00	0.00	0.00	0.00	0.00	0.00	0.00	0.00	0.34	0.00
间皮瘤	1	0.01	0.00	0.00	0.00	0.00	0.00	0.00	0.00	0.00	0.00	0.00	0.00	0.00
卡波氏肉瘤	4	0.03	0.00	0.00	0.00	0.00	0.22	0.00	0.18	0.00	0.00	0.00	0.00	0.00
周围神经,其他结缔组织	14	0.09	0.00	0.00	0.26	0.22	0.00	0.00	0.00	0.00	0.00	0.17	0.36	0.22
乳房	13	0.09	0.00	0.00	0.00	0.00	0.00	0.00	0.00	0.00	0.00	0.00	0.00	0.65
外阴	—	—	—	—	—	—	—	—	—	—	—	—	—	—
阴道	—	—	—	—	—	—	—	—	—	—	—	—	—	—
子宫颈	—	—	—	—	—	—	—	—	—	—	—	—	—	—
子宫体	—	—	—	—	—	—	—	—	—	—	—	—	—	—
子宫,部位不明	—	—	—	—	—	—	—	—	—	—	—	—	—	—
卵巢	—	—	—	—	—	—	—	—	—	—	—	—	—	—
其他的女性生殖器	—	—	—	—	—	—	—	—	—	—	—	—	—	—
胎盘	—	—	—	—	—	—	—	—	—	—	—	—	—	—
阴茎	6	0.04	0.00	0.00	0.00	0.00	0.00	0.00	0.00	0.00	0.00	0.17	0.00	0.00
前列腺	235	1.55	0.00	0.00	0.00	0.00	0.00	0.00	0.00	0.00	0.00	0.00	0.18	0.44
睾丸	5	0.03	0.00	0.00	0.00	0.00	0.00	0.00	0.00	0.00	0.00	0.00	0.00	0.22
其他的男性生殖器	0	0.00	0.00	0.00	0.00	0.00	0.00	0.00	0.00	0.00	0.00	0.00	0.00	0.00
肾	69	0.46	0.00	0.39	0.00	0.00	0.00	0.00	0.00	0.00	0.16	0.17	0.72	0.65
肾盂	6	0.04	0.00	0.00	0.00	0.00	0.00	0.00	0.00	0.00	0.00	0.00	0.00	0.00
输尿管	5	0.03	0.00	0.00	0.00	0.00	0.00	0.00	0.00	0.00	0.00	0.00	0.00	0.00
膀胱	209	1.38	0.00	0.00	0.00	0.00	0.00	0.00	0.00	0.16	0.16	0.17	0.36	0.87
其他的泌尿器官	1	0.01	0.00	0.00	0.00	0.00	0.00	0.00	0.00	0.00	0.00	0.00	0.00	0.00
眼	3	0.02	0.00	0.39	0.00	0.00	0.00	0.00	0.00	0.00	0.00	0.00	0.00	0.00
脑,神经系统	276	1.82	0.00	1.16	1.05	0.45	0.62	0.55	0.70	0.82	1.46	2.36	4.14	5.44
甲状腺	21	0.14	0.00	0.00	0.00	0.00	0.00	0.00	0.00	0.00	0.16	0.00	0.36	0.22
肾上腺	5	0.03	0.00	0.00	0.00	0.00	0.21	0.00	0.00	0.00	0.00	0.00	0.00	0.00
其他的内分泌腺	3	0.02	0.00	0.39	0.00	0.00	0.00	0.00	0.00	0.00	0.16	0.00	0.00	0.00
霍奇金病	9	0.06	0.00	0.39	0.00	0.00	0.00	0.18	0.00	0.00	0.00	0.17	0.00	0.00
非霍奇金淋巴瘤	187	1.24	0.00	0.00	0.26	0.45	0.21	0.92	0.18	0.00	0.33	1.35	1.44	2.18
免疫增生性疾病	2	0.01	0.00	0.00	0.00	0.00	0.00	0.00	0.00	0.00	0.00	0.00	0.00	0.00
多发性骨髓瘤	45	0.30	1.66	0.00	0.00	0.00	0.00	0.18	0.35	0.00	0.00	0.34	0.72	0.22
淋巴样白血病	48	0.32	1.66	0.00	0.00	0.22	0.62	0.55	0.00	0.00	0.49	0.00	0.54	0.22
髓样白血病	69	0.46	1.66	0.39	0.26	0.00	0.83	0.18	0.18	0.33	0.33	0.84	1.26	0.87
白血病,未特指	161	1.06	3.31	1.93	0.26	0.67	0.42	0.73	1.05	0.98	0.98	1.35	1.98	2.61
其他或未指明部位	457	3.02	0.00	0.39	0.00	0.22	0.21	0.00	0.00	0.49	1.30	2.36	4.14	7.18
所有部位合计	15141	100.00	8.28	5.40	2.63	2.47	4.37	4.96	4.90	10.12	27.99	60.21	108.48	218.73
所有部位除外 C44	15114	99.82	8.28	5.40	2.63	2.47	4.37	4.96	4.90	10.12	27.99	59.88	108.48	218.73

年龄组（岁）							粗率 (1/10⁵)	中标率 (1/10⁵)	世标率 (1/10⁵)	累积率（%）		截缩率 35—64 岁	ICD-10
55—59	60—64	65—69	70—74	75—79	80—84	85+	粗率 (1/10⁵)	中标率 (1/10⁵)	世标率 (1/10⁵)	0—64岁	0—74岁	35—64 岁	ICD-10
0.00	0.00	0.00	0.00	0.00	0.00	4.27	0.03	0.01	0.03	0.00	0.00	0.03	C00
0.50	0.67	1.33	1.78	0.90	5.48	0.00	0.28	0.16	0.21	0.01	0.03	0.32	C01—C02
1.51	1.33	0.44	4.14	3.60	1.83	0.00	0.36	0.22	0.28	0.02	0.04	0.40	C03—C06
0.00	0.33	0.44	0.59	0.00	1.83	0.00	0.09	0.06	0.07	0.00	0.01	0.08	C07—C08
0.00	0.00	0.00	0.59	0.00	0.00	0.00	0.04	0.03	0.03	0.00	0.01	0.07	C09
0.50	0.00	0.44	0.00	0.00	1.83	4.27	0.09	0.05	0.07	0.00	0.01	0.10	C10
4.27	5.99	4.43	8.29	8.10	3.65	8.53	1.65	0.99	1.30	0.09	0.15	2.65	C11
0.25	1.00	0.00	1.18	0.00	0.00	0.00	0.10	0.06	0.08	0.01	0.01	0.19	C12—C13
0.25	0.67	0.44	1.18	1.80	1.83	0.00	0.17	0.10	0.13	0.01	0.02	0.22	C14
64.35	106.49	151.82	242.72	304.33	374.42	584.50	32.48	18.39	26.44	1.08	3.05	29.57	C15
77.92	143.76	235.47	366.44	497.02	719.61	682.62	48.05	27.15	38.42	1.40	4.41	38.58	C16
0.75	1.66	2.21	8.29	8.10	16.44	25.60	0.85	0.46	0.70	0.02	0.07	0.52	C17
7.54	11.98	16.82	31.97	53.12	98.63	140.79	5.00	2.74	4.07	0.14	0.38	3.75	C18
10.05	13.98	18.59	44.40	78.33	122.37	149.32	7.03	3.92	5.56	0.21	0.53	6.02	C19—C20
0.00	1.00	1.77	0.00	0.00	5.48	4.27	0.22	0.12	0.18	0.01	0.02	0.27	C21
98.03	95.51	104.01	141.49	184.58	222.82	349.84	33.60	19.52	26.30	1.67	2.90	49.38	C22
3.27	2.33	7.08	10.06	18.01	45.66	42.66	1.73	0.94	1.38	0.04	0.12	1.10	C23—C24
15.58	24.63	39.39	56.24	72.93	122.37	136.52	8.43	4.78	6.78	0.28	0.76	7.78	C25
1.01	0.33	0.89	0.59	2.70	1.83	4.27	0.28	0.16	0.22	0.01	0.02	0.34	C30—C31
2.01	3.99	5.75	7.10	10.80	9.13	29.86	1.15	0.65	0.96	0.04	0.10	1.12	C32
87.48	138.43	227.51	364.67	533.03	730.57	733.82	49.42	27.84	39.36	1.46	4.42	40.40	C33—C34
0.50	1.33	1.33	2.96	0.90	1.83	4.27	0.32	0.19	0.26	0.01	0.04	0.37	C37—C38
4.02	3.33	7.08	10.06	23.41	21.92	17.07	1.76	1.08	1.40	0.06	0.14	1.43	C40—C41
0.00	0.67	0.44	0.00	2.70	0.00	8.53	0.17	0.10	0.15	0.01	0.01	0.22	C43
0.00	1.33	0.00	2.96	2.70	14.61	21.33	0.39	0.20	0.34	0.01	0.02	0.24	C44
0.25	0.00	0.00	0.00	0.00	0.00	0.00	0.01	0.01	0.01	0.00	0.00	0.03	C45
0.50	0.00	0.00	0.00	0.00	0.00	0.00	0.06	0.06	0.05	0.00	0.00	0.06	C46
0.00	0.00	1.33	1.18	2.70	0.00	0.00	0.20	0.16	0.18	0.01	0.02	0.14	C47；C49
0.25	0.00	0.89	1.78	0.90	1.83	8.53	0.19	0.10	0.17	0.00	0.02	0.14	C50
—	—	—	—	—	—	—	—	—	—	—	—	—	C51
—	—	—	—	—	—	—	—	—	—	—	—	—	C52
—	—	—	—	—	—	—	—	—	—	—	—	—	C53
—	—	—	—	—	—	—	—	—	—	—	—	—	C54
—	—	—	—	—	—	—	—	—	—	—	—	—	C55
—	—	—	—	—	—	—	—	—	—	—	—	—	C56
—	—	—	—	—	—	—	—	—	—	—	—	—	C57
—	—	—	—	—	—	—	—	—	—	—	—	—	C58
0.00	0.67	0.00	0.59	1.80	0.00	0.00	0.09	0.05	0.07	0.00	0.01	0.12	C60
1.76	2.33	7.97	17.76	50.42	104.11	243.18	3.43	1.68	3.03	0.02	0.15	0.63	C61
0.00	0.00	0.00	0.59	0.00	3.65	4.27	0.07	0.04	0.06	0.00	0.00	0.04	C62
0.00	0.00	0.00	0.00	0.00	0.00	0.00	0.00	0.00	0.00	0.00	0.00	0.00	C63
1.01	2.99	3.98	7.70	9.90	10.96	29.86	1.01	0.58	0.87	0.03	0.09	0.82	C64
0.00	0.33	0.00	1.78	1.80	0.00	0.00	0.09	0.05	0.07	0.00	0.01	0.04	C65
0.00	0.67	0.44	0.00	0.90	1.83	0.00	0.07	0.04	0.06	0.00	0.01	0.09	C66
3.77	6.99	8.41	16.58	36.92	67.58	166.39	3.05	1.58	2.65	0.06	0.19	1.66	C67
0.00	0.00	0.44	0.00	0.00	0.00	0.00	0.01	0.01	0.01	0.00	0.00	0.00	C68
0.00	0.00	0.00	0.59	0.00	1.83	0.00	0.04	0.04	0.06	0.00	0.00	0.00	C69
7.54	13.64	14.61	18.35	21.61	25.57	34.13	4.02	2.63	3.38	0.20	0.36	5.15	C70—C72
0.75	0.33	0.44	2.96	3.60	3.65	4.27	0.31	0.17	0.23	0.01	0.03	0.28	C73
0.00	0.33	0.89	0.00	0.00	0.00	4.27	0.07	0.06	0.08	0.00	0.01	0.04	C74
0.00	0.33	0.00	0.00	1.80	0.00	0.00	0.04	0.05	0.06	0.00	0.00	0.04	C75
0.00	0.67	0.89	0.59	0.00	0.00	4.27	0.13	0.10	0.15	0.01	0.01	0.12	C81
7.79	7.99	10.62	11.84	25.21	27.40	29.86	2.73	1.67	2.19	0.12	0.23	2.99	C82—C85；C96
0.00	0.00	0.00	0.59	0.00	0.00	4.27	0.03	0.01	0.03	0.00	0.00	0.00	C88
1.01	1.00	3.54	4.14	6.30	5.48	8.53	0.66	0.42	0.56	0.02	0.06	0.50	C90
1.26	2.33	2.66	1.78	4.50	9.13	8.53	0.70	0.51	0.62	0.03	0.05	0.70	C91
1.26	1.66	3.54	2.37	7.20	14.61	8.53	1.01	0.73	0.87	0.04	0.07	0.99	C92—C94
3.77	6.32	7.08	10.06	11.71	20.09	17.07	2.35	1.71	2.10	0.12	0.20	2.56	C95
13.57	21.96	24.34	34.34	57.62	82.19	132.26	6.66	3.82	5.42	0.26	0.55	7.25	O&U
424.31	631.27	919.76	1443.27	2050.19	2904.00	3660.57	220.72	126.20	177.74	7.53	19.35	209.55	ALL
424.31	629.94	919.76	1440.31	2047.49	2889.39	3639.23	220.33	126.00	177.40	7.52	19.32	209.31	ALLbC44

2010 年江苏省城市登记地区女性恶性肿瘤死亡主要指标(1/10 万)

部 位	病例数	构成(%)	年龄组(岁)											
			0—	1—4	5—9	10—14	15—19	20—24	25—29	30—34	35—39	40—44	45—49	50—54
唇	0	0.00	0.00	0.00	0.00	0.00	0.00	0.00	0.00	0.00	0.00	0.00	0.00	0.00
舌	15	0.17	0.00	0.00	0.00	0.00	0.00	0.00	0.00	0.00	0.00	0.00	0.00	0.23
口	15	0.17	0.00	0.00	0.00	0.00	0.00	0.00	0.00	0.00	0.00	0.00	0.00	0.00
唾液腺	3	0.03	0.00	0.00	0.00	0.00	0.00	0.00	0.00	0.00	0.00	0.00	0.00	0.00
扁桃腺	0	0.00	0.00	0.00	0.00	0.00	0.00	0.00	0.00	0.00	0.00	0.00	0.00	0.00
其他的口咽	2	0.02	0.00	0.00	0.00	0.00	0.00	0.00	0.00	0.00	0.00	0.00	0.00	0.00
鼻咽	56	0.64	0.00	0.00	0.00	0.00	0.00	0.00	0.17	0.00	0.00	0.70	0.94	0.68
喉咽	4	0.05	0.00	0.00	0.00	0.00	0.00	0.00	0.00	0.00	0.00	0.00	0.00	0.00
咽,部位不明	7	0.08	0.00	0.00	0.00	0.00	0.00	0.00	0.00	0.00	0.00	0.00	0.00	0.00
食管	1192	13.60	0.00	0.00	0.00	0.00	0.00	0.00	0.00	0.16	0.34	0.52	3.19	6.62
胃	1438	16.41	0.00	0.00	0.00	0.00	0.00	0.56	1.21	1.81	3.36	6.44	6.57	12.79
小肠	41	0.47	0.00	0.00	0.00	0.00	0.00	0.00	0.00	0.00	0.00	0.00	0.19	0.91
结肠	275	3.14	0.00	0.00	0.00	0.00	0.00	0.00	0.35	0.66	1.18	1.04	2.44	1.83
直肠	347	3.96	0.00	0.00	0.00	0.00	0.00	0.00	0.17	0.82	1.34	2.09	2.81	4.57
肛门	13	0.15	0.00	0.00	0.00	0.00	0.00	0.00	0.17	0.00	0.00	0.00	0.19	0.23
肝脏	906	10.34	1.90	0.46	0.30	0.00	0.21	0.38	0.52	1.48	2.18	5.22	7.88	12.33
胆囊及其他	255	2.91	0.00	0.00	0.00	0.00	0.00	0.00	0.00	0.00	0.50	0.70	1.69	2.28
胰腺	430	4.91	0.00	0.00	0.00	0.00	0.00	0.00	0.00	0.16	0.34	0.70	1.88	3.42
鼻,鼻窦及其他	8	0.09	0.00	0.00	0.00	0.00	0.00	0.17	0.00	0.00	0.00	0.00	0.19	0.00
喉	10	0.11	0.00	0.00	0.00	0.00	0.00	0.00	0.00	0.00	0.00	0.00	0.00	0.00
气管,支气管,肺	1410	16.09	0.00	0.00	0.00	0.00	0.00	0.19	0.52	0.82	2.01	7.49	9.19	16.90
其他的胸腔器官	25	0.29	0.00	0.00	0.00	0.00	0.00	0.35	0.00	0.00	0.34	0.35	0.19	0.00
骨	93	1.06	0.00	0.00	0.30	0.24	0.00	0.19	0.00	0.33	0.67	0.52	1.50	0.91
皮肤的黑色素瘤	15	0.17	0.00	0.00	0.00	0.00	0.00	0.35	0.00	0.00	0.00	0.00	0.00	0.23
其他的皮肤	25	0.29	0.00	0.00	0.00	0.00	0.00	0.00	0.17	0.00	0.17	0.17	0.00	0.00
间皮瘤	5	0.06	0.00	0.00	0.00	0.00	0.00	0.00	0.00	0.00	0.00	0.00	0.19	0.00
卡波氏肉瘤	0	0.00	0.00	0.00	0.00	0.00	0.00	0.00	0.00	0.00	0.00	0.00	0.00	0.00
周围神经,其他结缔组织	9	0.10	0.00	0.00	0.00	0.00	0.00	0.00	0.00	0.00	0.00	0.17	0.00	0.00
乳房	512	5.84	0.00	0.00	0.00	0.00	0.00	0.19	0.17	1.15	3.02	6.79	10.50	19.64
外阴	6	0.07	0.00	0.00	0.00	0.00	0.00	0.00	0.00	0.00	0.00	0.00	0.19	0.00
阴道	4	0.05	0.00	0.00	0.00	0.00	0.00	0.00	0.00	0.00	0.00	0.00	0.00	0.00
子宫颈	190	2.17	0.00	0.00	0.00	0.00	0.00	0.00	0.35	0.82	1.34	4.00	6.00	5.94
子宫体	92	1.05	0.00	0.00	0.00	0.00	0.00	0.00	0.00	0.16	0.00	0.87	1.88	1.37
子宫,部位不明	67	0.76	0.00	0.00	0.00	0.00	0.00	0.00	0.00	0.16	0.34	0.70	0.75	2.05
卵巢	196	2.24	0.00	0.00	0.00	0.00	0.21	0.38	0.86	0.66	0.67	0.87	3.94	3.42
其他的女性生殖器	12	0.14	0.00	0.00	0.00	0.00	0.00	0.00	0.00	0.00	0.00	0.17	0.00	0.23
胎盘	1	0.01	0.00	0.00	0.00	0.00	0.00	0.17	0.00	0.00	0.00	0.00	0.00	0.00
阴茎	—	—	—	—	—	—	—	—	—	—	—	—	—	—
前列腺	—	—	—	—	—	—	—	—	—	—	—	—	—	—
睾丸	—	—	—	—	—	—	—	—	—	—	—	—	—	—
其他的男性生殖器	—	—	—	—	—	—	—	—	—	—	—	—	—	—
肾	53	0.60	0.00	0.00	0.00	0.00	0.00	0.19	0.00	0.66	0.17	0.00	0.00	0.68
肾盂	4	0.05	0.00	0.00	0.00	0.00	0.00	0.00	0.00	0.00	0.17	0.17	0.00	0.00
输尿管	4	0.05	0.00	0.00	0.00	0.00	0.00	0.00	0.00	0.00	0.00	0.00	0.00	0.00
膀胱	75	0.86	0.00	0.46	0.00	0.00	0.00	0.00	0.00	0.16	0.00	0.17	0.56	0.00
其他的泌尿器官	1	0.01	0.00	0.00	0.00	0.00	0.00	0.00	0.00	0.00	0.00	0.00	0.00	0.00
眼	3	0.03	0.00	0.46	0.00	0.00	0.00	0.00	0.00	0.00	0.00	0.00	0.00	0.00
脑,神经系统	261	2.98	0.00	0.91	0.91	0.24	0.43	0.75	0.17	1.15	1.34	1.92	3.38	4.57
甲状腺	27	0.31	0.00	0.00	0.00	0.00	0.00	0.00	0.00	0.00	0.34	0.52	0.19	0.00
肾上腺	3	0.03	0.00	0.00	0.00	0.00	0.00	0.00	0.00	0.00	0.00	0.00	0.00	0.23
其他的内分泌腺	4	0.05	0.00	0.00	0.30	0.00	0.00	0.00	0.00	0.00	0.00	0.17	0.00	0.00
霍奇金病	7	0.08	0.00	0.00	0.00	0.00	0.21	0.00	0.00	0.00	0.34	0.00	0.00	0.00
非霍奇金淋巴瘤	116	1.32	0.00	0.00	0.00	0.24	0.00	0.19	0.17	0.16	0.17	0.87	0.75	1.14
免疫增生性疾病	0	0.00	0.00	0.00	0.00	0.00	0.00	0.00	0.00	0.00	0.00	0.00	0.00	0.00
多发性骨髓瘤	34	0.39	0.00	0.00	0.00	0.00	0.00	0.00	0.00	0.16	0.00	0.17	0.38	0.91
淋巴样白血病	46	0.52	0.00	0.00	0.91	0.00	0.97	0.19	0.17	0.16	0.50	0.35	0.56	1.37
髓样白血病	33	0.38	0.00	0.00	0.00	0.00	0.00	0.00	0.17	0.33	0.17	0.17	0.56	0.23
白血病,未特指	99	1.13	0.00	0.00	0.60	0.48	0.21	0.75	0.17	0.66	1.18	0.87	0.75	1.83
其他或未指明部位	315	3.59	0.00	0.00	0.00	0.00	0.21	0.19	0.35	0.66	0.67	0.87	2.25	4.79
所有部位合计	8764	100.00	1.90	3.19	2.42	2.17	1.50	4.13	6.92	13.35	23.00	45.61	72.03	112.33
所有部位除外 C44	8739	99.71	1.90	3.19	2.42	2.17	1.50	4.13	6.75	13.35	22.83	45.44	72.03	112.33

55—59	60—64	65—69	70—74	75—79	80—84	85+	粗率 (1/10⁵)	中标率 (1/10⁵)	世标率 (1/10⁵)	累积率(%) 0—64岁	0—74岁	截缩率 35—64岁	ICD-10
0.00	0.00	0.00	0.00	0.00	0.00	0.00	0.00	0.00	0.00	0.00	0.00	0.00	C00
0.52	1.03	0.44	1.06	1.42	2.30	3.90	0.22	0.10	0.15	0.01	0.02	0.24	C01-C02
0.00	0.34	1.31	1.06	2.13	1.15	9.74	0.22	0.09	0.15	0.00	0.01	0.04	C03-C06
0.00	1.03	0.00	0.00	0.00	0.00	0.00	0.04	0.03	0.04	0.01	0.01	0.13	C07-C08
0.00	0.00	0.44	0.53	0.00	0.00	0.00	0.03	0.02	0.02	0.00	0.00	0.00	C09
2.35	2.40	3.05	4.24	4.25	2.30	7.80	0.83	0.45	0.61	0.04	0.07	1.04	C11
0.00	0.34	0.00	0.53	1.42	0.00	0.00	0.06	0.03	0.04	0.00	0.00	0.04	C12-C13
0.00	0.69	0.44	0.00	1.42	1.15	1.95	0.10	0.05	0.07	0.00	0.01	0.09	C14
21.19	42.93	77.47	116.58	172.93	211.68	210.48	17.76	8.20	11.64	0.37	1.35	10.13	C15
27.21	49.12	66.59	130.35	180.73	285.30	233.86	21.42	10.03	13.93	0.55	1.53	15.08	C16
0.78	1.03	3.05	2.12	6.38	5.75	9.74	0.61	0.28	0.40	0.01	0.04	0.42	C17
5.76	6.53	12.19	18.02	34.73	50.62	76.01	4.10	1.85	2.64	0.10	0.25	2.78	C18
8.63	13.05	15.67	26.49	31.18	49.47	81.85	5.17	2.48	3.50	0.17	0.38	4.74	C19-C20
0.26	0.00	0.87	1.59	0.71	2.30	1.95	0.19	0.10	0.13	0.00	0.02	0.11	C21
24.59	36.41	50.92	63.06	94.26	128.85	132.52	13.50	6.81	9.31	0.46	1.03	12.82	C22
3.14	7.21	14.36	11.13	41.82	57.52	64.31	3.80	1.65	2.38	0.08	0.21	2.26	C23-C24
8.63	12.71	25.68	36.03	61.66	82.83	81.85	6.41	2.92	4.14	0.14	0.45	3.87	C25
0.00	0.34	0.44	1.06	1.42	0.00	0.00	0.12	0.07	0.09	0.00	0.01	0.08	C30-C31
0.26	0.00	1.74	1.06	0.71	2.30	0.00	0.15	0.08	0.10	0.00	0.02	0.03	C32
35.06	51.86	76.60	100.15	167.97	239.29	249.45	21.01	10.00	13.97	0.62	1.50	17.56	C33-C34
1.05	1.37	0.87	1.59	2.13	1.15	1.95	0.37	0.21	0.27	0.02	0.03	0.48	C37-C38
2.62	3.78	4.79	4.24	9.92	13.81	5.85	1.39	0.77	0.98	0.06	0.10	1.49	C40-C41
0.00	0.69	0.87	0.53	0.71	2.30	7.80	0.22	0.11	0.16	0.01	0.01	0.13	C43
0.52	0.00	2.18	0.00	1.42	6.90	13.64	0.37	0.15	0.24	0.01	0.02	0.13	C44
0.52	0.34	0.00	0.00	0.00	0.00	1.95	0.07	0.04	0.06	0.01	0.01	0.15	C45
0.00	0.00	0.00	0.00	0.00	0.00	0.00	0.00	0.00	0.00	0.00	0.00	0.00	C46
0.26	0.34	0.00	0.53	0.71	2.30	1.95	0.13	0.06	0.08	0.00	0.01	0.15	C47;C49
22.76	18.20	16.97	21.20	27.64	26.46	44.82	7.63	4.22	5.50	0.41	0.60	12.38	C50
0.00	0.34	0.00	0.00	2.13	1.15	0.00	0.09	0.04	0.05	0.00	0.00	0.08	C51
0.00	0.00	0.00	0.00	0.71	3.45	0.00	0.06	0.02	0.02	0.00	0.00	0.00	C52
4.97	5.15	7.40	8.48	8.50	10.35	11.69	2.83	1.59	2.05	0.14	0.22	4.46	C53
3.14	2.75	4.35	5.83	7.80	12.65	13.64	1.37	0.69	0.94	0.05	0.10	1.51	C54
0.78	3.09	3.05	1.06	6.38	11.50	13.64	1.00	0.49	0.68	0.04	0.06	1.18	C55
7.59	9.27	13.06	7.95	12.05	16.11	13.64	2.92	1.67	2.15	0.14	0.24	3.79	C56
0.26	1.03	0.44	0.53	0.71	2.30	0.00	0.18	0.09	0.13	0.01	0.01	0.27	C57
0.00	0.00	0.00	0.00	0.00	0.00	0.00	0.01	0.02	0.01	0.00	0.00	0.00	C58
—	—	—	—	—	—	—	—	—	—	—	—	—	C60
—	—	—	—	—	—	—	—	—	—	—	—	—	C61
—	—	—	—	—	—	—	—	—	—	—	—	—	C62
—	—	—	—	—	—	—	—	—	—	—	—	—	C63
1.57	0.34	3.48	4.77	9.21	5.75	3.90	0.79	0.41	0.52	0.02	0.06	0.39	C64
0.00	0.34	0.00	0.00	0.00	0.00	1.95	0.06	0.03	0.04	0.00	0.00	0.11	C65
0.00	0.00	0.44	0.53	0.71	1.15	0.00	0.06	0.03	0.04	0.00	0.00	0.00	C66
1.57	1.03	2.61	6.36	9.21	16.11	29.23	1.12	0.48	0.73	0.02	0.06	0.48	C67
0.00	0.00	0.00	0.00	0.00	0.00	1.95	0.01	0.00	0.01	0.00	0.00	0.00	C68
0.00	0.00	0.44	0.53	0.00	0.00	0.00	0.04	0.05	0.07	0.00	0.01	0.00	C69
7.06	9.27	13.06	14.84	21.97	26.46	35.08	3.89	2.23	2.88	0.16	0.30	4.13	C70-C72
0.78	0.34	0.87	0.53	4.25	5.75	5.85	0.40	0.18	0.25	0.01	0.02	0.35	C73
0.26	0.00	0.00	0.00	0.71	0.00	0.00	0.04	0.02	0.03	0.00	0.00	0.07	C74
0.26	0.34	0.00	0.00	0.00	0.00	1.95	0.06	0.06	0.06	0.01	0.01	0.11	C75
0.78	0.00	0.00	0.53	0.00	0.00	0.00	0.10	0.08	0.08	0.01	0.01	0.17	C81
3.14	4.12	7.83	7.95	10.63	19.56	15.59	1.73	0.89	1.19	0.05	0.13	1.47	C82-C85;C96
0.00	0.00	0.00	0.00	0.00	5.75	9.74	0.00	0.00	0.00	0.00	0.00	0.00	C88
1.05	0.69	0.44	3.18	6.38	4.60	0.00	0.51	0.26	0.32	0.02	0.03	0.48	C90
0.52	1.72	0.87	1.59	3.54	6.90	0.00	0.69	0.52	0.58	0.04	0.05	0.78	C91
1.57	2.06	0.87	2.12	2.83	1.15	1.95	0.49	0.28	0.36	0.03	0.04	0.68	C92-C94
2.62	5.15	2.18	5.30	7.80	8.05	5.85	1.48	0.95	1.13	0.08	0.11	1.84	C95
6.80	13.05	16.54	21.20	31.89	55.22	58.47	4.69	2.29	3.17	0.15	0.34	4.07	O&U
210.87	311.87	454.82	636.41	995.08	1383.95	1455.80	130.58	64.15	88.10	4.05	9.50	112.79	ALL
210.34	311.87	452.64	636.41	993.66	1377.05	1442.16	130.20	64.00	87.86	4.04	9.49	112.66	ALLbC44

2010 年江苏省农村登记地区男女合计恶性肿瘤死亡主要指标(1/10 万)

部　位	病例数	构成(%)	年龄组（岁）											
			0—	1—4	5—9	10—14	15—19	20—24	25—29	30—34	35—39	40—44	45—49	50—54
唇	13	0.05	0.00	0.00	0.00	0.00	0.00	0.00	0.00	0.00	0.00	0.00	0.00	0.00
舌	42	0.15	0.00	0.00	0.00	0.00	0.00	0.09	0.00	0.10	0.08	0.07	0.08	0.45
口	67	0.23	0.00	0.00	0.00	0.00	0.00	0.00	0.00	0.19	0.00	0.07	0.32	0.90
唾液腺	14	0.05	0.00	0.00	0.00	0.00	0.00	0.00	0.10	0.00	0.00	0.00	0.16	0.00
扁桃腺	3	0.01	0.00	0.00	0.00	0.00	0.00	0.00	0.00	0.00	0.00	0.00	0.00	0.00
其他的口咽	10	0.03	0.00	0.00	0.00	0.00	0.00	0.00	0.00	0.00	0.00	0.00	0.00	0.00
鼻咽	172	0.60	0.00	0.00	0.00	0.00	0.09	0.27	0.21	0.19	0.24	0.76	0.96	0.99
喉咽	7	0.02	0.00	0.00	0.00	0.00	0.00	0.00	0.00	0.00	0.00	0.00	0.00	0.00
咽,部位不明	17	0.06	0.00	0.00	0.00	0.00	0.00	0.00	0.00	0.00	0.00	0.00	0.08	0.09
食管	5518	19.27	0.00	0.00	0.00	0.00	0.09	0.09	0.21	0.19	0.48	2.54	5.69	20.34
胃	4729	16.52	0.00	0.00	0.00	0.00	0.19	0.64	1.54	1.71	2.08	5.36	9.53	18.36
小肠	55	0.19	0.00	0.00	0.00	0.00	0.00	0.00	0.00	0.08	0.07	0.32	0.63
结肠	453	1.58	0.00	0.17	0.00	0.00	0.09	0.09	0.00	0.38	0.72	1.51	1.28	2.70
直肠	907	3.17	0.00	0.00	0.00	0.00	0.00	0.10	0.29	0.72	1.37	3.12	4.23
肛门	15	0.05	0.00	0.00	0.00	0.00	0.00	0.00	0.10	0.00	0.00	0.00	0.00
肝脏	5017	17.52	0.00	0.17	0.27	0.25	0.28	0.46	1.95	4.09	11.87	29.14	40.94	58.23
胆囊及其他	329	1.15	0.00	0.00	0.00	0.00	0.00	0.10	0.10	0.40	0.69	1.04	1.89
胰腺	954	3.33	0.00	0.00	0.00	0.00	0.00	0.21	0.29	0.48	1.10	2.64	5.04
鼻,鼻窦及其他	28	0.10	0.00	0.00	0.00	0.00	0.00	0.00	0.00	0.00	0.00	0.00	0.36
喉	97	0.34	0.00	0.00	0.00	0.00	0.00	0.00	0.00	0.00	0.00	0.00	0.08	0.72
气管,支气管,肺	5814	20.31	0.00	0.00	0.00	0.12	0.09	0.36	0.62	1.52	3.37	9.42	13.94	30.87
其他的胸腔器官	40	0.14	0.00	0.00	0.00	0.00	0.00	0.10	0.00	0.00	0.21	0.32	0.63
骨	312	1.09	0.00	0.00	0.14	0.37	0.28	0.18	0.10	0.38	0.32	0.76	0.48	1.80
皮肤的黑色素瘤	26	0.09	0.00	0.00	0.00	0.00	0.00	0.00	0.00	0.00	0.07	0.16	0.09
其他的皮肤	108	0.38	0.00	0.00	0.00	0.00	0.00	0.00	0.21	0.00	0.00	0.21	0.08	0.09
间皮瘤	6	0.02	0.00	0.00	0.00	0.00	0.00	0.00	0.10	0.10	0.00	0.00	0.00
卡波氏肉瘤	1	0.00	0.00	0.00	0.00	0.00	0.00	0.00	0.00	0.00	0.00	0.00	0.00
周围神经,其他结缔组织	21	0.07	0.00	0.00	0.00	0.00	0.00	0.00	0.00	0.00	0.08	0.07	0.09
乳房	540	1.89	0.00	0.00	0.00	0.00	0.00	0.09	0.51	0.57	1.76	3.57	5.29	5.85
外阴	1	0.00	0.00	0.00	0.00	0.00	0.00	0.00	0.00	0.00	0.00	0.00	0.00
阴道	2	0.01	0.00	0.00	0.00	0.00	0.00	0.00	0.00	0.00	0.00	0.00	0.00
子宫颈	255	0.89	0.00	0.00	0.00	0.00	0.00	0.10	0.76	0.96	1.31	2.08	2.61
子宫体	100	0.35	0.00	0.00	0.00	0.00	0.00	0.21	0.10	0.24	0.48	0.56	1.17
子宫,部位不明	107	0.37	0.00	0.00	0.00	0.00	0.00	0.21	0.00	0.24	0.55	0.56	0.81
卵巢	132	0.46	0.00	0.00	0.00	0.00	0.18	0.31	0.29	0.40	0.34	1.12	1.26
其他的女性生殖器	5	0.02	0.00	0.00	0.00	0.00	0.00	0.00	0.00	0.00	0.00	0.00	0.09
胎盘	0	0.00	0.00	0.00	0.00	0.00	0.00	0.00	0.00	0.00	0.00	0.00	0.00
阴茎	8	0.03	0.00	0.00	0.00	0.00	0.00	0.00	0.00	0.00	0.07	0.00	0.09
前列腺	179	0.63	0.00	0.00	0.00	0.00	0.00	0.00	0.00	0.00	0.00	0.00	0.36
睾丸	7	0.02	0.00	0.00	0.00	0.00	0.00	0.00	0.10	0.16	0.00	0.00	0.00
其他的男性生殖器	4	0.01	0.00	0.00	0.00	0.00	0.00	0.00	0.00	0.00	0.00	0.00	0.00
肾	123	0.43	0.00	0.68	0.27	0.00	0.00	0.18	0.00	0.00	0.24	0.48	0.64	0.81
肾盂	7	0.02	0.00	0.00	0.00	0.00	0.00	0.00	0.00	0.00	0.00	0.00	0.00
输尿管	4	0.01	0.00	0.00	0.00	0.00	0.00	0.00	0.00	0.00	0.00	0.00	0.00
膀胱	282	0.99	0.00	0.00	0.00	0.00	0.00	0.00	0.10	0.10	0.08	0.07	0.40	0.63
其他的泌尿器官	2	0.01	0.00	0.00	0.00	0.00	0.00	0.00	0.00	0.00	0.00	0.00	0.00
眼	7	0.02	0.00	0.34	0.00	0.00	0.00	0.00	0.00	0.00	0.00	0.00	0.09
脑,神经系统	660	2.31	0.68	0.68	0.55	0.37	0.47	0.91	0.72	0.86	1.52	2.89	3.61	5.40
甲状腺	32	0.11	0.00	0.00	0.00	0.00	0.00	0.00	0.10	0.00	0.07	0.00	0.09
肾上腺	9	0.03	0.00	0.00	0.00	0.00	0.00	0.00	0.00	0.00	0.00	0.00	0.09
其他的内分泌腺	10	0.03	0.00	0.17	0.00	0.00	0.19	0.00	0.00	0.00	0.14	0.08	0.00
霍奇金病	7	0.02	0.00	0.00	0.00	0.00	0.00	0.00	0.00	0.00	0.07	0.00	0.00
非霍奇金淋巴瘤	371	1.30	0.00	0.34	0.27	0.37	0.47	0.36	0.31	0.76	0.56	1.24	1.60	1.98
免疫增生性疾病	1	0.00	0.00	0.00	0.00	0.00	0.00	0.00	0.00	0.00	0.00	0.00	0.00
多发性骨髓瘤	72	0.25	0.00	0.00	0.14	0.00	0.00	0.00	0.10	0.10	0.00	0.40	0.09
淋巴样白血病	81	0.28	0.00	0.34	0.41	0.25	0.19	0.36	0.00	0.10	0.48	0.62	0.08	0.36
髓样白血病	107	0.37	0.00	0.00	0.00	0.25	0.28	0.55	0.41	0.10	0.48	0.41	0.64	0.36
白血病,未特指	390	1.36	0.68	0.85	0.82	0.74	0.95	1.64	1.34	1.71	0.96	1.37	2.48	3.15
其他或未指明部位	348	1.22	0.00	0.00	0.14	0.00	0.09	0.09	0.27	0.21	0.48	0.40	0.69	1.68	1.89
所有部位合计	28628	100.00	1.36	3.74	3.00	2.72	3.88	7.02	10.08	15.80	29.50	67.78	102.48	175.68
所有部位除外 C44	28520	99.62	1.36	3.74	3.00	2.72	3.88	7.02	9.88	15.80	29.50	67.57	102.40	175.59

55—59	60—64	65—69	70—74	75—79	80—84	85+	粗率(1/10⁵)	中标率(1/10⁵)	世标率(1/10⁵)	0—64岁	0—74岁	35—64岁	ICD-10
					年龄组(岁)		粗率	中标率	世标率	累积率(%)		截缩率	ICD-10

55—59	60—64	65—69	70—74	75—79	80—84	85+	粗率 $(1/10^5)$	中标率 $(1/10^5)$	世标率 $(1/10^5)$	0—64岁	0—74岁	35—64岁	ICD-10
0.00	0.00	0.16	0.99	0.84	0.95	1.67	0.09	0.03	0.05	0.00	0.01	0.00	C00
0.48	0.52	1.31	1.18	1.11	1.42	1.67	0.28	0.14	0.18	0.01	0.02	0.25	C01-C02
1.07	0.26	1.31	2.37	1.67	3.79	1.67	0.44	0.21	0.27	0.01	0.03	0.41	C03-C06
0.10	0.00	0.16	0.59	1.11	0.47	0.83	0.09	0.04	0.06	0.00	0.01	0.04	C07-C08
0.00	0.00	0.16	0.20	0.00	0.47	0.00	0.02	0.01	0.01	0.00	0.00	0.00	C09
0.10	0.13	0.16	0.59	0.84	0.47	0.00	0.07	0.03	0.04	0.00	0.00	0.03	C10
2.42	2.48	3.60	5.13	5.29	4.26	5.84	1.14	0.57	0.74	0.04	0.09	1.17	C11
0.00	0.13	0.16	0.39	0.84	0.00	0.00	0.05	0.02	0.03	0.00	0.00	0.02	C12-C13
0.10	0.13	0.49	0.39	0.84	1.42	1.67	0.11	0.04	0.06	0.00	0.01	0.06	C14
47.81	91.39	134.64	198.74	280.06	341.89	350.25	36.49	15.20	21.43	0.84	2.51	22.93	C15
41.02	69.62	111.08	157.30	260.58	277.01	255.19	31.27	13.37	18.40	0.75	2.09	20.52	C16
0.58	0.52	1.31	1.78	1.67	2.37	3.34	0.36	0.16	0.22	0.01	0.03	0.33	C17
2.13	4.69	7.53	15.20	22.83	32.67	30.86	3.00	1.27	1.75	0.07	0.18	2.00	C18
8.05	11.34	14.56	30.39	42.04	69.61	63.38	6.00	2.48	3.46	0.15	0.37	4.19	C19-C20
0.10	0.26	0.33	0.39	0.84	0.95	1.67	0.10	0.04	0.06	0.00	0.01	0.05	C21
73.02	80.44	84.58	94.14	119.43	130.22	120.09	33.17	16.43	21.36	1.51	2.40	45.06	C22
1.84	6.00	6.71	11.25	15.59	18.47	16.68	2.18	0.95	1.31	0.06	0.15	1.73	C23-C24
9.50	16.56	20.94	36.12	41.20	44.99	49.20	6.31	2.76	3.82	0.18	0.46	4.99	C25
0.29	0.91	0.65	0.39	1.39	0.95	0.83	0.19	0.09	0.12	0.01	0.01	0.21	C30-C31
0.58	1.30	2.29	5.53	5.01	3.79	3.34	0.64	0.28	0.38	0.01	0.05	0.37	C32
57.80	89.96	135.46	200.32	274.77	324.37	241.01	38.44	16.77	22.89	1.04	2.72	29.22	C33-C34
0.39	0.52	0.49	0.79	1.95	0.95	0.00	0.26	0.14	0.17	0.01	0.02	0.32	C37-C38
3.69	6.00	6.05	9.08	13.08	12.79	13.34	2.06	1.02	1.31	0.07	0.15	1.84	C40-C41
0.39	0.39	0.65	0.59	0.56	0.95	2.50	0.17	0.08	0.11	0.01	0.01	0.16	C43
0.10	0.52	1.47	2.37	6.40	8.05	29.19	0.71	0.24	0.40	0.01	0.03	0.15	C44
0.00	0.26	0.16	0.20	0.00	0.00	0.00	0.04	0.03	0.03	0.00	0.00	0.03	C45
0.00	0.00	0.00	0.20	0.00	0.00	0.00	0.01	0.00	0.00	0.00	0.00	0.00	C46
0.39	0.26	0.16	0.99	0.84	0.00	2.50	0.14	0.06	0.08	0.00	0.01	0.13	C47;C49
7.56	7.69	7.03	9.28	9.47	13.73	27.52	3.57	1.76	2.32	0.16	0.25	4.97	C50
0.00	0.00	0.16	0.00	0.00	0.00	0.00	0.01	0.00	0.00	0.00	0.00	0.00	C51
0.00	0.00	0.00	0.39	0.00	0.00	0.00	0.01	0.01	0.01	0.00	0.00	0.00	C52
2.81	2.87	3.93	4.74	6.68	9.47	14.18	1.69	0.82	1.07	0.07	0.11	2.00	C53
0.68	1.69	1.96	2.17	3.06	2.84	5.84	0.66	0.32	0.43	0.03	0.05	0.74	C54
1.65	1.83	1.64	1.97	3.06	3.79	6.67	0.71	0.33	0.45	0.03	0.05	0.84	C55
2.52	3.13	2.29	1.97	2.23	0.95	1.67	0.87	0.48	0.60	0.05	0.07	1.29	C56
0.10	0.13	0.00	0.20	0.28	0.00	0.00	0.03	0.02	0.02	0.00	0.00	0.04	C57
0.10	0.00	0.00	0.20	0.56	0.00	0.83	0.05	0.02	0.03	0.00	0.00	0.04	C60
0.29	1.43	2.45	5.53	11.69	19.41	29.19	1.18	0.40	0.63	0.01	0.05	0.28	C61
0.00	0.00	0.33	0.20	0.28	0.00	0.00	0.05	0.03	0.03	0.00	0.00	0.03	C62
0.19	0.00	0.00	0.00	0.28	0.00	0.00	0.03	0.02	0.02	0.00	0.00	0.03	C63
0.68	1.04	3.76	3.36	4.18	3.79	8.34	0.81	0.43	0.58	0.02	0.06	0.62	C64
0.00	0.26	0.33	0.20	0.00	0.95	0.00	0.05	0.02	0.03	0.00	0.00	0.03	C65
0.00	0.00	0.00	0.20	0.28	0.47	0.83	0.03	0.01	0.01	0.00	0.00	0.00	C66
0.97	2.09	5.73	6.51	15.03	31.73	42.53	1.86	0.67	1.02	0.02	0.08	0.60	C67
0.00	0.00	0.00	0.00	0.56	0.00	0.00	0.01	0.00	0.01	0.00	0.00	0.00	C68
0.00	0.00	0.16	0.20	0.28	0.47	0.00	0.05	0.04	0.05	0.00	0.00	0.01	C69
7.56	9.00	13.09	17.17	19.77	18.94	21.68	4.36	2.33	2.94	0.17	0.32	4.56	C70-C72
0.19	0.65	1.31	1.18	1.39	0.47	1.67	0.21	0.10	0.14	0.01	0.02	0.14	C73
0.00	0.26	0.00	0.39	0.00	1.42	0.83	0.06	0.02	0.03	0.00	0.00	0.05	C74
0.00	0.13	0.16	0.00	0.00	0.00	0.83	0.07	0.06	0.07	0.00	0.01	0.06	C75
0.00	0.13	0.16	0.20	0.28	0.95	0.00	0.05	0.02	0.03	0.00	0.01	0.03	C81
4.27	5.21	6.05	12.63	12.81	14.68	12.51	2.45	1.29	1.62	0.09	0.18	2.20	C82-C85;C96
0.00	0.00	0.16	0.00	0.00	0.00	0.00	0.01	0.00	0.00	0.00	0.00	0.00	C88
1.36	1.30	1.80	3.16	1.67	2.37	0.83	0.48	0.24	0.31	0.02	0.04	0.44	C90
0.39	1.96	0.82	1.78	2.23	1.42	2.50	0.54	0.37	0.43	0.03	0.04	0.59	C91
0.97	1.83	1.96	2.17	3.34	2.84	1.67	0.71	0.44	0.51	0.03	0.05	0.72	C92-C94
3.78	5.08	5.56	7.70	9.47	8.52	10.01	2.58	1.73	1.98	0.12	0.19	2.59	C95
3.01	4.82	5.56	10.85	14.75	18.94	24.18	2.30	1.04	1.41	0.07	0.15	1.85	O&U
291.02	437.14	603.19	871.94	1224.37	1441.42	1411.02	189.30	85.50	115.54	5.75	13.12	160.95	ALL
290.92	436.62	601.72	869.58	1217.97	1433.37	1381.84	188.58	85.26	115.13	5.74	13.10	160.80	ALLbC44

2010 年江苏省农村登记地区男性恶性肿瘤死亡主要指标（1/10 万）

部 位	病例数	构成(%)	0—	1—4	5—9	10—14	15—19	20—24	25—29	30—34	35—39	40—44	45—49	50—54
唇	8	0.04	0.00	0.00	0.00	0.00	0.00	0.00	0.00	0.00	0.00	0.00	0.00	0.00
舌	26	0.14	0.00	0.00	0.00	0.00	0.00	0.00	0.00	0.00	0.16	0.00	0.16	0.53
口	47	0.26	0.00	0.00	0.00	0.00	0.00	0.00	0.00	0.39	0.16	0.14	0.32	1.24
唾液腺	7	0.04	0.00	0.00	0.00	0.00	0.00	0.00	0.00	0.00	0.00	0.00	0.16	0.00
扁桃腺	1	0.01	0.00	0.00	0.00	0.00	0.00	0.00	0.00	0.00	0.00	0.00	0.00	0.00
其他的口咽	6	0.03	0.00	0.00	0.00	0.00	0.00	0.00	0.00	0.00	0.00	0.00	0.00	0.00
鼻咽	119	0.65	0.00	0.00	0.00	0.00	0.18	0.36	0.41	0.19	0.49	0.83	1.75	1.41
喉咽	5	0.03	0.00	0.00	0.00	0.00	0.00	0.00	0.00	0.00	0.00	0.00	0.00	0.00
咽,部位不明	11	0.06	0.00	0.00	0.00	0.00	0.00	0.00	0.00	0.00	0.00	0.00	0.16	0.00
食管	3593	19.63	0.00	0.00	0.00	0.00	0.18	0.18	0.00	0.19	0.81	4.40	9.25	31.26
胃	3187	17.42	0.00	0.00	0.00	0.00	0.35	0.36	1.02	1.74	2.75	6.05	12.92	24.19
小肠	29	0.16	0.00	0.00	0.00	0.00	0.00	0.00	0.00	0.00	0.16	0.14	0.64	0.88
结肠	254	1.39	0.00	0.32	0.00	0.00	0.18	0.00	0.00	0.77	0.97	1.65	1.59	3.18
直肠	496	2.71	0.00	0.00	0.00	0.00	0.00	0.20	0.39	0.32	1.10	3.19	5.12
肛门	4	0.02	0.00	0.00	0.00	0.00	0.00	0.00	0.00	0.00	0.00	0.00	0.00	0.00
肝脏	3679	20.10	0.00	0.00	0.51	0.45	0.53	0.72	3.07	6.94	21.07	47.89	65.22	91.65
胆囊及其他	139	0.76	0.00	0.00	0.00	0.00	0.00	0.00	0.20	0.00	0.49	0.41	0.96	1.41
胰腺	570	3.11	0.00	0.00	0.00	0.00	0.00	0.00	0.00	0.58	0.49	1.51	3.83	6.71
鼻,鼻窦及其他	25	0.14	0.00	0.00	0.00	0.00	0.00	0.00	0.00	0.00	0.00	0.00	0.00	0.71
喉	83	0.45	0.00	0.00	0.00	0.00	0.00	0.00	0.00	0.00	0.00	0.00	0.16	1.41
气管,支气管,肺	3979	21.74	0.00	0.00	0.00	0.00	0.18	0.36	1.02	2.31	3.57	11.15	17.70	38.32
其他的胸腔器官	27	0.15	0.00	0.00	0.00	0.00	0.18	0.00	0.20	0.00	0.00	0.41	0.32	0.88
骨	197	1.08	0.00	0.00	0.00	0.45	0.35	0.18	0.00	0.58	0.32	0.83	0.80	1.94
皮肤的黑色素瘤	17	0.09	0.00	0.00	0.00	0.00	0.00	0.18	0.00	0.00	0.00	0.14	0.16	0.18
其他的皮肤	60	0.33	0.00	0.00	0.00	0.00	0.00	0.20	0.00	0.00	0.00	0.14	0.16	0.18
间皮瘤	5	0.03	0.00	0.00	0.00	0.00	0.00	0.20	0.19	0.00	0.00	0.00	0.00	0.00
卡波氏肉瘤	1	0.01	0.00	0.00	0.00	0.00	0.00	0.00	0.00	0.00	0.00	0.00	0.00	0.00
周围神经,其他结缔组织	13	0.07	0.00	0.00	0.00	0.00	0.00	0.00	0.00	0.00	0.00	0.00	0.18
乳房	9	0.05	0.00	0.00	0.00	0.00	0.00	0.00	0.00	0.00	0.00	0.14	0.00	0.00
外阴	—		—	—	—	—	—	—	—	—	—	—	—	—
阴道	—		—	—	—	—	—	—	—	—	—	—	—	—
子宫颈	—		—	—	—	—	—	—	—	—	—	—	—	—
子宫体	—		—	—	—	—	—	—	—	—	—	—	—	—
子宫,部位不明	—		—	—	—	—	—	—	—	—	—	—	—	—
卵巢	—		—	—	—	—	—	—	—	—	—	—	—	—
其他的女性生殖器	—		—	—	—	—	—	—	—	—	—	—	—	—
胎盘	—		—	—	—	—	—	—	—	—	—	—	—	—
阴茎	8	0.04	0.00	0.00	0.00	0.00	0.00	0.00	0.00	0.00	0.00	0.14	0.00	0.18
前列腺	179	0.98	0.00	0.00	0.00	0.00	0.00	0.00	0.00	0.00	0.00	0.00	0.00	0.71
睾丸	7	0.04	0.00	0.00	0.00	0.00	0.00	0.00	0.00	0.19	0.32	0.00	0.00	0.00
其他的男性生殖器	4	0.02	0.00	0.00	0.00	0.00	0.00	0.00	0.00	0.19	0.00	0.00	0.00	0.00
肾	74	0.40	0.00	0.32	0.25	0.00	0.00	0.00	0.00	0.00	0.49	0.83	0.96	0.71
肾盂	6	0.03	0.00	0.00	0.00	0.00	0.00	0.00	0.00	0.00	0.00	0.00	0.00	0.00
输尿管	3	0.02	0.00	0.00	0.00	0.00	0.00	0.00	0.00	0.00	0.00	0.00	0.00	0.00
膀胱	216	1.18	0.00	0.00	0.00	0.00	0.00	0.00	0.20	0.19	0.00	0.14	0.32	0.53
其他的泌尿器官	2	0.01	0.00	0.00	0.00	0.00	0.00	0.00	0.00	0.00	0.00	0.00	0.00	0.00
眼	4	0.02	0.00	0.00	0.00	0.00	0.00	0.00	0.00	0.00	0.00	0.00	0.00	0.00
脑,神经系统	376	2.05	0.00	0.00	0.51	0.45	0.53	1.08	0.61	1.16	1.94	3.17	3.99	6.00
甲状腺	15	0.08	0.00	0.00	0.00	0.00	0.00	0.00	0.00	0.19	0.00	0.00	0.00	0.18
肾上腺	5	0.03	0.00	0.00	0.00	0.00	0.00	0.00	0.00	0.00	0.00	0.00	0.00	0.18
其他的内分泌腺	5	0.03	0.00	0.32	0.00	0.00	0.00	0.18	0.00	0.00	0.00	0.14	0.16	0.00
霍奇金病	3	0.02	0.00	0.00	0.00	0.00	0.00	0.00	0.00	0.00	0.00	0.00	0.00	0.00
非霍奇金淋巴瘤	210	1.15	0.00	0.00	0.51	0.23	0.70	0.54	0.41	1.16	0.97	1.38	1.75	2.47
免疫增生性疾病	1	0.01	0.00	0.00	0.00	0.00	0.00	0.00	0.00	0.00	0.00	0.00	0.00	0.00
多发性骨髓瘤	49	0.27	0.00	0.00	0.25	0.00	0.00	0.00	0.20	0.19	0.00	0.00	0.48	0.18
淋巴样白血病	42	0.23	0.00	0.64	0.00	0.45	0.18	0.54	0.00	0.00	0.65	0.41	0.16	0.00
髓样白血病	57	0.31	0.00	0.00	0.00	0.00	0.35	0.90	0.61	0.00	0.16	0.55	0.64	0.35
白血病,未特指	237	1.30	1.27	1.27	0.76	0.90	0.70	1.44	2.05	2.89	0.81	1.65	2.87	4.41
其他或未指明部位	200	1.09	0.00	0.00	0.00	0.00	0.00	0.18	0.41	0.58	0.65	0.83	1.91	2.83
所有部位合计	18300	100.00	1.27	2.86	2.79	2.93	4.58	7.22	11.05	21.02	37.76	86.15	132.66	230.11
所有部位除外 C44	18240	99.67	1.27	2.86	2.79	2.93	4.58	7.22	10.84	21.02	37.76	86.01	132.50	229.93

年龄组（岁）							粗率 (1/10⁵)	中标率 (1/10⁵)	世标率 (1/10⁵)	累积率（%）		截缩率 35—64 岁	ICD-10
55—59	60—64	65—69	70—74	75—79	80—84	85+	粗率 (1/10⁵)	中标率 (1/10⁵)	世标率 (1/10⁵)	0—64岁	0—74岁		
0.00	0.00	0.32	1.20	1.20	1.13	2.27	0.10	0.04	0.06	0.00	0.01	0.00	C00
0.76	0.26	1.93	1.61	2.40	1.13	2.27	0.34	0.16	0.22	0.01	0.03	0.28	C01-C02
1.34	0.51	2.26	3.21	1.80	6.78	2.27	0.61	0.30	0.39	0.02	0.05	0.56	C03-C06
0.00	0.00	0.32	0.40	1.80	1.13	0.00	0.09	0.04	0.05	0.00	0.01	0.03	C07-C08
0.00	0.00	0.00	0.00	0.00	1.13	0.00	0.01	0.00	0.01	0.00	0.00	0.00	C09
0.00	0.26	0.00	0.80	1.20	1.13	0.00	0.07	0.03	0.04	0.00	0.01	0.03	C10
4.20	3.07	4.51	7.23	7.21	6.78	2.27	1.55	0.82	1.03	0.06	0.12	1.76	C11
0.00	0.26	0.00	0.80	1.20	0.00	2.27	0.07	0.03	0.04	0.00	0.01	0.03	C12-C13
0.19	0.26	0.64	0.80	1.20	1.13	2.27	0.14	0.06	0.09	0.00	0.01	0.09	C14
71.95	127.73	176.56	262.64	370.94	474.75	460.03	46.84	20.93	29.39	1.23	3.43	33.61	C15
59.16	101.88	158.19	224.08	376.35	405.80	335.39	41.55	18.81	25.90	1.05	2.96	28.89	C16
0.19	0.77	1.29	1.20	1.20	3.39	4.53	0.38	0.18	0.25	0.01	0.03	0.45	C17
2.29	5.89	9.34	15.66	27.05	47.48	27.19	3.31	1.54	2.07	0.08	0.21	2.38	C18
8.78	14.85	16.75	33.73	52.91	85.91	67.98	6.47	2.87	3.99	0.17	0.42	4.77	C19-C20
0.00	0.26	0.00	0.40	0.60	1.13	0.00	0.05	0.02	0.03	0.00	0.00	0.03	C21
114.89	116.73	117.27	126.90	144.89	181.99	160.90	47.96	24.76	31.98	2.35	3.57	70.64	C22
1.91	5.63	6.77	11.24	13.83	11.30	9.06	1.81	0.86	1.17	0.06	0.15	1.56	C23-C24
12.98	20.48	24.49	44.17	50.50	50.87	63.45	7.43	3.44	4.75	0.23	0.58	6.53	C25
0.38	1.79	1.29	0.80	2.40	1.13	2.27	0.33	0.16	0.22	0.01	0.02	0.39	C30-C31
1.15	1.79	4.51	8.83	9.62	7.91	4.53	1.08	0.49	0.67	0.02	0.09	0.64	C32
78.82	131.06	193.31	288.74	402.21	498.49	394.31	51.87	23.68	32.58	1.42	3.83	39.54	C33-C34
0.76	1.02	0.00	0.80	2.40	1.13	0.00	0.35	0.20	0.24	0.02	0.02	0.51	C37-C38
4.20	8.96	8.05	11.24	17.43	16.96	24.93	2.57	1.29	1.71	0.09	0.19	2.39	C40-C41
0.38	0.26	0.97	0.00	1.20	2.26	6.80	0.22	0.10	0.15	0.01	0.01	0.17	C43
0.00	1.02	1.61	3.21	9.02	10.17	33.99	0.78	0.30	0.51	0.01	0.03	0.22	C44
0.00	0.26	0.32	0.40	0.00	0.00	0.00	0.07	0.05	0.06	0.00	0.01	0.03	C45
0.00	0.00	0.00	0.40	0.00	0.00	0.00	0.01	0.01	0.01	0.00	0.00	0.00	C46
0.57	0.51	0.32	1.20	0.60	0.00	4.53	0.17	0.08	0.11	0.01	0.01	0.17	C47；C49
0.38	0.26	0.00	0.40	0.60	1.13	4.53	0.12	0.05	0.08	0.00	0.01	0.11	C50
—	—	—	—	—	—	—	—	—	—	—	—	—	C51
—	—	—	—	—	—	—	—	—	—	—	—	—	C52
—	—	—	—	—	—	—	—	—	—	—	—	—	C53
—	—	—	—	—	—	—	—	—	—	—	—	—	C54
—	—	—	—	—	—	—	—	—	—	—	—	—	C55
—	—	—	—	—	—	—	—	—	—	—	—	—	C56
—	—	—	—	—	—	—	—	—	—	—	—	—	C57
—	—	—	—	—	—	—	—	—	—	—	—	—	C58
0.19	0.00	0.32	0.40	1.20	0.00	2.27	0.10	0.05	0.07	0.00	0.01	0.08	C60
0.57	2.82	4.83	11.24	25.25	46.34	79.31	2.33	0.87	1.42	0.02	0.10	0.55	C61
0.00	0.00	0.64	0.40	0.60	0.00	0.00	0.09	0.06	0.06	0.00	0.01	0.06	C62
0.38	0.00	0.00	0.00	0.60	0.00	0.00	0.05	0.03	0.03	0.00	0.00	0.05	C63
0.57	1.54	5.15	4.82	6.01	3.39	6.80	0.96	0.50	0.67	0.03	0.08	0.83	C64
0.00	0.51	0.32	0.40	0.00	2.26	0.00	0.08	0.03	0.05	0.00	0.01	0.07	C65
0.00	0.00	0.32	0.40	0.00	1.13	2.27	0.04	0.01	0.03	0.00	0.00	0.00	C66
0.95	3.84	9.99	10.84	27.66	56.52	77.05	2.82	1.12	1.73	0.03	0.14	0.79	C67
0.00	0.00	0.00	0.00	1.20	0.00	0.00	0.03	0.01	0.01	0.00	0.00	0.00	C68
0.00	0.00	0.32	0.40	0.60	1.13	0.00	0.05	0.02	0.03	0.00	0.00	0.00	C69
7.44	9.73	16.43	22.49	24.65	24.87	29.46	4.90	2.62	3.34	0.18	0.38	4.94	C70-C72
0.19	0.77	1.29	1.20	1.20	0.00	0.00	0.20	0.10	0.13	0.01	0.02	0.15	C73
0.00	0.26	0.00	0.40	0.00	2.26	0.00	0.07	0.03	0.04	0.00	0.00	0.06	C74
0.00	0.00	0.00	0.00	0.00	0.00	2.27	0.07	0.05	0.07	0.00	0.00	0.06	C75
0.00	0.26	0.32	0.40	0.00	0.00	0.00	0.04	0.02	0.03	0.00	0.00	0.03	C81
4.77	5.63	5.48	14.86	15.63	18.09	18.13	2.74	1.50	1.86	0.10	0.20	2.54	C82-C85；C96
0.00	0.00	0.32	0.00	0.00	0.00	0.00	0.01	0.01	0.01	0.00	0.00	0.00	C88
1.34	2.05	2.58	4.82	1.80	3.39	2.27	0.64	0.35	0.45	0.02	0.06	0.56	C90
0.19	2.30	0.64	2.01	4.21	2.26	0.00	0.55	0.39	0.45	0.03	0.04	0.56	C91
1.15	2.05	1.29	3.21	4.81	2.26	0.00	0.74	0.46	0.54	0.03	0.06	0.73	C92-C94
4.39	6.66	5.15	9.64	12.63	11.30	18.13	3.09	2.10	2.43	0.15	0.23	3.17	C95
4.20	5.63	6.12	12.45	18.04	20.35	31.73	2.61	1.25	1.69	0.09	0.18	2.38	O&U
391.62	589.78	792.25	1152.55	1647.90	2017.70	1885.42	238.56	112.92	152.95	7.60	17.32	213.40	ALL
391.62	588.75	790.64	1149.34	1638.88	2007.53	1851.43	237.78	112.61	152.44	7.59	17.29	213.19	ALLbC44

2010 年江苏省农村登记地区女性恶性肿瘤死亡主要指标(1/10 万)

部 位	病例数	构成(%)	0—	1—4	5—9	10—14	15—19	20—24	25—29	30—34	35—39	40—44	45—49	50—54
唇	5	0.05	0.00	0.00	0.00	0.00	0.00	0.00	0.00	0.00	0.00	0.00	0.00	0.00
舌	16	0.15	0.00	0.00	0.00	0.00	0.00	0.18	0.00	0.19	0.00	0.14	0.00	0.37
口	20	0.19	0.00	0.00	0.00	0.00	0.00	0.00	0.00	0.00	0.00	0.00	0.32	0.55
唾液腺	7	0.07	0.00	0.00	0.00	0.00	0.00	0.00	0.21	0.00	0.00	0.00	0.16	0.00
扁桃腺	2	0.02	0.00	0.00	0.00	0.00	0.00	0.00	0.00	0.00	0.00	0.00	0.00	0.00
其他的口咽	4	0.04	0.00	0.00	0.00	0.00	0.00	0.00	0.00	0.00	0.00	0.00	0.00	0.00
鼻咽	53	0.51	0.00	0.00	0.00	0.00	0.00	0.18	0.00	0.19	0.00	0.69	0.16	0.55
喉咽	2	0.02	0.00	0.00	0.00	0.00	0.00	0.00	0.00	0.00	0.00	0.00	0.00	0.00
咽,部位不明	6	0.06	0.00	0.00	0.00	0.00	0.00	0.00	0.00	0.00	0.00	0.00	0.00	0.18
食管	1925	18.64	0.00	0.00	0.00	0.00	0.00	0.00	0.41	0.19	0.16	0.69	2.09	8.99
胃	1542	14.93	0.00	0.00	0.00	0.00	0.00	0.92	2.07	1.69	1.43	4.67	6.12	12.30
小肠	26	0.25	0.00	0.00	0.00	0.00	0.00	0.00	0.00	0.00	0.00	0.00	0.00	0.37
结肠	199	1.93	0.00	0.00	0.00	0.00	0.00	0.18	0.00	0.00	0.48	1.37	0.97	2.20
直肠	411	3.98	0.00	0.00	0.00	0.00	0.00	0.18	0.00	0.19	1.11	1.65	3.06	3.30
肛门	11	0.11	0.00	0.00	0.00	0.00	0.00	0.00	0.00	0.19	0.00	0.00	0.00	0.00
肝脏	1338	12.96	0.00	0.37	0.00	0.00	0.00	0.18	0.83	1.32	2.86	10.44	16.43	23.49
胆囊及其他	190	1.84	0.00	0.00	0.00	0.00	0.00	0.00	0.00	0.19	0.32	0.96	1.13	2.39
胰腺	384	3.72	0.00	0.00	0.00	0.00	0.00	0.00	0.41	0.00	0.48	0.69	1.45	3.30
鼻,鼻窦及其他	3	0.03	0.00	0.00	0.00	0.00	0.00	0.00	0.00	0.00	0.00	0.00	0.00	0.00
喉	14	0.14	0.00	0.00	0.00	0.00	0.00	0.00	0.00	0.00	0.00	0.00	0.00	0.00
气管,支气管,肺	1835	17.77	0.00	0.00	0.00	0.00	0.27	0.00	0.37	0.21	0.75	3.17	7.69	10.15	23.12
其他的胸腔器官	13	0.13	0.00	0.00	0.00	0.00	0.00	0.00	0.00	0.00	0.00	0.00	0.32	0.37
骨	115	1.11	0.00	0.00	0.29	0.27	0.20	0.18	0.21	0.19	0.32	0.69	0.16	1.65
皮肤的黑色素瘤	9	0.09	0.00	0.00	0.00	0.00	0.00	0.00	0.00	0.00	0.00	0.00	0.16	0.00
其他的皮肤	48	0.46	0.00	0.00	0.00	0.00	0.00	0.00	0.21	0.00	0.00	0.27	0.00	0.00
间皮瘤	1	0.01	0.00	0.00	0.00	0.00	0.00	0.00	0.00	0.00	0.00	0.00	0.00	0.00
卡波氏肉瘤	0	0.00	0.00	0.00	0.00	0.00	0.00	0.00	0.00	0.00	0.00	0.00	0.00	0.00
周围神经,其他结缔组织	8	0.08	0.00	0.00	0.00	0.00	0.00	0.00	0.00	0.00	0.00	0.16	0.14	0.00
乳房	531	5.14	0.00	0.00	0.00	0.00	0.00	0.18	1.04	1.13	3.49	7.00	10.63	11.93
外阴	1	0.01	0.00	0.00	0.00	0.00	0.00	0.00	0.00	0.00	0.00	0.00	0.00	0.00
阴道	2	0.02	0.00	0.00	0.00	0.00	0.00	0.00	0.00	0.00	0.00	0.00	0.00	0.00
子宫颈	255	2.47	0.00	0.00	0.00	0.00	0.00	0.00	0.21	1.50	1.90	2.61	4.19	5.32
子宫体	100	0.97	0.00	0.00	0.00	0.00	0.00	0.00	0.41	0.19	0.48	0.96	1.13	2.39
子宫,部位不明	107	1.04	0.00	0.00	0.00	0.00	0.00	0.00	0.41	0.00	0.48	1.10	1.13	1.65
卵巢	132	1.28	0.00	0.00	0.00	0.00	0.00	0.00	0.37	0.62	0.56	0.79	0.69	2.25	2.57
其他的女性生殖器	5	0.05	0.00	0.00	0.00	0.00	0.00	0.00	0.00	0.00	0.00	0.00	0.00	0.18
胎盘	0	0.00	0.00	0.00	0.00	0.00	0.00	0.00	0.00	0.00	0.00	0.00	0.00	0.00
阴茎	—	—	—	—	—	—	—	—	—	—	—	—	—	—
前列腺	—	—	—	—	—	—	—	—	—	—	—	—	—	—
睾丸	—	—	—	—	—	—	—	—	—	—	—	—	—	—
其他的男性生殖器	—	—	—	—	—	—	—	—	—	—	—	—	—	—
肾	49	0.47	0.00	1.10	0.29	0.00	0.00	0.37	0.00	0.00	0.00	0.14	0.32	0.92
肾盂	1	0.01	0.00	0.00	0.00	0.00	0.00	0.00	0.00	0.00	0.00	0.00	0.00	0.00
输尿管	1	0.01	0.00	0.00	0.00	0.00	0.00	0.00	0.00	0.00	0.00	0.00	0.00	0.00
膀胱	66	0.64	0.00	0.00	0.00	0.00	0.00	0.00	0.00	0.00	0.00	0.16	0.48	0.73
其他的泌尿器官	0	0.00	0.00	0.00	0.00	0.00	0.00	0.00	0.00	0.00	0.00	0.00	0.00	0.00
眼	3	0.03	0.00	0.73	0.00	0.00	0.00	0.00	0.00	0.00	0.00	0.00	0.00	0.18
脑,神经系统	284	2.75	1.46	1.47	0.59	0.27	0.41	0.74	0.83	0.56	1.11	2.61	3.22	4.77
甲状腺	17	0.16	0.00	0.00	0.00	0.00	0.00	0.00	0.00	0.00	0.00	0.14	0.00	0.00
肾上腺	4	0.04	0.00	0.00	0.00	0.00	0.00	0.00	0.00	0.00	0.00	0.00	0.00	0.00
其他的内分泌腺	5	0.05	0.00	0.00	0.00	0.00	0.00	0.41	0.00	0.00	0.00	0.14	0.00	0.00
霍奇金病	4	0.04	0.00	0.00	0.00	0.00	0.00	0.00	0.00	0.00	0.00	0.14	0.00	0.00
非霍奇金淋巴瘤	161	1.56	0.00	0.73	0.00	0.55	0.20	0.18	0.21	0.38	0.16	1.10	1.45	1.47
免疫增生性疾病	0	0.00	0.00	0.00	0.00	0.00	0.00	0.00	0.00	0.00	0.00	0.00	0.00	0.00
多发性骨髓瘤	23	0.22	0.00	0.00	0.00	0.00	0.00	0.00	0.00	0.00	0.00	0.00	0.32	0.00
淋巴样白血病	39	0.38	0.00	0.00	0.88	0.00	0.20	0.18	0.00	0.19	0.32	0.82	0.00	0.73
髓样白血病	50	0.48	0.00	0.00	0.00	0.55	0.20	0.18	0.00	0.21	0.19	0.79	0.27	0.64	0.37
白血病,未特指	153	1.48	0.00	0.37	0.88	0.55	1.23	1.84	0.62	0.56	1.11	1.10	2.09	1.84
其他或未指明部位	148	1.43	0.00	0.00	0.29	0.00	0.20	0.37	0.00	0.38	0.16	0.55	1.45	0.92
所有部位合计	10328	100.00	1.46	4.76	3.24	2.45	3.07	6.82	9.11	10.72	21.42	49.44	71.99	119.11
所有部位除外 C44	10280	99.54	1.46	4.76	3.24	2.45	3.07	6.82	8.90	10.72	21.42	49.17	71.99	119.11

年龄组(岁)							粗率 (1/10⁵)	中标率 (1/10⁵)	世标率 (1/10⁵)	累积率(%)		截缩率 35—64岁	ICD-10
55—59	60—64	65—69	70—74	75—79	80—84	85＋				0—64岁	0—74岁		
0.00	0.00	0.00	0.78	0.52	0.81	1.32	0.07	0.02	0.03	0.00	0.00	0.00	C00
0.20	0.80	0.66	0.78	0.00	1.63	1.32	0.21	0.11	0.14	0.01	0.02	0.21	C01—C02
0.79	0.00	0.33	1.55	1.56	1.63	1.32	0.27	0.11	0.15	0.01	0.02	0.25	C03—C06
0.20	0.00	0.00	0.78	0.52	0.00	1.32	0.09	0.05	0.06	0.00	0.01	0.06	C07—C08
0.00	0.00	0.33	0.39	0.00	0.00	0.00	0.03	0.01	0.02	0.00	0.00	0.00	C09
0.20	0.00	0.33	0.39	0.52	0.00	0.00	0.05	0.02	0.03	0.00	0.00	0.03	C10
0.59	1.86	2.66	3.10	3.63	2.44	7.92	0.71	0.31	0.43	0.02	0.05	0.57	C11
0.00	0.00	0.33	0.00	0.52	1.63	0.00	0.03	0.01	0.02	0.00	0.00	0.03	C12—C13
0.00	0.00	0.33	0.00	0.52	1.63	1.32	0.08	0.03	0.04	0.00	0.00	0.03	C14
22.87	53.67	91.40	137.00	201.69	246.10	286.34	25.83	9.68	13.89	0.45	1.59	11.90	C15
22.28	36.13	62.49	92.75	160.73	184.17	208.48	20.69	8.18	11.33	0.44	1.21	11.89	C16
0.99	0.27	1.33	2.33	2.07	1.63	2.64	0.35	0.14	0.20	0.01	0.03	0.22	C17
1.97	3.45	5.65	14.75	19.18	22.00	32.99	2.67	1.02	1.44	0.05	0.16	1.60	C18
7.29	7.71	12.30	27.17	32.66	57.86	60.70	5.52	2.12	2.97	0.12	0.32	3.59	C19—C20
0.20	0.27	0.66	0.39	1.04	0.81	2.64	0.15	0.06	0.09	0.00	0.01	0.06	C21
29.77	42.78	50.85	62.48	97.47	92.90	96.33	17.95	8.04	10.75	0.64	1.21	18.90	C22
1.77	6.38	6.65	11.25	17.11	23.63	21.11	2.55	1.02	1.42	0.07	0.16	1.90	C23—C24
5.91	12.49	17.28	28.33	33.18	40.75	40.91	5.15	2.10	2.92	0.12	0.35	3.41	C25
0.20	0.00	0.00	0.00	0.52	0.81	0.00	0.04	0.01	0.02	0.00	0.00	0.03	C30—C31
0.00	0.80	0.00	2.33	1.04	0.81	2.64	0.19	0.07	0.11	0.00	0.02	0.10	C32
36.08	47.29	75.78	114.88	164.88	198.84	151.75	24.62	10.19	13.84	0.65	1.60	18.55	C33—C34
0.00	0.00	1.00	0.78	1.56	0.81	0.00	0.17	0.08	0.10	0.00	0.01	0.12	C37—C38
3.15	2.92	3.99	6.99	9.33	9.78	6.60	1.54	0.76	0.95	0.05	0.11	1.28	C40—C41
0.39	0.53	0.33	1.16	0.00	0.00	0.00	0.12	0.06	0.08	0.01	0.01	0.15	C43
0.20	0.00	1.33	1.55	4.15	6.52	26.39	0.64	0.18	0.32	0.00	0.02	0.08	C44
0.00	0.27	0.00	0.00	0.00	0.00	0.00	0.01	0.01	0.01	0.00	0.00	0.03	C45
0.00	0.00	0.00	0.00	0.00	0.00	0.00	0.00	0.00	0.00	0.00	0.00	0.00	C46
0.20	0.00	0.00	0.78	1.04	0.00	1.32	0.11	0.04	0.06	0.00	0.01	0.08	C47;C49
14.98	15.41	14.29	17.85	17.11	22.82	40.91	7.13	3.47	4.52	0.33	0.49	9.93	C50
0.00	0.00	0.33	0.00	0.00	0.00	0.00	0.01	0.01	0.01	0.00	0.00	0.00	C51
0.00	0.00	0.00	0.78	0.00	0.00	0.00	0.03	0.01	0.02	0.00	0.00	0.00	C52
5.72	5.85	7.98	9.31	12.44	16.30	22.43	3.42	1.62	2.10	0.14	0.22	4.03	C53
1.38	3.45	3.99	4.27	5.70	4.89	9.24	1.34	0.64	0.84	0.05	0.09	1.50	C54
3.35	3.72	3.32	3.88	5.70	6.52	10.56	1.44	0.66	0.88	0.06	0.10	1.70	C55
5.13	6.38	4.65	3.88	4.15	1.63	2.64	1.77	0.96	1.21	0.10	0.14	2.62	C56
0.20	0.27	0.00	0.39	0.52	0.00	0.00	0.07	0.03	0.04	0.00	0.01	0.09	C57
0.00	0.00	0.00	0.00	0.00	0.00	0.00	0.00	0.00	0.00	0.00	0.00	0.00	C58
—	—	—	—	—	—	—	—	—	—	—	—	—	C60
—	—	—	—	—	—	—	—	—	—	—	—	—	C61
—	—	—	—	—	—	—	—	—	—	—	—	—	C62
—	—	—	—	—	—	—	—	—	—	—	—	—	C63
0.79	0.53	2.33	1.94	2.59	4.07	9.24	0.66	0.37	0.49	0.02	0.04	0.41	C64
0.00	0.00	0.33	0.00	0.00	0.00	0.00	0.01	0.01	0.01	0.00	0.00	0.00	C65
0.00	0.00	0.00	0.00	0.52	0.00	0.00	0.01	0.00	0.01	0.00	0.00	0.00	C66
0.99	0.27	1.33	2.33	4.15	13.85	22.43	0.89	0.28	0.43	0.01	0.03	0.40	C67
0.00	0.00	0.00	0.00	0.00	0.00	0.00	0.00	0.00	0.00	0.00	0.00	0.00	C68
0.00	0.00	0.00	0.00	0.00	0.00	0.00	0.04	0.06	0.08	0.00	0.00	0.03	C69
7.69	8.24	9.64	12.03	15.55	14.67	17.15	3.81	2.06	2.59	0.16	0.27	4.17	C70—C72
0.20	0.53	1.33	1.16	1.56	0.81	2.64	0.23	0.09	0.13	0.00	0.02	0.12	C73
0.00	0.27	0.00	0.39	0.00	0.81	1.32	0.05	0.02	0.03	0.00	0.00	0.03	C74
0.00	0.27	0.33	0.00	0.00	0.00	0.00	0.07	0.07	0.07	0.00	0.01	0.06	C75
0.00	0.00	0.00	0.00	0.52	1.63	0.00	0.05	0.02	0.02	0.00	0.00	0.03	C81
3.75	4.78	6.65	10.48	10.37	12.22	9.24	2.16	1.09	1.39	0.07	0.16	1.86	C82—C85;C96
0.00	0.00	0.00	0.00	0.00	0.00	0.00	0.00	0.00	0.00	0.00	0.00	0.00	C88
1.38	0.53	1.00	1.55	1.56	1.63	0.00	0.31	0.14	0.18	0.01	0.02	0.31	C90
0.59	1.59	1.00	1.55	0.52	0.81	3.96	0.52	0.36	0.42	0.03	0.04	0.62	C91
0.79	1.59	2.66	1.16	2.07	3.26	2.64	0.67	0.42	0.48	0.03	0.05	0.70	C92—C94
3.15	3.45	5.98	5.82	6.74	6.52	5.28	2.05	1.37	1.55	0.09	0.15	1.98	C95
1.77	3.99	4.99	9.31	11.93	17.93	19.79	1.99	0.85	1.15	0.05	0.12	1.31	O&U
187.10	278.71	408.15	600.77	859.12	1025.97	1134.79	138.59	59.08	80.04	3.84	8.88	106.96	ALL
186.90	278.71	406.82	599.21	854.98	1019.45	1108.40	137.94	58.89	79.73	3.83	8.86	106.89	ALLbC44

无锡市区 2010 年恶性肿瘤发病主要指标(1/10 万)

部　位	男性							女性							ICD-10
						累积率							累积率		
	病例数	构成(%)	粗率(1/10⁵)	中标率(1/10⁵)	世标率(1/10⁵)	0—64岁	0—74岁	病例数	构成(%)	粗率(1/10⁵)	中标率(1/10⁵)	世标率(1/10⁵)	0—64岁	0—74岁	
唇	5	0.12	0.42	0.39	0.39	0.03	0.04	1	0.03	0.08	0.05	0.06	0.01	0.01	C00
舌	9	0.22	0.76	0.43	0.53	0.04	0.07	9	0.30	0.75	0.39	0.48	0.02	0.06	C01-C02
口	17	0.42	1.44	0.74	1.08	0.08	0.13	13	0.44	1.08	0.53	0.77	0.05	0.09	C03-C06
唾液腺	9	0.22	0.76	0.54	0.60	0.04	0.06	4	0.13	0.33	0.13	0.20	0.01	0.02	C07-C08
扁桃腺	6	0.15	0.51	0.26	0.41	0.03	0.03	1	0.03	0.08	0.05	0.06	0.01	0.01	C09
其他的口咽	7	0.17	0.59	0.31	0.50	0.02	0.05	1	0.03	0.08	0.01	0.04	0.00	0.00	C10
鼻咽	56	1.37	4.73	2.94	3.58	0.27	0.39	20	0.67	1.67	1.10	1.32	0.11	0.13	C11
喉咽	5	0.12	0.42	0.21	0.26	0.01	0.03	2	0.07	0.17	0.08	0.11	0.01	0.01	C12-C13
咽,部位不明	3	0.07	0.25	0.14	0.19	0.02	0.02	2	0.07	0.17	0.09	0.13	0.01	0.02	C14
食管	376	9.19	31.78	16.75	23.77	1.31	2.92	129	4.32	10.74	4.73	6.71	0.32	0.76	C15
胃	928	22.67	78.43	41.17	57.84	3.01	6.94	384	12.86	31.98	15.19	20.77	1.14	2.41	C16
小肠	27	0.66	2.28	1.20	1.54	0.08	0.19	12	0.40	1.00	0.47	0.65	0.04	0.07	C17
结肠	238	5.81	20.11	10.56	14.60	0.74	1.55	212	7.10	17.66	8.35	11.24	0.56	1.29	C18
直肠	232	5.67	19.61	10.67	14.56	0.81	1.79	149	4.99	12.41	6.12	8.30	0.45	1.07	C19-C20
肛门	5	0.12	0.42	0.22	0.27	0.02	0.02	4	0.13	0.33	0.17	0.23	0.02	0.03	C21
肝脏	401	9.80	33.89	18.31	24.78	1.62	2.83	162	5.42	13.49	6.35	8.66	0.46	0.99	C22
胆囊及其他	49	1.20	4.14	2.07	3.02	0.20	0.30	72	2.41	6.00	2.71	3.68	0.18	0.38	C23-C24
胰腺	143	3.49	12.09	6.23	8.89	0.31	0.99	109	3.65	9.08	3.55	5.12	0.13	0.54	C25
鼻,鼻窦及其他	12	0.29	1.01	0.52	0.85	0.07	0.08	6	0.20	0.50	0.25	0.36	0.01	0.05	C30-C31
喉	18	0.44	1.52	0.84	1.09	0.06	0.14	0	0.00	0.00	0.00	0.00	0.00	0.00	C32
气管,支气管,肺	738	18.03	62.37	32.47	45.51	2.08	5.30	299	10.01	24.90	11.97	16.16	0.82	1.99	C33-C34
其他的胸腔器官	24	0.59	2.03	1.26	1.61	0.10	0.19	12	0.40	1.00	0.51	0.68	0.03	0.11	C37-C38
骨	18	0.44	1.52	0.94	1.20	0.05	0.12	8	0.27	0.67	0.35	0.42	0.02	0.04	C40-C41
皮肤的黑色素瘤	2	0.05	0.17	0.10	0.12	0.00	0.02	4	0.13	0.33	0.16	0.23	0.02	0.02	C43
其他的皮肤	25	0.61	2.11	1.06	1.60	0.08	0.15	17	0.57	1.42	0.56	0.78	0.03	0.05	C44
间皮瘤	2	0.05	0.17	0.10	0.14	0.00	0.03	0	0.00	0.00	0.00	0.00	0.00	0.00	C45
卡波氏肉瘤	1	0.02	0.08	0.04	0.05	0.00	0.00	0	0.00	0.00	0.00	0.00	0.00	0.00	C46
周围神经,其他结缔组织	5	0.12	0.42	0.34	0.43	0.02	0.04	4	0.13	0.33	0.17	0.20	0.01	0.03	C47;C49
乳房	4	0.10	0.34	0.19	0.25	0.03	0.03	445	14.90	37.06	21.06	26.50	2.17	2.92	C50
外阴	—	—	—	—	—	—	—	9	0.30	0.75	0.41	0.53	0.04	0.06	C51
阴道	—	—	—	—	—	—	—	8	0.27	0.67	0.26	0.35	0.02	0.02	C52
子宫颈	—	—	—	—	—	—	—	193	6.46	16.07	9.70	11.62	1.03	1.11	C53
子宫体	—	—	—	—	—	—	—	105	3.52	8.74	4.89	6.34	0.52	0.77	C54
子宫,部位不明	—	—	—	—	—	—	—	20	0.67	1.67	1.01	1.29	0.10	0.14	C55
卵巢	—	—	—	—	—	—	—	80	2.68	6.66	3.90	4.65	0.34	0.49	C56
其他的女性生殖器	—	—	—	—	—	—	—	11	0.37	0.92	0.56	0.72	0.06	0.07	C57
胎盘	—	—	—	—	—	—	—	9	0.30	0.75	0.83	0.78	0.05	0.05	C58
阴茎	5	0.12	0.42	0.22	0.28	0.02	0.02	—	—	—	—	—	—	—	C60
前列腺	137	3.35	11.58	5.60	8.16	0.11	0.84	—	—	—	—	—	—	—	C61
睾丸	3	0.07	0.25	0.14	0.19	0.01	0.03	—	—	—	—	—	—	—	C62
其他的男性生殖器	1	0.02	0.08	0.05	0.05	0.01	0.01	—	—	—	—	—	—	—	C63
肾	67	1.64	5.66	3.19	4.16	0.29	0.46	42	1.41	3.50	2.11	2.55	0.18	0.27	C64
肾盂	4	0.10	0.34	0.19	0.25	0.01	0.03	2	0.07	0.17	0.09	0.12	0.01	0.02	C65
输尿管	11	0.27	0.93	0.46	0.67	0.02	0.06	7	0.23	0.58	0.27	0.36	0.01	0.05	C66
膀胱	136	3.32	11.49	6.04	8.20	0.41	1.04	38	1.27	3.16	1.32	1.82	0.09	0.19	C67
其他的泌尿器官	4	0.10	0.34	0.16	0.22	0.01	0.02	4	0.13	0.33	0.18	0.24	0.01	0.04	C68
眼	2	0.05	0.17	0.24	0.32	0.02	0.02	4	0.13	0.33	0.15	0.19	0.01	0.02	C69
脑,神经系统	113	2.76	9.55	5.86	7.38	0.47	0.78	107	3.58	8.91	5.15	6.51	0.46	0.72	C70-C72
甲状腺	27	0.66	2.28	1.43	1.67	0.13	0.14	87	2.91	7.25	4.61	5.32	0.42	0.51	C73
肾上腺	1	0.02	0.08	0.05	0.07	0.01	0.01	4	0.13	0.33	0.31	0.31	0.03	0.03	C74
其他的内分泌腺	6	0.15	0.51	0.30	0.41	0.04	0.04	11	0.37	0.92	0.64	0.70	0.06	0.06	C75
霍奇金病	4	0.10	0.34	0.24	0.27	0.02	0.03	0	0.00	0.00	0.00	0.00	0.00	0.00	C81
非霍奇金淋巴瘤	51	1.25	4.31	2.39	3.18	0.20	0.37	31	1.04	2.58	1.36	1.68	0.08	0.16	C82-C85;C96
免疫增生性疾病	0	0.00	0.00	0.00	0.00	0.00	0.00	1	0.03	0.08	0.04	0.06	0.00	0.01	C88
多发性骨髓瘤	11	0.27	0.93	0.51	0.68	0.05	0.09	11	0.37	0.92	0.48	0.60	0.04	0.07	C90
淋巴样白血病	28	0.68	2.37	2.46	2.76	0.16	0.21	14	0.47	1.17	1.28	1.54	0.08	0.11	C91
髓样白血病	35	0.86	2.96	1.96	2.42	0.17	0.18	27	0.90	2.25	1.52	1.84	0.11	0.21	C92-C94
白血病,未特指	19	0.46	1.61	0.91	1.23	0.04	0.15	11	0.37	0.92	0.51	0.62	0.04	0.08	C95
其他或未指明部位	63	1.54	5.32	3.01	4.06	0.19	0.46	70	2.34	5.83	2.91	3.81	0.24	0.38	O&U
所有部位合计	4093	100.00	345.91	186.43	256.29	13.46	29.46	2987	100.00	248.77	129.56	168.37	10.65	18.72	ALL
所有部位除外 C44	4068	99.39	343.79	185.37	254.69	13.38	29.31	2970	99.43	247.35	129.00	167.59	10.62	18.68	ALLbC44

无锡市区 2010 年恶性肿瘤死亡主要指标(1/10 万)

部　位	男性							女性							ICD-10
	病例数	构成(%)	粗率(1/10⁵)	中标率(1/10⁵)	世标率(1/10⁵)	累积率 0—64岁	累积率 0—74岁	病例数	构成(%)	粗率(1/10⁵)	中标率(1/10⁵)	世标率(1/10⁵)	累积率 0—64岁	累积率 0—74岁	
唇	1	0.03	0.08	0.02	0.10	0.00	0.00	0	0.00	0.00	0.00	0.00	0.00	0.00	C00
舌	8	0.27	0.68	0.33	0.44	0.01	0.04	4	0.23	0.33	0.17	0.21	0.01	0.03	C01-C02
口	5	0.17	0.42	0.27	0.31	0.02	0.04	2	0.12	0.17	0.06	0.11	0.00	0.01	C03-C06
唾液腺	1	0.03	0.08	0.03	0.05	0.00	0.00	3	0.17	0.25	0.15	0.22	0.03	0.03	C07-C08
扁桃腺	0	0.00	0.00	0.00	0.00	0.00	0.00	0	0.00	0.00	0.00	0.00	0.00	0.00	C09
其他的口咽	3	0.10	0.25	0.12	0.21	0.01	0.01	1	0.06	0.08	0.04	0.06	0.00	0.01	C10
鼻咽	28	0.95	2.37	1.30	1.65	0.12	0.19	13	0.76	1.08	0.57	0.81	0.07	0.08	C11
喉咽	1	0.08	0.05	0.05	0.05	0.01	0.01	1	0.06	0.08	0.03	0.07	0.01	0.01	C12-C13
咽,部位不明	0	0.00	0.00	0.00	0.00	0.00	0.00	0	0.00	0.00	0.00	0.00	0.00	0.00	C14
食管	257	8.72	21.72	11.13	15.92	0.66	1.89	113	6.58	9.41	3.60	5.23	0.14	0.48	C15
胃	710	24.08	60.00	30.24	43.58	1.63	4.77	301	17.53	25.07	10.38	14.64	0.60	1.49	C16
小肠	4	0.14	0.34	0.17	0.22	0.01	0.02	6	0.35	0.50	0.24	0.34	0.02	0.03	C17
结肠	85	2.88	7.18	3.52	5.47	0.19	0.46	78	4.54	6.50	2.54	3.74	0.17	0.30	C18
直肠	76	2.58	6.42	3.30	4.79	0.15	0.55	64	3.73	5.33	2.33	3.27	0.15	0.36	C19-C20
肛门	2	0.07	0.17	0.09	0.11	0.01	0.01	3	0.17	0.25	0.08	0.11	0.00	0.01	C21
肝脏	416	14.11	35.16	18.59	25.49	1.56	2.79	179	10.43	14.91	6.83	9.37	0.49	1.01	C22
胆囊及其他	46	1.56	3.89	1.94	2.78	0.09	0.28	64	3.73	5.33	2.09	3.05	0.09	0.28	C23-C24
胰腺	151	5.12	12.76	6.47	9.18	0.34	0.97	105	6.12	8.74	3.38	4.89	0.13	0.50	C25
鼻,鼻窦及其他	2	0.07	0.17	0.06	0.15	0.00	0.00	1	0.06	0.08	0.05	0.07	0.01	0.01	C30-C31
喉	14	0.47	1.18	0.64	0.93	0.05	0.12	1	0.06	0.08	0.10	0.13	0.01	0.02	C32
气管,支气管,肺	631	21.40	53.33	27.12	38.53	1.47	4.38	276	16.07	22.99	10.43	14.22	0.67	1.61	C33-C34
其他的胸腔器官	13	0.44	1.10	0.60	0.85	0.06	0.10	5	0.29	0.42	0.25	0.29	0.01	0.04	C37-C38
骨	28	0.95	2.37	1.22	1.62	0.07	0.15	16	0.93	1.33	0.67	0.85	0.02	0.10	C40-C41
皮肤的黑色素瘤	4	0.14	0.34	0.18	0.22	0.01	0.01	1	0.06	0.08	0.05	0.07	0.00	0.01	C43
其他的皮肤	8	0.27	0.68	0.28	0.52	0.02	0.02	10	0.58	0.83	0.22	0.43	0.01	0.02	C44
间皮瘤	1	0.03	0.08	0.04	0.05	0.01	0.01	1	0.06	0.08	0.05	0.06	0.01	0.01	C45
卡波氏肉瘤	1	0.03	0.08	0.09	0.08	0.00	0.00	0	0.00	0.00	0.00	0.00	0.00	0.00	C46
周围神经,其他结缔组织	0	0.00	0.00	0.00	0.00	0.00	0.00	2	0.12	0.17	0.08	0.09	0.01	0.01	C47;C49
乳房	7	0.24	0.59	0.32	0.41	0.02	0.06	103	6.00	8.58	4.41	5.77	0.41	0.66	C50
外阴	0	—	—	—	—	—	—	2	0.12	0.17	0.08	0.11	0.01	0.01	C51
阴道	0	—	—	—	—	—	—	2	0.12	0.17	0.04	0.05	0.00	0.00	C52
子宫颈	0	—	—	—	—	—	—	24	1.40	2.00	1.06	1.43	0.11	0.15	C53
子宫体	0	—	—	—	—	—	—	7	0.41	0.58	0.24	0.32	0.02	0.02	C54
子宫,部位不明	0	—	—	—	—	—	—	28	1.63	2.33	1.11	1.52	0.11	0.14	C55
卵巢	0	—	—	—	—	—	—	37	2.15	3.08	1.60	2.15	0.13	0.26	C56
其他的女性生殖器	0	—	—	—	—	—	—	1	0.06	0.08	0.05	0.06	0.01	0.01	C57
胎盘	0	—	—	—	—	—	—	1	0.06	0.08	0.09	0.08	0.00	0.00	C58
阴茎	1	0.03	0.08	0.04	0.05	0.00	0.00	—	—	—	—	—	—	—	C60
前列腺	54	1.83	4.56	1.91	3.36	0.02	0.15	—	—	—	—	—	—	—	C61
睾丸	1	0.03	0.08	0.03	0.05	0.00	0.00	—	—	—	—	—	—	—	C62
其他的男性生殖器	0	0.00	0.00	0.00	0.00	0.00	0.00	—	—	—	—	—	—	—	C63
肾	20	0.68	1.69	0.97	1.48	0.06	0.12	18	1.05	1.50	0.66	0.82	0.04	0.07	C64
肾盂	0	0.00	0.00	0.00	0.00	0.00	0.00	0	0.00	0.00	0.00	0.00	0.00	0.00	C65
输尿管	0	0.00	0.00	0.00	0.00	0.00	0.00	1	0.06	0.08	0.05	0.07	0.00	0.01	C66
膀胱	48	1.63	4.06	1.85	3.12	0.08	0.24	24	1.40	2.00	0.61	0.98	0.01	0.07	C67
其他的泌尿器官	0	0.00	0.00	0.00	0.00	0.00	0.00	0	0.00	0.00	0.00	0.00	0.00	0.00	C68
眼	0	0.00	0.00	0.00	0.00	0.00	0.00	1	0.06	0.08	0.05	0.07	0.00	0.01	C69
脑,神经系统	71	2.41	6.00	3.30	4.51	0.25	0.49	61	3.55	5.08	2.56	3.35	0.20	0.34	C70-C72
甲状腺	9	0.31	0.76	0.38	0.57	0.03	0.08	8	0.47	0.67	0.24	0.39	0.01	0.03	C73
肾上腺	1	0.03	0.08	0.05	0.07	0.01	0.01	0	0.00	0.00	0.00	0.00	0.00	0.00	C74
其他的内分泌腺	1	0.03	0.08	0.19	0.25	0.01	0.01	1	0.06	0.08	0.05	0.07	0.00	0.01	C75
霍奇金病	2	0.07	0.17	0.14	0.16	0.01	0.02	1	0.06	0.08	0.04	0.07	0.00	0.01	C81
非霍奇金淋巴瘤	66	2.24	5.58	3.11	4.22	0.25	0.42	35	2.04	2.91	1.31	1.79	0.06	0.20	C82-C85;C96
免疫增生性疾病	1	0.03	0.08	0.02	0.10	0.00	0.00	0	0.00	0.00	0.00	0.00	0.00	0.00	C88
多发性骨髓瘤	6	0.20	0.51	0.27	0.35	0.02	0.04	4	0.23	0.33	0.13	0.16	0.01	0.01	C90
淋巴样白血病	5	0.17	0.42	0.21	0.35	0.01	0.03	8	0.47	0.67	0.49	0.51	0.04	0.05	C91
髓样白血病	15	0.51	1.27	1.02	1.24	0.06	0.09	5	0.29	0.42	0.24	0.32	0.04	0.04	C92-C94
白血病,未特指	41	1.39	3.46	2.28	2.74	0.16	0.30	21	1.22	1.75	0.94	1.18	0.09	0.12	C95
其他或未指明部位	103	3.49	8.70	4.50	6.43	0.36	0.64	74	4.31	6.16	2.66	3.66	0.16	0.38	O&U
所有部位合计	2948	100.00	249.14	128.39	182.73	7.82	19.50	1717	100.00	143.00	63.06	87.18	4.10	9.04	ALL
所有部位除外 C44	2940	99.73	248.46	128.11	182.21	7.80	19.48	1707	99.42	142.16	62.84	86.75	4.10	9.02	ALLbC44

徐州市区 2010 年恶性肿瘤发病主要指标(1/10 万)

部　位	男性							女性							ICD-10
	病例数	构成(%)	粗率(1/10⁵)	中标率(1/10⁵)	世标率(1/10⁵)	累积率 0—64岁	0—74岁	病例数	构成(%)	粗率(1/10⁵)	中标率(1/10⁵)	世标率(1/10⁵)	累积率 0—64岁	0—74岁	
唇	1	0.04	0.12	0.09	0.11	0.00	0.00	1	0.06	0.13	0.08	0.11	0.00	0.03	C00
舌	9	0.38	1.08	0.86	1.12	0.09	0.16	4	0.25	0.51	0.28	0.45	0.02	0.02	C01-C02
口	11	0.47	1.32	1.06	1.38	0.12	0.17	6	0.37	0.76	0.50	0.65	0.01	0.08	C03-C06
唾液腺	9	0.38	1.08	0.84	1.11	0.06	0.15	5	0.31	0.63	0.47	0.58	0.05	0.07	C07-C08
扁桃腺	1	0.04	0.12	0.07	0.09	0.01	0.01	2	0.12	0.25	0.16	0.20	0.02	0.02	C09
其他的口咽	1	0.04	0.12	0.09	0.13	0.00	0.00	0	0.00	0.00	0.00	0.00	0.00	0.00	C10
鼻咽	11	0.47	1.32	0.99	1.25	0.10	0.15	5	0.31	0.63	0.42	0.57	0.03	0.07	C11
喉咽	4	0.17	0.48	0.39	0.54	0.07	0.07	1	0.06	0.13	0.08	0.12	0.01	0.02	C12-C13
咽,部位不明	2	0.09	0.24	0.20	0.24	0.02	0.02	0	0.00	0.00	0.00	0.00	0.00	0.00	C14
食管	136	5.78	16.28	12.59	17.24	0.79	2.09	51	3.17	6.45	3.94	5.33	0.14	0.64	C15
胃	243	10.33	29.10	22.07	30.88	1.35	3.45	96	5.96	12.15	8.20	10.75	0.66	1.21	C16
小肠	5	0.21	0.60	0.43	0.60	0.03	0.12	4	0.25	0.51	0.30	0.43	0.02	0.02	C17
结肠	72	3.06	8.62	6.56	9.15	0.37	0.90	47	2.92	5.95	3.90	5.37	0.27	0.54	C18
直肠	80	3.40	9.58	7.30	10.20	0.45	1.20	50	3.10	6.33	4.01	5.46	0.27	0.67	C19-C20
肛门	0	0.00	0.00	0.00	0.00	0.00	0.00	2	0.12	0.25	0.24	0.21	0.01	0.01	C21
肝脏	380	16.16	45.50	34.33	45.69	3.15	5.17	102	6.33	12.91	8.36	11.46	0.55	1.30	C22
胆囊及其他	26	1.11	3.11	2.32	3.55	0.14	0.34	29	1.80	3.67	2.31	3.26	0.12	0.39	C23-C24
胰腺	57	2.42	6.83	5.00	7.31	0.24	0.73	24	1.49	3.04	1.90	2.62	0.10	0.26	C25
鼻,鼻窦及其他	8	0.34	0.96	0.77	0.93	0.07	0.11	2	0.12	0.25	0.22	0.22	0.02	0.02	C30-C31
喉	29	1.23	3.47	2.83	3.61	0.30	0.42	7	0.43	0.89	0.52	0.66	0.02	0.13	C32
气管,支气管,肺	653	27.76	78.19	59.87	82.09	3.60	9.15	268	16.64	33.91	22.24	29.41	1.48	3.38	C33-C34
其他的胸腔器官	6	0.26	0.72	0.54	0.70	0.05	0.08	6	0.37	0.76	0.50	0.63	0.05	0.05	C37-C38
骨	17	0.72	2.04	1.62	2.19	0.07	0.16	12	0.74	1.52	1.40	1.43	0.07	0.13	C40-C41
皮肤的黑色素瘤	5	0.21	0.60	0.47	0.80	0.06	0.06	4	0.25	0.51	0.40	0.47	0.03	0.03	C43
其他的皮肤	10	0.43	1.20	0.89	1.32	0.05	0.13	14	0.87	1.77	1.08	1.61	0.03	0.13	C44
间皮瘤	0	0.00	0.00	0.00	0.00	0.00	0.00	0	0.00	0.00	0.00	0.00	0.00	0.00	C45
卡波氏肉瘤	0	0.00	0.00	0.00	0.00	0.00	0.00	0	0.00	0.00	0.00	0.00	0.00	0.00	C46
周围神经,其他结缔组织	3	0.13	0.36	0.26	0.32	0.01	0.03	6	0.37	0.76	0.58	0.73	0.06	0.10	C47;C49
乳房	2	0.09	0.24	0.17	0.24	0.03	0.03	308	19.12	38.97	27.05	33.50	2.84	3.54	C50
外阴	—	—	—	—	—	—	—	4	0.25	0.51	0.30	0.38	0.01	0.04	C51
阴道	—	—	—	—	—	—	—	0	0.00	0.00	0.00	0.00	0.00	0.00	C52
子宫颈	—	—	—	—	—	—	—	96	5.96	12.15	8.04	9.57	0.75	0.89	C53
子宫体	—	—	—	—	—	—	—	63	3.91	7.97	5.90	7.48	0.68	0.86	C54
子宫,部位不明	—	—	—	—	—	—	—	2	0.12	0.25	0.17	0.19	0.01	0.03	C55
卵巢	—	—	—	—	—	—	—	82	5.09	10.38	7.28	9.13	0.69	1.05	C56
其他的女性生殖器	—	—	—	—	—	—	—	5	0.31	0.63	0.42	0.51	0.04	0.04	C57
胎盘	—	—	—	—	—	—	—	2	0.12	0.25	0.14	0.15	0.01	0.01	C58
阴茎	5	0.21	0.60	0.46	0.77	0.04	0.04	—	—	—	—	—	—	—	C60
前列腺	82	3.49	9.82	7.39	10.85	0.14	1.10	—	—	—	—	—	—	—	C61
睾丸	6	0.26	0.72	0.52	0.61	0.04	0.06	—	—	—	—	—	—	—	C62
其他的男性生殖器	1	0.04	0.12	0.09	0.11	0.00	0.00	—	—	—	—	—	—	—	C63
肾	76	3.23	9.10	7.10	9.28	0.59	1.00	19	1.18	2.40	1.72	2.16	0.15	0.26	C64
肾盂	10	0.43	1.20	0.91	1.18	0.04	0.11	4	0.25	0.51	0.33	0.39	0.01	0.01	C65
输尿管	6	0.26	0.72	0.60	0.77	0.05	0.10	6	0.37	0.76	0.50	0.66	0.01	0.11	C66
膀胱	74	3.15	8.86	6.70	9.87	0.25	0.71	16	0.99	2.02	1.32	1.62	0.12	0.17	C67
其他的泌尿器官	1	0.04	0.12	0.09	0.12	0.00	0.03	0	0.00	0.00	0.00	0.00	0.00	0.00	C68
眼	1	0.04	0.12	0.11	0.13	0.02	0.02	0	0.00	0.00	0.00	0.00	0.00	0.00	C69
脑,神经系统	34	1.45	4.07	3.34	3.97	0.29	0.33	24	1.49	3.04	2.44	2.88	0.22	0.30	C70-C72
甲状腺	26	1.11	3.11	2.19	2.95	0.19	0.34	65	4.03	8.23	5.81	6.97	0.52	0.78	C73
肾上腺	3	0.13	0.36	0.25	0.34	0.01	0.06	3	0.19	0.38	0.28	0.31	0.01	0.04	C74
其他的内分泌腺	1	0.04	0.12	0.26	0.23	0.00	0.00	1	0.06	0.13	0.11	0.13	0.02	0.02	C75
霍奇金病	4	0.17	0.48	0.41	0.42	0.03	0.03	1	0.06	0.13	0.12	0.13	0.01	0.01	C81
非霍奇金淋巴瘤	39	1.66	4.67	3.93	5.04	0.34	0.51	32	1.99	4.05	3.00	3.53	0.24	0.41	C82-C85;C96
免疫增生性疾病	0	0.00	0.00	0.00	0.00	0.00	0.00	0	0.00	0.00	0.00	0.00	0.00	0.00	C88
多发性骨髓瘤	14	0.60	1.68	1.29	1.63	0.05	0.17	13	0.81	1.65	1.16	1.56	0.10	0.24	C90
淋巴样白血病	17	0.72	2.04	1.82	2.13	0.11	0.25	6	0.37	0.76	0.79	0.84	0.05	0.07	C91
髓样白血病	14	0.60	1.68	1.17	1.42	0.07	0.15	12	0.74	1.52	0.99	1.32	0.06	0.14	C92-C94
白血病,未特指	25	1.06	2.99	2.80	3.32	0.15	0.29	15	0.93	1.90	1.25	1.61	0.09	0.16	C95
其他或未指明部位	132	5.61	15.81	12.33	17.27	1.00	1.79	84	5.21	10.63	7.25	9.30	0.56	1.18	O&U
所有部位合计	2352	100.00	281.63	216.38	295.19	14.69	32.00	1611	100.00	203.86	138.32	177.06	11.27	19.59	ALL
所有部位除外 C44	2342	99.57	280.43	215.49	293.87	14.63	31.87	1597	99.13	202.08	137.24	175.45	11.19	19.47	ALLbC44

徐州市区 2010 年恶性肿瘤死亡主要指标(1/10 万)

部　位	男性							女性							ICD-10
	病例数	构成(%)	粗率(1/10⁵)	中标率(1/10⁵)	世标率(1/10⁵)	累积率 0—64岁	累积率 0—74岁	病例数	构成(%)	粗率(1/10⁵)	中标率(1/10⁵)	世标率(1/10⁵)	累积率 0—64岁	累积率 0—74岁	
唇	0	0.00	0.00	0.00	0.00	0.00	0.00	0	0.00	0.00	0.00	0.00	0.00	0.00	C00
舌	4	0.31	0.48	0.35	0.48	0.03	0.08	0	0.00	0.00	0.00	0.00	0.00	0.00	C01-C02
口	4	0.31	0.48	0.39	0.52	0.03	0.06	3	0.44	0.38	0.25	0.33	0.02	0.04	C03-C06
唾液腺	0	0.00	0.00	0.00	0.00	0.00	0.00	0	0.00	0.00	0.00	0.00	0.00	0.00	C07-C08
扁桃腺	0	0.00	0.00	0.00	0.00	0.00	0.00	0	0.00	0.00	0.00	0.00	0.00	0.00	C09
其他的口咽	3	0.23	0.36	0.28	0.37	0.01	0.03	0	0.00	0.00	0.00	0.00	0.00	0.00	C10
鼻咽	5	0.38	0.60	0.44	0.55	0.03	0.06	1	0.15	0.13	0.08	0.09	0.00	0.00	C11
喉咽	1	0.08	0.12	0.07	0.09	0.01	0.01	0	0.00	0.00	0.00	0.00	0.00	0.00	C12-C13
咽,部位不明	2	0.15	0.24	0.18	0.25	0.00	0.05	0	0.00	0.00	0.00	0.00	0.00	0.00	C14
食管	75	5.77	8.98	6.81	10.42	0.35	0.95	20	2.94	2.53	1.49	2.23	0.10	0.18	C15
胃	182	14.01	21.79	16.50	24.06	0.80	2.29	80	11.76	10.12	6.13	8.74	0.34	0.80	C16
小肠	6	0.46	0.72	0.49	1.06	0.01	0.03	7	1.03	0.89	0.53	0.78	0.04	0.06	C17
结肠	31	2.39	3.71	2.80	4.52	0.09	0.34	22	3.24	2.78	1.52	2.35	0.06	0.20	C18
直肠	36	2.77	4.31	3.24	4.77	0.16	0.41	18	2.65	2.28	1.46	2.02	0.12	0.18	C19-C20
肛门	0	0.00	0.00	0.00	0.00	0.00	0.00	1	0.15	0.13	0.03	0.14	0.00	0.00	C21
肝脏	261	20.09	31.25	23.67	31.50	2.21	3.46	83	12.21	10.50	6.80	9.42	0.33	1.08	C22
胆囊及其他	10	0.77	1.20	0.91	1.54	0.03	0.06	20	2.94	2.53	1.49	2.05	0.07	0.15	C23-C24
胰腺	49	3.77	5.87	4.40	6.75	0.33	0.62	25	3.68	3.16	1.96	2.72	0.07	0.26	C25
鼻,鼻窦及其他	4	0.31	0.48	0.33	0.39	0.02	0.02	2	0.29	0.25	0.15	0.20	0.00	0.03	C30-C31
喉	8	0.62	0.96	0.70	1.31	0.03	0.10	4	0.59	0.51	0.28	0.39	0.00	0.05	C32
气管,支气管,肺	408	31.41	48.85	37.01	53.38	1.85	5.07	162	23.82	20.50	12.40	17.59	0.69	1.49	C33-C34
其他的胸腔器官	1	0.08	0.12	0.09	0.12	0.00	0.00	5	0.74	0.63	0.38	0.49	0.03	0.06	C37-C38
骨	8	0.62	0.96	0.76	1.05	0.04	0.07	5	0.74	0.63	0.40	0.55	0.03	0.06	C40-C41
皮肤的黑色素瘤	0	0.00	0.00	0.00	0.00	0.00	0.00	1	0.15	0.13	0.08	0.09	0.00	0.00	C43
其他的皮肤	1	0.08	0.12	0.10	0.13	0.00	0.01	0	0.00	0.00	0.00	0.00	0.00	0.00	C44
间皮瘤	0	0.00	0.00	0.00	0.00	0.00	0.00	0	0.00	0.00	0.00	0.00	0.00	0.00	C45
卡波氏肉瘤	3	0.23	0.36	0.42	0.40	0.04	0.04	0	0.00	0.00	0.00	0.00	0.00	0.00	C46
周围神经,其他结缔组织	0	0.00	0.00	0.00	0.00	0.00	0.00	1	0.15	0.13	0.06	0.08	0.00	0.00	C47;C49
乳房	0	0.00	0.00	0.00	0.00	0.00	0.00	44	6.47	5.57	3.73	4.90	0.31	0.51	C50
外阴	—	—	—	—	—	—	—	0	0.00	0.00	0.00	0.00	0.00	0.00	C51
阴道	—	—	—	—	—	—	—	0	0.00	0.00	0.00	0.00	0.00	0.00	C52
子宫颈	—	—	—	—	—	—	—	25	3.68	3.16	2.12	2.85	0.19	0.33	C53
子宫体	—	—	—	—	—	—	—	9	1.32	1.14	0.67	0.95	0.03	0.08	C54
子宫,部位不明	—	—	—	—	—	—	—	3	0.44	0.38	0.15	0.38	0.01	0.01	C55
卵巢	—	—	—	—	—	—	—	38	5.59	4.81	3.20	4.27	0.21	0.44	C56
其他的女性生殖器	—	—	—	—	—	—	—	2	0.29	0.25	0.14	0.18	0.01	0.01	C57
胎盘	—	—	—	—	—	—	—	0	0.00	0.00	0.00	0.00	0.00	0.00	C58
阴茎	0	0.00	0.00	0.00	0.00	0.00	0.00	—	—	—	—	—	—	—	C60
前列腺	29	2.23	3.47	2.53	4.47	0.06	0.17	—	—	—	—	—	—	—	C61
睾丸	0	0.00	0.00	0.00	0.00	0.00	0.00	—	—	—	—	—	—	—	C62
其他的男性生殖器	0	0.00	0.00	0.00	0.00	0.00	0.00	—	—	—	—	—	—	—	C63
肾	9	0.69	1.08	0.85	1.12	0.05	0.13	9	1.32	1.14	0.75	0.94	0.02	0.14	C64
肾盂	3	0.23	0.36	0.27	0.37	0.00	0.05	0	0.00	0.00	0.00	0.00	0.00	0.00	C65
输尿管	1	0.08	0.12	0.10	0.13	0.00	0.00	1	0.15	0.13	0.08	0.11	0.00	0.03	C66
膀胱	31	2.39	3.71	2.71	4.89	0.06	0.23	6	0.88	0.76	0.73	0.96	0.04	0.12	C67
其他的泌尿器官	0	0.00	0.00	0.00	0.00	0.00	0.00	0	0.00	0.00	0.00	0.00	0.00	0.00	C68
眼	0	0.00	0.00	0.00	0.00	0.00	0.00	0	0.00	0.00	0.00	0.00	0.00	0.00	C69
脑,神经系统	24	1.85	2.87	2.10	2.98	0.15	0.25	19	2.79	2.40	1.44	2.01	0.10	0.20	C70-C72
甲状腺	1	0.08	0.12	0.09	0.12	0.00	0.03	0	0.00	0.00	0.00	0.00	0.00	0.00	C73
肾上腺	1	0.08	0.12	0.09	0.13	0.00	0.02	1	0.15	0.13	0.10	0.13	0.01	0.01	C74
其他的内分泌腺	1	0.08	0.12	0.10	0.14	0.02	0.02	2	0.29	0.25	0.40	0.39	0.03	0.03	C75
霍奇金病	0	0.00	0.00	0.00	0.00	0.00	0.00	1	0.15	0.13	0.11	0.13	0.02	0.02	C81
非霍奇金淋巴瘤	12	0.92	1.44	1.15	1.42	0.10	0.18	9	1.32	1.14	0.72	0.91	0.02	0.08	C82-C85;C96
免疫增生性疾病	0	0.00	0.00	0.00	0.00	0.00	0.00	0	0.00	0.00	0.00	0.00	0.00	0.00	C88
多发性骨髓瘤	6	0.46	0.72	0.60	0.73	0.03	0.05	3	0.44	0.38	0.27	0.34	0.03	0.03	C90
淋巴样白血病	9	0.69	1.08	0.86	1.07	0.07	0.12	6	0.88	0.76	0.49	0.60	0.04	0.04	C91
髓样白血病	6	0.46	0.72	0.56	0.77	0.02	0.08	4	0.59	0.51	0.34	0.44	0.01	0.06	C92-C94
白血病,未特指	14	1.08	1.68	1.89	2.26	0.10	0.21	3	0.44	0.38	0.27	0.35	0.02	0.04	C95
其他或未指明部位	50	3.85	5.99	4.47	6.44	0.37	0.65	35	5.15	4.43	2.89	3.87	0.17	0.44	O&U
所有部位合计	1299	100.00	155.54	118.26	170.71	7.09	15.96	680	100.00	86.05	54.09	74.98	3.15	7.25	ALL
所有部位除外 C44	1298	99.92	155.42	118.17	170.58	7.09	15.96	680	100.00	86.05	54.09	74.98	3.15	7.25	ALLbC44

常州市区 2010 年恶性肿瘤发病主要指标(1/10 万)

部 位	男性							女性							ICD-10
	病例数	构成 (%)	粗率 (1/10^5)	中标率 (1/10^5)	世标率 (1/10^5)	累积率 0—64 岁	累积率 0—74 岁	病例数	构成 (%)	粗率 (1/10^5)	中标率 (1/10^5)	世标率 (1/10^5)	累积率 0—64 岁	累积率 0—74 岁	
唇	1	0.03	0.09	0.07	0.10	0.01	0.01	2	0.09	0.18	0.09	0.11	0.00	0.02	C00
舌	5	0.15	0.45	0.33	0.48	0.06	0.06	7	0.31	0.62	0.41	0.52	0.05	0.05	C01-C02
口	11	0.32	0.99	0.78	0.99	0.07	0.09	7	0.31	0.62	0.39	0.48	0.04	0.04	C03-C06
唾液腺	7	0.21	0.63	0.42	0.52	0.05	0.05	3	0.13	0.27	0.17	0.23	0.02	0.03	C07-C08
扁桃腺	3	0.09	0.27	0.18	0.23	0.01	0.03	0	0.00	0.00	0.00	0.00	0.00	0.00	C09
其他的口咽	1	0.03	0.09	0.06	0.08	0.00	0.00	0	0.00	0.00	0.00	0.00	0.00	0.00	C10
鼻咽	31	0.91	2.78	1.81	2.24	0.19	0.22	10	0.44	0.89	0.61	0.82	0.06	0.08	C11
喉咽	6	0.18	0.54	0.38	0.52	0.04	0.07	1	0.04	0.09	0.04	0.05	0.00	0.00	C12-C13
咽,部位不明	1	0.03	0.09	0.07	0.10	0.00	0.02	1	0.04	0.09	0.04	0.05	0.00	0.00	C14
食管	391	11.51	35.09	24.06	32.46	2.31	3.91	145	6.41	12.92	8.22	11.33	0.64	1.54	C15
胃	946	27.84	84.90	58.02	79.41	4.87	10.31	360	15.92	32.07	20.48	27.00	1.83	3.32	C16
小肠	18	0.53	1.62	1.06	1.37	0.06	0.19	16	0.71	1.43	0.94	1.23	0.10	0.15	C17
结肠	140	4.12	12.57	8.25	11.11	0.55	1.36	123	5.44	10.96	6.88	9.24	0.63	1.12	C18
直肠	104	3.06	9.33	6.24	8.70	0.53	1.04	106	4.69	9.44	5.58	7.92	0.40	1.05	C19-C20
肛门	4	0.12	0.36	0.20	0.36	0.00	0.04	3	0.13	0.27	0.14	0.17	0.01	0.01	C21
肝脏	302	8.89	27.10	18.02	24.08	1.71	2.69	91	4.02	8.11	5.16	6.93	0.44	0.90	C22
胆囊及其他	20	0.59	1.80	1.19	1.59	0.11	0.18	35	1.55	3.12	1.89	2.59	0.14	0.35	C23-C24
胰腺	74	2.18	6.64	4.38	6.12	0.22	0.84	66	2.92	5.88	3.18	4.52	0.22	0.46	C25
鼻,鼻窦及其他	6	0.18	0.54	0.37	0.44	0.04	0.05	1	0.04	0.09	0.07	0.10	0.01	0.01	C30-C31
喉	39	1.15	3.50	2.48	3.32	0.22	0.49	1	0.04	0.09	0.07	0.10	0.01	0.01	C32
气管,支气管,肺	582	17.13	52.24	35.39	48.29	2.80	6.26	241	10.65	21.47	13.74	18.44	1.29	2.15	C33-C34
其他的胸腔器官	3	0.09	0.27	0.21	0.28	0.02	0.04	2	0.09	0.18	0.14	0.19	0.02	0.02	C37-C38
骨	16	0.47	1.44	0.88	1.37	0.05	0.10	5	0.22	0.45	0.48	0.42	0.03	0.03	C40-C41
皮肤的黑色素瘤	8	0.24	0.72	0.44	0.55	0.04	0.03	6	0.27	0.53	0.30	0.38	0.02	0.06	C43
其他的皮肤	22	0.65	1.97	1.23	1.70	0.06	0.22	30	1.33	2.67	1.62	2.08	0.13	0.18	C44
间皮瘤	1	0.03	0.09	0.06	0.06	0.00	0.00	1	0.04	0.09	0.07	0.08	0.01	0.01	C45
卡波氏肉瘤	0	0.00	0.00	0.00	0.00	0.00	0.00	0	0.00	0.00	0.00	0.00	0.00	0.00	C46
周围神经,其他结缔组织	8	0.24	0.72	0.53	0.67	0.05	0.08	2	0.09	0.18	0.13	0.19	0.01	0.03	C47;C49
乳房	2	0.06	0.18	0.12	0.16	0.01	0.03	262	11.58	23.34	15.65	19.51	1.63	2.09	C50
外阴	—	—	—	—	—	—	—	4	0.18	0.36	0.17	0.22	0.00	0.02	C51
阴道	—	—	—	—	—	—	—	2	0.09	0.18	0.12	0.16	0.01	0.02	C52
子宫颈	—	—	—	—	—	—	—	159	7.03	14.16	9.23	11.20	0.91	1.06	C53
子宫体	—	—	—	—	—	—	—	78	3.45	6.95	4.95	6.21	0.61	0.69	C54
子宫,部位不明	—	—	—	—	—	—	—	13	0.57	1.16	0.75	1.01	0.08	0.10	C55
卵巢	—	—	—	—	—	—	—	45	1.99	4.01	2.89	3.46	0.28	0.36	C56
其他的女性生殖器	—	—	—	—	—	—	—	8	0.35	0.71	0.51	0.65	0.04	0.09	C57
胎盘	—	—	—	—	—	—	—	1	0.04	0.09	0.08	0.07	0.00	0.00	C58
阴茎	12	0.35	1.08	0.70	0.89	0.07	0.09	—	—	—	—	—	—	—	C60
前列腺	81	2.38	7.27	4.50	6.47	0.10	0.76	—	—	—	—	—	—	—	C61
睾丸	10	0.29	0.90	0.82	0.83	0.08	0.08	—	—	—	—	—	—	—	C62
其他的男性生殖器	4	0.12	0.36	0.28	0.40	0.03	0.06	—	—	—	—	—	—	—	C63
肾	14	0.41	1.26	0.89	1.19	0.09	0.16	10	0.44	0.89	0.59	0.79	0.07	0.08	C64
肾盂	2	0.06	0.18	0.14	0.18	0.00	0.02	3	0.13	0.27	0.13	0.18	0.00	0.03	C65
输尿管	6	0.18	0.54	0.35	0.59	0.02	0.07	3	0.13	0.27	0.20	0.28	0.02	0.04	C66
膀胱	104	3.06	9.33	6.06	8.25	0.41	0.82	26	1.15	2.32	1.28	1.85	0.11	0.17	C67
其他的泌尿器官	3	0.09	0.27	0.17	0.22	0.02	0.03	1	0.04	0.09	0.05	0.07	0.00	0.02	C68
眼	3	0.09	0.27	0.19	0.24	0.02	0.02	3	0.13	0.27	0.18	0.23	0.02	0.03	C69
脑,神经系统	28	0.82	2.51	2.05	2.32	0.17	0.24	25	1.11	2.23	1.59	1.89	0.13	0.19	C70-C72
甲状腺	11	0.32	0.99	0.68	0.77	0.07	0.07	53	2.34	4.72	3.39	3.81	0.31	0.37	C73
肾上腺	3	0.09	0.27	0.15	0.19	0.01	0.01	3	0.13	0.27	0.19	0.26	0.01	0.03	C74
其他的内分泌腺	2	0.06	0.18	0.12	0.17	0.02	0.02	1	0.04	0.09	0.06	0.08	0.01	0.01	C75
霍奇金病	7	0.21	0.63	0.53	0.56	0.04	0.06	4	0.18	0.36	0.32	0.30	0.01	0.01	C81
非霍奇金淋巴瘤	71	2.09	6.37	4.37	5.46	0.41	0.62	56	2.48	4.99	3.38	4.45	0.34	0.54	C82-C85;C96
免疫增生性疾病	0	0.00	0.00	0.00	0.00	0.00	0.00	0	0.00	0.00	0.00	0.00	0.00	0.00	C88
多发性骨髓瘤	24	0.71	2.15	1.46	1.89	0.14	0.23	18	0.80	1.60	1.01	1.31	0.10	0.14	C90
淋巴样白血病	24	0.71	2.15	1.85	2.19	0.15	0.21	19	0.84	1.69	1.58	1.71	0.09	0.19	C91
髓样白血病	50	1.47	4.49	3.69	4.17	0.29	0.39	43	1.90	3.83	2.74	3.20	0.28	0.33	C92-C94
白血病,未特指	9	0.26	0.81	0.68	0.75	0.03	0.06	17	0.75	1.51	1.14	1.23	0.09	0.09	C95
其他或未指明部位	178	5.24	15.98	10.86	14.57	0.89	1.94	141	6.23	12.56	8.30	11.00	0.75	1.39	O&U
所有部位合计	3398	100.00	304.97	207.73	279.60	17.14	34.40	2262	100.00	201.51	131.33	170.22	12.00	19.77	ALL
所有部位除外 C44	3376	99.35	303.00	206.50	277.90	17.08	34.18	2232	98.67	198.84	129.71	168.14	11.87	19.59	ALLbC44

常州市区 2010 年恶性肿瘤死亡主要指标(1/10 万)

部 位	男性 病例数	构成(%)	粗率(1/10⁵)	中标率(1/10⁵)	世标率(1/10⁵)	累积率 0—64岁	累积率 0—74岁	女性 病例数	构成(%)	粗率(1/10⁵)	中标率(1/10⁵)	世标率(1/10⁵)	累积率 0—64岁	累积率 0—74岁	ICD-10
唇	0	0.00	0.00	0.00	0.00	0.00	0.00	0	0.00	0.00	0.00	0.00	0.00	0.00	C00
舌	2	0.07	0.18	0.12	0.16	0.01	0.03	3	0.18	0.27	0.17	0.25	0.03	0.03	C01-C02
口	1	0.03	0.09	0.05	0.06	0.00	0.00	3	0.18	0.27	0.09	0.16	0.00	0.00	C03-C06
唾液腺	2	0.07	0.18	0.14	0.20	0.01	0.03	0	0.00	0.00	0.00	0.00	0.00	0.00	C07-C08
扁桃腺	0	0.00	0.00	0.00	0.00	0.00	0.00	0	0.00	0.00	0.00	0.00	0.00	0.00	C09
其他的口咽	0	0.00	0.00	0.00	0.00	0.00	0.00	0	0.00	0.00	0.00	0.00	0.00	0.00	C10
鼻咽	30	0.99	2.69	1.81	2.42	0.17	0.29	8	0.49	0.71	0.36	0.52	0.01	0.06	C11
喉咽	2	0.07	0.18	0.12	0.18	0.01	0.03	2	0.12	0.18	0.09	0.11	0.00	0.02	C12-C13
咽,部位不明	6	0.20	0.54	0.33	0.43	0.02	0.04	5	0.31	0.45	0.28	0.39	0.00	0.04	C14
食管	376	12.39	33.75	21.57	32.12	1.34	3.34	177	10.83	15.77	8.51	12.44	0.50	1.40	C15
胃	777	25.60	69.74	45.49	64.16	2.70	7.61	310	18.97	27.62	14.91	20.65	0.90	2.24	C16
小肠	22	0.72	1.97	1.20	1.81	0.03	0.23	10	0.61	0.89	0.44	0.61	0.03	0.04	C17
结肠	62	2.04	5.56	3.42	5.05	0.19	0.41	39	2.39	3.47	2.01	2.79	0.12	0.35	C18
直肠	123	4.05	11.04	6.56	10.10	0.30	0.81	82	5.02	7.30	4.07	5.84	0.26	0.64	C19-C20
肛门	4	0.13	0.36	0.22	0.41	0.01	0.03	1	0.06	0.09	0.05	0.07	0.00	0.02	C21
肝脏	465	15.32	41.73	27.29	37.21	2.20	4.13	188	11.51	16.75	9.44	12.76	0.64	1.41	C22
胆囊及其他	11	0.36	0.99	0.61	0.81	0.05	0.07	24	1.47	2.14	1.06	1.56	0.03	0.14	C23-C24
胰腺	105	3.46	9.42	6.22	8.73	0.40	1.07	96	5.88	8.55	4.58	6.46	0.25	0.66	C25
鼻,鼻窦及其他	5	0.16	0.45	0.33	0.41	0.04	0.05	0	0.00	0.00	0.00	0.00	0.00	0.00	C30-C31
喉	16	0.53	1.44	0.86	1.36	0.05	0.13	1	0.06	0.09	0.06	0.09	0.00	0.02	C32
气管,支气管,肺	596	19.64	53.49	34.36	49.46	1.94	5.46	241	14.75	21.47	11.55	16.33	0.68	1.71	C33-C34
其他的胸腔器官	2	0.07	0.18	0.12	0.17	0.00	0.04	5	0.31	0.45	0.31	0.41	0.03	0.05	C37-C38
骨	21	0.69	1.88	1.34	1.75	0.10	0.18	17	1.04	1.51	1.10	1.28	0.07	0.12	C40-C41
皮肤的黑色素瘤	2	0.07	0.18	0.07	0.10	0.00	0.00	5	0.31	0.45	0.18	0.35	0.00	0.03	C43
其他的皮肤	8	0.26	0.72	0.43	0.58	0.02	0.06	2	0.12	0.18	0.06	0.08	0.00	0.00	C44
间皮瘤	0	0.00	0.00	0.00	0.00	0.00	0.00	1	0.06	0.09	0.07	0.10	0.01	0.01	C45
卡波氏肉瘤	0	0.00	0.00	0.00	0.00	0.00	0.00	0	0.00	0.00	0.00	0.00	0.00	0.00	C46
周围神经,其他结缔组织	1	0.03	0.09	0.07	0.10	0.00	0.02	1	0.06	0.09	0.05	0.06	0.00	0.00	C47;C49
乳房	0	0.00	0.00	0.00	0.00	0.00	0.00	108	6.61	9.62	6.04	8.19	0.61	0.88	C50
外阴	—	—	—	—	—	—	—	0	0.00	0.00	0.00	0.00	0.00	0.00	C51
阴道	—	—	—	—	—	—	—	1	0.06	0.09	0.03	0.04	0.00	0.00	C52
子宫颈	—	—	—	—	—	—	—	23	1.41	2.05	1.27	1.60	0.11	0.16	C53
子宫体	—	—	—	—	—	—	—	19	1.16	1.69	0.93	1.34	0.06	0.14	C54
子宫,部位不明	—	—	—	—	—	—	—	12	0.73	1.07	0.55	0.79	0.04	0.07	C55
卵巢	—	—	—	—	—	—	—	23	1.41	2.05	1.25	1.72	0.11	0.20	C56
其他的女性生殖器	—	—	—	—	—	—	—	2	0.12	0.18	0.10	0.14	0.00	0.02	C57
胎盘	—	—	—	—	—	—	—	0	0.00	0.00	0.00	0.00	0.00	0.00	C58
阴茎	3	0.10	0.27	0.19	0.26	0.03	0.03	—	—	—	—	—	—	—	C60
前列腺	54	1.78	4.85	2.56	5.15	0.04	0.20	—	—	—	—	—	—	—	C61
睾丸	1	0.03	0.09	0.04	0.15	0.00	0.00	—	—	—	—	—	—	—	C62
其他的男性生殖器	0	0.00	0.00	0.00	0.00	0.00	0.00	—	—	—	—	—	—	—	C63
肾	7	0.23	0.63	0.38	0.48	0.02	0.04	5	0.31	0.45	0.19	0.32	0.00	0.03	C64
肾盂	1	0.03	0.09	0.05	0.06	0.00	0.00	2	0.12	0.18	0.07	0.13	0.00	0.00	C65
输尿管	0	0.00	0.00	0.00	0.00	0.00	0.00	0	0.00	0.00	0.00	0.00	0.00	0.00	C66
膀胱	34	1.12	3.05	1.78	3.00	0.08	0.20	8	0.49	0.71	0.32	0.47	0.01	0.04	C67
其他的泌尿器官	0	0.00	0.00	0.00	0.00	0.00	0.00	0	0.00	0.00	0.00	0.00	0.00	0.00	C68
眼	0	0.00	0.00	0.00	0.00	0.00	0.00	0	0.00	0.00	0.00	0.00	0.00	0.00	C69
脑,神经系统	63	2.08	5.65	4.16	5.19	0.32	0.58	58	3.55	5.17	3.19	4.46	0.21	0.51	C70-C72
甲状腺	3	0.10	0.27	0.17	0.23	0.00	0.04	1	0.06	0.09	0.07	0.08	0.01	0.01	C73
肾上腺	0	0.00	0.00	0.00	0.00	0.00	0.00	1	0.06	0.09	0.07	0.08	0.01	0.01	C74
其他的内分泌腺	0	0.00	0.00	0.00	0.00	0.00	0.00	0	0.00	0.00	0.00	0.00	0.00	0.00	C75
霍奇金病	2	0.07	0.18	0.11	0.25	0.01	0.01	2	0.12	0.18	0.23	0.20	0.02	0.02	C81
非霍奇金淋巴瘤	32	1.05	2.87	2.09	2.69	0.13	0.28	22	1.35	1.96	1.19	1.68	0.10	0.17	C82-C85;C96
免疫增生性疾病	0	0.00	0.00	0.00	0.00	0.00	0.00	0	0.00	0.00	0.00	0.00	0.00	0.00	C88
多发性骨髓瘤	6	0.20	0.54	0.35	0.48	0.02	0.08	5	0.31	0.45	0.25	0.34	0.01	0.06	C90
淋巴样白血病	13	0.43	1.17	0.98	1.23	0.06	0.12	11	0.67	0.98	0.77	0.84	0.05	0.06	C91
髓样白血病	9	0.30	0.81	0.52	0.67	0.05	0.05	3	0.18	0.27	0.13	0.18	0.01	0.01	C92-C94
白血病,未特指	30	0.99	2.69	2.23	2.91	0.15	0.27	21	1.29	1.87	1.37	1.61	0.11	0.14	C95
其他或未指明部位	138	4.55	12.39	7.98	11.37	0.47	1.15	86	5.26	7.66	4.18	5.99	0.25	0.63	O&U
所有部位合计	3035	100.00	272.39	176.32	252.11	10.96	27.08	1634	100.00	145.56	81.64	113.52	5.31	12.18	ALL
所有部位除外 C44	3027	99.74	271.68	175.89	251.53	10.94	27.02	1632	99.88	145.39	81.58	113.44	5.31	12.18	ALLbC44

金坛市 2010 年恶性肿瘤发病主要指标(1/10 万)

部　位	男性							女性							ICD-10
	病例数	构成(%)	粗率(1/10⁵)	中标率(1/10⁵)	世标率(1/10⁵)	累积率 0—64岁	0—74岁	病例数	构成(%)	粗率(1/10⁵)	中标率(1/10⁵)	世标率(1/10⁵)	累积率 0—64岁	0—74岁	
唇	2	0.19	0.76	0.41	0.58	0.04	0.04	0	0.00	0.00	0.00	0.00	0.00	0.00	C00
舌	3	0.28	1.13	0.70	1.01	0.09	0.14	1	0.15	0.35	0.48	0.52	0.03	0.03	C01-C02
口	4	0.37	1.51	0.93	1.27	0.08	0.18	0	0.00	0.00	0.00	0.00	0.00	0.00	C03-C06
唾液腺	1	0.09	0.38	0.21	0.30	0.00	0.05	1	0.15	0.35	0.20	0.26	0.02	0.02	C07-C08
扁桃腺	0	0.00	0.00	0.00	0.00	0.00	0.00	0	0.00	0.00	0.00	0.00	0.00	0.00	C09
其他的口咽	0	0.00	0.00	0.00	0.00	0.00	0.00	0	0.00	0.00	0.00	0.00	0.00	0.00	C10
鼻咽	4	0.37	1.51	0.86	1.10	0.08	0.13	4	0.60	1.41	0.81	1.12	0.05	0.16	C11
喉咽	0	0.00	0.00	0.00	0.00	0.00	0.00	0	0.00	0.00	0.00	0.00	0.00	0.00	C12-C13
咽,部位不明	0	0.00	0.00	0.00	0.00	0.00	0.00	0	0.00	0.00	0.00	0.00	0.00	0.00	C14
食管	217	20.30	82.09	44.49	64.72	3.44	7.21	93	13.96	32.67	15.84	23.79	0.76	2.45	C15
胃	322	30.12	121.81	66.27	92.59	5.02	11.17	125	18.77	43.91	23.93	32.97	1.49	4.24	C16
小肠	2	0.19	0.76	0.43	0.60	0.00	0.10	0	0.00	0.00	0.00	0.00	0.00	0.00	C17
结肠	41	3.84	15.51	8.25	10.67	0.55	1.27	32	4.80	11.24	6.18	8.69	0.32	1.12	C18
直肠	32	2.99	12.11	6.63	9.07	0.53	1.03	22	3.30	7.73	4.13	5.77	0.33	0.61	C19-C20
肛门	0	0.00	0.00	0.00	0.00	0.00	0.00	1	0.15	0.35	0.11	0.15	0.00	0.00	C21
肝脏	117	10.94	44.26	24.42	33.18	2.32	3.63	49	7.36	17.21	8.44	12.29	0.51	1.15	C22
胆囊及其他	9	0.84	3.40	1.88	2.87	0.15	0.25	15	2.25	5.27	2.95	3.87	0.24	0.53	C23-C24
胰腺	20	1.87	7.57	4.17	5.87	0.38	0.60	12	1.80	4.22	2.39	3.24	0.20	0.44	C25
鼻,鼻窦及其他	1	0.09	0.38	0.24	0.36	0.04	0.04	2	0.30	0.70	0.46	0.63	0.07	0.07	C30-C31
喉	3	0.28	1.13	0.55	0.69	0.03	0.09	1	0.15	0.35	0.07	0.29	0.00	0.05	C32
气管,支气管,肺	162	15.15	61.28	31.91	46.72	1.88	4.89	71	10.66	24.94	12.51	17.71	0.75	1.74	C33-C34
其他的胸腔器官	4	0.37	1.51	0.77	0.98	0.04	0.10	1	0.15	0.35	0.26	0.38	0.05	0.05	C37-C38
骨	11	1.03	4.16	1.99	3.41	0.09	0.27	7	1.05	2.46	1.46	1.92	0.16	0.22	C40-C41
皮肤的黑色素瘤	1	0.09	0.38	0.19	0.24	0.02	0.02	1	0.15	0.35	0.22	0.28	0.03	0.03	C43
其他的皮肤	10	0.94	3.78	1.79	3.65	0.08	0.14	15	2.25	5.27	2.48	3.71	0.07	0.37	C44
间皮瘤	0	0.00	0.00	0.00	0.00	0.00	0.00	0	0.00	0.00	0.00	0.00	0.00	0.00	C45
卡波氏肉瘤	0	0.00	0.00	0.00	0.00	0.00	0.00	0	0.00	0.00	0.00	0.00	0.00	0.00	C46
周围神经,其他结缔组织	0	0.00	0.00	0.00	0.00	0.00	0.00	3	0.45	1.05	0.66	0.82	0.08	0.08	C47;C49
乳房	2	0.19	0.76	0.43	0.53	0.04	0.04	87	13.06	30.56	19.01	25.28	2.15	2.56	C50
外阴	—	—	—	—	—	—	—	0	0.00	0.00	0.00	0.00	0.00	0.00	C51
阴道	—	—	—	—	—	—	—	2	0.30	0.70	0.35	0.48	0.00	0.12	C52
子宫颈	—	—	—	—	—	—	—	30	4.50	10.54	6.35	7.80	0.56	0.85	C53
子宫体	—	—	—	—	—	—	—	11	1.65	3.86	2.38	3.11	0.23	0.41	C54
子宫,部位不明	—	—	—	—	—	—	—	2	0.30	0.70	0.46	0.63	0.07	0.07	C55
卵巢	—	—	—	—	—	—	—	16	2.40	5.62	3.74	4.67	0.46	0.52	C56
其他的女性生殖器	—	—	—	—	—	—	—	0	0.00	0.00	0.00	0.00	0.00	0.00	C57
胎盘	—	—	—	—	—	—	—	0	0.00	0.00	0.00	0.00	0.00	0.00	C58
阴茎	4	0.37	1.51	0.83	1.06	0.10	0.10	—	—	—	—	—	—	—	C60
前列腺	12	1.12	4.54	2.12	4.07	0.04	0.21	—	—	—	—	—	—	—	C61
睾丸	1	0.09	0.38	0.17	0.24	0.00	0.06	—	—	—	—	—	—	—	C62
其他的男性生殖器	0	0.00	0.00	0.00	0.00	0.00	0.00	—	—	—	—	—	—	—	C63
肾	8	0.75	3.03	1.69	2.16	0.20	0.20	2	0.30	0.70	0.34	0.43	0.03	0.03	C64
肾盂	0	0.00	0.00	0.00	0.00	0.00	0.00	0	0.00	0.00	0.00	0.00	0.00	0.00	C65
输尿管	0	0.00	0.00	0.00	0.00	0.00	0.00	1	0.15	0.35	0.24	0.34	0.00	0.06	C66
膀胱	23	2.15	8.70	4.42	6.83	0.23	0.70	6	0.90	2.11	1.15	1.46	0.10	0.16	C67
其他的泌尿器官	0	0.00	0.00	0.00	0.00	0.00	0.00	0	0.00	0.00	0.00	0.00	0.00	0.00	C68
眼	0	0.00	0.00	0.00	0.00	0.00	0.00	0	0.00	0.00	0.00	0.00	0.00	0.00	C69
脑,神经系统	7	0.65	2.65	1.31	2.59	0.08	0.20	7	1.05	2.46	1.11	1.49	0.05	0.11	C70-C72
甲状腺	2	0.19	0.76	0.43	0.51	0.04	0.04	17	2.55	5.97	5.38	5.79	0.39	0.50	C73
肾上腺	0	0.00	0.00	0.00	0.00	0.00	0.00	0	0.00	0.00	0.00	0.00	0.00	0.00	C74
其他的内分泌腺	0	0.00	0.00	0.00	0.00	0.00	0.00	0	0.00	0.00	0.00	0.00	0.00	0.00	C75
霍奇金病	0	0.00	0.00	0.00	0.00	0.00	0.00	1	0.15	0.35	0.20	0.26	0.02	0.02	C81
非霍奇金淋巴瘤	9	0.84	3.40	2.07	2.33	0.10	0.27	4	0.60	1.41	0.79	1.23	0.11	0.11	C82-C85;C96
免疫增生性疾病	0	0.00	0.00	0.00	0.00	0.00	0.00	0	0.00	0.00	0.00	0.00	0.00	0.00	C88
多发性骨髓瘤	1	0.09	0.38	0.17	0.19	0.00	0.00	5	0.75	1.76	0.95	1.26	0.03	0.14	C90
淋巴样白血病	0	0.00	0.00	0.00	0.00	0.00	0.00	1	0.15	0.35	0.86	0.62	0.03	0.03	C91
髓样白血病	5	0.47	1.89	1.61	1.57	0.06	0.18	2	0.30	0.70	1.07	0.79	0.05	0.05	C92-C94
白血病,未特指	11	1.03	4.16	3.03	3.69	0.21	0.26	9	1.35	3.16	2.22	3.12	0.29	0.40	C95
其他或未指明部位	18	1.68	6.81	3.69	4.93	0.16	0.38	7	1.05	2.46	1.26	1.61	0.09	0.14	O&U
所有部位合计	1069	100.00	404.39	219.05	310.60	16.12	33.99	666	100.00	233.94	131.44	178.78	9.81	19.59	ALL
所有部位除外 C44	1059	99.06	400.60	217.25	306.95	16.04	33.85	651	97.75	228.67	128.96	175.07	9.74	19.22	ALLbC44

金坛市 2010 年恶性肿瘤死亡主要指标(1/10 万)

部　位	男性					累积率		女性					累积率		ICD-10
	病例数	构成(%)	粗率(1/10^5)	中标率(1/10^5)	世标率(1/10^5)	0—64岁	0—74岁	病例数	构成(%)	粗率(1/10^5)	中标率(1/10^5)	世标率(1/10^5)	0—64岁	0—74岁	
唇	0	0.00	0.00	0.00	0.00	0.00	0.00	0	0.00	0.00	0.00	0.00	0.00	0.00	C00
舌	0	0.00	0.00	0.00	0.00	0.00	0.00	2	0.46	0.70	0.74	0.90	0.08	0.08	C01-C02
口	2	0.22	0.76	0.35	0.48	0.00	0.12	1	0.23	0.35	0.26	0.30	0.04	0.04	C03-C06
唾液腺	1	0.11	0.38	0.17	0.24	0.00	0.06	0	0.00	0.00	0.00	0.00	0.00	0.00	C07-C08
扁桃腺	0	0.00	0.00	0.00	0.00	0.00	0.00	0	0.00	0.00	0.00	0.00	0.00	0.00	C09
其他的口咽	0	0.00	0.00	0.00	0.00	0.00	0.00	0	0.00	0.00	0.00	0.00	0.00	0.00	C10
鼻咽	13	1.42	4.92	3.27	3.85	0.29	0.51	2	0.46	0.70	0.34	0.42	0.02	0.02	C11
喉咽	0	0.00	0.00	0.00	0.00	0.00	0.00	0	0.00	0.00	0.00	0.00	0.00	0.00	C12-C13
咽,部位不明	1	0.11	0.38	0.17	0.19	0.00	0.00	1	0.23	0.35	0.11	0.15	0.00	0.00	C14
食管	190	20.79	71.87	37.19	57.42	2.24	5.19	92	21.20	32.32	14.52	22.97	0.56	2.12	C15
胃	250	27.35	94.57	50.00	69.90	3.19	7.77	91	20.97	31.97	15.79	22.42	0.85	2.38	C16
小肠	1	0.11	0.38	0.24	0.36	0.04	0.04	1	0.23	0.35	0.26	0.30	0.04	0.04	C17
结肠	17	1.86	6.43	3.35	4.35	0.28	0.34	18	4.15	6.32	3.00	4.15	0.11	0.53	C18
直肠	21	2.30	7.94	4.21	6.00	0.25	0.57	14	3.23	4.92	2.64	3.61	0.15	0.38	C19-C20
肛门	0	0.00	0.00	0.00	0.00	0.00	0.00	0	0.00	0.00	0.00	0.00	0.00	0.00	C21
肝脏	112	12.25	42.37	23.47	31.75	2.05	3.23	47	10.83	16.51	7.94	10.91	0.38	0.90	C22
胆囊及其他	5	0.55	1.89	1.14	1.57	0.08	0.23	10	2.30	3.51	1.54	2.52	0.07	0.25	C23-C24
胰腺	30	3.28	11.35	5.99	8.63	0.42	0.86	16	3.69	5.62	3.07	4.37	0.22	0.58	C25
鼻,鼻窦及其他	5	0.55	1.89	1.06	1.49	0.13	0.13	0	0.00	0.00	0.00	0.00	0.00	0.00	C30-C31
喉	6	0.66	2.27	1.10	1.42	0.05	0.17	1	0.23	0.35	0.17	0.24	0.00	0.06	C32
气管,支气管,肺	160	17.51	60.53	31.19	45.01	1.92	4.60	55	12.67	19.32	9.39	12.76	0.50	1.21	C33-C34
其他的胸腔器官	0	0.00	0.00	0.00	0.00	0.00	0.00	1	0.23	0.35	0.11	0.15	0.00	0.00	C37-C38
骨	14	1.53	5.30	3.42	4.23	0.20	0.32	7	1.61	2.46	1.54	1.86	0.14	0.14	C40-C41
皮肤的黑色素瘤	0	0.00	0.00	0.00	0.00	0.00	0.00	0	0.00	0.00	0.00	0.00	0.00	0.00	C43
其他的皮肤	1	0.11	0.38	0.15	0.62	0.00	0.00	4	0.92	1.41	0.43	0.98	0.00	0.06	C44
间皮瘤	0	0.00	0.00	0.00	0.00	0.00	0.00	0	0.00	0.00	0.00	0.00	0.00	0.00	C45
卡波氏肉瘤	1	0.11	0.38	0.17	0.24	0.00	0.06	0	0.00	0.00	0.00	0.00	0.00	0.00	C46
周围神经,其他结缔组织	2	0.22	0.76	0.32	0.82	0.00	0.00	1	0.23	0.35	0.26	0.30	0.04	0.04	C47;C49
乳房	0	0.00	0.00	0.00	0.00	0.00	0.00	24	5.53	8.43	5.35	6.85	0.50	0.85	C50
外阴	—	—	—	—	—	—	—	0	0.00	0.00	0.00	0.00	0.00	0.00	C51
阴道	—	—	—	—	—	—	—	0	0.00	0.00	0.00	0.00	0.00	0.00	C52
子宫颈	—	—	—	—	—	—	—	5	1.15	1.76	1.13	1.35	0.15	0.15	C53
子宫体	—	—	—	—	—	—	—	8	1.84	2.81	1.58	2.26	0.15	0.21	C54
子宫,部位不明	—	—	—	—	—	—	—	0	0.00	0.00	0.00	0.00	0.00	0.00	C55
卵巢	—	—	—	—	—	—	—	3	0.69	1.05	0.65	0.81	0.08	0.08	C56
其他的女性生殖器	—	—	—	—	—	—	—	0	0.00	0.00	0.00	0.00	0.00	0.00	C57
胎盘	—	—	—	—	—	—	—	0	0.00	0.00	0.00	0.00	0.00	0.00	C58
阴茎	0	0.00	0.00	0.00	0.00	0.00	0.00	—	—	—	—	—	—	—	C60
前列腺	11	1.20	4.16	2.09	3.28	0.04	0.37	—	—	—	—	—	—	—	C61
睾丸	1	0.11	0.38	0.17	0.24	0.00	0.06	—	—	—	—	—	—	—	C62
其他的男性生殖器	1	0.11	0.38	0.17	0.19	0.00	0.00	—	—	—	—	—	—	—	C63
肾	4	0.44	1.51	0.81	1.07	0.04	0.15	1	0.23	0.35	0.11	0.15	0.00	0.00	C64
肾盂	1	0.11	0.38	0.21	0.30	0.00	0.05	0	0.00	0.00	0.00	0.00	0.00	0.00	C65
输尿管	0	0.00	0.00	0.00	0.00	0.00	0.00	0	0.00	0.00	0.00	0.00	0.00	0.00	C66
膀胱	8	0.88	3.03	1.35	2.58	0.00	0.05	1	0.23	0.35	0.20	0.26	0.02	0.02	C67
其他的泌尿器官	1	0.11	0.38	0.17	0.19	0.00	0.00	0	0.00	0.00	0.00	0.00	0.00	0.00	C68
眼	0	0.00	0.00	0.00	0.00	0.00	0.00	0	0.00	0.00	0.00	0.00	0.00	0.00	C69
脑,神经系统	14	1.53	5.30	2.81	4.01	0.22	0.34	8	1.84	2.81	1.44	2.09	0.04	0.21	C70-C72
甲状腺	0	0.00	0.00	0.00	0.00	0.00	0.00	0	0.00	0.00	0.00	0.00	0.00	0.00	C73
肾上腺	1	0.11	0.38	0.21	0.26	0.03	0.03	0	0.00	0.00	0.00	0.00	0.00	0.00	C74
其他的内分泌腺	0	0.00	0.00	0.00	0.00	0.00	0.00	0	0.00	0.00	0.00	0.00	0.00	0.00	C75
霍奇金病	0	0.00	0.00	0.00	0.00	0.00	0.00	0	0.00	0.00	0.00	0.00	0.00	0.00	C81
非霍奇金淋巴瘤	16	1.75	6.05	3.21	5.20	0.19	0.64	7	1.61	2.46	1.51	2.07	0.07	0.30	C82-C85;C96
免疫增生性疾病	0	0.00	0.00	0.00	0.00	0.00	0.00	0	0.00	0.00	0.00	0.00	0.00	0.00	C88
多发性骨髓瘤	0	0.00	0.00	0.00	0.00	0.00	0.00	1	0.23	0.35	0.14	0.17	0.00	0.00	C90
淋巴样白血病	3	0.33	1.13	0.61	0.77	0.06	0.06	2	0.46	0.70	0.40	0.52	0.03	0.09	C91
髓样白血病	0	0.00	0.00	0.00	0.00	0.00	0.00	0	0.00	0.00	0.00	0.00	0.00	0.00	C92-C94
白血病,未特指	14	1.53	5.30	3.32	3.86	0.28	0.40	6	1.38	2.11	1.95	2.16	0.18	0.24	C95
其他或未指明部位	7	0.77	2.65	1.26	2.47	0.06	0.18	4	0.92	1.41	0.75	0.97	0.07	0.07	O&U
所有部位合计	914	100.00	345.75	183.33	262.98	12.08	26.55	434	100.00	152.45	77.31	108.97	4.49	11.02	ALL
所有部位除外 C44	913	99.89	345.37	183.18	262.36	12.08	26.55	430	99.08	151.04	76.89	107.99	4.49	10.96	ALLbC44

苏州市区 2010 年恶性肿瘤发病主要指标(1/10 万)

部 位	男性							女性							ICD-10
	病例数	构成(%)	粗率(1/10⁵)	中标率(1/10⁵)	世标率(1/10⁵)	累积率 0—64岁	累积率 0—74岁	病例数	构成(%)	粗率(1/10⁵)	中标率(1/10⁵)	世标率(1/10⁵)	累积率 0—64岁	累积率 0—74岁	
唇	0	0.00	0.00	0.00	0.00	0.00	0.00	2	0.06	0.16	0.06	0.07	0.01	0.01	C00
舌	6	0.13	0.50	0.27	0.32	0.03	0.04	9	0.26	0.74	0.40	0.44	0.03	0.04	C01-C02
口	13	0.28	1.09	0.51	0.67	0.05	0.07	12	0.35	0.98	0.41	0.56	0.03	0.06	C03-C06
唾液腺	15	0.32	1.26	0.75	0.89	0.05	0.10	10	0.29	0.82	0.60	0.60	0.05	0.06	C07-C08
扁桃腺	1	0.02	0.08	0.04	0.05	0.01	0.01	0	0.00	0.00	0.00	0.00	0.00	0.00	C09
其他的口咽	2	0.04	0.17	0.07	0.08	0.01	0.01	0	0.00	0.00	0.00	0.00	0.00	0.00	C10
鼻咽	58	1.24	4.86	2.99	3.51	0.27	0.38	23	0.67	1.89	1.06	1.22	0.09	0.13	C11
喉咽	4	0.09	0.34	0.16	0.19	0.01	0.01	0	0.00	0.00	0.00	0.00	0.00	0.00	C12-C13
咽,部位不明	3	0.06	0.25	0.09	0.11	0.01	0.01	2	0.06	0.16	0.06	0.08	0.01	0.01	C14
食管	324	6.92	27.14	11.49	15.96	0.85	2.00	150	4.37	12.30	4.32	6.04	0.29	0.65	C15
胃	1016	21.71	85.12	36.88	49.95	2.49	6.30	426	12.42	34.93	14.31	18.89	0.95	2.16	C16
小肠	29	0.62	2.43	1.07	1.44	0.04	0.20	27	0.79	2.21	0.95	1.22	0.05	0.13	C17
结肠	215	4.59	18.01	7.77	10.53	0.50	1.27	225	6.56	18.45	7.30	9.80	0.54	1.07	C18
直肠	194	4.15	16.25	7.14	9.54	0.53	1.06	156	4.55	12.79	5.48	7.25	0.48	0.82	C19-C20
肛门	1	0.02	0.08	0.04	0.04	0.01	0.01	2	0.06	0.16	0.04	0.05	0.00	0.00	C21
肝脏	463	9.90	38.79	18.63	23.94	1.56	2.67	213	6.21	17.46	6.81	9.23	0.40	1.02	C22
胆囊及其他	54	1.15	4.52	1.88	2.59	0.14	0.29	119	3.47	9.76	3.42	4.72	0.19	0.48	C23-C24
胰腺	184	3.93	15.41	6.32	8.67	0.37	1.02	142	4.14	11.64	4.39	5.96	0.23	0.70	C25
鼻,鼻窦及其他	6	0.13	0.50	0.28	0.32	0.03	0.04	3	0.09	0.25	0.17	0.18	0.01	0.01	C30-C31
喉	35	0.75	2.93	1.25	1.70	0.09	0.21	0	0.00	0.00	0.00	0.00	0.00	0.00	C32
气管,支气管,肺	975	20.84	81.68	34.48	47.39	2.13	5.82	396	11.55	32.47	12.84	17.39	0.95	2.07	C33-C34
其他的胸腔器官	16	0.34	1.34	0.70	0.86	0.06	0.11	12	0.35	0.98	0.65	0.73	0.05	0.08	C37-C38
骨	28	0.60	2.35	1.46	1.63	0.08	0.17	20	0.58	1.64	0.83	0.99	0.08	0.10	C40-C41
皮肤的黑色素瘤	7	0.15	0.59	0.26	0.40	0.02	0.04	9	0.26	0.74	0.44	0.50	0.04	0.05	C43
其他的皮肤	35	0.75	2.93	1.14	1.56	0.06	0.16	29	0.85	2.38	0.95	1.21	0.06	0.11	C44
间皮瘤	2	0.04	0.17	0.08	0.10	0.01	0.02	0	0.00	0.00	0.00	0.00	0.00	0.00	C45
卡波氏肉瘤	1	0.02	0.08	0.03	0.03	0.00	0.00	0	0.00	0.00	0.00	0.00	0.00	0.00	C46
周围神经,其他结缔组织	16	0.34	1.34	0.93	1.02	0.05	0.12	10	0.29	0.82	0.46	0.51	0.04	0.05	C47;C49
乳房	7	0.15	0.59	0.32	0.39	0.02	0.04	516	15.05	42.30	21.50	26.98	2.26	2.81	C50
外阴	—	—	—	—	—	—	—	10	0.29	0.82	0.28	0.41	0.03	0.05	C51
阴道	—	—	—	—	—	—	—	4	0.12	0.33	0.13	0.17	0.01	0.01	C52
子宫颈	—	—	—	—	—	—	—	142	4.14	11.64	6.64	7.85	0.66	0.76	C53
子宫体	—	—	—	—	—	—	—	95	2.77	7.79	3.71	4.86	0.40	0.60	C54
子宫,部位不明	—	—	—	—	—	—	—	10	0.29	0.82	0.34	0.40	0.02	0.03	C55
卵巢	—	—	—	—	—	—	—	89	2.60	7.30	3.89	4.79	0.37	0.51	C56
其他的女性生殖器	—	—	—	—	—	—	—	12	0.35	0.98	0.51	0.64	0.06	0.08	C57
胎盘	—	—	—	—	—	—	—	4	0.12	0.33	0.29	0.28	0.02	0.02	C58
阴茎	8	0.17	0.67	0.33	0.44	0.02	0.08	—	—	—	—	—	—	—	C60
前列腺	178	3.80	14.91	5.66	8.22	0.16	0.90	—	—	—	—	—	—	—	C61
睾丸	10	0.21	0.84	0.80	0.98	0.05	0.07	—	—	—	—	—	—	—	C62
其他的男性生殖器	6	0.13	0.50	0.20	0.26	0.01	0.03	—	—	—	—	—	—	—	C63
肾	89	1.90	7.46	3.70	4.91	0.30	0.60	47	1.37	3.85	1.92	2.38	0.18	0.29	C64
肾盂	9	0.19	0.75	0.33	0.43	0.02	0.07	4	0.12	0.33	0.07	0.14	0.00	0.01	C65
输尿管	5	0.11	0.42	0.18	0.23	0.01	0.04	9	0.26	0.74	0.32	0.43	0.01	0.03	C66
膀胱	150	3.21	12.57	5.19	7.11	0.30	0.79	36	1.05	2.95	1.10	1.48	0.05	0.15	C67
其他的泌尿器官	0	0.00	0.00	0.00	0.00	0.00	0.00	2	0.06	0.16	0.04	0.04	0.00	0.00	C68
眼	1	0.02	0.08	0.02	0.03	0.00	0.00	4	0.12	0.33	0.35	0.42	0.02	0.04	C69
脑,神经系统	65	1.39	5.45	3.94	4.46	0.29	0.41	46	1.34	3.77	3.07	3.21	0.19	0.27	C70-C72
甲状腺	18	0.38	1.51	1.18	1.20	0.10	0.11	93	2.71	7.62	5.25	5.61	0.45	0.48	C73
肾上腺	4	0.09	0.34	0.32	0.32	0.02	0.03	3	0.09	0.25	0.11	0.15	0.00	0.02	C74
其他的内分泌腺	0	0.00	0.00	0.00	0.00	0.00	0.00	3	0.09	0.25	0.11	0.14	0.01	0.01	C75
霍奇金病	5	0.11	0.42	0.24	0.28	0.02	0.04	2	0.06	0.16	0.24	0.20	0.01	0.01	C81
非霍奇金淋巴瘤	80	1.71	6.70	3.44	4.28	0.21	0.43	69	2.01	5.66	3.86	4.53	0.27	0.43	C82-C85;C96
免疫增生性疾病	2	0.04	0.17	0.07	0.09	0.00	0.01	0	0.00	0.00	0.00	0.00	0.00	0.00	C88
多发性骨髓瘤	38	0.81	3.18	1.65	2.11	0.10	0.20	17	0.50	1.39	0.61	0.79	0.05	0.09	C90
淋巴样白血病	25	0.53	2.09	2.03	2.25	0.12	0.15	29	0.85	2.38	2.12	2.52	0.14	0.17	C91
髓样白血病	52	1.11	4.36	3.73	3.71	0.23	0.31	34	0.99	2.79	2.06	2.36	0.17	0.22	C92-C94
白血病,未特指	34	0.73	2.85	1.91	2.34	0.12	0.25	21	0.61	1.72	1.02	1.25	0.08	0.12	C95
其他或未指明部位	190	4.06	15.92	6.92	9.33	0.50	1.06	134	3.91	10.99	4.89	6.34	0.44	0.74	O&U
所有部位合计	4679	100.00	391.99	178.87	236.90	12.09	27.76	3429	100.00	281.12	130.24	165.86	10.44	17.77	ALL
所有部位除外 C44	4644	99.25	389.05	177.73	235.33	12.03	27.59	3400	99.15	278.75	129.29	164.64	10.38	17.66	ALLbC44

苏州市区 2010 年恶性肿瘤死亡主要指标(1/10 万)

部 位	男性							女性							ICD-10
	病例数	构成(%)	粗率(1/10⁵)	中标率(1/10⁵)	世标率(1/10⁵)	累积率 0—64岁	累积率 0—74岁	病例数	构成(%)	粗率(1/10⁵)	中标率(1/10⁵)	世标率(1/10⁵)	累积率 0—64岁	累积率 0—74岁	
唇	0	0.00	0.00	0.00	0.00	0.00	0.00	0	0.00	0.00	0.00	0.00	0.00	0.00	C00
舌	3	0.10	0.25	0.13	0.16	0.02	0.02	5	0.28	0.41	0.15	0.20	0.01	0.03	C01-C02
口	5	0.17	0.42	0.18	0.24	0.02	0.04	5	0.28	0.41	0.12	0.20	0.00	0.02	C03-C06
唾液腺	1	0.03	0.08	0.05	0.06	0.00	0.00	0	0.00	0.00	0.00	0.00	0.00	0.00	C07-C08
扁桃腺	1	0.03	0.08	0.04	0.05	0.00	0.01	0	0.00	0.00	0.00	0.00	0.00	0.00	C09
其他的口咽	0	0.00	0.00	0.00	0.00	0.00	0.00	0	0.00	0.00	0.00	0.00	0.00	0.00	C10
鼻咽	23	0.80	1.93	1.18	1.44	0.10	0.15	23	1.28	1.89	0.86	1.13	0.08	0.16	C11
喉咽	0	0.00	0.00	0.00	0.00	0.00	0.00	0	0.00	0.00	0.00	0.00	0.00	0.00	C12-C13
咽,部位不明	0	0.00	0.00	0.00	0.00	0.00	0.00	0	0.00	0.00	0.00	0.00	0.00	0.00	C14
食管	249	8.62	20.86	8.49	12.06	0.50	1.43	123	6.87	10.08	3.16	4.52	0.09	0.47	C15
胃	676	23.39	56.63	22.92	31.85	1.16	3.75	290	16.19	23.78	8.82	11.88	0.46	1.30	C16
小肠	18	0.62	1.51	0.60	0.85	0.03	0.09	16	0.89	1.31	0.48	0.69	0.01	0.09	C17
结肠	96	3.32	8.04	3.15	4.49	0.16	0.49	104	5.81	8.53	2.93	4.04	0.13	0.39	C18
直肠	108	3.74	9.05	3.81	5.03	0.25	0.50	91	5.08	7.46	2.58	3.65	0.20	0.35	C19-C20
肛门	4	0.14	0.34	0.17	0.23	0.02	0.03	2	0.11	0.16	0.09	0.12	0.00	0.02	C21
肝脏	330	11.42	27.65	12.73	16.71	1.06	1.92	166	9.27	13.61	5.53	7.53	0.31	0.82	C22
胆囊及其他	30	1.04	2.51	0.91	1.42	0.03	0.13	97	5.42	7.95	2.67	3.76	0.15	0.35	C23-C24
胰腺	151	5.22	12.65	5.15	7.13	0.31	0.81	111	6.20	9.10	3.16	4.44	0.14	0.50	C25
鼻,鼻窦及其他	3	0.10	0.25	0.10	0.14	0.00	0.01	3	0.17	0.25	0.15	0.16	0.01	0.01	C30-C31
喉	18	0.62	1.51	0.65	0.87	0.02	0.14	0	0.00	0.00	0.00	0.00	0.00	0.00	C32
气管,支气管,肺	746	25.81	62.50	25.37	35.12	1.27	4.15	262	14.63	21.48	7.66	10.63	0.47	1.16	C33-C34
其他的胸腔器官	5	0.17	0.42	0.20	0.26	0.02	0.04	8	0.45	0.66	0.26	0.37	0.03	0.04	C37-C38
骨	20	0.69	1.68	0.86	1.02	0.04	0.12	13	0.73	1.07	0.41	0.53	0.03	0.06	C40-C41
皮肤的黑色素瘤	4	0.14	0.34	0.17	0.21	0.02	0.02	5	0.28	0.41	0.18	0.25	0.02	0.02	C43
其他的皮肤	4	0.14	0.34	0.10	0.23	0.00	0.03	5	0.28	0.41	0.13	0.19	0.01	0.01	C44
间皮瘤	0	0.00	0.00	0.00	0.00	0.00	0.00	0	0.00	0.00	0.00	0.00	0.00	0.00	C45
卡波氏肉瘤	0	0.00	0.00	0.00	0.00	0.00	0.00	0	0.00	0.00	0.00	0.00	0.00	0.00	C46
周围神经,其他结缔组织	7	0.24	0.59	0.48	0.53	0.02	0.05	1	0.06	0.08	0.03	0.05	0.00	0.01	C47;C49
乳房	2	0.07	0.17	0.05	0.10	0.01	0.01	98	5.47	8.03	3.70	4.82	0.36	0.54	C50
外阴	—	—	—	—	—	—	—	3	0.17	0.25	0.09	0.11	0.00	0.01	C51
阴道	—	—	—	—	—	—	—	1	0.06	0.08	0.02	0.03	0.00	0.01	C52
子宫颈	—	—	—	—	—	—	—	36	2.01	2.95	1.58	1.91	0.13	0.20	C53
子宫体	—	—	—	—	—	—	—	22	1.23	1.80	0.73	1.00	0.05	0.13	C54
子宫,部位不明	—	—	—	—	—	—	—	8	0.45	0.66	0.20	0.28	0.02	0.02	C55
卵巢	—	—	—	—	—	—	—	51	2.85	4.18	1.94	2.48	0.18	0.28	C56
其他的女性生殖器	—	—	—	—	—	—	—	7	0.39	0.57	0.25	0.34	0.03	0.04	C57
胎盘	—	—	—	—	—	—	—	0	0.00	0.00	0.00	0.00	0.00	0.00	C58
阴茎	0	0.00	0.00	0.00	0.00	0.00	0.00	—	—	—	—	—	—	—	C60
前列腺	51	1.76	4.27	1.34	2.45	0.02	0.15	—	—	—	—	—	—	—	C61
睾丸	1	0.03	0.08	0.04	0.05	0.01	0.01	—	—	—	—	—	—	—	C62
其他的男性生殖器	0	0.00	0.00	0.00	0.00	0.00	0.00	—	—	—	—	—	—	—	C63
肾	21	0.73	1.76	0.69	1.10	0.04	0.11	12	0.67	0.98	0.41	0.50	0.02	0.06	C64
肾盂	2	0.07	0.17	0.07	0.10	0.00	0.03	2	0.11	0.16	0.08	0.11	0.01	0.01	C65
输尿管	4	0.14	0.34	0.15	0.20	0.01	0.02	2	0.11	0.16	0.04	0.05	0.00	0.00	C66
膀胱	42	1.45	3.52	1.23	1.97	0.05	0.13	20	1.12	1.64	0.40	0.64	0.00	0.04	C67
其他的泌尿器官	0	0.00	0.00	0.00	0.00	0.00	0.00	1	0.06	0.08	0.01	0.03	0.00	0.00	C68
眼	1	0.03	0.08	0.02	0.03	0.00	0.00	2	0.11	0.16	0.23	0.30	0.01	0.02	C69
脑,神经系统	32	1.11	2.68	1.63	2.03	0.11	0.23	42	2.35	3.44	1.84	2.28	0.13	0.22	C70-C72
甲状腺	3	0.10	0.25	0.09	0.11	0.00	0.01	8	0.45	0.66	0.17	0.23	0.00	0.01	C73
肾上腺	2	0.07	0.17	0.07	0.20	0.01	0.01	1	0.06	0.08	0.02	0.03	0.00	0.00	C74
其他的内分泌腺	1	0.03	0.08	0.08	0.07	0.01	0.01	0	0.00	0.00	0.00	0.00	0.00	0.00	C75
霍奇金病	3	0.10	0.25	0.26	0.34	0.02	0.03	2	0.11	0.16	0.07	0.09	0.01	0.02	C81
非霍奇金淋巴瘤	44	1.52	3.69	1.60	2.11	0.11	0.21	22	1.23	1.80	0.70	0.95	0.04	0.11	C82-C85;C96
免疫增生性疾病	1	0.03	0.08	0.04	0.05	0.00	0.01	0	0.00	0.00	0.00	0.00	0.00	0.00	C88
多发性骨髓瘤	21	0.73	1.76	0.97	1.25	0.05	0.13	13	0.73	1.07	0.44	0.56	0.03	0.06	C90
淋巴样白血病	9	0.31	0.75	0.32	0.41	0.02	0.03	13	0.73	1.07	0.90	0.93	0.05	0.05	C91
髓样白血病	24	0.83	2.01	1.65	1.70	0.10	0.15	8	0.45	0.66	0.34	0.41	0.03	0.05	C92-C94
白血病,未特指	25	0.87	2.09	1.11	1.44	0.08	0.15	13	0.73	1.07	0.52	0.66	0.06	0.08	C95
其他或未指明部位	99	3.43	8.29	3.55	4.88	0.25	0.47	74	4.13	6.07	2.45	3.31	0.20	0.37	O&U
所有部位合计	2890	100.00	242.11	102.54	140.72	5.94	15.84	1791	100.00	146.83	56.50	76.37	3.49	8.09	ALL
所有部位除外 C44	2886	99.86	241.78	102.44	140.49	5.94	15.81	1786	99.72	146.42	56.38	76.18	3.48	8.08	ALLbC44

海安县 2010 年恶性肿瘤发病主要指标(1/10 万)

| 部 位 | 男性 | | | | | | 女性 | | | | | | ICD-10 |
| | 病例数 | 构成(%) | 粗率(1/10⁵) | 中标率(1/10⁵) | 世标率(1/10⁵) | 累积率 | | 病例数 | 构成(%) | 粗率(1/10⁵) | 中标率(1/10⁵) | 世标率(1/10⁵) | 累积率 | | |
						0—64岁	0—74岁						0—64岁	0—74岁	
唇	1	0.06	0.22	0.08	0.11	0.00	0.02	0	0.00	0.00	0.00	0.00	0.00	0.00	C00
舌	5	0.31	1.08	0.39	0.54	0.01	0.09	2	0.18	0.43	0.14	0.17	0.01	0.01	C01-C02
口	6	0.37	1.29	0.43	0.57	0.04	0.06	2	0.18	0.43	0.10	0.12	0.00	0.00	C03-C06
唾液腺	0	0.00	0.00	0.00	0.00	0.00	0.00	1	0.09	0.21	0.07	0.09	0.00	0.02	C07-C08
扁桃腺	0	0.00	0.00	0.00	0.00	0.00	0.00	1	0.09	0.21	0.05	0.06	0.00	0.00	C09
其他的口咽	0	0.00	0.00	0.00	0.00	0.00	0.00	0	0.00	0.00	0.00	0.00	0.00	0.00	C10
鼻咽	2	0.12	0.43	0.12	0.16	0.00	0.02	7	0.61	1.49	0.56	0.75	0.06	0.09	C11
喉咽	0	0.00	0.00	0.00	0.00	0.00	0.00	0	0.00	0.00	0.00	0.00	0.00	0.00	C12-C13
咽,部位不明	2	0.12	0.43	0.11	0.23	0.02	0.02	1	0.09	0.21	0.07	0.09	0.00	0.02	C14
食管	466	28.52	100.47	32.53	45.17	1.98	5.74	290	25.44	61.66	17.96	24.81	0.98	2.92	C15
胃	276	16.89	59.50	19.88	27.13	1.31	3.24	128	11.23	27.21	8.44	11.43	0.40	1.54	C16
小肠	4	0.24	0.86	0.23	0.38	0.01	0.03	2	0.18	0.43	0.21	0.27	0.02	0.04	C17
结肠	19	1.16	4.10	1.29	1.73	0.07	0.24	18	1.58	3.83	1.04	1.63	0.09	0.18	C18
直肠	56	3.43	12.07	4.32	5.97	0.37	0.71	47	4.12	9.99	3.36	4.52	0.21	0.63	C19-C20
肛门	0	0.00	0.00	0.00	0.00	0.00	0.00	0	0.00	0.00	0.00	0.00	0.00	0.00	C21
肝脏	270	16.52	58.21	22.43	28.97	2.19	3.35	123	10.79	26.15	9.95	12.99	0.80	1.62	C22
胆囊及其他	9	0.55	1.94	0.68	0.93	0.02	0.15	9	0.79	1.91	0.45	0.67	0.03	0.08	C23-C24
胰腺	61	3.73	13.15	4.26	6.05	0.27	0.84	36	3.16	7.65	2.30	3.08	0.13	0.35	C25
鼻,鼻窦及其他	2	0.12	0.43	0.15	0.19	0.01	0.03	2	0.18	0.43	0.17	0.22	0.03	0.03	C30-C31
喉	4	0.24	0.86	0.28	0.36	0.01	0.05	1	0.09	0.21	0.08	0.10	0.01	0.01	C32
气管,支气管,肺	279	17.07	60.15	20.43	27.51	1.24	3.51	161	14.12	34.23	10.76	14.35	0.70	1.67	C33-C34
其他的胸腔器官	3	0.18	0.65	0.24	0.30	0.02	0.04	3	0.26	0.64	0.26	0.34	0.03	0.03	C37-C38
骨	19	1.16	4.10	2.26	2.41	0.15	0.26	11	0.96	2.34	0.77	1.09	0.07	0.15	C40-C41
皮肤的黑色素瘤	1	0.06	0.22	0.08	0.11	0.00	0.02	1	0.09	0.21	0.08	0.10	0.01	0.01	C43
其他的皮肤	7	0.43	1.51	0.81	0.98	0.06	0.08	4	0.35	0.85	0.32	0.41	0.03	0.05	C44
间皮瘤	0	0.00	0.00	0.00	0.00	0.00	0.00	1	0.09	0.21	0.08	0.10	0.01	0.01	C45
卡波氏肉瘤	0	0.00	0.00	0.00	0.00	0.00	0.00	0	0.00	0.00	0.00	0.00	0.00	0.00	C46
周围神经,其他结缔组织	1	0.06	0.22	0.41	0.36	0.02	0.02	3	0.26	0.64	1.08	1.33	0.06	0.06	C47;C49
乳房	0	0.00	0.00	0.00	0.00	0.00	0.00	74	6.49	15.73	7.23	9.02	0.77	0.95	C50
外阴	—	—	—	—	—	—	—	0	0.00	0.00	0.00	0.00	0.00	0.00	C51
阴道	—	—	—	—	—	—	—	1	0.09	0.21	0.09	0.13	0.02	0.02	C52
子宫颈	—	—	—	—	—	—	—	57	5.00	12.12	4.75	6.06	0.36	0.66	C53
子宫体	—	—	—	—	—	—	—	11	0.96	2.34	0.90	1.17	0.09	0.15	C54
子宫,部位不明	—	—	—	—	—	—	—	26	2.28	5.53	2.46	2.93	0.16	0.31	C55
卵巢	—	—	—	—	—	—	—	13	1.14	2.76	0.86	1.20	0.07	0.16	C56
其他的女性生殖器	—	—	—	—	—	—	—	1	0.09	0.21	0.12	0.15	0.02	0.02	C57
胎盘	—	—	—	—	—	—	—	0	0.00	0.00	0.00	0.00	0.00	0.00	C58
阴茎	6	0.37	1.29	0.40	0.63	0.04	0.09	—	—	—	—	—	—	—	C60
前列腺	13	0.80	2.80	0.84	1.30	0.03	0.17	—	—	—	—	—	—	—	C61
睾丸	0	0.00	0.00	0.00	0.00	0.00	0.00	—	—	—	—	—	—	—	C62
其他的男性生殖器	0	0.00	0.00	0.00	0.00	0.00	0.00	—	—	—	—	—	—	—	C63
肾	4	0.24	0.86	0.26	0.32	0.02	0.02	3	0.26	0.64	0.31	0.39	0.03	0.05	C64
肾盂	0	0.00	0.00	0.00	0.00	0.00	0.00	0	0.00	0.00	0.00	0.00	0.00	0.00	C65
输尿管	0	0.00	0.00	0.00	0.00	0.00	0.00	0	0.00	0.00	0.00	0.00	0.00	0.00	C66
膀胱	22	1.35	4.74	1.36	2.03	0.07	0.20	4	0.35	0.85	0.32	0.39	0.04	0.04	C67
其他的泌尿器官	0	0.00	0.00	0.00	0.00	0.00	0.00	0	0.00	0.00	0.00	0.00	0.00	0.00	C68
眼	0	0.00	0.00	0.00	0.00	0.00	0.00	0	0.00	0.00	0.00	0.00	0.00	0.00	C69
脑,神经系统	22	1.35	4.74	3.65	3.95	0.23	0.37	25	2.19	5.32	2.04	2.72	0.19	0.30	C70-C72
甲状腺	0	0.00	0.00	0.00	0.00	0.00	0.00	3	0.26	0.64	0.23	0.29	0.02	0.05	C73
肾上腺	0	0.00	0.00	0.00	0.00	0.00	0.00	1	0.09	0.21	0.12	0.15	0.02	0.02	C74
其他的内分泌腺	0	0.00	0.00	0.00	0.00	0.00	0.00	0	0.00	0.00	0.00	0.00	0.00	0.00	C75
霍奇金病	1	0.06	0.22	0.07	0.09	0.00	0.02	1	0.09	0.21	0.05	0.06	0.00	0.00	C81
非霍奇金淋巴瘤	1	0.06	0.22	0.12	0.14	0.01	0.01	3	0.26	0.64	0.46	0.53	0.03	0.06	C82-C85;C96
免疫增生性疾病	0	0.00	0.00	0.00	0.00	0.00	0.00	0	0.00	0.00	0.00	0.00	0.00	0.00	C88
多发性骨髓瘤	3	0.18	0.65	0.20	0.28	0.02	0.04	6	0.53	1.28	0.40	0.53	0.02	0.09	C90
淋巴样白血病	0	0.00	0.00	0.00	0.00	0.00	0.00	3	0.26	0.64	0.33	0.43	0.05	0.05	C91
髓样白血病	0	0.00	0.00	0.00	0.00	0.00	0.00	4	0.35	0.85	0.36	0.46	0.03	0.06	C92-C94
白血病,未特指	12	0.73	2.59	1.76	1.75	0.09	0.13	9	0.79	1.91	1.65	2.03	0.10	0.17	C95
其他或未指明部位	57	3.49	12.29	4.49	5.90	0.34	0.65	41	3.60	8.72	2.88	3.91	0.25	0.40	O&U
所有部位合计	1634	100.00	352.28	124.56	166.57	8.66	20.24	1140	100.00	242.38	83.88	111.26	5.92	13.03	ALL
所有部位除外 C44	1627	99.57	350.77	123.75	165.59	8.60	20.16	1136	99.65	241.52	83.55	110.85	5.89	12.99	ALLbC44

海安县 2010 年恶性肿瘤死亡主要指标(1/10 万)

部位	男性							女性							ICD-10
	病例数	构成(%)	粗率(1/10⁵)	中标率(1/10⁵)	世标率(1/10⁵)	累积率 0—64岁	累积率 0—74岁	病例数	构成(%)	粗率(1/10⁵)	中标率(1/10⁵)	世标率(1/10⁵)	累积率 0—64岁	累积率 0—74岁	
唇	2	0.15	0.43	0.10	0.13	0.00	0.00	1	0.12	0.21	0.01	0.06	0.00	0.00	C00
舌	4	0.29	0.86	0.30	0.43	0.00	0.08	2	0.24	0.43	0.12	0.14	0.01	0.01	C01-C02
口	3	0.22	0.65	0.19	0.34	0.01	0.03	2	0.24	0.43	0.08	0.10	0.00	0.00	C03-C06
唾液腺	0	0.00	0.00	0.00	0.00	0.00	0.00	0	0.00	0.00	0.00	0.00	0.00	0.00	C07-C08
扁桃腺	0	0.00	0.00	0.00	0.00	0.00	0.00	0	0.00	0.00	0.00	0.00	0.00	0.00	C09
其他的口咽	0	0.00	0.00	0.00	0.00	0.00	0.00	2	0.24	0.43	0.10	0.17	0.01	0.01	C10
鼻咽	0	0.00	0.00	0.00	0.00	0.00	0.00	0	0.00	0.00	0.00	0.00	0.00	0.00	C11
喉咽	0	0.00	0.00	0.00	0.00	0.00	0.00	0	0.00	0.00	0.00	0.00	0.00	0.00	C12-C13
咽,部位不明	2	0.15	0.43	0.11	0.21	0.01	0.01	0	0.00	0.00	0.00	0.00	0.00	0.00	C14
食管	374	27.38	80.63	25.54	35.47	1.46	4.59	217	26.50	46.14	12.90	18.20	0.58	2.23	C15
胃	221	16.18	47.65	15.03	20.53	0.81	2.14	95	11.60	20.20	5.96	8.02	0.23	0.85	C16
小肠	3	0.22	0.65	0.28	0.35	0.03	0.03	1	0.12	0.21	0.12	0.15	0.02	0.02	C17
结肠	8	0.59	1.72	0.44	0.75	0.02	0.06	12	1.47	2.55	0.74	1.04	0.04	0.10	C18
直肠	35	2.56	7.55	2.23	3.43	0.15	0.32	24	2.93	5.10	1.55	2.18	0.09	0.29	C19-C20
肛门	0	0.00	0.00	0.00	0.00	0.00	0.00	0	0.00	0.00	0.00	0.00	0.00	0.00	C21
肝脏	257	18.81	55.41	21.29	27.66	2.05	3.03	115	14.04	24.45	8.46	11.28	0.62	1.35	C22
胆囊及其他	9	0.66	1.94	0.78	1.02	0.07	0.12	7	0.85	1.49	0.30	0.45	0.00	0.04	C23-C24
胰腺	66	4.83	14.23	4.70	6.54	0.29	0.89	32	3.91	6.80	2.09	2.80	0.13	0.30	C25
鼻,鼻窦及其他	2	0.15	0.43	0.12	0.16	0.00	0.00	1	0.12	0.21	0.09	0.13	0.02	0.02	C30-C31
喉	2	0.15	0.43	0.09	0.12	0.00	0.00	0	0.00	0.00	0.00	0.00	0.00	0.00	C32
气管,支气管,肺	235	17.20	50.66	16.36	22.40	0.94	2.91	127	15.51	27.00	9.15	11.71	0.57	1.29	C33-C34
其他的胸腔器官	2	0.15	0.43	0.13	0.16	0.01	0.01	1	0.12	0.21	0.09	0.11	0.01	0.01	C37-C38
骨	18	1.32	3.88	2.12	2.37	0.11	0.29	14	1.71	2.98	0.94	1.21	0.03	0.16	C40-C41
皮肤的黑色素瘤	3	0.22	0.65	0.47	0.56	0.03	0.05	2	0.24	0.43	0.17	0.21	0.02	0.02	C43
其他的皮肤	4	0.29	0.86	0.54	0.60	0.02	0.02	0	0.00	0.00	0.00	0.00	0.00	0.00	C44
间皮瘤	0	0.00	0.00	0.00	0.00	0.00	0.00	1	0.12	0.21	0.09	0.13	0.02	0.02	C45
卡波氏肉瘤	0	0.00	0.00	0.00	0.00	0.00	0.00	0	0.00	0.00	0.00	0.00	0.00	0.00	C46
周围神经,其他结缔组织	0	0.00	0.00	0.00	0.00	0.00	0.00	0	0.00	0.00	0.00	0.00	0.00	0.00	C47;C49
乳房	0	0.00	0.00	0.00	0.00	0.00	0.00	39	4.76	8.29	3.63	4.49	0.33	0.51	C50
外阴	—	—	—	—	—	—	—	0	0.00	0.00	0.00	0.00	0.00	0.00	C51
阴道	—	—	—	—	—	—	—	0	0.00	0.00	0.00	0.00	0.00	0.00	C52
子宫颈	—	—	—	—	—	—	—	24	2.93	5.10	1.91	2.36	0.11	0.24	C53
子宫体	—	—	—	—	—	—	—	3	0.37	0.64	0.11	0.22	0.01	0.01	C54
子宫,部位不明	—	—	—	—	—	—	—	14	1.71	2.98	1.21	1.46	0.09	0.13	C55
卵巢	—	—	—	—	—	—	—	8	0.98	1.70	0.57	0.77	0.01	0.14	C56
其他的女性生殖器	—	—	—	—	—	—	—	1	0.12	0.21	0.12	0.15	0.02	0.02	C57
胎盘	—	—	—	—	—	—	—	0	0.00	0.00	0.00	0.00	0.00	0.00	C58
阴茎	0	0.00	0.00	0.00	0.00	0.00	0.00	—	—	—	—	—	—	—	C60
前列腺	7	0.51	1.51	0.37	0.66	0.03	0.03	—	—	—	—	—	—	—	C61
睾丸	0	0.00	0.00	0.00	0.00	0.00	0.00	—	—	—	—	—	—	—	C62
其他的男性生殖器	0	0.00	0.00	0.00	0.00	0.00	0.00	—	—	—	—	—	—	—	C63
肾	2	0.15	0.43	0.15	0.26	0.01	0.01	3	0.37	0.64	0.26	0.31	0.03	0.03	C64
肾盂	0	0.00	0.00	0.00	0.00	0.00	0.00	0	0.00	0.00	0.00	0.00	0.00	0.00	C65
输尿管	0	0.00	0.00	0.00	0.00	0.00	0.00	0	0.00	0.00	0.00	0.00	0.00	0.00	C66
膀胱	14	1.02	3.02	0.83	1.31	0.05	0.13	4	0.49	0.85	0.36	0.44	0.04	0.04	C67
其他的泌尿器官	0	0.00	0.00	0.00	0.00	0.00	0.00	0	0.00	0.00	0.00	0.00	0.00	0.00	C68
眼	0	0.00	0.00	0.00	0.00	0.00	0.00	0	0.00	0.00	0.00	0.00	0.00	0.00	C69
脑,神经系统	21	1.54	4.53	2.67	2.98	0.16	0.34	19	2.32	4.04	1.52	2.03	0.13	0.26	C70-C72
甲状腺	0	0.00	0.00	0.00	0.00	0.00	0.00	0	0.00	0.00	0.00	0.00	0.00	0.00	C73
肾上腺	0	0.00	0.00	0.00	0.00	0.00	0.00	0	0.00	0.00	0.00	0.00	0.00	0.00	C74
其他的内分泌腺	0	0.00	0.00	0.00	0.00	0.00	0.00	0	0.00	0.00	0.00	0.00	0.00	0.00	C75
霍奇金病	1	0.07	0.22	0.07	0.09	0.00	0.02	1	0.12	0.21	0.03	0.04	0.00	0.00	C81
非霍奇金淋巴瘤	1	0.07	0.22	0.12	0.14	0.01	0.01	2	0.24	0.43	0.15	0.21	0.00	0.04	C82-C85;C96
免疫增生性疾病	0	0.00	0.00	0.00	0.00	0.00	0.00	0	0.00	0.00	0.00	0.00	0.00	0.00	C88
多发性骨髓瘤	5	0.37	1.08	1.01	1.06	0.05	0.09	1	0.12	0.21	0.08	0.10	0.01	0.01	C90
淋巴样白血病	0	0.00	0.00	0.00	0.00	0.00	0.00	3	0.37	0.64	0.29	0.40	0.03	0.05	C91
髓样白血病	0	0.00	0.00	0.00	0.00	0.00	0.00	2	0.24	0.43	0.17	0.22	0.02	0.02	C92-C94
白血病,未特指	20	1.46	4.31	2.27	2.56	0.13	0.21	9	1.10	1.91	1.35	1.41	0.07	0.16	C95
其他或未指明部位	45	3.29	9.70	3.23	4.50	0.24	0.49	30	3.66	6.38	1.73	2.48	0.12	0.25	O&U
所有部位合计	1366	100.00	294.50	101.54	136.75	6.71	15.94	819	100.00	174.13	56.46	75.19	3.40	8.61	ALL
所有部位除外 C44	1362	99.71	293.64	101.00	136.16	6.68	15.91	819	100.00	174.13	56.46	75.19	3.40	8.61	ALLbC44

启东市2010年恶性肿瘤发病主要指标(1/10万)

部　位	男性					累积率		女性					累积率		ICD-10
	病例数	构成(%)	粗率(1/10⁵)	中标率(1/10⁵)	世标率(1/10⁵)	0—64岁	0—74岁	病例数	构成(%)	粗率(1/10⁵)	中标率(1/10⁵)	世标率(1/10⁵)	0—64岁	0—74岁	
唇	0	0.00	0.00	0.00	0.00	0.00	0.00	2	0.13	0.35	0.05	0.10	0.00	0.00	C00
舌	2	0.09	0.36	0.15	0.22	0.00	0.04	1	0.06	0.18	0.09	0.11	0.01	0.01	C01-C02
口	6	0.26	1.09	0.42	0.56	0.03	0.08	4	0.25	0.70	0.22	0.28	0.01	0.03	C03-C06
唾液腺	2	0.09	0.36	0.14	0.19	0.01	0.03	2	0.13	0.35	0.13	0.16	0.02	0.02	C07-C08
扁桃腺	0	0.00	0.00	0.00	0.00	0.00	0.00	1	0.06	0.18	0.07	0.09	0.01	0.01	C09
其他的口咽	1	0.04	0.18	0.09	0.13	0.00	0.02	1	0.06	0.18	0.07	0.09	0.01	0.01	C10
鼻咽	15	0.66	2.73	1.40	1.55	0.10	0.14	11	0.69	1.94	0.63	0.88	0.07	0.09	C11
喉咽	1	0.04	0.18	0.07	0.08	0.01	0.01	0	0.00	0.00	0.00	0.00	0.00	0.00	C12-C13
咽,部位不明	0	0.00	0.00	0.00	0.00	0.00	0.00	0	0.00	0.00	0.00	0.00	0.00	0.00	C14
食管	92	4.02	16.73	5.82	8.16	0.30	1.00	45	2.83	7.92	2.03	2.93	0.09	0.30	C15
胃	269	11.77	48.93	18.15	24.57	1.19	2.97	173	10.87	30.44	10.76	14.17	0.70	1.59	C16
小肠	4	0.17	0.73	0.29	0.38	0.02	0.06	4	0.25	0.70	0.30	0.43	0.01	0.07	C17
结肠	61	2.67	11.10	4.18	5.78	0.23	0.83	47	2.95	8.27	2.54	3.51	0.12	0.42	C18
直肠	105	4.59	19.10	6.67	9.24	0.44	1.10	114	7.16	20.06	5.82	8.06	0.37	0.95	C19-C20
肛门	2	0.09	0.36	0.16	0.21	0.01	0.03	0	0.00	0.00	0.00	0.00	0.00	0.00	C21
肝脏	609	26.64	110.77	47.03	59.90	4.68	6.37	224	14.07	39.41	14.09	18.76	1.19	2.12	C22
胆囊及其他	17	0.74	3.09	0.99	1.40	0.09	0.13	30	1.88	5.28	1.49	2.01	0.08	0.23	C23-C24
胰腺	104	4.55	18.92	7.00	9.74	0.49	1.17	79	4.96	13.90	4.11	5.84	0.26	0.75	C25
鼻,鼻窦及其他	3	0.13	0.55	0.27	0.27	0.01	0.03	1	0.06	0.18	0.06	0.08	0.00	0.00	C30-C31
喉	16	0.70	2.91	1.16	1.60	0.07	0.25	4	0.25	0.70	0.26	0.36	0.02	0.06	C32
气管,支气管,肺	601	26.29	109.32	39.97	54.33	2.35	6.61	261	16.39	45.92	14.89	20.14	0.87	2.39	C33-C34
其他的胸腔器官	5	0.22	0.91	0.71	0.68	0.06	0.06	1	0.06	0.18	0.04	0.05	0.00	0.00	C37-C38
骨	7	0.31	1.27	0.52	0.64	0.03	0.05	5	0.31	0.88	0.22	0.33	0.03	0.03	C40-C41
皮肤的黑色素瘤	4	0.17	0.73	0.26	0.41	0.02	0.05	2	0.13	0.35	0.14	0.18	0.01	0.03	C43
其他的皮肤	21	0.92	3.82	2.06	2.32	0.08	0.19	19	1.19	3.34	0.78	1.10	0.02	0.04	C44
间皮瘤	0	0.00	0.00	0.00	0.00	0.00	0.00	0	0.00	0.00	0.00	0.00	0.00	0.00	C45
卡波氏肉瘤	0	0.00	0.00	0.00	0.00	0.00	0.00	0	0.00	0.00	0.00	0.00	0.00	0.00	C46
周围神经,其他结缔组织	3	0.13	0.55	0.20	0.30	0.01	0.01	2	0.13	0.35	0.49	0.39	0.02	0.04	C47;C49
乳房	0	0.00	0.00	0.00	0.00	0.00	0.00	190	11.93	33.43	14.11	17.63	1.35	1.86	C50
外阴	—	—	—	—	—	—	—	1	0.06	0.18	0.06	0.08	0.00	0.02	C51
阴道	—	—	—	—	—	—	—	0	0.00	0.00	0.00	0.00	0.00	0.00	C52
子宫颈	—	—	—	—	—	—	—	61	3.83	10.73	6.81	7.45	0.64	0.64	C53
子宫体	—	—	—	—	—	—	—	24	1.51	4.22	1.68	2.19	0.20	0.26	C54
子宫,部位不明	—	—	—	—	—	—	—	38	2.39	6.69	3.27	4.06	0.30	0.42	C55
卵巢	—	—	—	—	—	—	—	23	1.44	4.05	1.91	2.21	0.12	0.24	C56
其他的女性生殖器	—	—	—	—	—	—	—	2	0.13	0.35	0.16	0.22	0.01	0.03	C57
胎盘	—	—	—	—	—	—	—	0	0.00	0.00	0.00	0.00	0.00	0.00	C58
阴茎	2	0.09	0.36	0.14	0.19	0.00	0.02	—	—	—	—	—	—	—	C60
前列腺	67	2.93	12.19	4.01	5.54	0.03	0.63	—	—	—	—	—	—	—	C61
睾丸	1	0.04	0.18	0.09	0.13	0.00	0.02	—	—	—	—	—	—	—	C62
其他的男性生殖器	0	0.00	0.00	0.00	0.00	0.00	0.00	—	—	—	—	—	—	—	C63
肾	14	0.61	2.55	1.42	1.84	0.10	0.15	15	0.94	2.64	0.91	1.25	0.08	0.16	C64
肾盂	1	0.04	0.18	0.05	0.06	0.00	0.00	0	0.00	0.00	0.00	0.00	0.00	0.00	C65
输尿管	3	0.13	0.55	0.21	0.28	0.00	0.04	0	0.00	0.00	0.00	0.00	0.00	0.00	C66
膀胱	91	3.98	16.55	5.66	8.15	0.29	0.82	34	2.14	5.98	1.57	2.30	0.10	0.20	C67
其他的泌尿器官	0	0.00	0.00	0.00	0.00	0.00	0.00	2	0.13	0.35	0.23	0.28	0.01	0.03	C68
眼	3	0.13	0.55	0.22	0.31	0.00	0.04	0	0.00	0.00	0.00	0.00	0.00	0.00	C69
脑,神经系统	48	2.10	8.73	4.12	5.09	0.30	0.56	48	3.02	8.44	4.79	5.35	0.40	0.59	C70-C72
甲状腺	8	0.35	1.46	0.76	0.96	0.05	0.12	21	1.32	3.69	2.38	2.65	0.17	0.25	C73
肾上腺	0	0.00	0.00	0.00	0.00	0.00	0.00	0	0.00	0.00	0.00	0.00	0.00	0.00	C74
其他的内分泌腺	1	0.04	0.18	0.09	0.13	0.00	0.02	0	0.00	0.00	0.00	0.00	0.00	0.00	C75
霍奇金病	0	0.00	0.00	0.00	0.00	0.00	0.00	1	0.06	0.18	0.07	0.08	0.01	0.01	C81
非霍奇金淋巴瘤	27	1.18	4.91	1.94	2.54	0.13	0.28	31	1.95	5.45	2.82	3.26	0.19	0.35	C82-C85;C96
免疫增生性疾病	0	0.00	0.00	0.00	0.00	0.00	0.00	1	0.06	0.18	0.07	0.08	0.01	0.01	C88
多发性骨髓瘤	25	1.09	4.55	1.99	2.59	0.21	0.34	13	0.82	2.29	0.80	1.06	0.05	0.15	C90
淋巴样白血病	7	0.31	1.27	1.03	0.97	0.07	0.07	7	0.44	1.23	0.66	0.74	0.05	0.05	C91
髓样白血病	17	0.74	3.09	1.81	1.98	0.11	0.18	15	0.94	2.64	1.82	1.83	0.11	0.17	C92-C94
白血病,未特指	15	0.66	2.73	1.72	1.81	0.15	0.17	26	1.63	4.57	3.16	3.34	0.23	0.31	C95
其他或未指明部位	6	0.26	1.09	0.41	0.54	0.02	0.07	6	0.38	1.06	0.37	0.49	0.02	0.08	O&U
所有部位合计	2286	100.00	415.81	163.34	215.77	11.72	24.79	1592	100.00	280.08	106.93	136.57	7.98	15.08	ALL
所有部位除外 C44	2265	99.08	411.99	161.28	213.45	11.64	24.60	1573	98.81	276.74	106.15	135.46	7.96	15.05	ALLbC44

启东市 2010 年恶性肿瘤死亡主要指标(1/10 万)

部 位	男性							女性							ICD-10
	病例数	构成(%)	粗率(1/10⁵)	中标率(1/10⁵)	世标率(1/10⁵)	累积率 0—64岁	累积率 0—74岁	病例数	构成(%)	粗率(1/10⁵)	中标率(1/10⁵)	世标率(1/10⁵)	累积率 0—64岁	累积率 0—74岁	
唇	2	0.11	0.36	0.08	0.15	0.00	0.00	0	0.00	0.00	0.00	0.00	0.00	0.00	C00
舌	0	0.00	0.00	0.00	0.00	0.00	0.00	2	0.18	0.35	0.10	0.16	0.01	0.01	C01-C02
口	0	0.00	0.00	0.00	0.00	0.00	0.00	1	0.09	0.18	0.06	0.08	0.00	0.02	C03-C06
唾液腺	2	0.11	0.36	0.13	0.16	0.01	0.01	0	0.00	0.00	0.00	0.00	0.00	0.00	C07-C08
扁桃腺	0	0.00	0.00	0.00	0.00	0.00	0.00	0	0.00	0.00	0.00	0.00	0.00	0.00	C09
其他的口咽	0	0.00	0.00	0.00	0.00	0.00	0.00	1	0.09	0.18	0.07	0.08	0.01	0.01	C10
鼻咽	12	0.64	2.18	1.15	1.26	0.08	0.13	11	0.99	1.94	0.48	0.72	0.02	0.06	C11
喉咽	0	0.00	0.00	0.00	0.00	0.00	0.00	0	0.00	0.00	0.00	0.00	0.00	0.00	C12-C13
咽,部位不明	0	0.00	0.00	0.00	0.00	0.00	0.00	0	0.00	0.00	0.00	0.00	0.00	0.00	C14
食管	71	3.79	12.91	4.18	6.07	0.22	0.62	34	3.05	5.98	1.31	1.85	0.03	0.13	C15
胃	227	12.13	41.29	14.61	20.06	0.74	2.26	158	14.18	27.80	8.64	11.85	0.53	1.29	C16
小肠	3	0.16	0.55	0.17	0.30	0.02	0.02	2	0.18	0.35	0.13	0.16	0.01	0.03	C17
结肠	42	2.24	7.64	2.63	3.82	0.13	0.50	20	1.80	3.52	1.07	1.45	0.05	0.17	C18
直肠	89	4.75	16.19	5.18	7.55	0.31	0.77	89	7.99	15.66	4.08	5.82	0.21	0.62	C19-C20
肛门	1	0.05	0.18	0.08	0.11	0.01	0.01	1	0.09	0.18	0.01	0.05	0.00	0.00	C21
肝脏	535	28.58	97.31	41.03	52.44	3.99	5.59	200	17.95	35.19	12.44	16.46	1.06	1.74	C22
胆囊及其他	11	0.59	2.00	0.67	1.00	0.03	0.09	22	1.97	3.87	1.20	1.60	0.10	0.18	C23-C24
胰腺	111	5.93	20.19	7.46	10.27	0.54	1.32	64	5.75	11.26	3.27	4.59	0.11	0.58	C25
鼻,鼻窦及其他	3	0.16	0.55	0.23	0.31	0.01	0.05	0	0.00	0.00	0.00	0.00	0.00	0.00	C30-C31
喉	8	0.43	1.46	0.51	0.76	0.01	0.12	3	0.27	0.53	0.08	0.13	0.00	0.00	C32
气管,支气管,肺	505	26.98	91.86	31.61	43.61	1.77	4.83	219	19.66	38.53	11.93	16.29	0.73	1.82	C33-C34
其他的胸腔器官	4	0.21	0.73	0.65	0.61	0.05	0.05	2	0.18	0.35	0.14	0.18	0.01	0.03	C37-C38
骨	7	0.37	1.27	0.47	0.62	0.04	0.06	5	0.45	0.88	0.27	0.36	0.03	0.04	C40-C41
皮肤的黑色素瘤	1	0.05	0.18	0.07	0.08	0.01	0.01	3	0.27	0.53	0.20	0.27	0.02	0.04	C43
其他的皮肤	10	0.53	1.82	0.50	0.81	0.01	0.08	9	0.81	1.58	0.23	0.47	0.00	0.02	C44
间皮瘤	0	0.00	0.00	0.00	0.00	0.00	0.00	0	0.00	0.00	0.00	0.00	0.00	0.00	C45
卡波氏肉瘤	0	0.00	0.00	0.00	0.00	0.00	0.00	0	0.00	0.00	0.00	0.00	0.00	0.00	C46
周围神经,其他结缔组织	1	0.05	0.18	0.07	0.08	0.01	0.01	2	0.18	0.35	0.05	0.10	0.00	0.00	C47;C49
乳房	2	0.11	0.36	0.08	0.15	0.00	0.00	57	5.12	10.03	3.33	4.47	0.26	0.50	C50
外阴	—	—	—	—	—	—	—	0	0.00	0.00	0.00	0.00	0.00	0.00	C51
阴道	—	—	—	—	—	—	—	0	0.00	0.00	0.00	0.00	0.00	0.00	C52
子宫颈	—	—	—	—	—	—	—	19	1.71	3.34	1.66	1.85	0.16	0.16	C53
子宫体	—	—	—	—	—	—	—	8	0.72	1.41	0.55	0.72	0.04	0.10	C54
子宫,部位不明	—	—	—	—	—	—	—	21	1.89	3.69	1.24	1.75	0.16	0.18	C55
卵巢	—	—	—	—	—	—	—	20	1.80	3.52	1.35	1.76	0.14	0.22	C56
其他的女性生殖器	—	—	—	—	—	—	—	0	0.00	0.00	0.00	0.00	0.00	0.00	C57
胎盘	—	—	—	—	—	—	—	0	0.00	0.00	0.00	0.00	0.00	0.00	C58
阴茎	1	0.05	0.18	0.09	0.13	0.00	0.02	—	—	—	—	—	—	—	C60
前列腺	34	1.82	6.18	1.70	2.70	0.02	0.25	—	—	—	—	—	—	—	C61
睾丸	1	0.05	0.18	0.09	0.13	0.00	0.02	—	—	—	—	—	—	—	C62
其他的男性生殖器	0	0.00	0.00	0.00	0.00	0.00	0.00	—	—	—	—	—	—	—	C63
肾	7	0.37	1.27	1.00	1.25	0.07	0.07	9	0.81	1.58	0.46	0.68	0.01	0.11	C64
肾盂	0	0.00	0.00	0.00	0.00	0.00	0.00	0	0.00	0.00	0.00	0.00	0.00	0.00	C65
输尿管	2	0.11	0.36	0.09	0.18	0.00	0.02	0	0.00	0.00	0.00	0.00	0.00	0.00	C66
膀胱	54	2.88	9.82	2.85	4.42	0.07	0.27	15	1.35	2.64	0.43	0.76	0.00	0.04	C67
其他的泌尿器官	0	0.00	0.00	0.00	0.00	0.00	0.00	0	0.00	0.00	0.00	0.00	0.00	0.00	C68
眼	0	0.00	0.00	0.00	0.00	0.00	0.00	0	0.00	0.00	0.00	0.00	0.00	0.00	C69
脑,神经系统	38	2.03	6.91	3.24	4.06	0.22	0.52	33	2.96	5.81	2.85	3.47	0.22	0.40	C70-C72
甲状腺	3	0.16	0.55	0.22	0.30	0.01	0.04	4	0.36	0.70	0.21	0.32	0.01	0.03	C73
肾上腺	0	0.00	0.00	0.00	0.00	0.00	0.00	0	0.00	0.00	0.00	0.00	0.00	0.00	C74
其他的内分泌腺	0	0.00	0.00	0.00	0.00	0.00	0.00	1	0.09	0.18	0.08	0.12	0.00	0.02	C75
霍奇金病	0	0.00	0.00	0.00	0.00	0.00	0.00	0	0.00	0.00	0.00	0.00	0.00	0.00	C81
非霍奇金淋巴瘤	21	1.12	3.82	1.35	1.78	0.12	0.17	20	1.80	3.52	1.32	1.77	0.11	0.23	C82-C85;C96
免疫增生性疾病	0	0.00	0.00	0.00	0.00	0.00	0.00	0	0.00	0.00	0.00	0.00	0.00	0.00	C88
多发性骨髓瘤	23	1.23	4.18	1.61	2.13	0.13	0.31	12	1.08	2.11	0.73	0.96	0.04	0.14	C90
淋巴样白血病	4	0.21	0.73	0.29	0.41	0.03	0.05	4	0.36	0.70	0.39	0.43	0.03	0.05	C91
髓样白血病	17	0.91	3.09	1.37	1.63	0.09	0.16	15	1.35	2.64	1.89	1.93	0.13	0.19	C92-C94
白血病,未特指	19	1.01	3.46	2.02	2.40	0.18	0.22	22	1.97	3.87	2.11	2.55	0.15	0.25	C95
其他或未指明部位	1	0.05	0.18	0.07	0.09	0.00	0.02	6	0.54	1.06	0.35	0.47	0.01	0.07	O&U
所有部位合计	1872	100.00	340.51	127.54	171.83	8.93	18.69	1114	100.00	195.99	64.70	86.66	4.39	9.49	ALL
所有部位除外 C44	1862	99.47	338.69	127.03	171.02	8.92	18.61	1105	99.19	194.40	64.47	86.19	4.39	9.47	ALLbC44

海门市 2010 年恶性肿瘤发病主要指标(1/10 万)

部位	男性							女性							ICD-10
	病例数	构成(%)	粗率(1/10⁵)	中标率(1/10⁵)	世标率(1/10⁵)	累积率 0—64岁	累积率 0—74岁	病例数	构成(%)	粗率(1/10⁵)	中标率(1/10⁵)	世标率(1/10⁵)	累积率 0—64岁	累积率 0—74岁	
唇	0	0.00	0.00	0.00	0.00	0.00	0.00	1	0.06	0.19	0.03	0.04	0.00	0.00	C00
舌	1	0.05	0.20	0.08	0.09	0.01	0.01	4	0.24	0.78	0.50	0.52	0.05	0.05	C01-C02
口	5	0.23	1.00	0.35	0.46	0.03	0.04	6	0.36	1.17	0.34	0.47	0.01	0.06	C03-C06
唾液腺	6	0.27	1.20	0.63	0.78	0.07	0.09	5	0.30	0.97	0.37	0.49	0.04	0.06	C07-C08
扁桃腺	1	0.05	0.20	0.05	0.06	0.00	0.00	0	0.00	0.00	0.00	0.00	0.00	0.00	C09
其他的口咽	1	0.05	0.20	0.06	0.09	0.00	0.02	0	0.00	0.00	0.00	0.00	0.00	0.00	C10
鼻咽	31	1.40	6.21	3.50	4.01	0.36	0.40	9	0.54	1.75	0.84	1.06	0.10	0.12	C11
喉咽	2	0.09	0.40	0.12	0.17	0.01	0.01	0	0.00	0.00	0.00	0.00	0.00	0.00	C12-C13
咽,部位不明	0	0.00	0.00	0.00	0.00	0.00	0.00	0	0.00	0.00	0.00	0.00	0.00	0.00	C14
食管	139	6.29	27.82	8.85	12.21	0.54	1.52	61	3.67	11.88	2.91	4.22	0.11	0.47	C15
胃	287	12.99	57.45	19.57	26.27	1.39	3.15	181	10.88	35.25	12.02	16.18	0.86	1.85	C16
小肠	13	0.59	2.60	0.85	1.17	0.04	0.16	10	0.60	1.95	0.71	0.91	0.04	0.11	C17
结肠	82	3.71	16.41	6.40	8.19	0.55	0.93	81	4.87	15.78	5.69	7.40	0.36	0.85	C18
直肠	101	4.57	20.22	8.10	10.26	0.63	1.24	59	3.55	11.49	3.71	4.86	0.34	0.49	C19-C20
肛门	2	0.09	0.40	0.12	0.16	0.00	0.02	2	0.12	0.39	0.09	0.11	0.00	0.00	C21
肝脏	426	19.28	85.27	40.06	49.24	3.86	5.18	127	7.64	24.73	9.17	12.15	0.80	1.42	C22
胆囊及其他	28	1.27	5.60	1.67	2.41	0.10	0.27	39	2.35	7.60	2.37	3.26	0.17	0.39	C23-C24
胰腺	62	2.81	12.41	4.18	5.57	0.29	0.72	58	3.49	11.30	3.27	4.41	0.22	0.50	C25
鼻,鼻窦及其他	9	0.41	1.80	1.28	1.62	0.11	0.14	3	0.18	0.58	0.26	0.31	0.01	0.04	C30-C31
喉	18	0.81	3.60	1.13	1.49	0.07	0.15	1	0.06	0.19	0.07	0.07	0.00	0.02	C32
气管,支气管,肺	563	25.49	112.70	37.57	50.57	2.28	6.39	235	14.13	45.77	14.78	20.01	1.02	2.31	C33-C34
其他的胸腔器官	7	0.32	1.40	0.74	0.86	0.07	0.10	5	0.30	0.97	0.56	0.62	0.05	0.08	C37-C38
骨	11	0.50	2.20	0.75	1.02	0.06	0.10	5	0.30	0.97	0.90	0.82	0.05	0.05	C40-C41
皮肤的黑色素瘤	6	0.27	1.20	0.28	0.54	0.01	0.03	3	0.18	0.58	0.22	0.37	0.02	0.02	C43
其他的皮肤	40	1.81	8.01	2.35	3.42	0.13	0.44	42	2.53	8.18	2.61	3.35	0.14	0.28	C44
间皮瘤	3	0.14	0.60	0.18	0.26	0.01	0.03	2	0.12	0.39	0.18	0.24	0.01	0.03	C45
卡波氏肉瘤	0	0.00	0.00	0.00	0.00	0.00	0.00	0	0.00	0.00	0.00	0.00	0.00	0.00	C46
周围神经,其他结缔组织	8	0.36	1.60	0.82	0.90	0.05	0.12	8	0.48	1.56	1.33	1.18	0.06	0.08	C47;C49
乳房	0	0.00	0.00	0.00	0.00	0.00	0.00	217	13.05	42.26	20.59	25.14	1.98	2.58	C50
外阴	—	—	—	—	—	—	—	3	0.18	0.58	0.18	0.26	0.01	0.04	C51
阴道	—	—	—	—	—	—	—	0	0.00	0.00	0.00	0.00	0.00	0.00	C52
子宫颈	—	—	—	—	—	—	—	102	6.13	19.87	11.08	12.85	1.05	1.22	C53
子宫体	—	—	—	—	—	—	—	42	2.53	8.18	3.63	4.65	0.41	0.50	C54
子宫,部位不明	—	—	—	—	—	—	—	7	0.42	1.36	0.50	0.68	0.04	0.07	C55
卵巢	—	—	—	—	—	—	—	50	3.01	9.74	4.47	5.73	0.45	0.66	C56
其他的女性生殖器	—	—	—	—	—	—	—	8	0.48	1.56	0.83	0.93	0.08	0.08	C57
胎盘	—	—	—	—	—	—	—	3	0.18	0.58	0.60	0.59	0.04	0.04	C58
阴茎	5	0.23	1.00	0.34	0.46	0.02	0.09	—	—	—	—	—	—	—	C60
前列腺	52	2.35	10.41	2.88	3.96	0.02	0.50	—	—	—	—	—	—	—	C61
睾丸	7	0.32	1.40	0.97	1.01	0.07	0.09	—	—	—	—	—	—	—	C62
其他的男性生殖器	6	0.27	1.20	0.81	0.97	0.05	0.07	—	—	—	—	—	—	—	C63
肾	27	1.22	5.40	2.39	3.04	0.21	0.31	15	0.90	2.92	1.48	1.79	0.14	0.18	C64
肾盂	3	0.14	0.60	0.18	0.27	0.03	0.03	1	0.06	0.19	0.09	0.12	0.00	0.02	C65
输尿管	3	0.14	0.60	0.23	0.28	0.02	0.02	2	0.12	0.39	0.11	0.11	0.00	0.00	C66
膀胱	61	2.76	12.21	3.87	5.20	0.26	0.60	20	1.20	3.90	1.22	1.70	0.08	0.19	C67
其他的泌尿器官	1	0.05	0.20	0.04	0.05	0.00	0.00	0	0.00	0.00	0.00	0.00	0.00	0.00	C68
眼	0	0.00	0.00	0.00	0.00	0.00	0.00	2	0.12	0.39	0.06	0.08	0.00	0.00	C69
脑,神经系统	62	2.81	12.41	7.83	8.62	0.50	0.88	89	5.35	17.33	7.38	9.32	0.68	1.01	C70-C72
甲状腺	9	0.41	1.80	1.24	1.41	0.09	0.13	29	1.74	5.65	3.03	3.55	0.26	0.37	C73
肾上腺	3	0.14	0.60	0.20	0.25	0.01	0.01	3	0.18	0.58	0.19	0.23	0.01	0.01	C74
其他的内分泌腺	9	0.41	1.80	1.08	1.20	0.08	0.10	11	0.66	2.14	1.98	1.81	0.14	0.14	C75
霍奇金病	1	0.05	0.20	0.17	0.19	0.02	0.02	2	0.12	0.39	0.63	0.48	0.03	0.03	C81
非霍奇金淋巴瘤	39	1.77	7.81	3.22	4.05	0.25	0.49	47	2.83	9.15	4.72	6.07	0.40	0.64	C82-C85;C96
免疫增生性疾病	1	0.05	0.20	0.07	0.10	0.00	0.02	0	0.00	0.00	0.00	0.00	0.00	0.00	C88
多发性骨髓瘤	7	0.32	1.40	0.52	0.70	0.05	0.07	5	0.30	0.97	0.39	0.52	0.05	0.08	C90
淋巴样白血病	6	0.27	1.20	1.10	1.33	0.08	0.08	6	0.36	1.17	0.97	1.01	0.06	0.11	C91
髓样白血病	21	0.95	4.20	2.29	2.73	0.16	0.28	24	1.44	4.67	3.45	3.84	0.22	0.31	C92-C94
白血病,未特指	13	0.59	2.60	1.20	1.52	0.10	0.14	10	0.60	1.95	0.67	0.88	0.02	0.11	C95
其他或未指明部位	21	0.95	4.20	1.81	2.35	0.12	0.16	18	1.08	3.51	0.98	1.40	0.09	0.13	O&U
所有部位合计	2209	100.00	442.17	172.13	221.50	12.85	25.37	1663	100.00	323.88	132.12	166.73	10.71	17.81	ALL
所有部位除外 C44	2169	98.19	434.17	169.78	218.07	12.71	24.93	1621	97.47	315.70	129.51	163.38	10.56	17.52	ALLbC44

海门市 2010 年恶性肿瘤死亡主要指标(1/10 万)

部 位	男性 病例数	构成(%)	粗率(1/10⁵)	中标率(1/10⁵)	世标率(1/10⁵)	累积率 0—64岁	累积率 0—74岁	女性 病例数	构成(%)	粗率(1/10⁵)	中标率(1/10⁵)	世标率(1/10⁵)	累积率 0—64岁	累积率 0—74岁	ICD-10
唇	0	0.00	0.00	0.00	0.00	0.00	0.00	1	0.11	0.19	0.05	0.05	0.00	0.00	C00
舌	4	0.25	0.80	0.25	0.37	0.02	0.04	0	0.00	0.00	0.00	0.00	0.00	0.00	C01–C02
口	3	0.19	0.60	0.25	0.31	0.03	0.03	2	0.23	0.39	0.08	0.14	0.00	0.02	C03–C06
唾液腺	0	0.00	0.00	0.00	0.00	0.00	0.00	2	0.23	0.39	0.08	0.14	0.00	0.02	C07–C08
扁桃腺	0	0.00	0.00	0.00	0.00	0.00	0.00	1	0.11	0.19	0.07	0.10	0.00	0.02	C09
其他的口咽	0	0.00	0.00	0.00	0.00	0.00	0.00	0	0.00	0.00	0.00	0.00	0.00	0.00	C10
鼻咽	14	0.86	2.80	1.29	1.59	0.12	0.16	6	0.68	1.17	0.35	0.49	0.03	0.05	C11
喉咽	0	0.00	0.00	0.00	0.00	0.00	0.00	0	0.00	0.00	0.00	0.00	0.00	0.00	C12–C13
咽,部位不明	0	0.00	0.00	0.00	0.00	0.00	0.00	0	0.00	0.00	0.00	0.00	0.00	0.00	C14
食管	120	7.40	24.02	7.07	10.02	0.47	1.07	58	6.55	11.30	2.63	3.93	0.12	0.43	C15
胃	216	13.33	43.24	13.55	18.58	0.66	2.14	113	12.77	22.01	7.44	9.78	0.43	0.95	C16
小肠	5	0.31	1.00	0.43	0.55	0.04	0.07	5	0.56	0.97	0.24	0.33	0.00	0.05	C17
结肠	41	2.53	8.21	2.71	3.43	0.12	0.25	39	4.41	7.60	1.98	2.89	0.10	0.27	C18
直肠	57	3.52	11.41	3.77	5.03	0.23	0.57	46	5.20	8.96	2.50	3.29	0.17	0.25	C19–C20
肛门	2	0.12	0.40	0.10	0.14	0.00	0.02	0	0.00	0.00	0.00	0.00	0.00	0.00	C21
肝脏	343	21.16	68.66	31.23	38.99	3.03	4.18	100	11.30	19.48	6.66	9.02	0.58	1.12	C22
胆囊及其他	18	1.11	3.60	1.17	1.57	0.05	0.17	23	2.60	4.48	1.18	1.67	0.07	0.15	C23–C24
胰腺	61	3.76	12.21	3.96	5.29	0.26	0.65	55	6.21	10.71	2.93	4.12	0.18	0.51	C25
鼻,鼻窦及其他	6	0.37	1.20	0.47	0.64	0.05	0.09	0	0.00	0.00	0.00	0.00	0.00	0.00	C30–C31
喉	8	0.49	1.60	0.48	0.66	0.03	0.09	3	0.34	0.58	0.15	0.24	0.00	0.05	C32
气管,支气管,肺	467	28.81	93.48	29.60	40.32	1.79	4.77	175	19.77	34.08	10.60	14.34	0.66	1.69	C33–C34
其他的胸腔器官	3	0.19	0.60	0.23	0.29	0.03	0.03	1	0.11	0.19	0.07	0.10	0.00	0.02	C37–C38
骨	8	0.49	1.60	1.00	0.98	0.06	0.10	3	0.34	0.58	0.14	0.22	0.00	0.02	C40–C41
皮肤的黑色素瘤	3	0.19	0.60	0.16	0.20	0.01	0.01	3	0.34	0.58	0.24	0.34	0.01	0.06	C43
其他的皮肤	13	0.80	2.60	0.55	0.96	0.01	0.05	12	1.36	2.34	0.20	0.55	0.00	0.00	C44
间皮瘤	0	0.00	0.00	0.00	0.00	0.00	0.00	0	0.00	0.00	0.00	0.00	0.00	0.00	C45
卡波氏肉瘤	0	0.00	0.00	0.00	0.00	0.00	0.00	0	0.00	0.00	0.00	0.00	0.00	0.00	C46
周围神经,其他结缔组织	5	0.31	1.00	0.29	0.44	0.01	0.08	3	0.34	0.58	0.31	0.38	0.02	0.05	C47;C49
乳房	1	0.06	0.20	0.06	0.09	0.00	0.02	55	6.21	10.71	3.87	5.34	0.32	0.66	C50
外阴	—	—	—	—	—	—	—	0	0.00	0.00	0.00	0.00	0.00	0.00	C51
阴道	—	—	—	—	—	—	—	1	0.11	0.19	0.07	0.10	0.00	0.02	C52
子宫颈	—	—	—	—	—	—	—	23	2.60	4.48	1.55	2.17	0.16	0.24	C53
子宫体	—	—	—	—	—	—	—	7	0.79	1.36	0.53	0.72	0.04	0.11	C54
子宫,部位不明	—	—	—	—	—	—	—	7	0.79	1.36	0.37	0.53	0.01	0.06	C55
卵巢	—	—	—	—	—	—	—	23	2.60	4.48	2.06	2.65	0.21	0.31	C56
其他的女性生殖器	—	—	—	—	—	—	—	2	0.23	0.39	0.15	0.22	0.01	0.04	C57
胎盘	—	—	—	—	—	—	—	0	0.00	0.00	0.00	0.00	0.00	0.00	C58
阴茎	2	0.12	0.40	0.11	0.15	0.00	0.02	—	—	—	—	—	—	—	C60
前列腺	35	2.16	7.01	1.69	2.43	0.04	0.15	—	—	—	—	—	—	—	C61
睾丸	1	0.06	0.20	0.07	0.10	0.00	0.02	—	—	—	—	—	—	—	C62
其他的男性生殖器	1	0.06	0.20	0.08	0.09	0.01	0.01	—	—	—	—	—	—	—	C63
肾	10	0.62	2.00	0.74	1.00	0.06	0.12	3	0.34	0.58	0.09	0.14	0.00	0.00	C64
肾盂	2	0.12	0.40	0.11	0.16	0.01	0.01	1	0.11	0.19	0.09	0.12	0.00	0.00	C65
输尿管	1	0.06	0.20	0.04	0.05	0.00	0.00	1	0.11	0.19	0.05	0.05	0.00	0.00	C66
膀胱	38	2.34	7.61	1.82	3.00	0.05	0.25	9	1.02	1.75	0.39	0.61	0.03	0.03	C67
其他的泌尿器官	1	0.06	0.20	0.05	0.06	0.00	0.00	—	—	—	—	—	—	—	C68
眼	1	0.06	0.20	0.06	0.06	0.00	0.00	—	—	—	—	—	—	—	C69
脑,神经系统	29	1.79	5.80	2.25	2.98	0.13	0.35	29	3.28	5.65	1.94	2.63	0.17	0.26	C70–C72
甲状腺	1	0.06	0.20	0.07	0.10	0.00	0.02	5	0.56	0.97	0.26	0.40	0.00	0.07	C73
肾上腺	2	0.12	0.40	0.11	0.16	0.01	0.01	—	—	—	—	—	—	—	C74
其他的内分泌腺	2	0.12	0.40	0.13	0.22	0.01	0.01	—	—	—	—	—	—	—	C75
霍奇金病	0	0.00	0.00	0.00	0.00	0.00	0.00	0	0.00	0.00	0.00	0.00	0.00	0.00	C81
非霍奇金淋巴瘤	31	1.91	6.21	2.75	3.36	0.21	0.43	29	3.28	5.65	4.23	4.65	0.21	0.38	C82–C85;C96
免疫增生性疾病	1	0.06	0.20	0.07	0.10	0.00	0.02	—	—	—	—	—	—	—	C88
多发性骨髓瘤	10	0.62	2.00	0.62	0.89	0.04	0.14	2	0.23	0.39	0.15	0.19	0.01	0.04	C90
淋巴样白血病	5	0.31	1.00	0.86	1.10	0.06	0.07	2	0.23	0.39	0.15	0.22	0.01	0.04	C91
髓样白血病	15	0.93	3.00	1.30	1.64	0.09	0.19	15	1.69	2.92	1.83	1.98	0.11	0.19	C92–C94
白血病,未特指	12	0.74	2.40	1.02	1.23	0.08	0.10	11	1.24	2.14	0.78	1.06	0.05	0.14	C95
其他或未指明部位	23	1.42	4.60	1.59	2.03	0.13	0.17	9	1.02	1.75	0.37	0.53	0.02	0.02	O&U
所有部位合计	1621	100.00	324.48	114.15	151.34	7.94	16.66	885	100.00	172.36	56.84	76.41	3.74	8.37	ALL
所有部位除外 C44	1608	99.20	321.87	113.60	150.38	7.93	16.61	873	98.64	170.02	56.64	75.87	3.74	8.37	ALLbC44

连云港市区 2010 年恶性肿瘤发病主要指标(1/10 万)

部位	男性							女性							ICD-10
	病例数	构成(%)	粗率(1/10⁵)	中标率(1/10⁵)	世标率(1/10⁵)	累积率 0—64岁	累积率 0—74岁	病例数	构成(%)	粗率(1/10⁵)	中标率(1/10⁵)	世标率(1/10⁵)	累积率 0—64岁	累积率 0—74岁	
唇	4	0.35	0.84	0.61	1.08	0.04	0.04	1	0.11	0.22	0.12	0.14	0.00	0.00	C00
舌	1	0.09	0.21	0.17	0.23	0.00	0.06	1	0.11	0.22	0.21	0.31	0.04	0.04	C01-C02
口	1	0.09	0.21	0.15	0.18	0.02	0.02	2	0.21	0.44	0.41	0.55	0.06	0.06	C03-C06
唾液腺	4	0.35	0.84	0.68	0.91	0.05	0.09	2	0.21	0.44	0.26	0.53	0.04	0.04	C07-C08
扁桃腺	1	0.09	0.21	0.17	0.24	0.00	0.04	0	0.00	0.00	0.00	0.00	0.00	0.00	C09
其他的口咽	0	0.00	0.00	0.00	0.00	0.00	0.00	0	0.00	0.00	0.00	0.00	0.00	0.00	C10
鼻咽	4	0.35	0.84	0.74	0.93	0.08	0.12	5	0.54	1.09	0.83	0.86	0.06	0.06	C11
喉咽	2	0.18	0.42	0.37	0.54	0.04	0.10	1	0.11	0.22	0.12	0.14	0.00	0.00	C12-C13
咽,部位不明	0	0.00	0.00	0.00	0.00	0.00	0.00	0	0.00	0.00	0.00	0.00	0.00	0.00	C14
食管	145	12.71	30.36	25.02	35.93	1.59	3.73	60	6.44	13.09	8.51	12.48	0.50	1.33	C15
胃	161	14.11	33.71	27.85	37.48	1.86	4.10	61	6.55	13.31	9.78	12.93	0.72	1.59	C16
小肠	7	0.61	1.47	1.38	1.64	0.14	0.14	8	0.86	1.75	1.27	1.70	0.09	0.20	C17
结肠	44	3.86	9.21	7.84	10.71	0.57	1.24	30	3.22	6.55	4.62	6.02	0.26	0.82	C18
直肠	47	4.12	9.84	8.31	11.26	0.67	1.30	31	3.33	6.77	4.75	6.32	0.36	0.84	C19-C20
肛门	4	0.35	0.84	0.62	0.82	0.00	0.04	2	0.21	0.44	0.32	0.38	0.02	0.02	C21
肝脏	170	14.90	35.59	30.47	40.75	3.21	4.49	49	5.26	10.69	7.59	10.11	0.69	0.98	C22
胆囊及其他	8	0.70	1.67	1.35	1.71	0.05	0.19	13	1.39	2.84	2.17	2.59	0.13	0.32	C23-C24
胰腺	33	2.89	6.91	5.89	8.52	0.53	1.00	17	1.82	3.71	2.39	3.34	0.12	0.34	C25
鼻,鼻窦及其他	2	0.18	0.42	0.38	0.49	0.03	0.07	2	0.21	0.44	0.28	0.36	0.02	0.02	C30-C31
喉	8	0.70	1.67	1.56	1.91	0.17	0.21	0	0.00	0.00	0.00	0.00	0.00	0.00	C32
气管,支气管,肺	254	22.26	53.18	44.56	61.80	3.40	6.88	140	15.02	30.55	21.90	28.78	1.50	3.49	C33-C34
其他的胸腔器官	2	0.18	0.42	0.36	0.43	0.02	0.02	4	0.43	0.87	0.76	0.85	0.05	0.09	C37-C38
骨	5	0.44	1.05	0.91	1.51	0.10	0.16	12	1.29	2.62	2.17	2.66	0.17	0.31	C40-C41
皮肤的黑色素瘤	0	0.00	0.00	0.00	0.00	0.00	0.00	3	0.32	0.65	0.43	0.55	0.02	0.05	C43
其他的皮肤	5	0.44	1.05	1.01	1.15	0.10	0.10	3	0.32	0.65	0.46	0.71	0.06	0.06	C44
间皮瘤	1	0.09	0.21	0.21	0.25	0.03	0.03	1	0.11	0.22	0.21	0.25	0.03	0.03	C45
卡波氏肉瘤	0	0.00	0.00	0.00	0.00	0.00	0.00	3	0.32	0.65	0.38	0.68	0.02	0.08	C46
周围神经,其他结缔组织	3	0.26	0.63	0.53	0.66	0.06	0.06	2	0.21	0.44	0.26	0.32	0.02	0.02	C47;C49
乳房	3	0.26	0.63	0.54	0.73	0.04	0.08	166	17.81	36.23	28.35	35.29	3.20	3.75	C50
外阴	—	—	—	—	—	—	—	3	0.32	0.65	0.42	0.51	0.03	0.03	C51
阴道	—	—	—	—	—	—	—	2	0.21	0.44	0.42	0.62	0.08	0.08	C52
子宫颈	—	—	—	—	—	—	—	93	9.98	20.30	15.21	18.25	1.55	1.74	C53
子宫体	—	—	—	—	—	—	—	32	3.43	6.98	5.77	7.33	0.68	0.91	C54
子宫,部位不明	—	—	—	—	—	—	—	6	0.64	1.31	1.04	1.34	0.10	0.14	C55
卵巢	—	—	—	—	—	—	—	35	3.76	7.64	6.27	7.57	0.71	0.75	C56
其他的女性生殖器	—	—	—	—	—	—	—	1	0.11	0.22	0.15	0.19	0.02	0.02	C57
胎盘	—	—	—	—	—	—	—	0	0.00	0.00	0.00	0.00	0.00	0.00	C58
阴茎	1	0.09	0.21	0.21	0.25	0.03	0.03	—	—	—	—	—	—	—	C60
前列腺	32	2.80	6.70	5.20	7.59	0.11	0.76	—	—	—	—	—	—	—	C61
睾丸	1	0.09	0.21	0.20	0.14	0.01	0.01	—	—	—	—	—	—	—	C62
其他的男性生殖器	1	0.09	0.21	0.17	0.23	0.00	0.06	—	—	—	—	—	—	—	C63
肾	17	1.49	3.56	3.13	4.46	0.38	0.61	10	1.07	2.18	1.71	2.10	0.20	0.20	C64
肾盂	2	0.18	0.42	0.35	0.43	0.05	0.05	1	0.11	0.22	0.21	0.25	0.03	0.03	C65
输尿管	1	0.09	0.21	0.17	0.24	0.00	0.06	1	0.11	0.22	0.09	0.12	0.00	0.00	C66
膀胱	53	4.65	11.10	9.05	12.43	0.64	1.53	13	1.39	2.84	1.99	2.63	0.14	0.27	C67
其他的泌尿器官	1	0.09	0.21	0.16	0.19	0.00	0.06	1	0.11	0.22	0.15	0.21	0.00	0.05	C68
眼	0	0.00	0.00	0.00	0.00	0.00	0.00	1	0.11	0.22	0.50	0.58	0.02	0.02	C69
脑,神经系统	22	1.93	4.61	4.12	4.58	0.33	0.44	26	2.79	5.67	4.13	5.19	0.29	0.57	C70-C72
甲状腺	12	1.05	2.51	2.23	2.67	0.22	0.32	35	3.76	7.64	6.24	7.63	0.76	0.80	C73
肾上腺	0	0.00	0.00	0.00	0.00	0.00	0.00	0	0.00	0.00	0.00	0.00	0.00	0.00	C74
其他的内分泌腺	1	0.09	0.21	0.15	0.18	0.02	0.02	0	0.00	0.00	0.00	0.00	0.00	0.00	C75
霍奇金病	3	0.26	0.63	0.53	0.98	0.06	0.06	1	0.11	0.22	0.24	0.26	0.02	0.02	C81
非霍奇金淋巴瘤	15	1.31	3.14	2.57	3.34	0.16	0.46	13	1.39	2.84	2.22	2.82	0.14	0.35	C82-C85;C96
免疫增生性疾病	2	0.18	0.42	0.34	0.48	0.00	0.10	0	0.00	0.00	0.00	0.00	0.00	0.00	C88
多发性骨髓瘤	10	0.88	2.09	1.80	2.64	0.19	0.23	7	0.75	1.53	1.13	1.44	0.11	0.17	C90
淋巴样白血病	12	1.05	2.51	2.28	2.49	0.19	0.19	5	0.54	1.09	0.99	1.13	0.08	0.13	C91
髓样白血病	4	0.35	0.84	0.73	1.23	0.05	0.05	9	0.97	1.96	1.61	1.80	0.16	0.16	C92-C94
白血病,未特指	15	1.31	3.14	2.94	3.38	0.19	0.39	3	0.32	0.65	0.68	0.75	0.05	0.10	C95
其他或未指明部位	17	1.49	3.56	2.95	3.82	0.21	0.41	15	1.61	3.27	2.47	3.38	0.29	0.35	O&U
所有部位合计	1141	100.00	238.89	200.98	273.63	15.61	30.04	932	100.00	203.39	152.26	194.98	13.60	21.41	ALL
所有部位除外 C44	1136	99.56	237.84	199.97	272.47	15.51	29.94	929	99.68	202.74	151.80	194.27	13.55	21.35	ALLbC44

连云港市区 2010 年恶性肿瘤死亡主要指标(1/10 万)

部 位	男性							女性							ICD-10
	病例数	构成(%)	粗率(1/10^5)	中标率(1/10^5)	世标率(1/10^5)	累积率 0—64岁	累积率 0—74岁	病例数	构成(%)	粗率(1/10^5)	中标率(1/10^5)	世标率(1/10^5)	累积率 0—64岁	累积率 0—74岁	
唇	1	0.12	0.21	0.14	0.18	0.01	0.01	0	0.00	0.00	0.00	0.00	0.00	0.00	C00
舌	1	0.12	0.21	0.17	0.24	0.00	0.04	0	0.00	0.00	0.00	0.00	0.00	0.00	C01-C02
口	1	0.12	0.21	0.16	0.19	0.00	0.00	0	0.00	0.00	0.00	0.00	0.00	0.00	C03-C06
唾液腺	0	0.00	0.00	0.00	0.00	0.00	0.00	0	0.00	0.00	0.00	0.00	0.00	0.00	C07-C08
扁桃腺	1	0.12	0.21	0.15	0.18	0.02	0.02	0	0.00	0.00	0.00	0.00	0.00	0.00	C09
其他的口咽	0	0.00	0.00	0.00	0.00	0.00	0.00	0	0.00	0.00	0.00	0.00	0.00	0.00	C10
鼻咽	5	0.62	1.05	0.91	1.26	0.11	0.17	3	0.56	0.65	0.43	0.58	0.01	0.01	C11
喉咽	3	0.37	0.63	0.58	0.84	0.08	0.13	1	0.19	0.22	0.12	0.14	0.00	0.00	C12-C13
咽,部位不明	1	0.12	0.21	0.21	0.25	0.03	0.03	0	0.00	0.00	0.00	0.00	0.00	0.00	C14
食管	107	13.33	22.40	18.29	26.73	1.12	2.68	40	7.49	8.73	4.78	7.30	0.13	0.60	C15
胃	102	12.70	21.36	17.46	24.50	1.14	2.45	51	9.55	11.13	7.47	10.09	0.49	1.11	C16
小肠	3	0.37	0.63	0.45	0.56	0.01	0.01	1	0.19	0.22	0.12	0.14	0.00	0.00	C17
结肠	28	3.49	5.86	4.78	6.48	0.20	0.68	18	3.37	3.93	2.80	3.70	0.20	0.42	C18
直肠	34	4.23	7.12	5.68	7.92	0.24	0.61	20	3.75	4.36	2.97	4.00	0.22	0.40	C19-C20
肛门	0	0.00	0.00	0.00	0.00	0.00	0.00	0	0.00	0.00	0.00	0.00	0.00	0.00	C21
肝脏	137	17.06	28.68	24.69	33.64	2.50	4.00	45	8.43	9.82	6.82	9.59	0.65	0.84	C22
胆囊及其他	4	0.50	0.84	0.61	0.79	0.01	0.07	11	2.06	2.40	1.52	1.91	0.08	0.17	C23-C24
胰腺	22	2.74	4.61	3.66	5.56	0.22	0.60	15	2.81	3.27	2.35	3.18	0.20	0.40	C25
鼻,鼻窦及其他	2	0.25	0.42	0.42	0.55	0.07	0.07	1	0.19	0.22	0.14	0.18	0.02	0.02	C30-C31
喉	4	0.50	0.84	0.74	0.98	0.09	0.09	0	0.00	0.00	0.00	0.00	0.00	0.00	C32
气管,支气管,肺	234	29.14	48.99	39.68	56.12	2.23	5.71	128	23.97	27.93	18.72	26.20	1.39	2.66	C33-C34
其他的胸腔器官	0	0.00	0.00	0.00	0.00	0.00	0.00	1	0.19	0.22	0.25	0.22	0.01	0.01	C37-C38
骨	5	0.62	1.05	0.91	1.03	0.01	0.05	6	1.12	1.31	0.96	1.21	0.10	0.10	C40-C41
皮肤的黑色素瘤	0	0.00	0.00	0.00	0.00	0.00	0.00	1	0.19	0.22	0.09	0.12	0.00	0.00	C43
其他的皮肤	0	0.00	0.00	0.00	0.00	0.00	0.00	2	0.37	0.44	0.33	0.46	0.00	0.08	C44
间皮瘤	0	0.00	0.00	0.00	0.00	0.00	0.00	2	0.37	0.44	0.26	0.47	0.03	0.03	C45
卡波氏肉瘤	0	0.00	0.00	0.00	0.00	0.00	0.00	0	0.00	0.00	0.00	0.00	0.00	0.00	C46
周围神经,其他结缔组织	3	0.37	0.63	0.46	0.61	0.03	0.07	1	0.19	0.22	0.09	0.12	0.00	0.00	C47;C49
乳房	3	0.37	0.63	0.43	0.92	0.00	0.04	59	11.05	12.88	9.95	12.84	1.08	1.48	C50
外阴	—	—	—	—	—	—	—	1	0.19	0.22	0.12	0.14	0.00	0.00	C51
阴道	—	—	—	—	—	—	—	0	0.00	0.00	0.00	0.00	0.00	0.00	C52
子宫颈	—	—	—	—	—	—	—	19	3.56	4.15	3.08	3.85	0.31	0.40	C53
子宫体	—	—	—	—	—	—	—	14	2.62	3.06	2.19	3.12	0.23	0.32	C54
子宫,部位不明	—	—	—	—	—	—	—	3	0.56	0.65	0.45	0.60	0.00	0.08	C55
卵巢	—	—	—	—	—	—	—	18	3.37	3.93	3.11	3.79	0.30	0.43	C56
其他的女性生殖器	—	—	—	—	—	—	—	0	0.00	0.00	0.00	0.00	0.00	0.00	C57
胎盘	—	—	—	—	—	—	—	0	0.00	0.00	0.00	0.00	0.00	0.00	C58
阴茎	2	0.25	0.42	0.32	0.42	0.02	0.07	—	—	—	—	—	—	—	C60
前列腺	15	1.87	3.14	2.37	3.39	0.00	0.24	—	—	—	—	—	—	—	C61
睾丸	0	0.00	0.00	0.00	0.00	0.00	0.00	—	—	—	—	—	—	—	C62
其他的男性生殖器	0	0.00	0.00	0.00	0.00	0.00	0.00	—	—	—	—	—	—	—	C63
肾	6	0.75	1.26	1.04	1.43	0.02	0.28	5	0.94	1.09	0.86	1.09	0.07	0.16	C64
肾盂	0	0.00	0.00	0.00	0.00	0.00	0.00	0	0.00	0.00	0.00	0.00	0.00	0.00	C65
输尿管	0	0.00	0.00	0.00	0.00	0.00	0.00	0	0.00	0.00	0.00	0.00	0.00	0.00	C66
膀胱	19	2.37	3.98	3.12	5.39	0.20	0.34	1	0.19	0.22	0.05	0.22	0.00	0.00	C67
其他的泌尿器官	0	0.00	0.00	0.00	0.00	0.00	0.00	0	0.00	0.00	0.00	0.00	0.00	0.00	C68
眼	1	0.12	0.21	0.31	0.41	0.02	0.02	0	0.00	0.00	0.00	0.00	0.00	0.00	C69
脑,神经系统	15	1.87	3.14	2.80	3.29	0.25	0.29	20	3.75	4.36	3.11	4.02	0.21	0.42	C70-C72
甲状腺	3	0.37	0.63	0.44	0.54	0.03	0.03	4	0.75	0.87	0.65	0.83	0.06	0.11	C73
肾上腺	0	0.00	0.00	0.00	0.00	0.00	0.00	0	0.00	0.00	0.00	0.00	0.00	0.00	C74
其他的内分泌腺	0	0.00	0.00	0.00	0.00	0.00	0.00	0	0.00	0.00	0.00	0.00	0.00	0.00	C75
霍奇金病	0	0.00	0.00	0.00	0.00	0.00	0.00	0	0.00	0.00	0.00	0.00	0.00	0.00	C81
非霍奇金淋巴瘤	13	1.62	2.72	2.27	2.86	0.17	0.32	11	2.06	2.40	1.83	2.38	0.18	0.28	C82-C85;C96
免疫增生性疾病	0	0.00	0.00	0.00	0.00	0.00	0.00	0	0.00	0.00	0.00	0.00	0.00	0.00	C88
多发性骨髓瘤	4	0.50	0.84	0.62	1.10	0.06	0.06	8	1.50	1.75	1.12	1.41	0.05	0.14	C90
淋巴样白血病	3	0.37	0.63	0.70	0.66	0.03	0.03	3	0.56	0.65	0.92	1.06	0.06	0.06	C91
髓样白血病	4	0.50	0.84	0.63	0.72	0.06	0.06	3	0.56	0.65	0.41	0.43	0.03	0.03	C92-C94
白血病,未特指	8	1.00	1.67	1.33	1.99	0.09	0.15	10	1.87	2.18	1.81	2.08	0.17	0.27	C95
其他或未指明部位	9	1.12	1.88	1.60	2.42	0.17	0.23	8	1.50	1.75	1.21	1.75	0.15	0.15	O&U
所有部位合计	803	100.00	168.12	138.16	194.14	9.24	19.67	534	100.00	116.54	81.12	109.23	6.43	11.17	ALL
所有部位除外 C44	803	100.00	168.12	138.16	194.14	9.24	19.67	532	99.63	116.10	80.79	108.77	6.43	11.09	ALLbC44

赣榆县2010年恶性肿瘤发病主要指标(1/10万)

部位	男性						女性						ICD-10
	病例数	构成(%)	粗率(1/10⁵)	中标率(1/10⁵)	世标率(1/10⁵)	累积率 0—64岁	0—74岁	病例数	构成(%)	粗率(1/10⁵)	中标率(1/10⁵)	世标率(1/10⁵)	累积率 0—64岁	0—74岁	

部位	病例数	构成(%)	粗率(1/10⁵)	中标率(1/10⁵)	世标率(1/10⁵)	累积率0—64岁	累积率0—74岁	病例数	构成(%)	粗率(1/10⁵)	中标率(1/10⁵)	世标率(1/10⁵)	累积率0—64岁	累积率0—74岁	ICD-10
唇	1	0.08	0.17	0.10	0.15	0.02	0.02	1	0.15	0.19	0.09	0.11	0.01	0.01	C00
舌	2	0.16	0.34	0.20	0.26	0.01	0.04	0	0.00	0.00	0.00	0.00	0.00	0.00	C01-C02
口	5	0.40	0.86	0.57	0.68	0.06	0.06	1	0.15	0.19	0.12	0.14	0.01	0.01	C03-C06
唾液腺	1	0.08	0.17	0.16	0.21	0.01	0.01	0	0.00	0.00	0.00	0.00	0.00	0.00	C07-C08
扁桃腺	0	0.00	0.00	0.00	0.00	0.00	0.00	0	0.00	0.00	0.00	0.00	0.00	0.00	C09
其他的口咽	2	0.16	0.34	0.17	0.24	0.00	0.03	0	0.00	0.00	0.00	0.00	0.00	0.00	C10
鼻咽	8	0.64	1.38	0.96	1.25	0.07	0.16	2	0.29	0.38	0.22	0.29	0.01	0.05	C11
喉咽	2	0.16	0.34	0.23	0.32	0.00	0.05	0	0.00	0.00	0.00	0.00	0.00	0.00	C12-C13
咽,部位不明	0	0.00	0.00	0.00	0.00	0.00	0.00	0	0.00	0.00	0.00	0.00	0.00	0.00	C14
食管	320	25.56	55.09	30.09	41.52	2.27	5.20	77	11.26	14.61	6.52	9.25	0.30	1.11	C15
胃	156	12.46	26.85	14.09	19.49	1.01	2.21	47	6.87	8.92	4.39	5.80	0.28	0.70	C16
小肠	1	0.08	0.17	0.06	0.08	0.00	0.00	0	0.00	0.00	0.00	0.00	0.00	0.00	C17
结肠	20	1.60	3.44	2.22	2.73	0.14	0.32	16	2.34	3.04	1.36	1.89	0.12	0.22	C18
直肠	50	3.99	8.61	4.65	6.23	0.33	0.71	48	7.02	9.11	4.73	6.03	0.35	0.76	C19-C20
肛门	0	0.00	0.00	0.00	0.00	0.00	0.00	0	0.00	0.00	0.00	0.00	0.00	0.00	C21
肝脏	173	13.82	29.78	18.60	24.10	1.74	2.95	48	7.02	9.11	4.75	6.40	0.32	0.82	C22
胆囊及其他	6	0.48	1.03	0.61	0.74	0.08	0.08	13	1.90	2.47	1.22	1.68	0.11	0.20	C23-C24
胰腺	27	2.16	4.65	2.54	3.45	0.20	0.43	12	1.75	2.28	1.16	1.57	0.03	0.23	C25
鼻,鼻窦及其他	1	0.08	0.17	0.12	0.15	0.02	0.02	0	0.00	0.00	0.00	0.00	0.00	0.00	C30-C31
喉	7	0.56	1.21	0.66	0.81	0.06	0.09	0	0.00	0.00	0.00	0.00	0.00	0.00	C32
气管,支气管,肺	305	24.36	52.50	29.19	39.51	2.29	4.97	138	20.18	26.18	12.84	16.86	1.01	2.11	C33-C34
其他的胸腔器官	4	0.32	0.69	0.45	0.60	0.05	0.08	1	0.15	0.19	0.09	0.11	0.01	0.01	C37-C38
骨	10	0.80	1.72	0.97	1.37	0.06	0.16	10	1.46	1.90	1.09	1.47	0.05	0.24	C40-C41
皮肤的黑色素瘤	4	0.32	0.69	0.23	0.41	0.00	0.00	2	0.29	0.38	0.13	0.26	0.00	0.04	C43
其他的皮肤	2	0.16	0.34	0.17	0.23	0.02	0.02	4	0.58	0.76	0.37	0.58	0.01	0.08	C44
间皮瘤	0	0.00	0.00	0.00	0.00	0.00	0.00	0	0.00	0.00	0.00	0.00	0.00	0.00	C45
卡波氏肉瘤	0	0.00	0.00	0.00	0.00	0.00	0.00	0	0.00	0.00	0.00	0.00	0.00	0.00	C46
周围神经,其他结缔组织	1	0.08	0.17	0.10	0.15	0.02	0.02	1	0.15	0.19	0.09	0.11	0.01	0.01	C47;C49
乳房	0	0.00	0.00	0.00	0.00	0.00	0.00	117	17.11	22.20	13.70	16.51	1.42	1.74	C50
外阴	—	—	—	—	—	—	—	1	0.15	0.19	0.11	0.16	0.02	0.02	C51
阴道	—	—	—	—	—	—	—	1	0.15	0.19	0.09	0.11	0.01	0.01	C52
子宫颈	—	—	—	—	—	—	—	28	4.09	5.31	3.03	3.78	0.32	0.34	C53
子宫体	—	—	—	—	—	—	—	3	0.44	0.57	0.33	0.43	0.03	0.05	C54
子宫,部位不明	—	—	—	—	—	—	—	11	1.61	2.09	1.11	1.41	0.10	0.18	C55
卵巢	—	—	—	—	—	—	—	11	1.61	2.09	1.19	1.51	0.15	0.15	C56
其他的女性生殖器	—	—	—	—	—	—	—	1	0.15	0.19	0.12	0.14	0.01	0.01	C57
胎盘	—	—	—	—	—	—	—	0	0.00	0.00	0.00	0.00	0.00	0.00	C58
阴茎	2	0.16	0.34	0.24	0.31	0.02	0.04	—	—	—	—	—	—	—	C60
前列腺	12	0.96	2.07	1.08	1.45	0.06	0.18	—	—	—	—	—	—	—	C61
睾丸	0	0.00	0.00	0.00	0.00	0.00	0.00	—	—	—	—	—	—	—	C62
其他的男性生殖器	1	0.08	0.17	0.13	0.17	0.01	0.01	—	—	—	—	—	—	—	C63
肾	11	0.88	1.89	1.20	1.60	0.11	0.24	9	1.32	1.71	1.08	1.28	0.08	0.14	C64
肾盂	1	0.08	0.17	0.06	0.08	0.00	0.00	0	0.00	0.00	0.00	0.00	0.00	0.00	C65
输尿管	0	0.00	0.00	0.00	0.00	0.00	0.00	0	0.00	0.00	0.00	0.00	0.00	0.00	C66
膀胱	27	2.16	4.65	2.32	3.55	0.18	0.33	10	1.46	1.90	0.89	1.13	0.06	0.14	C67
其他的泌尿器官	0	0.00	0.00	0.00	0.00	0.00	0.00	0	0.00	0.00	0.00	0.00	0.00	0.00	C68
眼	0	0.00	0.00	0.00	0.00	0.00	0.00	1	0.15	0.19	0.23	0.30	0.01	0.01	C69
脑,神经系统	33	2.64	5.68	4.13	5.16	0.26	0.59	20	2.92	3.79	2.20	2.62	0.18	0.21	C70-C72
甲状腺	4	0.32	0.69	0.48	0.59	0.04	0.08	11	1.61	2.09	1.14	1.51	0.11	0.21	C73
肾上腺	0	0.00	0.00	0.00	0.00	0.00	0.00	0	0.00	0.00	0.00	0.00	0.00	0.00	C74
其他的内分泌腺	2	0.16	0.34	0.20	0.26	0.01	0.04	2	0.29	0.38	0.26	0.30	0.02	0.02	C75
霍奇金病	1	0.08	0.17	0.18	0.13	0.01	0.01	1	0.15	0.19	0.28	0.22	0.02	0.02	C81
非霍奇金淋巴瘤	26	2.08	4.48	3.04	3.62	0.23	0.34	11	1.61	2.09	1.33	1.61	0.14	0.18	C82-C85;C96
免疫增生性疾病	0	0.00	0.00	0.00	0.00	0.00	0.00	0	0.00	0.00	0.00	0.00	0.00	0.00	C88
多发性骨髓瘤	0	0.00	0.00	0.00	0.00	0.00	0.00	0	0.00	0.00	0.00	0.00	0.00	0.00	C90
淋巴样白血病	1	0.08	0.17	0.13	0.17	0.01	0.01	1	0.15	0.19	0.14	0.16	0.01	0.01	C91
髓样白血病	1	0.08	0.17	0.10	0.13	0.01	0.01	0	0.00	0.00	0.00	0.00	0.00	0.00	C92-C94
白血病,未特指	17	1.36	2.93	2.59	2.70	0.16	0.26	13	1.90	2.47	1.79	1.94	0.13	0.16	C95
其他或未指明部位	5	0.40	0.86	0.55	0.63	0.02	0.07	11	1.61	2.09	1.23	1.58	0.10	0.20	O&U
所有部位合计	1252	100.00	215.53	123.78	165.33	9.60	19.86	684	100.00	129.76	69.45	89.26	5.55	10.44	ALL
所有部位除外 C44	1250	99.84	215.18	123.61	165.10	9.58	19.84	680	99.42	129.01	69.07	88.69	5.53	10.36	ALLbC44

赣榆县 2010 年恶性肿瘤死亡主要指标(1/10 万)

部 位	男性							女性							ICD-10
	病例数	构成(%)	粗率(1/10⁵)	中标率(1/10⁵)	世标率(1/10⁵)	累积率 0—64岁	0—74岁	病例数	构成(%)	粗率(1/10⁵)	中标率(1/10⁵)	世标率(1/10⁵)	累积率 0—64岁	0—74岁	
唇	0	0.00	0.00	0.00	0.00	0.00	0.00	0	0.00	0.00	0.00	0.00	0.00	0.00	C00
舌	1	0.10	0.17	0.07	0.08	0.00	0.00	0	0.00	0.00	0.00	0.00	0.00	0.00	C01-C02
口	3	0.30	0.52	0.54	0.56	0.06	0.06	1	0.23	0.19	0.12	0.14	0.01	0.01	C03-C06
唾液腺	0	0.00	0.00	0.00	0.00	0.00	0.00	0	0.00	0.00	0.00	0.00	0.00	0.00	C07-C08
扁桃腺	0	0.00	0.00	0.00	0.00	0.00	0.00	0	0.00	0.00	0.00	0.00	0.00	0.00	C09
其他的口咽	1	0.10	0.17	0.06	0.08	0.00	0.00	0	0.00	0.00	0.00	0.00	0.00	0.00	C10
鼻咽	6	0.60	1.03	0.63	0.83	0.06	0.11	3	0.68	0.57	0.51	0.53	0.03	0.07	C11
喉咽	0	0.00	0.00	0.00	0.00	0.00	0.00	0	0.00	0.00	0.00	0.00	0.00	0.00	C12-C13
咽,部位不明	1	0.10	0.17	0.07	0.08	0.00	0.00	0	0.00	0.00	0.00	0.00	0.00	0.00	C14
食管	286	28.37	49.23	26.02	36.12	1.80	4.32	75	17.01	14.23	5.68	8.27	0.33	0.85	C15
胃	110	10.91	18.94	9.79	13.73	0.59	1.68	37	8.39	7.02	3.19	4.25	0.18	0.48	C16
小肠	0	0.00	0.00	0.00	0.00	0.00	0.00	0	0.00	0.00	0.00	0.00	0.00	0.00	C17
结肠	8	0.79	1.38	0.68	0.89	0.05	0.07	4	0.91	0.76	0.45	0.52	0.04	0.04	C18
直肠	31	3.08	5.34	2.88	3.96	0.11	0.55	14	3.17	2.66	1.28	1.82	0.05	0.26	C19-C20
肛门	0	0.00	0.00	0.00	0.00	0.00	0.00	0	0.00	0.00	0.00	0.00	0.00	0.00	C21
肝脏	154	15.28	26.51	16.14	21.17	1.48	2.71	42	9.52	7.97	3.90	5.11	0.17	0.57	C22
胆囊及其他	4	0.40	0.69	0.47	0.58	0.06	0.06	9	2.04	1.71	0.98	1.26	0.07	0.13	C23-C24
胰腺	16	1.59	2.75	1.46	2.07	0.11	0.27	10	2.27	1.90	1.00	1.31	0.03	0.20	C25
鼻,鼻窦及其他	1	0.10	0.17	0.12	0.15	0.02	0.02	0	0.00	0.00	0.00	0.00	0.00	0.00	C30-C31
喉	7	0.69	1.21	0.64	0.85	0.05	0.15	0	0.00	0.00	0.00	0.00	0.00	0.00	C32
气管,支气管,肺	262	25.99	45.10	24.08	33.00	1.58	3.85	114	25.85	21.63	10.59	14.05	0.76	1.76	C33-C34
其他的胸腔器官	2	0.20	0.34	0.22	0.29	0.02	0.05	0	0.00	0.00	0.00	0.00	0.00	0.00	C37-C38
骨	9	0.89	1.55	0.79	1.16	0.06	0.16	2	0.45	0.38	0.21	0.28	0.01	0.04	C40-C41
皮肤的黑色素瘤	2	0.20	0.34	0.18	0.34	0.01	0.01	0	0.00	0.00	0.00	0.00	0.00	0.00	C43
其他的皮肤	3	0.30	0.52	0.25	0.32	0.00	0.03	2	0.45	0.38	0.17	0.24	0.00	0.03	C44
间皮瘤	0	0.00	0.00	0.00	0.00	0.00	0.00	0	0.00	0.00	0.00	0.00	0.00	0.00	C45
卡波氏肉瘤	0	0.00	0.00	0.00	0.00	0.00	0.00	0	0.00	0.00	0.00	0.00	0.00	0.00	C46
周围神经,其他结缔组织	1	0.10	0.17	0.10	0.15	0.02	0.02	0	0.00	0.00	0.00	0.00	0.00	0.00	C47;C49
乳房	0	0.00	0.00	0.00	0.00	0.00	0.00	53	12.02	10.05	5.62	6.96	0.54	0.73	C50
外阴	—	—	—	—	—	—	—	0	0.00	0.00	0.00	0.00	0.00	0.00	C51
阴道	—	—	—	—	—	—	—	0	0.00	0.00	0.00	0.00	0.00	0.00	C52
子宫颈	—	—	—	—	—	—	—	9	2.04	1.71	1.24	1.30	0.10	0.10	C53
子宫体	—	—	—	—	—	—	—	1	0.23	0.19	0.12	0.17	0.00	0.03	C54
子宫,部位不明	—	—	—	—	—	—	—	9	2.04	1.71	0.98	1.32	0.07	0.20	C55
卵巢	—	—	—	—	—	—	—	6	1.36	1.14	0.68	0.81	0.07	0.07	C56
其他的女性生殖器	—	—	—	—	—	—	—	0	0.00	0.00	0.00	0.00	0.00	0.00	C57
胎盘	—	—	—	—	—	—	—	0	0.00	0.00	0.00	0.00	0.00	0.00	C58
阴茎	0	0.00	0.00	0.00	0.00	0.00	0.00	—	—	—	—	—	—	—	C60
前列腺	7	0.69	1.21	0.57	0.75	0.01	0.12	—	—	—	—	—	—	—	C61
睾丸	0	0.00	0.00	0.00	0.00	0.00	0.00	—	—	—	—	—	—	—	C62
其他的男性生殖器	0	0.00	0.00	0.00	0.00	0.00	0.00	—	—	—	—	—	—	—	C63
肾	9	0.89	1.55	0.87	1.29	0.03	0.18	2	0.45	0.38	0.14	0.17	0.01	0.01	C64
肾盂	0	0.00	0.00	0.00	0.00	0.00	0.00	0	0.00	0.00	0.00	0.00	0.00	0.00	C65
输尿管	0	0.00	0.00	0.00	0.00	0.00	0.00	0	0.00	0.00	0.00	0.00	0.00	0.00	C66
膀胱	6	0.60	1.03	0.39	0.65	0.00	0.03	1	0.23	0.19	0.09	0.11	0.01	0.01	C67
其他的泌尿器官	0	0.00	0.00	0.00	0.00	0.00	0.00	0	0.00	0.00	0.00	0.00	0.00	0.00	C68
眼	0	0.00	0.00	0.00	0.00	0.00	0.00	1	0.23	0.19	0.23	0.30	0.01	0.01	C69
脑,神经系统	33	3.27	5.68	3.19	4.61	0.18	0.51	16	3.63	3.04	1.92	2.35	0.16	0.23	C70-C72
甲状腺	1	0.10	0.17	0.10	0.14	0.00	0.03	0	0.00	0.00	0.00	0.00	0.00	0.00	C73
肾上腺	0	0.00	0.00	0.00	0.00	0.00	0.00	0	0.00	0.00	0.00	0.00	0.00	0.00	C74
其他的内分泌腺	0	0.00	0.00	0.00	0.00	0.00	0.00	1	0.23	0.19	0.09	0.11	0.01	0.01	C75
霍奇金病	0	0.00	0.00	0.00	0.00	0.00	0.00	0	0.00	0.00	0.00	0.00	0.00	0.00	C81
非霍奇金淋巴瘤	20	1.98	3.44	2.27	2.78	0.16	0.29	10	2.27	1.90	0.97	1.29	0.11	0.18	C82-C85;C96
免疫增生性疾病	0	0.00	0.00	0.00	0.00	0.00	0.00	0	0.00	0.00	0.00	0.00	0.00	0.00	C88
多发性骨髓瘤	0	0.00	0.00	0.00	0.00	0.00	0.00	1	0.23	0.19	0.11	0.15	0.01	0.01	C90
淋巴样白血病	1	0.10	0.17	0.11	0.13	0.01	0.01	2	0.45	0.38	0.28	0.32	0.03	0.03	C91
髓样白血病	0	0.00	0.00	0.00	0.00	0.00	0.00	0	0.00	0.00	0.00	0.00	0.00	0.00	C92-C94
白血病,未特指	20	1.98	3.44	3.05	3.20	0.19	0.29	14	3.17	2.66	2.41	2.40	0.16	0.20	C95
其他或未指明部位	3	0.30	0.52	0.33	0.47	0.02	0.07	2	0.45	0.38	0.23	0.32	0.01	0.07	O&U
所有部位合计	1008	100.00	173.52	96.06	130.45	6.65	15.64	441	100.00	83.66	43.18	55.86	3.00	6.35	ALL
所有部位除外 C44	1005	99.70	173.01	95.82	130.13	6.65	15.62	439	99.55	83.28	43.01	55.62	3.00	6.32	ALLbC44

东海县2010年恶性肿瘤发病主要指标(1/10万)

部 位	男性							女性							ICD-10
	病例数	构成(%)	粗率(1/10⁵)	中标率(1/10⁵)	世标率(1/10⁵)	累积率 0—64岁	0—74岁	病例数	构成(%)	粗率(1/10⁵)	中标率(1/10⁵)	世标率(1/10⁵)	累积率 0—64岁	0—74岁	
唇	2	0.15	0.34	0.26	0.31	0.04	0.04	0	0.00	0.00	0.00	0.00	0.00	0.00	C00
舌	1	0.08	0.17	0.13	0.15	0.02	0.02	2	0.26	0.37	0.23	0.30	0.02	0.05	C01-C02
口	6	0.46	1.03	0.85	0.94	0.04	0.12	0	0.00	0.00	0.00	0.00	0.00	0.00	C03-C06
唾液腺	1	0.08	0.17	0.12	0.14	0.01	0.01	1	0.13	0.19	0.11	0.14	0.01	0.01	C07-C08
扁桃腺	0	0.00	0.00	0.00	0.00	0.00	0.00	0	0.00	0.00	0.00	0.00	0.00	0.00	C09
其他的口咽	1	0.08	0.17	0.24	0.16	0.01	0.01	1	0.13	0.19	0.12	0.17	0.00	0.03	C10
鼻咽	16	1.24	2.76	1.84	2.38	0.17	0.30	9	1.18	1.67	1.21	1.41	0.13	0.13	C11
喉咽	5	0.39	0.86	0.55	0.68	0.03	0.07	0	0.00	0.00	0.00	0.00	0.00	0.00	C12-C13
咽,部位不明	0	0.00	0.00	0.00	0.00	0.00	0.00	0	0.00	0.00	0.00	0.00	0.00	0.00	C14
食管	179	13.85	30.88	19.87	27.98	0.98	3.33	55	7.19	10.22	4.70	6.94	0.20	0.67	C15
胃	199	15.40	34.33	22.57	30.17	1.48	3.66	63	8.24	11.71	6.33	8.54	0.40	0.87	C16
小肠	2	0.15	0.34	0.22	0.29	0.01	0.04	1	0.13	0.19	0.11	0.14	0.01	0.01	C17
结肠	33	2.55	5.69	3.70	4.70	0.29	0.45	26	3.40	4.83	2.84	3.66	0.22	0.44	C18
直肠	34	2.63	5.86	3.80	5.23	0.20	0.58	26	3.40	4.83	2.98	3.93	0.29	0.43	C19-C20
肛门	0	0.00	0.00	0.00	0.00	0.00	0.00	0	0.00	0.00	0.00	0.00	0.00	0.00	C21
肝脏	190	14.71	32.77	21.41	29.31	1.70	3.14	79	10.33	14.68	9.00	11.68	0.85	1.22	C22
胆囊及其他	16	1.24	2.76	1.82	2.69	0.15	0.33	18	2.35	3.35	1.86	2.54	0.14	0.29	C23-C24
胰腺	33	2.55	5.69	3.74	5.36	0.23	0.65	17	2.22	3.16	2.10	2.75	0.20	0.38	C25
鼻,鼻窦及其他	0	0.00	0.00	0.00	0.00	0.00	0.00	0	0.00	0.00	0.00	0.00	0.00	0.00	C30-C31
喉	12	0.93	2.07	1.38	1.91	0.12	0.30	1	0.13	0.19	0.04	0.15	0.00	0.00	C32
气管,支气管,肺	338	26.16	58.30	37.77	52.93	2.34	6.04	146	19.08	27.13	15.06	20.07	1.06	2.33	C33-C34
其他的胸腔器官	2	0.15	0.34	0.31	0.30	0.02	0.02	3	0.39	0.56	0.47	0.54	0.05	0.05	C37-C38
骨	17	1.32	2.93	2.20	2.57	0.14	0.26	8	1.05	1.49	1.06	1.25	0.13	0.13	C40-C41
皮肤的黑色素瘤	0	0.00	0.00	0.00	0.00	0.00	0.00	0	0.00	0.00	0.00	0.00	0.00	0.00	C43
其他的皮肤	8	0.62	1.38	1.04	1.23	0.03	0.14	11	1.44	2.04	1.39	1.64	0.13	0.16	C44
间皮瘤	0	0.00	0.00	0.00	0.00	0.00	0.00	1	0.13	0.19	0.04	0.15	0.00	0.00	C45
卡波氏肉瘤	0	0.00	0.00	0.00	0.00	0.00	0.00	0	0.00	0.00	0.00	0.00	0.00	0.00	C46
周围神经,其他结缔组织	1	0.08	0.17	0.11	0.15	0.01	0.04	1	0.13	0.19	0.14	0.20	0.02	0.02	C47;C49
乳房	0	0.00	0.00	0.00	0.00	0.00	0.00	97	12.68	18.03	12.07	15.02	1.38	1.53	C50
外阴	—	—	—	—	—	—	—	2	0.26	0.37	0.29	0.35	0.04	0.04	C51
阴道	—	—	—	—	—	—	—	0	0.00	0.00	0.00	0.00	0.00	0.00	C52
子宫颈	—	—	—	—	—	—	—	40	5.23	7.43	4.81	6.08	0.53	0.61	C53
子宫体	—	—	—	—	—	—	—	9	1.18	1.67	1.14	1.55	0.16	0.16	C54
子宫,部位不明	—	—	—	—	—	—	—	21	2.75	3.90	2.32	2.85	0.17	0.34	C55
卵巢	—	—	—	—	—	—	—	19	2.48	3.53	2.35	2.77	0.23	0.26	C56
其他的女性生殖器	—	—	—	—	—	—	—	1	0.13	0.19	0.11	0.14	0.01	0.01	C57
胎盘	—	—	—	—	—	—	—	0	0.00	0.00	0.00	0.00	0.00	0.00	C58
阴茎	4	0.31	0.69	0.48	0.60	0.05	0.09	—	—	—	—	—	—	—	C60
前列腺	17	1.32	2.93	1.72	2.93	0.01	0.16	—	—	—	—	—	—	—	C61
睾丸	2	0.15	0.34	0.31	0.35	0.03	0.03	—	—	—	—	—	—	—	C62
其他的男性生殖器	1	0.08	0.17	0.11	0.15	0.00	0.04	—	—	—	—	—	—	—	C63
肾	5	0.39	0.86	0.76	0.81	0.07	0.07	5	0.65	0.93	1.02	1.24	0.06	0.06	C64
肾盂	2	0.15	0.34	0.21	0.27	0.00	0.04	0	0.00	0.00	0.00	0.00	0.00	0.00	C65
输尿管	1	0.08	0.17	0.12	0.14	0.01	0.01	0	0.00	0.00	0.00	0.00	0.00	0.00	C66
膀胱	31	2.40	5.35	3.43	4.77	0.18	0.61	3	0.39	0.56	0.33	0.49	0.04	0.04	C67
其他的泌尿器官	0	0.00	0.00	0.00	0.00	0.00	0.00	0	0.00	0.00	0.00	0.00	0.00	0.00	C68
眼	2	0.15	0.34	0.20	0.26	0.01	0.01	1	0.13	0.19	0.19	0.21	0.01	0.01	C69
脑,神经系统	42	3.25	7.24	5.33	6.51	0.45	0.85	36	4.71	6.69	4.59	5.36	0.37	0.58	C70-C72
甲状腺	3	0.23	0.52	0.34	0.44	0.04	0.04	4	0.52	0.74	0.52	0.64	0.06	0.06	C73
肾上腺	1	0.08	0.17	0.11	0.15	0.00	0.04	0	0.00	0.00	0.00	0.00	0.00	0.00	C74
其他的内分泌腺	3	0.23	0.52	0.40	0.44	0.01	0.05	1	0.13	0.19	0.15	0.17	0.02	0.02	C75
霍奇金病	0	0.00	0.00	0.00	0.00	0.00	0.00	0	0.00	0.00	0.00	0.00	0.00	0.00	C81
非霍奇金淋巴瘤	27	2.09	4.66	3.32	4.24	0.19	0.46	11	1.44	2.04	1.31	1.74	0.16	0.19	C82-C85;C96
免疫增生性疾病	1	0.08	0.17	0.10	0.12	0.00	0.00	0	0.00	0.00	0.00	0.00	0.00	0.00	C88
多发性骨髓瘤	5	0.39	0.86	0.67	0.72	0.05	0.08	5	0.65	0.93	0.69	0.85	0.08	0.11	C90
淋巴样白血病	5	0.39	0.86	1.13	1.13	0.06	0.06	4	0.52	0.74	0.59	0.73	0.07	0.07	C91
髓样白血病	9	0.70	1.55	1.57	1.46	0.09	0.14	6	0.78	0.93	0.60	0.71	0.06	0.06	C92-C94
白血病,未特指	32	2.48	5.52	5.17	5.90	0.28	0.38	21	2.75	3.90	3.71	4.13	0.28	0.37	C95
其他或未指明部位	3	0.23	0.52	0.32	0.42	0.02	0.05	12	1.57	2.23	1.46	1.87	0.13	0.25	O&U
所有部位合计	1292	100.00	222.85	149.73	201.43	9.58	22.73	765	100.00	142.17	88.05	113.10	7.74	12.02	ALL
所有部位除外 C44	1284	99.38	221.47	148.69	200.19	9.55	22.59	754	98.56	140.12	86.66	111.46	7.61	11.87	ALLbC44

东海县 2010 年恶性肿瘤死亡主要指标(1/10 万)

部　位	男性							女性							ICD-10
	病例数	构成（%）	粗率（1/10^5）	中标率（1/10^5）	世标率（1/10^5）	累积率 0—64 岁	0—74 岁	病例数	构成（%）	粗率（1/10^5）	中标率（1/10^5）	世标率（1/10^5）	累积率 0—64 岁	0—74 岁	
唇	0	0.00	0.00	0.00	0.00	0.00	0.00	0	0.00	0.00	0.00	0.00	0.00	0.00	C00
舌	4	0.42	0.69	0.48	0.59	0.04	0.07	1	0.19	0.19	0.10	0.14	0.00	0.03	C01-C02
口	5	0.53	0.86	0.54	0.68	0.00	0.06	2	0.39	0.37	0.25	0.31	0.03	0.03	C03-C06
唾液腺	1	0.11	0.17	0.10	0.12	0.00	0.00	1	0.19	0.19	0.11	0.14	0.01	0.01	C07-C08
扁桃腺	1	0.11	0.17	0.10	0.13	0.00	0.00	0	0.00	0.00	0.00	0.00	0.00	0.00	C09
其他的口咽	1	0.11	0.17	0.12	0.18	0.02	0.02	1	0.19	0.19	0.12	0.17	0.00	0.05	C10
鼻咽	10	1.06	1.72	1.14	1.45	0.09	0.18	2	0.39	0.37	0.28	0.37	0.05	0.05	C11
喉咽	2	0.21	0.34	0.21	0.27	0.00	0.04	0	0.00	0.00	0.00	0.00	0.00	0.00	C12-C13
咽,部位不明	0	0.00	0.00	0.00	0.00	0.00	0.00	0	0.00	0.00	0.00	0.00	0.00	0.00	C14
食管	139	14.71	23.98	15.35	21.16	0.79	2.31	53	10.23	9.85	4.59	6.88	0.20	0.71	C15
胃	161	17.04	27.77	18.07	24.34	1.04	2.40	67	12.93	12.45	6.54	8.91	0.40	0.84	C16
小肠	0	0.00	0.00	0.00	0.00	0.00	0.00	1	0.19	0.19	0.15	0.17	0.02	0.02	C17
结肠	22	2.33	3.79	2.39	3.02	0.12	0.26	21	4.05	3.90	2.19	2.97	0.13	0.38	C18
直肠	15	1.59	2.59	1.70	2.47	0.14	0.27	12	2.32	2.23	1.08	1.58	0.06	0.16	C19-C20
肛门	0	0.00	0.00	0.00	0.00	0.00	0.00	0	0.00	0.00	0.00	0.00	0.00	0.00	C21
肝脏	162	17.14	27.94	18.28	24.66	1.47	2.63	65	12.55	12.08	7.29	9.65	0.68	1.05	C22
胆囊及其他	11	1.16	1.90	1.26	1.68	0.07	0.27	14	2.70	2.60	1.54	2.00	0.12	0.25	C23-C24
胰腺	18	1.90	3.10	2.02	2.91	0.14	0.34	13	2.51	2.42	1.61	2.18	0.14	0.31	C25
鼻,鼻窦及其他	0	0.00	0.00	0.00	0.00	0.00	0.00	1	0.19	0.19	0.06	0.08	0.00	0.00	C30-C31
喉	10	1.06	1.72	1.12	1.57	0.06	0.31	1	0.19	0.19	0.12	0.14	0.00	0.03	C32
气管,支气管,肺	260	27.51	44.85	28.91	40.75	1.65	4.66	125	24.13	23.23	12.40	16.90	0.71	2.09	C33-C34
其他的胸腔器官	1	0.11	0.17	0.12	0.18	0.02	0.02	2	0.39	0.37	0.26	0.32	0.03	0.03	C37-C38
骨	11	1.16	1.90	1.25	1.90	0.10	0.18	7	1.35	1.30	0.81	0.99	0.08	0.11	C40-C41
皮肤的黑色素瘤	0	0.00	0.00	0.00	0.00	0.00	0.00	0	0.00	0.00	0.00	0.00	0.00	0.00	C43
其他的皮肤	5	0.53	0.86	0.52	0.67	0.00	0.03	6	1.16	1.12	0.53	0.63	0.02	0.02	C44
间皮瘤	0	0.00	0.00	0.00	0.00	0.00	0.00	0	0.00	0.00	0.00	0.00	0.00	0.00	C45
卡波氏肉瘤	0	0.00	0.00	0.00	0.00	0.00	0.00	0	0.00	0.00	0.00	0.00	0.00	0.00	C46
周围神经,其他结缔组织	0	0.00	0.00	0.00	0.00	0.00	0.00	0	0.00	0.00	0.00	0.00	0.00	0.00	C47;C49
乳房	0	0.00	0.00	0.00	0.00	0.00	0.00	37	7.14	6.88	4.36	5.78	0.50	0.59	C50
外阴	—	—	—	—	—	—	—	0	0.00	0.00	0.00	0.00	0.00	0.00	C51
阴道	—	—	—	—	—	—	—	1	0.19	0.19	0.10	0.14	0.00	0.03	C52
子宫颈	—	—	—	—	—	—	—	10	1.93	1.86	1.10	1.42	0.09	0.16	C53
子宫体	—	—	—	—	—	—	—	2	0.39	0.37	0.27	0.36	0.04	0.04	C54
子宫,部位不明	—	—	—	—	—	—	—	12	2.32	2.23	1.34	1.64	0.11	0.17	C55
卵巢	—	—	—	—	—	—	—	10	1.93	1.86	1.08	1.33	0.09	0.12	C56
其他的女性生殖器	—	—	—	—	—	—	—	1	0.19	0.19	0.08	0.09	0.00	0.00	C57
胎盘	—	—	—	—	—	—	—	0	0.00	0.00	0.00	0.00	0.00	0.00	C58
阴茎	0	0.00	0.00	0.00	0.00	0.00	0.00	—	—	—	—	—	—	—	C60
前列腺	6	0.63	1.03	0.61	0.75	0.00	0.00	—	—	—	—	—	—	—	C61
睾丸	0	0.00	0.00	0.00	0.00	0.00	0.00	—	—	—	—	—	—	—	C62
其他的男性生殖器	1	0.11	0.17	0.12	0.10	0.01	0.01	—	—	—	—	—	—	—	C63
肾	2	0.21	0.34	0.22	0.29	0.01	0.04	2	0.39	0.37	0.31	0.35	0.03	0.03	C64
肾盂	1	0.11	0.17	0.11	0.15	0.00	0.00	0	0.00	0.00	0.00	0.00	0.00	0.00	C65
输尿管	0	0.00	0.00	0.00	0.00	0.00	0.00	0	0.00	0.00	0.00	0.00	0.00	0.00	C66
膀胱	13	1.38	2.24	1.38	1.84	0.00	0.14	3	0.58	0.56	0.30	0.47	0.00	0.03	C67
其他的泌尿器官	0	0.00	0.00	0.00	0.00	0.00	0.00	0	0.00	0.00	0.00	0.00	0.00	0.00	C68
眼	2	0.21	0.34	0.21	0.29	0.00	0.03	0	0.00	0.00	0.00	0.00	0.00	0.00	C69
脑,神经系统	27	2.86	4.66	3.24	4.09	0.26	0.55	21	4.05	3.90	2.31	2.92	0.16	0.34	C70-C72
甲状腺	0	0.00	0.00	0.00	0.00	0.00	0.00	1	0.19	0.19	0.08	0.09	0.00	0.00	C73
肾上腺	0	0.00	0.00	0.00	0.00	0.00	0.00	0	0.00	0.00	0.00	0.00	0.00	0.00	C74
其他的内分泌腺	0	0.00	0.00	0.00	0.00	0.00	0.00	0	0.00	0.00	0.00	0.00	0.00	0.00	C75
霍奇金病	0	0.00	0.00	0.00	0.00	0.00	0.00	0	0.00	0.00	0.00	0.00	0.00	0.00	C81
非霍奇金淋巴瘤	28	2.96	4.83	3.70	4.28	0.24	0.51	9	1.74	1.67	0.91	1.18	0.06	0.13	C82-C85;C96
免疫增生性疾病	0	0.00	0.00	0.00	0.00	0.00	0.00	0	0.00	0.00	0.00	0.00	0.00	0.00	C88
多发性骨髓瘤	2	0.21	0.34	0.31	0.35	0.03	0.03	0	0.00	0.00	0.00	0.00	0.00	0.00	C90
淋巴样白血病	1	0.11	0.17	0.12	0.14	0.01	0.01	1	0.19	0.19	0.13	0.16	0.01	0.01	C91
髓样白血病	3	0.32	0.52	0.41	0.46	0.02	0.05	3	0.58	0.56	0.56	0.60	0.05	0.05	C92-C94
白血病,未特指	18	1.90	3.10	2.65	3.13	0.18	0.21	8	1.54	1.49	1.10	1.38	0.10	0.16	C95
其他或未指明部位	2	0.21	0.34	0.22	0.29	0.01	0.04	2	0.39	0.37	0.23	0.31	0.01	0.04	O&U
所有部位合计	945	100.00	163.00	106.97	144.91	6.52	15.68	518	100.00	96.26	54.30	72.73	3.96	8.06	ALL
所有部位除外 C44	940	99.47	162.14	106.45	144.24	6.52	15.65	512	98.84	95.15	53.78	72.10	3.94	8.04	ALLbC44

灌云县2010年恶性肿瘤发病主要指标(1/10万)

部　位	男性							女性							ICD-10
	病例数	构成(%)	粗率(1/10⁵)	中标率(1/10⁵)	世标率(1/10⁵)	累积率 0—64岁	累积率 0—74岁	病例数	构成(%)	粗率(1/10⁵)	中标率(1/10⁵)	世标率(1/10⁵)	累积率 0—64岁	累积率 0—74岁	
唇	1	0.08	0.18	0.12	0.15	0.01	0.01	1	0.12	0.20	0.15	0.22	0.03	0.03	C00
舌	1	0.08	0.18	0.12	0.15	0.01	0.01	0	0.00	0.00	0.00	0.00	0.00	0.00	C01-C02
口	3	0.25	0.55	0.37	0.50	0.05	0.05	3	0.37	0.61	0.43	0.57	0.03	0.07	C03-C06
唾液腺	7	0.58	1.28	0.73	0.91	0.06	0.10	3	0.37	0.61	0.50	0.60	0.04	0.09	C07-C08
扁桃腺	0	0.00	0.00	0.00	0.00	0.00	0.00	0	0.00	0.00	0.00	0.00	0.00	0.00	C09
其他的口咽	0	0.00	0.00	0.00	0.00	0.00	0.00	0	0.00	0.00	0.00	0.00	0.00	0.00	C10
鼻咽	13	1.08	2.38	1.57	2.10	0.18	0.23	4	0.49	0.81	0.51	0.67	0.03	0.12	C11
喉咽	0	0.00	0.00	0.00	0.00	0.00	0.00	2	0.25	0.40	0.23	0.28	0.03	0.03	C12-C13
咽,部位不明	0	0.00	0.00	0.00	0.00	0.00	0.00	0	0.00	0.00	0.00	0.00	0.00	0.00	C14
食管	196	16.28	35.93	22.07	29.74	1.28	3.58	84	10.32	17.00	9.59	13.31	0.39	1.71	C15
胃	157	13.04	28.78	17.96	24.35	1.32	3.13	60	7.37	12.14	7.30	9.81	0.49	1.14	C16
小肠	6	0.50	1.10	0.68	0.83	0.07	0.07	2	0.25	0.40	0.26	0.32	0.03	0.03	C17
结肠	23	1.91	4.22	2.77	3.60	0.21	0.51	23	2.83	4.66	3.01	3.72	0.21	0.38	C18
直肠	39	3.24	7.15	4.49	6.18	0.28	0.83	35	4.30	7.08	4.38	5.61	0.30	0.61	C19-C20
肛门	0	0.00	0.00	0.00	0.00	0.00	0.00	0	0.00	0.00	0.00	0.00	0.00	0.00	C21
肝脏	260	21.59	47.66	30.06	38.47	3.00	4.34	98	12.04	19.83	12.78	16.79	1.16	2.22	C22
胆囊及其他	16	1.33	2.93	1.93	2.61	0.06	0.39	12	1.47	2.43	1.63	2.25	0.10	0.36	C23-C24
胰腺	28	2.33	5.13	3.16	4.20	0.17	0.47	17	2.09	3.44	2.05	2.84	0.04	0.40	C25
鼻,鼻窦及其他	5	0.42	0.92	0.61	0.78	0.07	0.07	1	0.12	0.20	0.16	0.23	0.01	0.04	C30-C31
喉	5	0.42	0.92	0.64	0.89	0.01	0.12	0	0.00	0.00	0.00	0.00	0.00	0.00	C32
气管,支气管,肺	233	19.35	42.71	26.13	35.25	1.76	4.40	113	13.88	22.87	13.48	18.39	0.87	2.24	C33-C34
其他的胸腔器官	1	0.08	0.18	0.10	0.12	0.01	0.01	0	0.00	0.00	0.00	0.00	0.00	0.00	C37-C38
骨	7	0.58	1.28	0.88	1.14	0.03	0.13	5	0.61	1.01	0.92	0.88	0.06	0.06	C40-C41
皮肤的黑色素瘤	0	0.00	0.00	0.00	0.00	0.00	0.00	0	0.00	0.00	0.00	0.00	0.00	0.00	C43
其他的皮肤	3	0.25	0.55	0.35	0.43	0.04	0.04	3	0.37	0.61	0.42	0.58	0.04	0.08	C44
间皮瘤	1	0.08	0.18	0.12	0.15	0.01	0.01	0	0.00	0.00	0.00	0.00	0.00	0.00	C45
卡波氏肉瘤	0	0.00	0.00	0.00	0.00	0.00	0.00	0	0.00	0.00	0.00	0.00	0.00	0.00	C46
周围神经,其他结缔组织	0	0.00	0.00	0.00	0.00	0.00	0.00	0	0.00	0.00	0.00	0.00	0.00	0.00	C47;C49
乳房	1	0.08	0.18	0.12	0.17	0.00	0.04	143	17.57	28.94	18.61	23.51	2.13	2.43	C50
外阴	—	—	—	—	—	—	—	3	0.37	0.61	0.46	0.65	0.00	0.12	C51
阴道	—	—	—	—	—	—	—	0	0.00	0.00	0.00	0.00	0.00	0.00	C52
子宫颈	—	—	—	—	—	—	—	37	4.55	7.49	5.09	6.16	0.52	0.64	C53
子宫体	—	—	—	—	—	—	—	16	1.97	3.24	2.05	2.54	0.26	0.26	C54
子宫,部位不明	—	—	—	—	—	—	—	12	1.47	2.43	1.59	2.05	0.16	0.25	C55
卵巢	—	—	—	—	—	—	—	20	2.46	4.05	2.52	3.19	0.23	0.36	C56
其他的女性生殖器	—	—	—	—	—	—	—	1	0.12	0.20	0.15	0.22	0.03	0.03	C57
胎盘	—	—	—	—	—	—	—	0	0.00	0.00	0.00	0.00	0.00	0.00	C58
阴茎	4	0.33	0.73	0.46	0.56	0.03	0.03	—	—	—	—	—	—	—	C60
前列腺	13	1.08	2.38	1.24	1.66	0.03	0.15	—	—	—	—	—	—	—	C61
睾丸	4	0.33	0.73	0.52	0.55	0.04	0.04	—	—	—	—	—	—	—	C62
其他的男性生殖器	0	0.00	0.00	0.00	0.00	0.00	0.00	—	—	—	—	—	—	—	C63
肾	13	1.08	2.38	1.50	1.97	0.10	0.22	6	0.74	1.21	0.86	1.03	0.07	0.11	C64
肾盂	1	0.08	0.18	0.15	0.21	0.00	0.04	1	0.12	0.20	0.07	0.09	0.00	0.00	C65
输尿管	1	0.08	0.18	0.03	0.14	0.00	0.00	0	0.00	0.00	0.00	0.00	0.00	0.00	C66
膀胱	33	2.74	6.05	3.76	5.09	0.19	0.58	6	0.74	1.21	0.74	0.95	0.05	0.13	C67
其他的泌尿器官	0	0.00	0.00	0.00	0.00	0.00	0.00	0	0.00	0.00	0.00	0.00	0.00	0.00	C68
眼	0	0.00	0.00	0.00	0.00	0.00	0.00	1	0.12	0.20	0.29	0.38	0.02	0.02	C69
脑,神经系统	32	2.66	5.87	3.96	4.83	0.44	0.48	25	3.07	5.06	3.32	3.98	0.28	0.41	C70-C72
甲状腺	2	0.17	0.37	0.24	0.29	0.03	0.03	22	2.70	4.45	3.14	3.64	0.33	0.36	C73
肾上腺	1	0.08	0.18	0.11	0.14	0.01	0.01	0	0.00	0.00	0.00	0.00	0.00	0.00	C74
其他的内分泌腺	1	0.08	0.18	0.10	0.12	0.01	0.01	1	0.12	0.20	0.14	0.17	0.01	0.01	C75
霍奇金病	2	0.17	0.37	0.23	0.29	0.03	0.03	0	0.00	0.00	0.00	0.00	0.00	0.00	C81
非霍奇金淋巴瘤	24	1.99	4.40	3.31	3.67	0.20	0.28	17	2.09	3.44	2.12	2.81	0.17	0.35	C82-C85;C96
免疫增生性疾病	0	0.00	0.00	0.00	0.00	0.00	0.00	0	0.00	0.00	0.00	0.00	0.00	0.00	C88
多发性骨髓瘤	9	0.75	1.65	1.04	1.39	0.08	0.16	1	0.12	0.20	0.15	0.22	0.03	0.03	C90
淋巴样白血病	4	0.33	0.73	0.61	0.78	0.05	0.05	3	0.37	0.61	0.49	0.50	0.04	0.04	C91
髓样白血病	15	1.25	2.75	2.56	2.63	0.13	0.22	12	1.47	2.43	1.74	2.06	0.12	0.25	C92-C94
白血病,未特指	16	1.33	2.93	2.47	3.05	0.15	0.27	10	1.23	2.02	1.60	1.87	0.10	0.15	C95
其他或未指明部位	23	1.91	4.22	2.80	3.58	0.17	0.37	11	1.35	2.23	1.43	1.88	0.12	0.21	O&U
所有部位合计	1204	100.00	220.71	140.08	183.67	10.32	21.52	814	100.00	164.75	104.37	134.99	8.52	15.74	ALL
所有部位除外 C44	1201	99.75	220.16	139.73	183.24	10.28	21.48	811	99.63	164.14	103.95	134.41	8.48	15.65	ALLbC44

灌云县 2010 年恶性肿瘤死亡主要指标(1/10 万)

部 位	男性					累积率		女性					累积率		ICD-10
	病例数	构成(%)	粗率(1/10^5)	中标率(1/10^5)	世标率(1/10^5)	0—64岁	0—74岁	病例数	构成(%)	粗率(1/10^5)	中标率(1/10^5)	世标率(1/10^5)	0—64岁	0—74岁	
唇	0	0.00	0.00	0.00	0.00	0.00	0.00	1	0.17	0.20	0.14	0.19	0.00	0.05	C00
舌	3	0.29	0.55	0.35	0.45	0.01	0.06	1	0.17	0.20	0.12	0.15	0.01	0.01	C01—C02
口	2	0.19	0.37	0.30	0.43	0.00	0.07	0	0.00	0.00	0.00	0.00	0.00	0.00	C03—C06
唾液腺	1	0.10	0.18	0.11	0.12	0.00	0.00	1	0.17	0.20	0.20	0.18	0.01	0.01	C07—C08
扁桃腺	0	0.00	0.00	0.00	0.00	0.00	0.00	1	0.17	0.20	0.16	0.23	0.00	0.04	C09
其他的口咽	0	0.00	0.00	0.00	0.00	0.00	0.00	0	0.00	0.00	0.00	0.00	0.00	0.00	C10
鼻咽	4	0.39	0.73	0.48	0.65	0.05	0.10	3	0.52	0.61	0.40	0.54	0.01	0.11	C11
喉咽	0	0.00	0.00	0.00	0.00	0.00	0.00	0	0.00	0.00	0.00	0.00	0.00	0.00	C12—C13
咽,部位不明	0	0.00	0.00	0.00	0.00	0.00	0.00	1	0.17	0.20	0.12	0.15	0.01	0.01	C14
食管	189	18.33	34.65	20.25	27.60	0.96	3.25	89	15.29	18.01	10.28	14.45	0.40	1.78	C15
胃	135	13.09	24.75	14.93	20.63	1.01	2.51	55	9.45	11.13	6.23	8.42	0.29	0.91	C16
小肠	1	0.10	0.18	0.12	0.15	0.01	0.01	2	0.34	0.40	0.27	0.35	0.02	0.05	C17
结肠	13	1.26	2.38	1.46	1.90	0.08	0.29	9	1.55	1.82	1.05	1.32	0.05	0.13	C18
直肠	22	2.13	4.03	2.47	3.25	0.16	0.41	21	3.61	4.25	2.68	3.49	0.13	0.43	C19—C20
肛门	0	0.00	0.00	0.00	0.00	0.00	0.00	0	0.00	0.00	0.00	0.00	0.00	0.00	C21
肝脏	265	25.70	48.58	30.57	39.49	2.95	4.57	91	15.64	18.42	11.84	15.41	1.07	1.95	C22
胆囊及其他	11	1.07	2.02	1.25	1.69	0.04	0.15	12	2.06	2.43	1.58	2.13	0.12	0.29	C23—C24
胰腺	28	2.72	5.13	2.89	3.99	0.20	0.39	14	2.41	2.83	1.71	2.41	0.10	0.38	C25
鼻,鼻窦及其他	2	0.19	0.37	0.21	0.25	0.03	0.03	1	0.17	0.20	0.11	0.13	0.00	0.00	C30—C31
喉	5	0.48	0.92	0.61	0.86	0.00	0.16	0	0.00	0.00	0.00	0.00	0.00	0.00	C32
气管,支气管,肺	208	20.17	38.13	23.42	31.77	1.43	3.89	117	20.10	23.68	14.09	19.18	0.69	2.47	C33—C34
其他的胸腔器官	3	0.29	0.55	0.42	0.48	0.05	0.05	1	0.17	0.20	0.16	0.23	0.00	0.04	C37—C38
骨	6	0.58	1.10	0.76	0.98	0.06	0.10	5	0.86	1.01	1.15	1.03	0.04	0.08	C40—C41
皮肤的黑色素瘤	0	0.00	0.00	0.00	0.00	0.00	0.00	0	0.00	0.00	0.00	0.00	0.00	0.00	C43
其他的皮肤	4	0.39	0.73	0.49	0.62	0.01	0.05	3	0.52	0.61	0.33	0.54	0.01	0.05	C44
间皮瘤	0	0.00	0.00	0.00	0.00	0.00	0.00	0	0.00	0.00	0.00	0.00	0.00	0.00	C45
卡波氏肉瘤	0	0.00	0.00	0.00	0.00	0.00	0.00	0	0.00	0.00	0.00	0.00	0.00	0.00	C46
周围神经,其他结缔组织	0	0.00	0.00	0.00	0.00	0.00	0.00	0	0.00	0.00	0.00	0.00	0.00	0.00	C47;C49
乳房	0	0.00	0.00	0.00	0.00	0.00	0.00	36	6.19	7.29	4.32	5.59	0.46	0.63	C50
外阴	—	—	—	—	—	—	—	1	0.17	0.20	0.16	0.23	0.00	0.04	C51
阴道	—	—	—	—	—	—	—	0	0.00	0.00	0.00	0.00	0.00	0.00	C52
子宫颈	—	—	—	—	—	—	—	12	2.06	2.43	1.49	1.82	0.12	0.16	C53
子宫体	—	—	—	—	—	—	—	3	0.52	0.61	0.38	0.45	0.04	0.04	C54
子宫,部位不明	—	—	—	—	—	—	—	7	1.20	1.42	0.93	1.21	0.10	0.15	C55
卵巢	—	—	—	—	—	—	—	18	3.09	3.64	2.30	2.97	0.30	0.34	C56
其他的女性生殖器	—	—	—	—	—	—	—	0	0.00	0.00	0.00	0.00	0.00	0.00	C57
胎盘	—	—	—	—	—	—	—	0	0.00	0.00	0.00	0.00	0.00	0.00	C58
阴茎	1	0.10	0.18	0.11	0.12	0.00	0.00	—	—	—	—	—	—	—	C60
前列腺	8	0.78	1.47	0.75	1.11	0.03	0.10	—	—	—	—	—	—	—	C61
睾丸	1	0.10	0.18	0.11	0.12	0.00	0.00	—	—	—	—	—	—	—	C62
其他的男性生殖器	1	0.10	0.18	0.10	0.12	0.01	0.01	—	—	—	—	—	—	—	C63
肾	6	0.58	1.10	0.61	0.89	0.01	0.09	6	1.03	1.21	1.03	1.24	0.05	0.09	C64
肾盂	0	0.00	0.00	0.00	0.00	0.00	0.00	0	0.00	0.00	0.00	0.00	0.00	0.00	C65
输尿管	0	0.00	0.00	0.00	0.00	0.00	0.00	0	0.00	0.00	0.00	0.00	0.00	0.00	C66
膀胱	14	1.36	2.57	1.58	2.30	0.08	0.31	2	0.34	0.40	0.25	0.32	0.02	0.06	C67
其他的泌尿器官	0	0.00	0.00	0.00	0.00	0.00	0.00	0	0.00	0.00	0.00	0.00	0.00	0.00	C68
眼	0	0.00	0.00	0.00	0.00	0.00	0.00	1	0.17	0.20	0.29	0.38	0.02	0.02	C69
脑,神经系统	30	2.91	5.50	3.53	4.24	0.29	0.41	20	3.44	4.05	2.54	3.01	0.19	0.32	C70—C72
甲状腺	0	0.00	0.00	0.00	0.00	0.00	0.00	2	0.34	0.40	0.27	0.35	0.02	0.05	C73
肾上腺	0	0.00	0.00	0.00	0.00	0.00	0.00	0	0.00	0.00	0.00	0.00	0.00	0.00	C74
其他的内分泌腺	0	0.00	0.00	0.00	0.00	0.00	0.00	0	0.00	0.00	0.00	0.00	0.00	0.00	C75
霍奇金病	0	0.00	0.00	0.00	0.00	0.00	0.00	0	0.00	0.00	0.00	0.00	0.00	0.00	C81
非霍奇金淋巴瘤	20	1.94	3.67	2.48	2.91	0.14	0.18	16	2.75	3.24	2.10	2.74	0.14	0.31	C82—C85;C96
免疫增生性疾病	0	0.00	0.00	0.00	0.00	0.00	0.00	0	0.00	0.00	0.00	0.00	0.00	0.00	C88
多发性骨髓瘤	5	0.48	0.92	0.60	0.85	0.03	0.15	2	0.34	0.40	0.26	0.35	0.04	0.04	C90
淋巴样白血病	4	0.39	0.73	0.79	0.87	0.05	0.05	6	0.69	0.81	0.89	0.92	0.06	0.06	C91
髓样白血病	10	0.97	1.83	1.32	1.65	0.09	0.18	6	1.03	1.21	0.77	0.99	0.04	0.13	C92—C95
白血病,未特指	17	1.65	3.12	2.63	3.12	0.18	0.29	9	1.55	1.82	1.41	1.75	0.11	0.16	C96
其他或未指明部位	12	1.16	2.20	1.16	1.65	0.06	0.14	9	1.55	1.82	1.32	1.61	0.08	0.12	O&U
所有部位合计	1031	100.00	189.00	116.82	155.29	8.03	18.02	582	100.00	117.79	73.32	96.45	4.75	11.52	ALL
所有部位除外 C44	1027	99.61	188.27	116.34	154.67	8.02	17.97	579	99.48	117.19	72.99	95.91	4.74	11.47	ALLbC44

灌南县 2010 年恶性肿瘤发病主要指标(1/10 万)

部 位	男性							女性							ICD-10
	病例数	构成 (%)	粗率 (1/10⁵)	中标率 (1/10⁵)	世标率 (1/10⁵)	累积率 0—64 岁	累积率 0—74 岁	病例数	构成 (%)	粗率 (1/10⁵)	中标率 (1/10⁵)	世标率 (1/10⁵)	累积率 0—64 岁	累积率 0—74 岁	
唇	0	0.00	0.00	0.00	0.00	0.00	0.00	3	0.50	0.98	0.64	0.92	0.05	0.15	C00
舌	1	0.11	0.31	0.20	0.29	0.00	0.05	1	0.17	0.33	0.29	0.42	0.05	0.05	C01-C02
口	5	0.53	1.57	1.12	1.51	0.11	0.25	4	0.66	1.31	0.85	1.07	0.08	0.14	C03-C06
唾液腺	0	0.00	0.00	0.00	0.00	0.00	0.00	2	0.33	0.65	0.41	0.55	0.03	0.09	C07-C08
扁桃腺	0	0.00	0.00	0.00	0.00	0.00	0.00	0	0.00	0.00	0.00	0.00	0.00	0.00	C09
其他的口咽	0	0.00	0.00	0.00	0.00	0.00	0.00	0	0.00	0.00	0.00	0.00	0.00	0.00	C10
鼻咽	6	0.64	1.88	1.72	1.95	0.17	0.17	5	0.83	1.64	1.12	1.58	0.13	0.23	C11
喉咽	0	0.00	0.00	0.00	0.00	0.00	0.00	0	0.00	0.00	0.00	0.00	0.00	0.00	C12-C13
咽,部位不明	1	0.11	0.31	0.20	0.28	0.00	0.07	1	0.17	0.33	0.19	0.23	0.02	0.02	C14
食管	289	30.91	90.54	64.04	87.27	5.50	11.20	122	20.20	39.92	22.83	31.05	1.77	4.29	C15
胃	163	17.43	51.07	35.90	49.26	2.82	5.47	45	7.45	14.73	8.15	11.17	0.67	1.31	C16
小肠	0	0.00	0.00	0.00	0.00	0.00	0.00	1	0.17	0.33	0.19	0.23	0.02	0.02	C17
结肠	10	1.07	3.13	2.29	2.99	0.30	0.35	7	1.16	2.29	1.36	1.79	0.09	0.29	C18
直肠	31	3.32	9.71	7.08	9.86	0.79	1.10	27	4.47	8.84	5.10	6.83	0.44	0.88	C19-C20
肛门	1	0.11	0.31	0.20	0.29	0.00	0.05	0	0.00	0.00	0.00	0.00	0.00	0.00	C21
肝脏	153	16.36	47.93	33.96	44.09	3.71	4.82	45	7.45	14.73	9.24	12.52	0.81	1.46	C22
胆囊及其他	9	0.96	2.82	1.98	2.59	0.15	0.32	4	0.66	1.31	0.71	1.00	0.00	0.19	C23-C24
胰腺	16	1.71	5.01	3.44	4.49	0.28	0.50	13	2.15	4.25	2.64	3.56	0.23	0.45	C25
鼻,鼻窦及其他	1	0.11	0.31	0.18	0.75	0.00	0.00	0	0.00	0.00	0.00	0.00	0.00	0.00	C30-C31
喉	1	0.11	0.31	0.20	0.29	0.00	0.05	0	0.00	0.00	0.00	0.00	0.00	0.00	C32
气管,支气管,肺	139	14.87	43.55	29.62	39.89	2.26	4.82	62	10.26	20.29	12.25	16.19	1.12	1.92	C33-C34
其他的胸腔器官	0	0.00	0.00	0.00	0.00	0.00	0.00	0	0.00	0.00	0.00	0.00	0.00	0.00	C37-C38
骨	9	0.96	2.82	2.14	2.57	0.19	0.19	4	0.66	1.31	0.90	1.07	0.02	0.16	C40-C41
皮肤的黑色素瘤	1	0.11	0.31	0.24	0.30	0.02	0.02	0	0.00	0.00	0.00	0.00	0.00	0.00	C43
其他的皮肤	3	0.32	0.94	0.67	0.95	0.06	0.10	5	0.83	1.64	1.12	1.86	0.13	0.13	C44
间皮瘤	1	0.11	0.31	0.37	0.32	0.02	0.02	0	0.00	0.00	0.00	0.00	0.00	0.00	C45
卡波氏肉瘤	0	0.00	0.00	0.00	0.00	0.00	0.00	0	0.00	0.00	0.00	0.00	0.00	0.00	C46
周围神经,其他结缔组织	1	0.11	0.31	0.18	0.23	0.02	0.02	0	0.00	0.00	0.00	0.00	0.00	0.00	C47;C49
乳房	2	0.21	0.63	0.42	0.49	0.06	0.06	101	16.72	33.05	23.00	28.05	2.56	2.70	C50
外阴	—	—	—	—	—	—	—	0	0.00	0.00	0.00	0.00	0.00	0.00	C51
阴道	—	—	—	—	—	—	—	0	0.00	0.00	0.00	0.00	0.00	0.00	C52
子宫颈	—	—	—	—	—	—	—	32	5.30	10.47	7.71	9.55	0.93	0.93	C53
子宫体	—	—	—	—	—	—	—	4	0.66	1.31	0.78	0.97	0.08	0.14	C54
子宫,部位不明	—	—	—	—	—	—	—	20	3.31	6.55	4.40	5.59	0.52	0.64	C55
卵巢	—	—	—	—	—	—	—	20	3.31	6.55	4.60	5.34	0.46	0.59	C56
其他的女性生殖器	—	—	—	—	—	—	—	1	0.17	0.33	0.24	0.31	0.03	0.03	C57
胎盘	—	—	—	—	—	—	—	0	0.00	0.00	0.00	0.00	0.00	0.00	C58
阴茎	2	0.21	0.63	0.37	0.44	0.00	0.00	—	—	—	—	—	—	—	C60
前列腺	8	0.86	2.51	1.75	2.36	0.14	0.24	—	—	—	—	—	—	—	C61
睾丸	0	0.00	0.00	0.00	0.00	0.00	0.00	—	—	—	—	—	—	—	C62
其他的男性生殖器	0	0.00	0.00	0.00	0.00	0.00	0.00	—	—	—	—	—	—	—	C63
肾	12	1.28	3.76	2.78	3.52	0.24	0.52	2	0.33	0.65	0.46	0.66	0.05	0.11	C64
肾盂	0	0.00	0.00	0.00	0.00	0.00	0.00	0	0.00	0.00	0.00	0.00	0.00	0.00	C65
输尿管	0	0.00	0.00	0.00	0.00	0.00	0.00	0	0.00	0.00	0.00	0.00	0.00	0.00	C66
膀胱	16	1.71	5.01	3.19	4.11	0.18	0.51	7	1.16	2.29	1.42	1.96	0.16	0.22	C67
其他的泌尿器官	0	0.00	0.00	0.00	0.00	0.00	0.00	0	0.00	0.00	0.00	0.00	0.00	0.00	C68
眼	1	0.11	0.31	0.19	0.22	0.02	0.02	1	0.17	0.33	0.23	0.28	0.03	0.03	C69
脑,神经系统	12	1.28	3.76	3.07	3.59	0.28	0.35	15	2.48	4.91	3.40	4.22	0.37	0.41	C70-C72
甲状腺	4	0.43	1.25	0.86	1.05	0.11	0.11	20	3.31	6.55	6.22	6.19	0.49	0.53	C73
肾上腺	0	0.00	0.00	0.00	0.00	0.00	0.00	0	0.00	0.00	0.00	0.00	0.00	0.00	C74
其他的内分泌腺	0	0.00	0.00	0.00	0.00	0.00	0.00	1	0.17	0.33	0.24	0.26	0.02	0.02	C75
霍奇金病	1	0.11	0.31	0.21	0.25	0.03	0.03	0	0.00	0.00	0.00	0.00	0.00	0.00	C81
非霍奇金淋巴瘤	17	1.82	5.33	3.92	5.43	0.32	0.60	11	1.82	3.60	2.52	3.12	0.24	0.37	C82-C85;C96
免疫增生性疾病	0	0.00	0.00	0.00	0.00	0.00	0.00	0	0.00	0.00	0.00	0.00	0.00	0.00	C88
多发性骨髓瘤	0	0.00	0.00	0.00	0.00	0.00	0.00	0	0.00	0.00	0.00	0.00	0.00	0.00	C90
淋巴样白血病	1	0.11	0.31	0.60	0.41	0.02	0.02	1	0.17	0.33	0.58	0.42	0.02	0.02	C91
髓样白血病	1	0.11	0.31	0.37	0.32	0.02	0.02	5	0.83	1.64	1.13	1.44	0.16	0.16	C92-C94
白血病,未特指	7	0.75	2.19	2.11	2.28	0.13	0.13	7	1.16	2.29	3.36	2.82	0.19	0.19	C95
其他或未指明部位	10	1.07	3.13	2.55	3.00	0.17	0.42	5	0.83	1.64	1.09	1.41	0.15	0.21	O&U
所有部位合计	935	100.00	292.93	208.14	277.50	18.12	32.60	604	100.00	197.66	129.37	164.63	12.11	19.08	ALL
所有部位除外 C44	932	99.68	291.99	207.47	276.56	18.06	32.50	599	99.17	196.03	128.25	162.77	11.98	18.95	ALLbC44

灌南县 2010 年恶性肿瘤死亡主要指标(1/10 万)

部　位	男性							女性							ICD-10
	病例数	构成(%)	粗率(1/10^5)	中标率(1/10^5)	世标率(1/10^5)	累积率 0—64岁	0—74岁	病例数	构成(%)	粗率(1/10^5)	中标率(1/10^5)	世标率(1/10^5)	累积率 0—64岁	0—74岁	
唇	0	0.00	0.00	0.00	0.00	0.00	0.00	0	0.00	0.00	0.00	0.00	0.00	0.00	C00
舌	1	0.15	0.31	0.16	0.22	0.00	0.00	1	0.29	0.33	0.29	0.42	0.05	0.05	C01—C02
口	4	0.60	1.25	0.92	1.23	0.11	0.18	2	0.58	0.65	0.30	0.39	0.00	0.06	C03—C06
唾液腺	0	0.00	0.00	0.00	0.00	0.00	0.00	0	0.00	0.00	0.00	0.00	0.00	0.00	C07—C08
扁桃腺	0	0.00	0.00	0.00	0.00	0.00	0.00	0	0.00	0.00	0.00	0.00	0.00	0.00	C09
其他的口咽	0	0.00	0.00	0.00	0.00	0.00	0.00	0	0.00	0.00	0.00	0.00	0.00	0.00	C10
鼻咽	2	0.30	0.63	0.40	0.46	0.03	0.03	4	1.15	1.31	0.94	1.32	0.13	0.18	C11
喉咽	0	0.00	0.00	0.00	0.00	0.00	0.00	0	0.00	0.00	0.00	0.00	0.00	0.00	C12—C13
咽,部位不明	2	0.30	0.63	0.44	0.58	0.02	0.10	1	0.29	0.33	0.13	0.16	0.00	0.00	C14
食管	161	24.10	50.44	34.31	47.92	2.39	5.56	72	20.75	23.56	12.38	17.91	0.69	2.37	C15
胃	90	13.47	28.20	19.56	27.25	1.41	2.90	26	7.49	8.51	4.78	6.15	0.45	0.64	C16
小肠	0	0.00	0.00	0.00	0.00	0.00	0.00	0	0.00	0.00	0.00	0.00	0.00	0.00	C17
结肠	3	0.45	0.94	0.62	0.82	0.04	0.09	5	1.44	1.64	1.09	1.47	0.11	0.21	C18
直肠	9	1.35	2.82	1.95	3.19	0.16	0.30	11	3.17	3.60	1.90	2.50	0.07	0.35	C19—C20
肛门	0	0.00	0.00	0.00	0.00	0.00	0.00	0	0.00	0.00	0.00	0.00	0.00	0.00	C21
肝脏	172	25.75	53.89	38.44	47.81	3.83	5.20	65	18.73	21.27	13.39	18.26	1.28	2.14	C22
胆囊及其他	6	0.90	1.88	1.45	1.74	0.10	0.15	1	0.29	0.33	0.23	0.28	0.03	0.03	C23—C24
胰腺	20	2.99	6.27	4.57	6.16	0.43	0.74	12	3.46	3.93	2.20	2.95	0.15	0.39	C25
鼻,鼻窦及其他	0	0.00	0.00	0.00	0.00	0.00	0.00	0	0.00	0.00	0.00	0.00	0.00	0.00	C30—C31
喉	0	0.00	0.00	0.00	0.00	0.00	0.00	1	0.29	0.33	0.29	0.42	0.05	0.05	C32
气管,支气管,肺	117	17.51	36.66	24.51	32.25	1.79	3.85	68	19.60	22.25	12.91	17.76	1.12	1.91	C33—C34
其他的胸腔器官	2	0.30	0.63	0.37	0.45	0.02	0.02	1	0.29	0.33	0.18	0.26	0.00	0.04	C37—C38
骨	8	1.20	2.51	2.14	2.64	0.22	0.29	3	0.86	0.98	0.58	0.77	0.03	0.13	C40—C41
皮肤的黑色素瘤	0	0.00	0.00	0.00	0.00	0.00	0.00	0	0.00	0.00	0.00	0.00	0.00	0.00	C43
其他的皮肤	0	0.00	0.00	0.00	0.00	0.00	0.00	2	0.58	0.65	0.46	0.67	0.02	0.02	C44
间皮瘤	2	0.30	0.63	0.57	0.60	0.02	0.09	0	0.00	0.00	0.00	0.00	0.00	0.00	C45
卡波氏肉瘤	0	0.00	0.00	0.00	0.00	0.00	0.00	0	0.00	0.00	0.00	0.00	0.00	0.00	C46
周围神经,其他结缔组织	0	0.00	0.00	0.00	0.00	0.00	0.00	0	0.00	0.00	0.00	0.00	0.00	0.00	C47;C49
乳房	0	0.00	0.00	0.00	0.00	0.00	0.00	17	4.90	5.56	3.55	4.74	0.39	0.45	C50
外阴	—	—	—	—	—	—	—	0	0.00	0.00	0.00	0.00	0.00	0.00	C51
阴道	—	—	—	—	—	—	—	0	0.00	0.00	0.00	0.00	0.00	0.00	C52
子宫颈	—	—	—	—	—	—	—	1	0.29	0.33	0.13	0.16	0.00	0.00	C53
子宫体	—	—	—	—	—	—	—	0	0.00	0.00	0.00	0.00	0.00	0.00	C54
子宫,部位不明	—	—	—	—	—	—	—	10	2.88	3.27	1.96	2.38	0.21	0.27	C55
卵巢	—	—	—	—	—	—	—	5	1.44	1.64	1.39	1.47	0.10	0.14	C56
其他的女性生殖器	—	—	—	—	—	—	—	0	0.00	0.00	0.00	0.00	0.00	0.00	C57
胎盘	—	—	—	—	—	—	—	0	0.00	0.00	0.00	0.00	0.00	0.00	C58
阴茎	0	0.00	0.00	0.00	0.00	0.00	0.00	—	—	—	—	—	—	—	C60
前列腺	6	0.90	1.88	1.12	2.48	0.03	0.07	—	—	—	—	—	—	—	C61
睾丸	0	0.00	0.00	0.00	0.00	0.00	0.00	—	—	—	—	—	—	—	C62
其他的男性生殖器	0	0.00	0.00	0.00	0.00	0.00	0.00	—	—	—	—	—	—	—	C63
肾	3	0.45	0.94	0.61	0.85	0.00	0.19	3	0.86	0.98	0.60	1.04	0.08	0.08	C64
肾盂	0	0.00	0.00	0.00	0.00	0.00	0.00	0	0.00	0.00	0.00	0.00	0.00	0.00	C65
输尿管	0	0.00	0.00	0.00	0.00	0.00	0.00	0	0.00	0.00	0.00	0.00	0.00	0.00	C66
膀胱	6	0.90	1.88	1.07	1.44	0.00	0.12	1	0.29	0.33	0.09	0.13	0.00	0.00	C67
其他的泌尿器官	0	0.00	0.00	0.00	0.00	0.00	0.00	0	0.00	0.00	0.00	0.00	0.00	0.00	C68
眼	0	0.00	0.00	0.00	0.00	0.00	0.00	0	0.00	0.00	0.00	0.00	0.00	0.00	C69
脑,神经系统	17	2.54	5.33	4.24	4.97	0.41	0.51	12	3.46	3.93	2.65	3.35	0.26	0.31	C70—C72
甲状腺	0	0.00	0.00	0.00	0.00	0.00	0.00	0	0.00	0.00	0.00	0.00	0.00	0.00	C73
肾上腺	0	0.00	0.00	0.00	0.00	0.00	0.00	0	0.00	0.00	0.00	0.00	0.00	0.00	C74
其他的内分泌腺	2	0.30	0.63	0.55	0.71	0.04	0.04	1	0.29	0.33	0.58	0.42	0.02	0.02	C75
霍奇金病	0	0.00	0.00	0.00	0.00	0.00	0.00	0	0.00	0.00	0.00	0.00	0.00	0.00	C81
非霍奇金淋巴瘤	16	2.40	5.01	3.57	4.94	0.16	0.59	9	2.59	2.95	1.90	2.49	0.19	0.32	C82-C85;C96
免疫增生性疾病	0	0.00	0.00	0.00	0.00	0.00	0.00	0	0.00	0.00	0.00	0.00	0.00	0.00	C88
多发性骨髓瘤	0	0.00	0.00	0.00	0.00	0.00	0.00	0	0.00	0.00	0.00	0.00	0.00	0.00	C90
淋巴样白血病	1	0.15	0.31	0.19	0.22	0.00	0.00	0	0.00	0.00	0.00	0.00	0.00	0.00	C91
髓样白血病	0	0.00	0.00	0.00	0.00	0.00	0.00	0	0.00	0.00	0.00	0.00	0.00	0.00	C92—C94
白血病,未特指	14	2.10	4.39	3.50	4.17	0.30	0.42	7	2.02	2.29	2.59	2.41	0.14	0.18	C95
其他或未指明部位	4	0.60	1.25	0.83	1.02	0.07	0.12	6	1.73	1.96	0.92	1.45	0.08	0.08	O&U
所有部位合计	668	100.00	209.28	146.10	194.10	11.59	21.56	347	100.00	113.56	68.39	91.72	5.66	10.41	ALL
所有部位除外 C44	668	100.00	209.28	146.10	194.10	11.59	21.56	345	99.42	112.90	67.93	91.05	5.64	10.39	ALLbC44

淮安市淮安区 2010 年恶性肿瘤发病主要指标(1/10 万)

| 部　　位 | 男性 | | | | | | | 女性 | | | | | | | ICD-10 |
	病例数	构成(%)	粗率(1/10⁵)	中标率(1/10⁵)	世标率(1/10⁵)	累积率 0—64岁	累积率 0—74岁	病例数	构成(%)	粗率(1/10⁵)	中标率(1/10⁵)	世标率(1/10⁵)	累积率 0—64岁	累积率 0—74岁	
唇	1	0.06	0.16	0.10	0.13	0.01	0.01	1	0.09	0.18	0.09	0.11	0.01	0.01	C00
舌	0	0.00	0.00	0.00	0.00	0.00	0.00	0	0.00	0.00	0.00	0.00	0.00	0.00	C01-C02
口	7	0.39	1.14	1.00	1.20	0.07	0.12	6	0.53	1.06	0.78	1.08	0.04	0.11	C03-C06
唾液腺	3	0.17	0.49	0.41	0.49	0.01	0.04	1	0.09	0.18	0.09	0.11	0.01	0.01	C07-C08
扁桃腺	0	0.00	0.00	0.00	0.00	0.00	0.00	0	0.00	0.00	0.00	0.00	0.00	0.00	C09
其他的口咽	1	0.06	0.16	0.08	0.10	0.01	0.01	0	0.00	0.00	0.00	0.00	0.00	0.00	C10
鼻咽	27	1.49	4.39	3.15	3.77	0.32	0.42	7	0.61	1.23	0.76	1.03	0.10	0.14	C11
喉咽	1	0.06	0.16	0.15	0.21	0.00	0.05	1	0.09	0.18	0.10	0.12	0.00	0.00	C12-C13
咽,部位不明	0	0.00	0.00	0.00	0.00	0.00	0.00	0	0.00	0.00	0.00	0.00	0.00	0.00	C14
食管	684	37.79	111.19	83.28	117.81	5.00	14.28	469	41.07	82.66	50.03	70.34	2.77	8.46	C15
胃	361	19.94	58.68	45.36	62.07	2.36	7.85	137	12.00	24.15	14.57	20.04	0.66	2.49	C16
小肠	1	0.06	0.16	0.16	0.19	0.00	0.00	1	0.09	0.18	0.09	0.11	0.01	0.01	C17
结肠	25	1.38	4.06	2.82	3.78	0.26	0.57	13	1.14	2.29	1.41	1.85	0.17	0.23	C18
直肠	57	3.15	9.27	6.85	10.67	0.39	1.00	40	3.50	7.05	4.54	5.83	0.24	0.87	C19-C20
肛门	1	0.06	0.16	0.20	0.17	0.01	0.01	1	0.09	0.18	0.10	0.12	0.00	0.00	C21
肝脏	170	9.39	27.63	19.68	27.13	1.60	2.73	66	5.78	11.63	7.30	9.67	0.65	1.21	C22
胆囊及其他	4	0.22	0.65	0.55	0.73	0.02	0.05	15	1.31	2.64	1.50	1.90	0.03	0.17	C23-C24
胰腺	40	2.21	6.50	5.02	6.66	0.25	0.95	20	1.75	3.53	2.07	2.83	0.19	0.26	C25
鼻,鼻窦及其他	1	0.06	0.16	0.11	0.13	0.01	0.01	2	0.18	0.35	0.24	0.34	0.01	0.08	C30-C31
喉	17	0.94	2.76	1.96	2.65	0.18	0.41	2	0.18	0.35	0.23	0.32	0.00	0.05	C32
气管,支气管,肺	251	13.87	40.80	31.57	42.44	1.63	5.72	121	10.60	21.33	13.15	17.39	0.84	2.17	C33-C34
其他的胸腔器官	3	0.17	0.49	0.35	0.43	0.02	0.07	0	0.00	0.00	0.00	0.00	0.00	0.00	C37-C38
骨	12	0.66	1.95	1.46	1.90	0.10	0.18	7	0.61	1.23	0.79	1.00	0.06	0.13	C40-C41
皮肤的黑色素瘤	2	0.11	0.33	0.19	0.23	0.02	0.02	1	0.09	0.18	0.19	0.16	0.01	0.01	C43
其他的皮肤	5	0.28	0.81	0.60	0.81	0.05	0.10	2	0.18	0.35	0.23	0.31	0.01	0.04	C44
间皮瘤	0	0.00	0.00	0.00	0.00	0.00	0.00	0	0.00	0.00	0.00	0.00	0.00	0.00	C45
卡波氏肉瘤	0	0.00	0.00	0.00	0.00	0.00	0.00	0	0.00	0.00	0.00	0.00	0.00	0.00	C46
周围神经,其他结缔组织	3	0.17	0.49	0.33	0.38	0.03	0.03	1	0.09	0.18	0.27	0.25	0.01	0.01	C47;C49
乳房	0	0.00	0.00	0.00	0.00	0.00	0.00	79	6.92	13.92	8.08	9.94	0.91	0.98	C50
外阴	—	—	—	—	—	—	—	0	0.00	0.00	0.00	0.00	0.00	0.00	C51
阴道	—	—	—	—	—	—	—	1	0.09	0.18	0.11	0.16	0.01	0.03	C52
子宫颈	—	—	—	—	—	—	—	26	2.28	4.58	2.64	3.31	0.26	0.32	C53
子宫体	—	—	—	—	—	—	—	17	1.49	3.00	1.78	2.11	0.20	0.23	C54
子宫,部位不明	—	—	—	—	—	—	—	21	1.84	3.70	2.18	2.63	0.25	0.29	C55
卵巢	—	—	—	—	—	—	—	13	1.14	2.29	1.55	1.90	0.19	0.19	C56
其他的女性生殖器	—	—	—	—	—	—	—	0	0.00	0.00	0.00	0.00	0.00	0.00	C57
胎盘	—	—	—	—	—	—	—	1	0.09	0.18	0.15	0.16	0.01	0.01	C58
阴茎	4	0.22	0.65	0.52	1.12	0.01	0.04	—	—	—	—	—	—	—	C60
前列腺	11	0.61	1.79	1.57	2.01	0.02	0.15	—	—	—	—	—	—	—	C61
睾丸	0	0.00	0.00	0.00	0.00	0.00	0.00	—	—	—	—	—	—	—	C62
其他的男性生殖器	0	0.00	0.00	0.00	0.00	0.00	0.00	—	—	—	—	—	—	—	C63
肾	4	0.22	0.65	0.65	0.76	0.01	0.08	3	0.26	0.53	0.40	0.41	0.02	0.02	C64
肾盂	0	0.00	0.00	0.00	0.00	0.00	0.00	0	0.00	0.00	0.00	0.00	0.00	0.00	C65
输尿管	1	0.06	0.16	0.16	0.67	0.00	0.00	0	0.00	0.00	0.00	0.00	0.00	0.00	C66
膀胱	33	1.82	5.36	4.11	7.34	0.24	0.58	8	0.70	1.41	0.95	1.30	0.08	0.15	C67
其他的泌尿器官	0	0.00	0.00	0.00	0.00	0.00	0.00	0	0.00	0.00	0.00	0.00	0.00	0.00	C68
眼	2	0.11	0.33	0.32	0.35	0.03	0.03	1	0.09	0.18	0.11	0.16	0.00	0.03	C69
脑,神经系统	25	1.38	4.06	3.87	4.64	0.25	0.30	19	1.66	3.35	2.32	2.80	0.15	0.33	C70-C72
甲状腺	2	0.11	0.33	0.16	0.20	0.02	0.02	6	0.53	1.06	0.64	0.82	0.04	0.10	C73
肾上腺	0	0.00	0.00	0.00	0.00	0.00	0.00	0	0.00	0.00	0.00	0.00	0.00	0.00	C74
其他的内分泌腺	1	0.06	0.16	0.15	0.21	0.01	0.05	0	0.00	0.00	0.00	0.00	0.00	0.00	C75
霍奇金病	0	0.00	0.00	0.00	0.00	0.00	0.00	1	0.09	0.18	0.12	0.15	0.01	0.01	C81
非霍奇金淋巴瘤	5	0.28	0.81	0.67	0.89	0.03	0.11	6	0.53	1.06	0.74	0.89	0.07	0.10	C82-C85;C96
免疫增生性疾病	0	0.00	0.00	0.00	0.00	0.00	0.00	0	0.00	0.00	0.00	0.00	0.00	0.00	C88
多发性骨髓瘤	1	0.06	0.16	0.20	0.17	0.01	0.01	0	0.00	0.00	0.00	0.00	0.00	0.00	C90
淋巴样白血病	3	0.17	0.49	0.71	0.74	0.04	0.04	0	0.00	0.00	0.00	0.00	0.00	0.00	C91
髓样白血病	0	0.00	0.00	0.00	0.00	0.00	0.00	0	0.00	0.00	0.00	0.00	0.00	0.00	C92-C94
白血病,未特指	22	1.22	3.58	3.10	3.41	0.19	0.35	13	1.14	2.29	1.82	2.33	0.16	0.19	C95
其他或未指明部位	18	0.99	2.93	2.28	3.30	0.11	0.27	13	1.14	2.29	1.45	1.89	0.10	0.22	O&U
所有部位合计	1810	100.00	294.23	223.96	309.98	13.37	36.69	1142	100.00	201.28	123.60	165.87	8.31	19.67	ALL
所有部位除外 C44	1805	99.72	293.42	223.35	309.17	13.32	36.59	1140	99.82	200.93	123.37	165.56	8.30	19.63	ALLbC44

淮安市淮安区 2010 年恶性肿瘤死亡主要指标(1/10 万)

部 位	男性 病例数	构成(%)	粗率(1/10^5)	中标率(1/10^5)	世标率(1/10^5)	累积率 0—64岁	累积率 0—74岁	女性 病例数	构成(%)	粗率(1/10^5)	中标率(1/10^5)	世标率(1/10^5)	累积率 0—64岁	累积率 0—74岁	ICD-10
唇	0	0.00	0.00	0.00	0.00	0.00	0.00	0	0.00	0.00	0.00	0.00	0.00	0.00	C00
舌	0	0.00	0.00	0.00	0.00	0.00	0.00	0	0.00	0.00	0.00	0.00	0.00	0.00	C01-C02
口	1	0.08	0.16	0.16	0.19	0.00	0.00	2	0.28	0.35	0.17	0.41	0.00	0.03	C03-C06
唾液腺	1	0.08	0.16	0.13	0.14	0.01	0.01	0	0.00	0.00	0.00	0.00	0.00	0.00	C07-C08
扁桃腺	1	0.08	0.16	0.11	0.13	0.01	0.01	0	0.00	0.00	0.00	0.00	0.00	0.00	C09
其他的口咽	0	0.00	0.00	0.00	0.00	0.00	0.00	0	0.00	0.00	0.00	0.00	0.00	0.00	C10
鼻咽	6	0.50	0.98	0.52	0.63	0.07	0.07	0	0.00	0.00	0.00	0.00	0.00	0.00	C11
喉咽	0	0.00	0.00	0.00	0.00	0.00	0.00	0	0.00	0.00	0.00	0.00	0.00	0.00	C12-C13
咽,部位不明	0	0.00	0.00	0.00	0.00	0.00	0.00	0	0.00	0.00	0.00	0.00	0.00	0.00	C14
食管	473	39.32	76.89	60.11	87.61	2.97	9.82	329	46.47	57.99	34.42	49.00	1.55	5.63	C15
胃	235	19.53	38.20	30.32	41.92	1.25	5.46	97	13.70	17.10	10.38	14.25	0.52	1.79	C16
小肠	1	0.08	0.16	0.16	0.19	0.00	0.00	0	0.00	0.00	0.00	0.00	0.00	0.00	C17
结肠	16	1.33	2.60	2.02	2.72	0.11	0.42	5	0.71	0.88	0.71	0.84	0.04	0.09	C18
直肠	27	2.24	4.39	3.37	4.94	0.14	0.54	17	2.40	3.00	1.96	2.50	0.13	0.34	C19-C20
肛门	0	0.00	0.00	0.00	0.00	0.00	0.00	0	0.00	0.00	0.00	0.00	0.00	0.00	C21
肝脏	144	11.97	23.41	16.80	23.05	1.28	2.22	51	7.20	8.99	5.45	7.30	0.43	0.89	C22
胆囊及其他	4	0.33	0.65	0.53	0.71	0.02	0.10	11	1.55	1.94	1.14	1.58	0.06	0.13	C23-C24
胰腺	34	2.83	5.53	4.21	5.57	0.25	0.77	17	2.40	3.00	1.78	2.54	0.19	0.26	C25
鼻,鼻窦及其他	2	0.17	0.33	0.21	0.24	0.02	0.02	1	0.14	0.18	0.12	0.17	0.04	0.04	C30-C31
喉	6	0.50	0.98	0.67	0.91	0.06	0.14	1	0.14	0.18	0.11	0.16	0.00	0.03	C32
气管,支气管,肺	167	13.88	27.15	21.40	29.20	0.89	3.93	82	11.58	14.45	8.86	12.90	0.48	1.57	C33-C34
其他的胸腔器官	0	0.00	0.00	0.00	0.00	0.00	0.00	0	0.00	0.00	0.00	0.00	0.00	0.00	C37-C38
骨	10	0.83	1.63	1.30	1.60	0.06	0.13	4	0.56	0.71	0.39	0.48	0.04	0.04	C40-C41
皮肤的黑色素瘤	0	0.00	0.00	0.00	0.00	0.00	0.00	0	0.00	0.00	0.00	0.00	0.00	0.00	C43
其他的皮肤	1	0.08	0.16	0.08	0.10	0.01	0.01	2	0.28	0.35	0.37	0.39	0.01	0.04	C44
间皮瘤	0	0.00	0.00	0.00	0.00	0.00	0.00	0	0.00	0.00	0.00	0.00	0.00	0.00	C45
卡波氏肉瘤	0	0.00	0.00	0.00	0.00	0.00	0.00	0	0.00	0.00	0.00	0.00	0.00	0.00	C46
周围神经,其他结缔组织	0	0.00	0.00	0.00	0.00	0.00	0.00	1	0.14	0.18	0.12	0.17	0.02	0.02	C47;C49
乳房	0	0.00	0.00	0.00	0.00	0.00	0.00	22	3.11	3.88	2.21	2.76	0.26	0.26	C50
外阴	—	—	—	—	—	—	—	0	0.00	0.00	0.00	0.00	0.00	0.00	C51
阴道	—	—	—	—	—	—	—	0	0.00	0.00	0.00	0.00	0.00	0.00	C52
子宫颈	—	—	—	—	—	—	—	8	1.13	1.41	0.89	1.05	0.06	0.11	C53
子宫体	—	—	—	—	—	—	—	5	0.71	0.88	0.53	0.69	0.04	0.10	C54
子宫,部位不明	—	—	—	—	—	—	—	5	0.71	0.88	0.60	0.66	0.03	0.10	C55
卵巢	—	—	—	—	—	—	—	3	0.42	0.53	0.48	0.53	0.05	0.05	C56
其他的女性生殖器	—	—	—	—	—	—	—	0	0.00	0.00	0.00	0.00	0.00	0.00	C57
胎盘	—	—	—	—	—	—	—	0	0.00	0.00	0.00	0.00	0.00	0.00	C58
阴茎	0	0.00	0.00	0.00	0.00	0.00	0.00	—	—	—	—	—	—	—	C60
前列腺	5	0.42	0.81	0.74	0.93	0.02	0.07	—	—	—	—	—	—	—	C61
睾丸	0	0.00	0.00	0.00	0.00	0.00	0.00	—	—	—	—	—	—	—	C62
其他的男性生殖器	0	0.00	0.00	0.00	0.00	0.00	0.00	—	—	—	—	—	—	—	C63
肾	1	0.08	0.16	0.15	0.21	0.00	0.05	2	0.28	0.35	0.31	0.32	0.01	0.04	C64
肾盂	0	0.00	0.00	0.00	0.00	0.00	0.00	0	0.00	0.00	0.00	0.00	0.00	0.00	C65
输尿管	0	0.00	0.00	0.00	0.00	0.00	0.00	0	0.00	0.00	0.00	0.00	0.00	0.00	C66
膀胱	15	1.25	2.44	2.06	3.19	0.05	0.29	5	0.71	0.88	0.46	0.76	0.05	0.05	C67
其他的泌尿器官	0	0.00	0.00	0.00	0.00	0.00	0.00	0	0.00	0.00	0.00	0.00	0.00	0.00	C68
眼	0	0.00	0.00	0.00	0.00	0.00	0.00	0	0.00	0.00	0.00	0.00	0.00	0.00	C69
脑,神经系统	21	1.75	3.41	2.90	3.43	0.20	0.36	14	1.98	2.47	1.99	2.22	0.13	0.27	C70-C72
甲状腺	0	0.00	0.00	0.00	0.00	0.00	0.00	0	0.00	0.00	0.00	0.00	0.00	0.00	C73
肾上腺	0	0.00	0.00	0.00	0.00	0.00	0.00	0	0.00	0.00	0.00	0.00	0.00	0.00	C74
其他的内分泌腺	0	0.00	0.00	0.00	0.00	0.00	0.00	1	0.14	0.18	0.08	0.10	0.01	0.01	C75
霍奇金病	0	0.00	0.00	0.00	0.00	0.00	0.00	0	0.00	0.00	0.00	0.00	0.00	0.00	C81
非霍奇金淋巴瘤	2	0.17	0.33	0.32	0.41	0.03	0.03	2	0.28	0.35	0.21	0.26	0.03	0.03	C82-C85;C96
免疫增生性疾病	0	0.00	0.00	0.00	0.00	0.00	0.00	0	0.00	0.00	0.00	0.00	0.00	0.00	C88
多发性骨髓瘤	0	0.00	0.00	0.00	0.00	0.00	0.00	0	0.00	0.00	0.00	0.00	0.00	0.00	C90
淋巴样白血病	2	0.17	0.33	0.49	0.56	0.03	0.03	0	0.00	0.00	0.00	0.00	0.00	0.00	C91
髓样白血病	0	0.00	0.00	0.00	0.00	0.00	0.00	0	0.00	0.00	0.00	0.00	0.00	0.00	C92-C94
白血病,未特指	14	1.16	2.28	2.22	2.35	0.14	0.20	11	1.55	1.94	1.38	1.49	0.09	0.14	C95
其他或未指明部位	14	1.16	2.28	1.63	2.55	0.07	0.20	10	1.41	1.76	1.18	1.46	0.07	0.14	O&U
所有部位合计	1203	100.00	195.56	152.61	213.47	7.65	24.84	708	100.00	124.79	76.30	104.96	4.31	12.17	ALL
所有部位除外 C44	1202	99.92	195.40	152.53	213.38	7.64	24.84	706	99.72	124.43	75.93	104.57	4.30	12.13	ALLbC44

淮安市淮阴区2010年恶性肿瘤发病主要指标(1/10万)

部位	男性 病例数	构成(%)	粗率(1/10⁵)	中标率(1/10⁵)	世标率(1/10⁵)	累积率 0—64岁	累积率 0—74岁	女性 病例数	构成(%)	粗率(1/10⁵)	中标率(1/10⁵)	世标率(1/10⁵)	累积率 0—64岁	累积率 0—74岁	ICD-10
唇	0	0.00	0.00	0.00	0.00	0.00	0.00	0	0.00	0.00	0.00	0.00	0.00	0.00	C00
舌	2	0.15	0.43	0.24	0.32	0.01	0.04	0	0.00	0.00	0.00	0.00	0.00	0.00	C01—C02
口	5	0.38	1.07	0.62	0.84	0.08	0.12	2	0.26	0.46	0.18	0.33	0.03	0.03	C03—C06
唾液腺	2	0.15	0.43	0.22	0.28	0.02	0.05	4	0.52	0.92	0.62	0.65	0.05	0.05	C07—C08
扁桃腺	0	0.00	0.00	0.00	0.00	0.00	0.00	1	0.13	0.23	0.11	0.14	0.01	0.01	C09
其他的口咽	2	0.15	0.43	0.20	0.27	0.00	0.04	0	0.00	0.00	0.00	0.00	0.00	0.00	C10
鼻咽	7	0.54	1.50	1.16	1.33	0.08	0.15	7	0.91	1.61	1.16	1.35	0.07	0.19	C11
喉咽	1	0.08	0.21	0.13	0.16	0.02	0.02	0	0.00	0.00	0.00	0.00	0.00	0.00	C12—C13
咽,部位不明	1	0.08	0.21	0.11	0.15	0.00	0.04	0	0.00	0.00	0.00	0.00	0.00	0.00	C14
食管	327	25.13	70.11	37.97	52.21	2.91	6.12	166	21.61	38.29	17.30	23.46	0.95	3.17	C15
胃	188	14.45	40.31	21.70	29.55	1.44	3.68	96	12.50	22.14	10.38	14.22	0.57	1.78	C16
小肠	5	0.38	1.07	0.62	0.88	0.02	0.12	0	0.00	0.00	0.00	0.00	0.00	0.00	C17
结肠	10	0.77	2.14	1.23	1.62	0.12	0.18	14	1.82	3.23	1.78	2.39	0.10	0.33	C18
直肠	48	3.69	10.29	5.65	7.33	0.43	0.79	32	4.17	7.38	4.03	5.13	0.38	0.62	C19—C20
肛门	0	0.00	0.00	0.00	0.00	0.00	0.00	1	0.13	0.23	0.38	0.33	0.02	0.02	C21
肝脏	291	22.37	62.39	35.98	45.44	3.57	4.98	77	10.03	17.76	9.16	12.12	0.85	1.42	C22
胆囊及其他	3	0.23	0.64	0.35	0.44	0.02	0.05	4	0.52	0.92	0.40	0.51	0.02	0.05	C23—C24
胰腺	24	1.84	5.15	2.68	3.42	0.09	0.46	18	2.34	4.15	2.16	2.82	0.13	0.41	C25
鼻,鼻窦及其他	0	0.00	0.00	0.00	0.00	0.00	0.00	0	0.00	0.00	0.00	0.00	0.00	0.00	C30—C31
喉	10	0.77	2.14	1.13	1.65	0.11	0.18	0	0.00	0.00	0.00	0.00	0.00	0.00	C32
气管,支气管,肺	244	18.75	52.32	28.11	38.04	1.80	4.63	94	12.24	21.68	10.43	13.92	0.73	1.62	C33—C34
其他的胸腔器官	1	0.08	0.21	0.13	0.19	0.00	0.03	1	0.13	0.23	0.12	0.15	0.02	0.02	C37—C38
骨	10	0.77	2.14	1.16	1.49	0.11	0.15	10	1.30	2.31	1.46	1.66	0.06	0.20	C40—C41
皮肤的黑色素瘤	1	0.08	0.21	0.11	0.13	0.00	0.02	1	0.13	0.23	0.10	0.14	0.00	0.04	C43
其他的皮肤	4	0.31	0.86	0.46	0.66	0.02	0.09	3	0.39	0.69	0.22	0.33	0.01	0.01	C44
间皮瘤	1	0.08	0.21	0.13	0.19	0.00	0.03	0	0.00	0.00	0.00	0.00	0.00	0.00	C45
卡波氏肉瘤	0	0.00	0.00	0.00	0.00	0.00	0.00	0	0.00	0.00	0.00	0.00	0.00	0.00	C46
周围神经,其他结缔组织	2	0.15	0.43	0.24	0.34	0.00	0.07	2	0.26	0.46	0.25	0.32	0.03	0.03	C47;C49
乳房	0	0.00	0.00	0.00	0.00	0.00	0.00	93	12.11	21.45	13.13	15.82	1.41	1.60	C50
外阴	—	—	—	—	—	—	—	0	0.00	0.00	0.00	0.00	0.00	0.00	C51
阴道	—	—	—	—	—	—	—	0	0.00	0.00	0.00	0.00	0.00	0.00	C52
子宫颈	—	—	—	—	—	—	—	28	3.65	6.46	3.57	4.36	0.36	0.43	C53
子宫体	—	—	—	—	—	—	—	14	1.82	3.23	1.70	2.13	0.16	0.23	C54
子宫,部位不明	—	—	—	—	—	—	—	1	0.13	0.23	0.14	0.18	0.02	0.02	C55
卵巢	—	—	—	—	—	—	—	19	2.47	4.38	2.95	3.51	0.27	0.40	C56
其他的女性生殖器	—	—	—	—	—	—	—	0	0.00	0.00	0.00	0.00	0.00	0.00	C57
胎盘	—	—	—	—	—	—	—	0	0.00	0.00	0.00	0.00	0.00	0.00	C58
阴茎	0	0.00	0.00	0.00	0.00	0.00	0.00	—	—	—	—	—	—	—	C60
前列腺	9	0.69	1.93	1.03	1.37	0.02	0.16	—	—	—	—	—	—	—	C61
睾丸	3	0.23	0.64	0.35	0.45	0.01	0.05	—	—	—	—	—	—	—	C62
其他的男性生殖器	0	0.00	0.00	0.00	0.00	0.00	0.00	—	—	—	—	—	—	—	C63
肾	4	0.31	0.86	0.48	0.67	0.04	0.11	5	0.65	1.15	0.66	0.82	0.07	0.07	C64
肾盂	0	0.00	0.00	0.00	0.00	0.00	0.00	0	0.00	0.00	0.00	0.00	0.00	0.00	C65
输尿管	0	0.00	0.00	0.00	0.00	0.00	0.00	0	0.00	0.00	0.00	0.00	0.00	0.00	C66
膀胱	11	0.85	2.36	1.48	1.96	0.08	0.18	11	1.43	2.54	1.54	1.95	0.13	0.23	C67
其他的泌尿器官	0	0.00	0.00	0.00	0.00	0.00	0.00	0	0.00	0.00	0.00	0.00	0.00	0.00	C68
眼	0	0.00	0.00	0.00	0.00	0.00	0.00	0	0.00	0.00	0.00	0.00	0.00	0.00	C69
脑,神经系统	19	1.46	4.07	2.62	3.39	0.25	0.35	16	2.08	3.69	2.31	2.74	0.22	0.29	C70—C72
甲状腺	0	0.00	0.00	0.00	0.00	0.00	0.00	7	0.91	1.61	0.91	1.18	0.11	0.14	C73
肾上腺	0	0.00	0.00	0.00	0.00	0.00	0.00	0	0.00	0.00	0.00	0.00	0.00	0.00	C74
其他的内分泌腺	0	0.00	0.00	0.00	0.00	0.00	0.00	0	0.00	0.00	0.00	0.00	0.00	0.00	C75
霍奇金病	0	0.00	0.00	0.00	0.00	0.00	0.00	0	0.00	0.00	0.00	0.00	0.00	0.00	C81
非霍奇金淋巴瘤	20	1.54	4.29	2.59	3.45	0.23	0.44	9	1.17	2.08	1.03	1.25	0.07	0.11	C82—C85;C96
免疫增生性疾病	0	0.00	0.00	0.00	0.00	0.00	0.00	0	0.00	0.00	0.00	0.00	0.00	0.00	C88
多发性骨髓瘤	1	0.08	0.21	0.11	0.15	0.00	0.04	0	0.00	0.00	0.00	0.00	0.00	0.00	C90
淋巴样白血病	2	0.15	0.43	0.80	0.56	0.03	0.03	3	0.39	0.69	0.90	0.99	0.05	0.05	C91
髓样白血病	2	0.15	0.43	0.35	0.46	0.01	0.01	0	0.00	0.00	0.00	0.00	0.00	0.00	C92—C94
白血病,未特指	19	1.46	4.07	3.11	3.39	0.22	0.28	11	1.43	2.54	2.35	2.38	0.16	0.23	C95
其他或未指明部位	22	1.69	4.72	2.60	3.40	0.22	0.47	18	2.34	4.15	2.51	3.13	0.18	0.38	O&U
所有部位合计	1301	100.00	278.94	155.84	206.80	11.97	24.15	768	100.00	177.13	93.95	120.42	7.24	14.13	ALL
所有部位除外 C44	1297	99.69	278.09	155.38	206.14	11.95	24.05	765	99.61	176.44	93.73	120.09	7.23	14.12	ALLbC44

淮安市淮阴区 2010 年恶性肿瘤死亡主要指标(1/10 万)

部位	男性							女性							ICD-10
	病例数	构成(%)	粗率(1/10⁵)	中标率(1/10⁵)	世标率(1/10⁵)	累积率 0—64岁	0—74岁	病例数	构成(%)	粗率(1/10⁵)	中标率(1/10⁵)	世标率(1/10⁵)	累积率 0—64岁	0—74岁	
唇	0	0.00	0.00	0.00	0.00	0.00	0.00	0	0.00	0.00	0.00	0.00	0.00	0.00	C00
舌	1	0.10	0.21	0.11	0.13	0.01	0.01	2	0.38	0.46	0.05	0.20	0.00	0.00	C01—C02
口	1	0.10	0.21	0.11	0.13	0.02	0.02	0	0.00	0.00	0.00	0.00	0.00	0.00	C03—C06
唾液腺	0	0.00	0.00	0.00	0.00	0.00	0.00	0	0.00	0.00	0.00	0.00	0.00	0.00	C07—C08
扁桃腺	0	0.00	0.00	0.00	0.00	0.00	0.00	0	0.00	0.00	0.00	0.00	0.00	0.00	C09
其他的口咽	0	0.00	0.00	0.00	0.00	0.00	0.00	0	0.00	0.00	0.00	0.00	0.00	0.00	C10
鼻咽	6	0.63	1.29	0.72	0.97	0.03	0.17	3	0.57	0.69	0.39	0.50	0.03	0.07	C11
喉咽	0	0.00	0.00	0.00	0.00	0.00	0.00	0	0.00	0.00	0.00	0.00	0.00	0.00	C12—C13
咽,部位不明	0	0.00	0.00	0.00	0.00	0.00	0.00	0	0.00	0.00	0.00	0.00	0.00	0.00	C14
食管	306	31.94	65.61	35.14	48.73	2.51	6.13	171	32.57	39.44	17.41	23.95	0.86	3.24	C15
胃	139	14.51	29.80	15.75	22.02	0.95	2.67	70	13.33	16.14	7.30	10.29	0.37	1.37	C16
小肠	0	0.00	0.00	0.00	0.00	0.00	0.00	0	0.00	0.00	0.00	0.00	0.00	0.00	C17
结肠	3	0.31	0.64	0.35	0.45	0.06	0.06	1	0.19	0.23	0.13	0.19	0.00	0.03	C18
直肠	30	3.13	6.43	3.49	4.62	0.29	0.47	22	4.19	5.07	2.67	3.46	0.21	0.41	C19—C20
肛门	0	0.00	0.00	0.00	0.00	0.00	0.00	1	0.19	0.23	0.38	0.33	0.02	0.02	C21
肝脏	203	21.19	43.52	24.88	31.38	2.37	3.28	49	9.33	11.30	5.55	7.48	0.50	0.83	C22
胆囊及其他	2	0.21	0.43	0.26	0.30	0.03	0.03	3	0.57	0.69	0.28	0.37	0.00	0.03	C23—C24
胰腺	13	1.36	2.79	1.44	2.22	0.02	0.21	7	1.33	1.61	0.77	1.04	0.02	0.19	C25
鼻,鼻窦及其他	0	0.00	0.00	0.00	0.00	0.00	0.00	0	0.00	0.00	0.00	0.00	0.00	0.00	C30—C31
喉	5	0.52	1.07	0.52	0.86	0.04	0.04	0	0.00	0.00	0.00	0.00	0.00	0.00	C32
气管,支气管,肺	190	19.83	40.74	21.77	29.94	1.29	3.65	73	13.90	16.84	7.45	10.18	0.49	1.10	C33—C34
其他的胸腔器官	0	0.00	0.00	0.00	0.00	0.00	0.00	0	0.00	0.00	0.00	0.00	0.00	0.00	C37—C38
骨	4	0.42	0.86	0.48	0.64	0.05	0.09	3	0.57	0.69	0.36	0.50	0.03	0.03	C40—C41
皮肤的黑色素瘤	0	0.00	0.00	0.00	0.00	0.00	0.00	0	0.00	0.00	0.00	0.00	0.00	0.00	C43
其他的皮肤	1	0.10	0.21	0.09	0.12	0.00	0.00	2	0.38	0.46	0.25	0.33	0.01	0.04	C44
间皮瘤	0	0.00	0.00	0.00	0.00	0.00	0.00	0	0.00	0.00	0.00	0.00	0.00	0.00	C45
卡波氏肉瘤	0	0.00	0.00	0.00	0.00	0.00	0.00	0	0.00	0.00	0.00	0.00	0.00	0.00	C46
周围神经,其他结缔组织	2	0.21	0.43	0.24	0.29	0.02	0.02	2	0.38	0.46	0.17	0.28	0.02	0.02	C47;C49
乳房	0	0.00	0.00	0.00	0.00	0.00	0.00	36	6.86	8.30	5.40	6.38	0.60	0.64	C50
外阴	—	—	—	—	—	—	—	0	0.00	0.00	0.00	0.00	0.00	0.00	C51
阴道	—	—	—	—	—	—	—	0	0.00	0.00	0.00	0.00	0.00	0.00	C52
子宫颈	—	—	—	—	—	—	—	14	2.67	3.23	1.69	2.18	0.18	0.24	C53
子宫体	—	—	—	—	—	—	—	13	2.48	3.00	1.74	2.10	0.17	0.24	C54
子宫,部位不明	—	—	—	—	—	—	—	1	0.19	0.23	0.14	0.17	0.02	0.02	C55
卵巢	—	—	—	—	—	—	—	12	2.29	2.77	1.92	2.19	0.15	0.25	C56
其他的女性生殖器	—	—	—	—	—	—	—	0	0.00	0.00	0.00	0.00	0.00	0.00	C57
胎盘	—	—	—	—	—	—	—	0	0.00	0.00	0.00	0.00	0.00	0.00	C58
阴茎	0	0.00	0.00	0.00	0.00	0.00	0.00	—	—	—	—	—	—	—	C60
前列腺	3	0.31	0.64	0.35	0.49	0.00	0.11	—	—	—	—	—	—	—	C61
睾丸	1	0.10	0.21	0.09	0.12	0.00	0.00	—	—	—	—	—	—	—	C62
其他的男性生殖器	0	0.00	0.00	0.00	0.00	0.00	0.00	—	—	—	—	—	—	—	C63
肾	1	0.10	0.21	0.11	0.12	0.00	0.00	0	0.00	0.00	0.00	0.00	0.00	0.00	C64
肾盂	0	0.00	0.00	0.00	0.00	0.00	0.00	0	0.00	0.00	0.00	0.00	0.00	0.00	C65
输尿管	0	0.00	0.00	0.00	0.00	0.00	0.00	0	0.00	0.00	0.00	0.00	0.00	0.00	C66
膀胱	5	0.52	1.07	0.48	0.84	0.02	0.06	6	1.14	1.38	0.99	1.20	0.07	0.16	C67
其他的泌尿器官	0	0.00	0.00	0.00	0.00	0.00	0.00	0	0.00	0.00	0.00	0.00	0.00	0.00	C68
眼	0	0.00	0.00	0.00	0.00	0.00	0.00	0	0.00	0.00	0.00	0.00	0.00	0.00	C69
脑,神经系统	12	1.25	2.57	1.78	2.39	0.17	0.23	12	2.29	2.77	1.63	1.88	0.11	0.17	C70—C72
甲状腺	1	0.10	0.21	0.16	0.17	0.01	0.01	4	0.76	0.92	0.51	0.60	0.05	0.05	C73
肾上腺	0	0.00	0.00	0.00	0.00	0.00	0.00	0	0.00	0.00	0.00	0.00	0.00	0.00	C74
其他的内分泌腺	0	0.00	0.00	0.00	0.00	0.00	0.00	0	0.00	0.00	0.00	0.00	0.00	0.00	C75
霍奇金病	0	0.00	0.00	0.00	0.00	0.00	0.00	0	0.00	0.00	0.00	0.00	0.00	0.00	C81
非霍奇金淋巴瘤	3	0.31	0.64	0.37	0.50	0.02	0.08	2	0.38	0.46	0.19	0.24	0.00	0.04	C82—C85;C96
免疫增生性疾病	0	0.00	0.00	0.00	0.00	0.00	0.00	0	0.00	0.00	0.00	0.00	0.00	0.00	C88
多发性骨髓瘤	1	0.10	0.21	0.11	0.15	0.00	0.04	0	0.00	0.00	0.00	0.00	0.00	0.00	C90
淋巴样白血病	1	0.10	0.21	0.31	0.22	0.01	0.01	0	0.00	0.00	0.00	0.00	0.00	0.00	C91
髓样白血病	1	0.10	0.21	0.13	0.17	0.01	0.01	0	0.00	0.00	0.00	0.00	0.00	0.00	C92—C94
白血病,未特指	12	1.25	2.57	2.04	2.16	0.11	0.18	6	1.14	1.38	1.05	1.20	0.06	0.16	C95
其他或未指明部位	11	1.15	2.36	1.43	1.76	0.12	0.26	10	1.90	2.31	1.47	1.80	0.14	0.18	O&U
所有部位合计	958	100.00	205.40	112.71	151.90	8.17	17.85	525	100.00	121.08	59.88	79.03	4.12	9.45	ALL
所有部位除外 C44	957	99.90	205.19	112.62	151.78	8.17	17.85	523	99.62	120.62	59.63	78.70	4.11	9.41	ALLbC44

淮安市清浦区 2010 年恶性肿瘤发病主要指标(1/10 万)

部　位	男性 病例数	构成(%)	粗率(1/10⁵)	中标率(1/10⁵)	世标率(1/10⁵)	累积率 0—64岁	累积率 0—74岁	女性 病例数	构成(%)	粗率(1/10⁵)	中标率(1/10⁵)	世标率(1/10⁵)	累积率 0—64岁	累积率 0—74岁	ICD-10
唇	1	0.32	0.62	0.42	0.60	0.00	0.10	0	0.00	0.00	0.00	0.00	0.00	0.00	C00
舌	0	0.00	0.00	0.00	0.00	0.00	0.00	0	0.00	0.00	0.00	0.00	0.00	0.00	C01-C02
口	0	0.00	0.00	0.00	0.00	0.00	0.00	0	0.00	0.00	0.00	0.00	0.00	0.00	C03-C06
唾液腺	0	0.00	0.00	0.00	0.00	0.00	0.00	0	0.00	0.00	0.00	0.00	0.00	0.00	C07-C08
扁桃腺	1	0.32	0.62	0.36	0.50	0.00	0.12	0	0.00	0.00	0.00	0.00	0.00	0.00	C09
其他的口咽	3	0.95	1.86	1.27	1.74	0.14	0.24	0	0.00	0.00	0.00	0.00	0.00	0.00	C10
鼻咽	7	2.21	4.34	2.42	2.96	0.23	0.23	2	0.81	1.28	0.75	1.06	0.00	0.18	C11
喉咽	0	0.00	0.00	0.00	0.00	0.00	0.00	1	0.40	0.64	0.30	0.42	0.00	0.10	C12-C13
咽,部位不明	5	1.58	3.10	1.96	2.46	0.18	0.18	0	0.00	0.00	0.00	0.00	0.00	0.00	C14
食管	70	22.08	43.36	27.40	39.19	1.50	5.17	39	15.73	24.95	13.59	17.91	0.92	2.75	C15
胃	37	11.67	22.92	14.14	21.56	0.77	1.77	21	8.47	13.44	7.12	9.51	0.51	1.21	C16
小肠	6	1.89	3.72	2.16	2.88	0.21	0.33	1	0.40	0.64	0.41	0.49	0.06	0.06	C17
结肠	11	3.47	6.81	4.01	5.29	0.45	0.70	11	4.44	7.04	3.59	5.22	0.08	0.70	C18
直肠	9	2.84	5.58	3.19	4.13	0.18	0.51	5	2.02	3.20	1.78	2.89	0.21	0.21	C19-C20
肛门	2	0.63	1.24	0.73	0.92	0.06	0.06	2	0.81	1.28	0.58	0.70	0.03	0.03	C21
肝脏	58	18.30	35.93	20.65	26.42	1.72	3.12	12	4.84	7.68	4.46	5.94	0.47	0.87	C22
胆囊及其他	4	1.26	2.48	1.79	3.78	0.23	0.23	7	2.82	4.48	2.64	3.89	0.18	0.29	C23-C24
胰腺	5	1.58	3.10	1.79	2.50	0.13	0.62	5	2.02	3.20	1.72	2.30	0.13	0.34	C25
鼻,鼻窦及其他	0	0.00	0.00	0.00	0.00	0.00	0.00	0	0.00	0.00	0.00	0.00	0.00	0.00	C30-C31
喉	2	0.63	1.24	0.68	0.89	0.00	0.16	0	0.00	0.00	0.00	0.00	0.00	0.00	C32
气管,支气管,肺	48	15.14	29.73	18.30	25.85	1.34	3.49	27	10.89	17.27	9.41	13.71	0.65	1.50	C33-C34
其他的胸腔器官	2	0.63	1.24	0.90	2.56	0.00	0.10	0	0.00	0.00	0.00	0.00	0.00	0.00	C37-C38
骨	2	0.63	1.24	0.68	0.89	0.04	0.16	1	0.40	0.64	0.35	0.43	0.04	0.04	C40-C41
皮肤的黑色素瘤	2	0.63	1.24	1.06	2.45	0.04	0.04	0	0.00	0.00	0.00	0.00	0.00	0.00	C43
其他的皮肤	1	0.32	0.62	0.35	0.48	0.00	0.00	0	0.00	0.00	0.00	0.00	0.00	0.00	C44
间皮瘤	0	0.00	0.00	0.00	0.00	0.00	0.00	0	0.00	0.00	0.00	0.00	0.00	0.00	C45
卡波氏肉瘤	1	0.32	0.62	0.39	0.45	0.00	0.00	0	0.00	0.00	0.00	0.00	0.00	0.00	C46
周围神经,其他结缔组织	0	0.00	0.00	0.00	0.00	0.00	0.00	1	0.40	0.64	0.41	0.49	0.06	0.06	C47;C49
乳房	1	0.32	0.62	0.33	0.37	0.03	0.03	51	20.56	32.63	19.45	23.93	2.15	2.63	C50
外阴	—	—	—	—	—	—	—	1	0.40	0.64	0.30	0.42	0.00	0.10	C51
阴道	—	—	—	—	—	—	—	0	0.00	0.00	0.00	0.00	0.00	0.00	C52
子宫颈	—	—	—	—	—	—	—	7	2.82	4.48	3.24	3.77	0.23	0.41	C53
子宫体	—	—	—	—	—	—	—	16	6.45	10.24	5.98	7.41	0.64	0.82	C54
子宫,部位不明	—	—	—	—	—	—	—	0	0.00	0.00	0.00	0.00	0.00	0.00	C55
卵巢	—	—	—	—	—	—	—	3	1.21	1.92	1.11	1.45	0.08	0.17	C56
其他的女性生殖器	—	—	—	—	—	—	—	2	0.81	1.28	0.87	0.81	0.07	0.07	C57
胎盘	—	—	—	—	—	—	—	0	0.00	0.00	0.00	0.00	0.00	0.00	C58
阴茎	0	0.00	0.00	0.00	0.00	0.00	0.00	—	—	—	—	—	—	—	C60
前列腺	2	0.63	1.24	0.71	1.00	0.00	0.25	—	—	—	—	—	—	—	C61
睾丸	0	0.00	0.00	0.00	0.00	0.00	0.00	—	—	—	—	—	—	—	C62
其他的男性生殖器	0	0.00	0.00	0.00	0.00	0.00	0.00	—	—	—	—	—	—	—	C63
肾	0	0.00	0.00	0.00	0.00	0.00	0.00	1	0.40	0.64	0.47	0.70	0.09	0.09	C64
肾盂	0	0.00	0.00	0.00	0.00	0.00	0.00	0	0.00	0.00	0.00	0.00	0.00	0.00	C65
输尿管	0	0.00	0.00	0.00	0.00	0.00	0.00	0	0.00	0.00	0.00	0.00	0.00	0.00	C66
膀胱	4	1.26	2.48	1.46	1.95	0.00	0.37	0	0.00	0.00	0.00	0.00	0.00	0.00	C67
其他的泌尿器官	0	0.00	0.00	0.00	0.00	0.00	0.00	0	0.00	0.00	0.00	0.00	0.00	0.00	C68
眼	1	0.32	0.62	1.00	1.31	0.05	0.05	1	0.40	0.64	0.25	1.05	0.00	0.00	C69
脑,神经系统	4	1.26	2.48	2.46	2.25	0.20	0.20	3	1.21	1.92	0.99	1.21	0.12	0.12	C70-C72
甲状腺	0	0.00	0.00	0.00	0.00	0.00	0.00	6	2.42	3.84	2.68	3.00	0.29	0.29	C73
肾上腺	3	0.95	1.86	1.09	1.32	0.15	0.15	0	0.00	0.00	0.00	0.00	0.00	0.00	C74
其他的内分泌腺	0	0.00	0.00	0.00	0.00	0.00	0.00	2	0.81	1.28	0.70	0.86	0.09	0.09	C75
霍奇金病	0	0.00	0.00	0.00	0.00	0.00	0.00	0	0.00	0.00	0.00	0.00	0.00	0.00	C81
非霍奇金淋巴瘤	1	0.32	0.62	0.36	0.50	0.00	0.12	1	0.40	0.64	0.67	0.58	0.04	0.04	C82-C85;C96
免疫增生性疾病	0	0.00	0.00	0.00	0.00	0.00	0.00	0	0.00	0.00	0.00	0.00	0.00	0.00	C88
多发性骨髓瘤	0	0.00	0.00	0.00	0.00	0.00	0.00	1	0.40	0.64	0.30	0.42	0.00	0.10	C90
淋巴样白血病	3	0.95	1.86	2.07	1.83	0.15	0.15	1	0.40	0.64	0.33	0.36	0.03	0.03	C91
髓样白血病	5	1.58	3.10	2.30	2.12	0.12	0.21	4	1.61	2.56	1.61	1.79	0.11	0.21	C92-C94
白血病,未特指	14	4.42	8.67	7.69	8.61	0.64	0.64	10	4.03	6.40	7.07	7.88	0.46	0.57	C95
其他或未指明部位	2	0.63	1.24	0.81	1.05	0.00	0.10	3	1.21	1.92	1.69	2.22	0.09	0.19	O&U
所有部位合计	317	100.00	196.37	124.91	171.11	8.46	19.54	248	100.00	158.67	94.82	122.82	7.83	14.26	ALL
所有部位除外 C44	316	99.68	195.75	124.56	170.63	8.46	19.54	248	100.00	158.67	94.82	122.82	7.83	14.26	ALLbC44

淮安市清浦区 2010 年恶性肿瘤死亡主要指标(1/10 万)

部位	男性 病例数	构成(%)	粗率(1/10⁵)	中标率(1/10⁵)	世标率(1/10⁵)	累积率 0—64岁	累积率 0—74岁	女性 病例数	构成(%)	粗率(1/10⁵)	中标率(1/10⁵)	世标率(1/10⁵)	累积率 0—64岁	累积率 0—74岁	ICD-10
唇	0	0.00	0.00	0.00	0.00	0.00	0.00	0	0.00	0.00	0.00	0.00	0.00	0.00	C00
舌	0	0.00	0.00	0.00	0.00	0.00	0.00	0	0.00	0.00	0.00	0.00	0.00	0.00	C01—C02
口	0	0.00	0.00	0.00	0.00	0.00	0.00	0	0.00	0.00	0.00	0.00	0.00	0.00	C03—C06
唾液腺	0	0.00	0.00	0.00	0.00	0.00	0.00	0	0.00	0.00	0.00	0.00	0.00	0.00	C07—C08
扁桃腺	0	0.00	0.00	0.00	0.00	0.00	0.00	0	0.00	0.00	0.00	0.00	0.00	0.00	C09
其他的口咽	0	0.00	0.00	0.00	0.00	0.00	0.00	0	0.00	0.00	0.00	0.00	0.00	0.00	C10
鼻咽	2	0.88	1.24	0.69	0.91	0.04	0.04	0	0.00	0.00	0.00	0.00	0.00	0.00	C11
喉咽	0	0.00	0.00	0.00	0.00	0.00	0.00	0	0.00	0.00	0.00	0.00	0.00	0.00	C12—C13
咽,部位不明	0	0.00	0.00	0.00	0.00	0.00	0.00	1	0.80	0.64	0.25	1.05	0.00	0.00	C14
食管	58	25.55	35.93	22.75	35.57	1.22	3.54	30	24.00	19.19	10.35	13.82	0.60	1.86	C15
胃	28	12.33	17.35	11.08	19.06	0.40	2.15	14	11.20	8.96	4.70	5.84	0.19	0.80	C16
小肠	0	0.00	0.00	0.00	0.00	0.00	0.00	0	0.00	0.00	0.00	0.00	0.00	0.00	C17
结肠	4	1.76	2.48	1.44	1.92	0.06	0.31	0	0.00	0.00	0.00	0.00	0.00	0.00	C18
直肠	2	0.88	1.24	0.66	0.82	0.08	0.08	3	2.40	1.92	0.96	1.96	0.06	0.17	C19—C20
肛门	4	1.76	2.48	1.59	2.20	0.12	0.22	2	1.60	1.28	0.60	0.76	0.00	0.10	C21
肝脏	43	18.94	26.64	16.48	26.70	1.23	2.13	16	12.80	10.24	5.78	7.53	0.30	1.04	C22
胆囊及其他	0	0.00	0.00	0.00	0.00	0.00	0.00	2	1.60	1.28	0.63	1.58	0.00	0.09	C23—C24
胰腺	6	2.64	3.72	2.42	4.59	0.00	0.33	4	3.20	2.56	1.49	2.00	0.13	0.22	C25
鼻,鼻窦及其他	1	0.44	0.62	0.42	0.60	0.00	0.10	0	0.00	0.00	0.00	0.00	0.00	0.00	C30—C31
喉	1	0.44	0.62	0.39	0.45	0.00	0.00	2	1.60	1.28	0.60	0.76	0.00	0.10	C32
气管,支气管,肺	41	18.06	25.40	16.61	29.81	0.74	2.09	23	18.40	14.72	7.72	11.88	0.41	1.26	C33—C34
其他的胸腔器官	0	0.00	0.00	0.00	0.00	0.00	0.00	0	0.00	0.00	0.00	0.00	0.00	0.00	C37—C38
骨	4	1.76	2.48	1.53	2.05	0.00	0.35	0	0.00	0.00	0.00	0.00	0.00	0.00	C40—C41
皮肤的黑色素瘤	0	0.00	0.00	0.00	0.00	0.00	0.00	0	0.00	0.00	0.00	0.00	0.00	0.00	C43
其他的皮肤	0	0.00	0.00	0.00	0.00	0.00	0.00	0	0.00	0.00	0.00	0.00	0.00	0.00	C44
间皮瘤	0	0.00	0.00	0.00	0.00	0.00	0.00	0	0.00	0.00	0.00	0.00	0.00	0.00	C45
卡波氏肉瘤	0	0.00	0.00	0.00	0.00	0.00	0.00	0	0.00	0.00	0.00	0.00	0.00	0.00	C46
周围神经,其他结缔组织	0	0.00	0.00	0.00	0.00	0.00	0.00	0	0.00	0.00	0.00	0.00	0.00	0.00	C47;C49
乳房	0	0.00	0.00	0.00	0.00	0.00	0.00	8	6.40	5.12	2.90	3.60	0.24	0.41	C50
外阴	—	—	—	—	—	—	—	0	0.00	0.00	0.00	0.00	0.00	0.00	C51
阴道	—	—	—	—	—	—	—	0	0.00	0.00	0.00	0.00	0.00	0.00	C52
子宫颈	—	—	—	—	—	—	—	1	0.80	0.64	0.35	0.43	0.04	0.04	C53
子宫体	—	—	—	—	—	—	—	2	1.60	1.28	0.68	0.85	0.07	0.07	C54
子宫,部位不明	—	—	—	—	—	—	—	1	0.80	0.64	0.30	0.35	0.00	0.00	C55
卵巢	—	—	—	—	—	—	—	0	0.00	0.00	0.00	0.00	0.00	0.00	C56
其他的女性生殖器	—	—	—	—	—	—	—	0	0.00	0.00	0.00	0.00	0.00	0.00	C57
胎盘	—	—	—	—	—	—	—	0	0.00	0.00	0.00	0.00	0.00	0.00	C58
阴茎	0	0.00	0.00	0.00	0.00	0.00	0.00	—	—	—	—	—	—	—	C60
前列腺	0	0.00	0.00	0.00	0.00	0.00	0.00	—	—	—	—	—	—	—	C61
睾丸	0	0.00	0.00	0.00	0.00	0.00	0.00	—	—	—	—	—	—	—	C62
其他的男性生殖器	0	0.00	0.00	0.00	0.00	0.00	0.00	—	—	—	—	—	—	—	C63
肾	0	0.00	0.00	0.00	0.00	0.00	0.00	0	0.00	0.00	0.00	0.00	0.00	0.00	C64
肾盂	0	0.00	0.00	0.00	0.00	0.00	0.00	0	0.00	0.00	0.00	0.00	0.00	0.00	C65
输尿管	0	0.00	0.00	0.00	0.00	0.00	0.00	0	0.00	0.00	0.00	0.00	0.00	0.00	C66
膀胱	1	0.44	0.62	0.27	0.33	0.03	0.03	0	0.00	0.00	0.00	0.00	0.00	0.00	C67
其他的泌尿器官	1	0.44	0.62	0.42	0.60	0.00	0.10	0	0.00	0.00	0.00	0.00	0.00	0.00	C68
眼	0	0.00	0.00	0.00	0.00	0.00	0.00	0	0.00	0.00	0.00	0.00	0.00	0.00	C69
脑,神经系统	6	2.64	3.72	2.19	2.76	0.18	0.41	4	3.20	2.56	1.44	2.66	0.15	0.25	C70—C72
甲状腺	0	0.00	0.00	0.00	0.00	0.00	0.00	0	0.00	0.00	0.00	0.00	0.00	0.00	C73
肾上腺	1	0.44	0.62	0.42	0.60	0.00	0.10	0	0.00	0.00	0.00	0.00	0.00	0.00	C74
其他的内分泌腺	0	0.00	0.00	0.00	0.00	0.00	0.00	0	0.00	0.00	0.00	0.00	0.00	0.00	C75
霍奇金病	1	0.44	0.62	0.42	0.60	0.00	0.10	0	0.00	0.00	0.00	0.00	0.00	0.00	C81
非霍奇金淋巴瘤	0	0.00	0.00	0.00	0.00	0.00	0.00	0	0.00	0.00	0.00	0.00	0.00	0.00	C82—C85;C96
免疫增生性疾病	0	0.00	0.00	0.00	0.00	0.00	0.00	0	0.00	0.00	0.00	0.00	0.00	0.00	C88
多发性骨髓瘤	1	0.44	0.62	0.38	0.45	0.06	0.06	0	0.00	0.00	0.00	0.00	0.00	0.00	C90
淋巴样白血病	5	2.20	3.10	1.90	2.47	0.24	0.36	2	1.60	1.28	0.68	0.79	0.07	0.07	C91
髓样白血病	2	0.88	1.24	1.47	1.73	0.09	0.09	1	0.80	0.64	0.30	0.42	0.00	0.00	C92—C94
白血病,未特指	0	0.00	0.00	0.00	0.00	0.00	0.00	3	2.40	1.92	0.90	1.83	0.04	0.04	C95
其他或未指明部位	15	6.61	9.29	5.40	8.40	0.47	0.82	6	4.80	3.84	1.78	2.90	0.09	0.09	O&U
所有部位合计	227	100.00	140.62	88.95	142.63	4.94	13.39	125	100.00	79.97	42.39	61.01	2.40	6.73	ALL
所有部位除外 C44	227	100.00	140.62	88.95	142.63	4.94	13.39	125	100.00	79.97	42.39	61.01	2.40	6.73	ALLbC44

涟水县 2010 年恶性肿瘤发病主要指标(1/10 万)

部 位	男性							女性							ICD-10
	病例数	构成（%）	粗率（1/10^5）	中标率（1/10^5）	世标率（1/10^5）	累积率 0—64岁	累积率 0—74岁	病例数	构成（%）	粗率（1/10^5）	中标率（1/10^5）	世标率（1/10^5）	累积率 0—64岁	累积率 0—74岁	
唇	1	0.08	0.18	0.12	0.17	0.00	0.04	0	0.00	0.00	0.00	0.00	0.00	0.00	C00
舌	2	0.15	0.36	0.24	0.31	0.02	0.05	1	0.13	0.19	0.11	0.15	0.00	0.04	C01-C02
口	6	0.46	1.07	0.72	0.93	0.05	0.13	4	0.51	0.75	0.51	0.64	0.04	0.08	C03-C06
唾液腺	0	0.00	0.00	0.00	0.00	0.00	0.00	1	0.13	0.19	0.09	0.11	0.01	0.01	C07-C08
扁桃腺	0	0.00	0.00	0.00	0.00	0.00	0.00	1	0.13	0.19	0.14	0.20	0.03	0.03	C09
其他的口咽	0	0.00	0.00	0.00	0.00	0.00	0.00	0	0.00	0.00	0.00	0.00	0.00	0.00	C10
鼻咽	6	0.46	1.07	0.71	0.91	0.04	0.07	7	0.89	1.32	0.95	1.09	0.09	0.13	C11
喉咽	0	0.00	0.00	0.00	0.00	0.00	0.00	0	0.00	0.00	0.00	0.00	0.00	0.00	C12-C13
咽,部位不明	1	0.08	0.18	0.11	0.13	0.02	0.02	2	0.26	0.38	0.23	0.28	0.03	0.03	C14
食管	515	39.07	91.55	63.17	88.93	3.90	10.87	293	37.37	55.18	32.96	45.55	1.96	5.90	C15
胃	151	11.46	26.84	18.32	25.62	1.03	3.08	102	13.01	19.21	11.74	16.50	0.79	2.07	C16
小肠	2	0.15	0.36	0.24	0.67	0.02	0.02	1	0.13	0.19	0.11	0.15	0.00	0.04	C17
结肠	9	0.68	1.60	1.09	1.35	0.09	0.20	13	1.66	2.45	1.47	1.94	0.13	0.24	C18
直肠	45	3.41	8.00	5.55	7.84	0.26	0.77	15	1.91	2.83	1.59	2.07	0.12	0.23	C19-C20
肛门	1	0.08	0.18	0.11	0.13	0.01	0.01	2	0.26	0.38	0.28	0.38	0.04	0.04	C21
肝脏	200	15.17	35.55	23.79	30.31	2.13	3.18	68	8.67	12.81	7.94	10.44	0.61	1.35	C22
胆囊及其他	7	0.53	1.24	0.89	1.18	0.06	0.15	15	1.91	2.83	1.80	2.55	0.14	0.32	C23-C24
胰腺	19	1.44	3.38	2.26	3.29	0.10	0.31	12	1.53	2.26	1.16	1.84	0.07	0.24	C25
鼻,鼻窦及其他	0	0.00	0.00	0.00	0.00	0.00	0.00	0	0.00	0.00	0.00	0.00	0.00	0.00	C30-C31
喉	5	0.38	0.89	0.57	0.73	0.08	0.08	0	0.00	0.00	0.00	0.00	0.00	0.00	C32
气管,支气管,肺	256	19.42	45.51	31.50	43.17	2.21	4.94	90	11.48	16.95	10.07	13.31	0.77	1.64	C33-C34
其他的胸腔器官	1	0.08	0.18	0.13	0.18	0.00	0.03	0	0.00	0.00	0.00	0.00	0.00	0.00	C37-C38
骨	1	0.08	0.18	0.11	0.13	0.01	0.01	1	0.13	0.19	0.11	0.13	0.02	0.02	C40-C41
皮肤的黑色素瘤	0	0.00	0.00	0.00	0.00	0.00	0.00	0	0.00	0.00	0.00	0.00	0.00	0.00	C43
其他的皮肤	2	0.15	0.36	0.26	0.74	0.02	0.02	4	0.51	0.75	0.45	0.60	0.01	0.07	C44
间皮瘤	0	0.00	0.00	0.00	0.00	0.00	0.00	0	0.00	0.00	0.00	0.00	0.00	0.00	C45
卡波氏肉瘤	0	0.00	0.00	0.00	0.00	0.00	0.00	0	0.00	0.00	0.00	0.00	0.00	0.00	C46
周围神经,其他结缔组织	0	0.00	0.00	0.00	0.00	0.00	0.00	0	0.00	0.00	0.00	0.00	0.00	0.00	C47;C49
乳房	5	0.38	0.89	0.55	0.71	0.04	0.12	60	7.65	11.30	7.40	8.96	0.77	0.98	C50
外阴	—	—	—	—	—	—	—	1	0.13	0.19	0.09	0.10	0.00	0.00	C51
阴道	—	—	—	—	—	—	—	0	0.00	0.00	0.00	0.00	0.00	0.00	C52
子宫颈	—	—	—	—	—	—	—	28	3.57	5.27	3.85	4.46	0.35	0.43	C53
子宫体	—	—	—	—	—	—	—	12	1.53	2.26	1.52	1.84	0.16	0.16	C54
子宫,部位不明	—	—	—	—	—	—	—	0	0.00	0.00	0.00	0.00	0.00	0.00	C55
卵巢	—	—	—	—	—	—	—	9	1.15	1.70	1.11	1.41	0.10	0.17	C56
其他的女性生殖器	—	—	—	—	—	—	—	0	0.00	0.00	0.00	0.00	0.00	0.00	C57
胎盘	—	—	—	—	—	—	—	0	0.00	0.00	0.00	0.00	0.00	0.00	C58
阴茎	0	0.00	0.00	0.00	0.00	0.00	0.00	—	—	—	—	—	—	—	C60
前列腺	4	0.30	0.71	0.51	0.65	0.00	0.03	—	—	—	—	—	—	—	C61
睾丸	0	0.00	0.00	0.00	0.00	0.00	0.00	—	—	—	—	—	—	—	C62
其他的男性生殖器	0	0.00	0.00	0.00	0.00	0.00	0.00	—	—	—	—	—	—	—	C63
肾	2	0.15	0.36	0.25	0.35	0.00	0.07	4	0.51	0.75	0.48	0.62	0.05	0.09	C64
肾盂	0	0.00	0.00	0.00	0.00	0.00	0.00	0	0.00	0.00	0.00	0.00	0.00	0.00	C65
输尿管	0	0.00	0.00	0.00	0.00	0.00	0.00	0	0.00	0.00	0.00	0.00	0.00	0.00	C66
膀胱	15	1.14	2.67	1.84	2.52	0.11	0.41	2	0.26	0.38	0.25	0.35	0.03	0.06	C67
其他的泌尿器官	0	0.00	0.00	0.00	0.00	0.00	0.00	0	0.00	0.00	0.00	0.00	0.00	0.00	C68
眼	0	0.00	0.00	0.00	0.00	0.00	0.00	0	0.00	0.00	0.00	0.00	0.00	0.00	C69
脑,神经系统	19	1.44	3.38	2.65	3.17	0.20	0.36	8	1.02	1.51	1.10	1.44	0.10	0.14	C70-C72
甲状腺	3	0.23	0.53	0.37	0.53	0.02	0.11	3	0.38	0.57	0.30	0.38	0.02	0.02	C73
肾上腺	2	0.15	0.36	0.24	0.34	0.00	0.08	0	0.00	0.00	0.00	0.00	0.00	0.00	C74
其他的内分泌腺	0	0.00	0.00	0.00	0.00	0.00	0.00	0	0.00	0.00	0.00	0.00	0.00	0.00	C75
霍奇金病	0	0.00	0.00	0.00	0.00	0.00	0.00	0	0.00	0.00	0.00	0.00	0.00	0.00	C81
非霍奇金淋巴瘤	0	0.00	0.00	0.00	0.00	0.00	0.00	0	0.00	0.00	0.00	0.00	0.00	0.00	C82-C85;C96
免疫增生性疾病	0	0.00	0.00	0.00	0.00	0.00	0.00	0	0.00	0.00	0.00	0.00	0.00	0.00	C88
多发性骨髓瘤	0	0.00	0.00	0.00	0.00	0.00	0.00	0	0.00	0.00	0.00	0.00	0.00	0.00	C90
淋巴样白血病	1	0.08	0.18	0.13	0.55	0.01	0.01	1	0.13	0.19	0.14	0.18	0.01	0.01	C91
髓样白血病	0	0.00	0.00	0.00	0.00	0.00	0.00	0	0.00	0.00	0.00	0.00	0.00	0.00	C92-C94
白血病,未特指	21	1.59	3.73	3.67	3.78	0.18	0.37	14	1.79	2.64	1.90	2.37	0.13	0.28	C95
其他或未指明部位	16	1.21	2.84	2.30	2.57	0.09	0.23	10	1.28	1.88	1.09	1.62	0.06	0.19	O&U
所有部位合计	1318	100.00	234.29	162.39	221.90	10.69	25.76	784	100.00	147.65	90.94	121.67	6.64	14.93	ALL
所有部位除外 C44	1316	99.85	233.94	162.12	221.16	10.66	25.74	780	99.49	146.90	90.48	121.07	6.63	14.86	ALLbC44

涟水县 2010 年恶性肿瘤死亡主要指标(1/10 万)

部位	男性							女性							ICD-10
	病例数	构成(%)	粗率(1/10^5)	中标率(1/10^5)	世标率(1/10^5)	累积率 0—64岁	累积率 0—74岁	病例数	构成(%)	粗率(1/10^5)	中标率(1/10^5)	世标率(1/10^5)	累积率 0—64岁	累积率 0—74岁	
唇	0	0.00	0.00	0.00	0.00	0.00	0.00	0	0.00	0.00	0.00	0.00	0.00	0.00	C00
舌	1	0.11	0.18	0.13	0.18	0.00	0.03	0	0.00	0.00	0.00	0.00	0.00	0.00	C01-C02
口	0	0.00	0.00	0.00	0.00	0.00	0.00	0	0.00	0.00	0.00	0.00	0.00	0.00	C03-C06
唾液腺	0	0.00	0.00	0.00	0.00	0.00	0.00	0	0.00	0.00	0.00	0.00	0.00	0.00	C07-C08
扁桃腺	0	0.00	0.00	0.00	0.00	0.00	0.00	0	0.00	0.00	0.00	0.00	0.00	0.00	C09
其他的口咽	2	0.22	0.36	0.25	0.31	0.00	0.04	1	0.19	0.19	0.11	0.15	0.00	0.00	C10
鼻咽	2	0.22	0.36	0.26	0.34	0.00	0.00	0	0.00	0.00	0.00	0.00	0.00	0.00	C11
喉咽	0	0.00	0.00	0.00	0.00	0.00	0.00	0	0.00	0.00	0.00	0.00	0.00	0.00	C12-C13
咽,部位不明	0	0.00	0.00	0.00	0.00	0.00	0.00	0	0.00	0.00	0.00	0.00	0.00	0.00	C14
食管	319	35.48	56.71	39.31	58.62	2.19	6.40	206	38.15	38.80	21.56	30.77	1.19	3.27	C15
胃	95	10.57	16.89	11.72	17.42	0.48	1.76	59	10.93	11.11	6.66	9.28	0.38	1.06	C16
小肠	1	0.11	0.18	0.14	0.17	0.01	0.01	2	0.37	0.38	0.25	0.35	0.03	0.06	C17
结肠	4	0.44	0.71	0.51	0.73	0.02	0.13	0	0.00	0.00	0.00	0.00	0.00	0.00	C18
直肠	25	2.78	4.44	3.00	4.21	0.12	0.43	4	0.74	0.75	0.36	0.47	0.02	0.06	C19-C20
肛门	0	0.00	0.00	0.00	0.00	0.00	0.00	0	0.00	0.00	0.00	0.00	0.00	0.00	C21
肝脏	181	20.13	32.17	21.87	28.75	1.99	2.99	69	12.78	13.00	7.69	10.58	0.41	1.37	C22
胆囊及其他	10	1.11	1.78	1.23	1.70	0.06	0.34	16	2.96	3.01	1.75	2.55	0.12	0.24	C23-C24
胰腺	18	2.00	3.20	2.21	3.93	0.08	0.16	12	2.22	2.26	1.15	2.17	0.04	0.17	C25
鼻,鼻窦及其他	2	0.22	0.36	0.25	0.29	0.00	0.00	0	0.00	0.00	0.00	0.00	0.00	0.00	C30-C31
喉	1	0.11	0.18	0.13	0.15	0.00	0.00	0	0.00	0.00	0.00	0.00	0.00	0.00	C32
气管,支气管,肺	182	20.24	32.35	22.29	30.68	1.35	3.47	92	17.04	17.33	9.90	13.52	0.57	1.49	C33-C34
其他的胸腔器官	0	0.00	0.00	0.00	0.00	0.00	0.00	0	0.00	0.00	0.00	0.00	0.00	0.00	C37-C38
骨	1	0.11	0.18	0.13	0.18	0.00	0.03	3	0.56	0.57	0.33	0.44	0.02	0.06	C40-C41
皮肤的黑色素瘤	0	0.00	0.00	0.00	0.00	0.00	0.00	0	0.00	0.00	0.00	0.00	0.00	0.00	C43
其他的皮肤	0	0.00	0.00	0.00	0.00	0.00	0.00	0	0.00	0.00	0.00	0.00	0.00	0.00	C44
间皮瘤	0	0.00	0.00	0.00	0.00	0.00	0.00	0	0.00	0.00	0.00	0.00	0.00	0.00	C45
卡波氏肉瘤	0	0.00	0.00	0.00	0.00	0.00	0.00	0	0.00	0.00	0.00	0.00	0.00	0.00	C46
周围神经,其他结缔组织	0	0.00	0.00	0.00	0.00	0.00	0.00	0	0.00	0.00	0.00	0.00	0.00	0.00	C47;C49
乳房	0	0.00	0.00	0.00	0.00	0.00	0.00	20	3.70	3.77	2.34	2.86	0.26	0.30	C50
外阴	—	—	—	—	—	—	—	0	0.00	0.00	0.00	0.00	0.00	0.00	C51
阴道	—	—	—	—	—	—	—	0	0.00	0.00	0.00	0.00	0.00	0.00	C52
子宫颈	—	—	—	—	—	—	—	13	2.41	2.45	1.33	2.00	0.15	0.15	C53
子宫体	—	—	—	—	—	—	—	8	1.48	1.51	0.98	1.15	0.08	0.08	C54
子宫,部位不明	—	—	—	—	—	—	—	0	0.00	0.00	0.00	0.00	0.00	0.00	C55
卵巢	—	—	—	—	—	—	—	4	0.74	0.75	0.66	0.72	0.08	0.08	C56
其他的女性生殖器	—	—	—	—	—	—	—	0	0.00	0.00	0.00	0.00	0.00	0.00	C57
胎盘	—	—	—	—	—	—	—	0	0.00	0.00	0.00	0.00	0.00	0.00	C58
阴茎	0	0.00	0.00	0.00	0.00	0.00	0.00	—	—	—	—	—	—	—	C60
前列腺	0	0.00	0.00	0.00	0.00	0.00	0.00	—	—	—	—	—	—	—	C61
睾丸	1	0.11	0.18	0.20	0.16	0.01	0.01	—	—	—	—	—	—	—	C62
其他的男性生殖器	0	0.00	0.00	0.00	0.00	0.00	0.00	—	—	—	—	—	—	—	C63
肾	2	0.22	0.36	0.23	0.29	0.02	0.06	4	0.74	0.75	0.35	0.74	0.01	0.05	C64
肾盂	0	0.00	0.00	0.00	0.00	0.00	0.00	0	0.00	0.00	0.00	0.00	0.00	0.00	C65
输尿管	0	0.00	0.00	0.00	0.00	0.00	0.00	0	0.00	0.00	0.00	0.00	0.00	0.00	C66
膀胱	5	0.56	0.89	0.64	0.85	0.00	0.09	0	0.00	0.00	0.00	0.00	0.00	0.00	C67
其他的泌尿器官	0	0.00	0.00	0.00	0.00	0.00	0.00	0	0.00	0.00	0.00	0.00	0.00	0.00	C68
眼	0	0.00	0.00	0.00	0.00	0.00	0.00	0	0.00	0.00	0.00	0.00	0.00	0.00	C69
脑,神经系统	11	1.22	1.96	1.34	1.79	0.07	0.24	7	1.30	1.32	0.72	1.25	0.05	0.12	C70-C72
甲状腺	0	0.00	0.00	0.00	0.00	0.00	0.00	1	0.19	0.19	0.14	0.19	0.00	0.03	C73
肾上腺	0	0.00	0.00	0.00	0.00	0.00	0.00	0	0.00	0.00	0.00	0.00	0.00	0.00	C74
其他的内分泌腺	0	0.00	0.00	0.00	0.00	0.00	0.00	0	0.00	0.00	0.00	0.00	0.00	0.00	C75
霍奇金病	0	0.00	0.00	0.00	0.00	0.00	0.00	0	0.00	0.00	0.00	0.00	0.00	0.00	C81
非霍奇金淋巴瘤	0	0.00	0.00	0.00	0.00	0.00	0.00	0	0.00	0.00	0.00	0.00	0.00	0.00	C82-C85;C96
免疫增生性疾病	0	0.00	0.00	0.00	0.00	0.00	0.00	0	0.00	0.00	0.00	0.00	0.00	0.00	C88
多发性骨髓瘤	0	0.00	0.00	0.00	0.00	0.00	0.00	0	0.00	0.00	0.00	0.00	0.00	0.00	C90
淋巴样白血病	0	0.00	0.00	0.00	0.00	0.00	0.00	0	0.00	0.00	0.00	0.00	0.00	0.00	C91
髓样白血病	0	0.00	0.00	0.00	0.00	0.00	0.00	0	0.00	0.00	0.00	0.00	0.00	0.00	C92-C94
白血病,未特指	17	1.89	3.02	2.28	2.76	0.22	0.30	4	0.74	0.75	0.52	0.70	0.03	0.10	C95
其他或未指明部位	19	2.11	3.38	2.45	3.23	0.17	0.21	14	2.59	2.64	1.47	2.02	0.04	0.34	O&U
所有部位合计	899	100.00	159.81	110.56	156.76	6.79	16.72	540	100.00	101.70	58.35	82.02	3.47	9.10	ALL
所有部位除外 C44	899	100.00	159.81	110.56	156.76	6.79	16.72	540	100.00	101.70	58.35	82.02	3.47	9.10	ALLbC44

洪泽县 2010 年恶性肿瘤发病主要指标(1/10 万)

部　位	男性 病例数	构成(%)	粗率(1/10⁵)	中标率(1/10⁵)	世标率(1/10⁵)	累积率 0—64岁	累积率 0—74岁	女性 病例数	构成(%)	粗率(1/10⁵)	中标率(1/10⁵)	世标率(1/10⁵)	累积率 0—64岁	累积率 0—74岁	ICD-10
唇	0	0.00	0.00	0.00	0.00	0.00	0.00	0	0.00	0.00	0.00	0.00	0.00	0.00	C00
舌	2	0.39	1.04	0.68	0.93	0.10	0.10	1	0.33	0.53	0.36	0.52	0.07	0.07	C01-C02
口	3	0.59	1.56	0.88	1.13	0.08	0.08	3	0.98	1.59	1.33	1.41	0.05	0.16	C03-C06
唾液腺	0	0.00	0.00	0.00	0.00	0.00	0.00	1	0.33	0.53	0.33	0.40	0.04	0.04	C07-C08
扁桃腺	1	0.20	0.52	0.24	0.34	0.00	0.06	0	0.00	0.00	0.00	0.00	0.00	0.00	C09
其他的口咽	0	0.00	0.00	0.00	0.00	0.00	0.00	0	0.00	0.00	0.00	0.00	0.00	0.00	C10
鼻咽	9	1.76	4.67	2.91	3.30	0.22	0.31	1	0.33	0.53	0.23	0.28	0.02	0.02	C11
喉咽	0	0.00	0.00	0.00	0.00	0.00	0.00	0	0.00	0.00	0.00	0.00	0.00	0.00	C12-C13
咽,部位不明	0	0.00	0.00	0.00	0.00	0.00	0.00	2	0.65	1.06	0.48	0.69	0.07	0.07	C14
食管	132	25.88	68.56	35.43	49.23	2.66	5.83	79	25.73	41.98	19.04	25.49	1.12	3.61	C15
胃	105	20.59	54.53	28.55	39.81	2.27	5.05	37	12.05	19.66	8.24	12.48	0.44	1.35	C16
小肠	0	0.00	0.00	0.00	0.00	0.00	0.00	0	0.00	0.00	0.00	0.00	0.00	0.00	C17
结肠	9	1.76	4.67	2.55	3.39	0.22	0.39	5	1.63	2.66	1.27	1.69	0.14	0.19	C18
直肠	20	3.92	10.39	5.24	6.84	0.39	0.73	17	5.54	9.03	4.27	5.54	0.29	0.76	C19-C20
肛门	0	0.00	0.00	0.00	0.00	0.00	0.00	0	0.00	0.00	0.00	0.00	0.00	0.00	C21
肝脏	73	14.31	37.91	21.64	28.35	2.22	3.24	34	11.07	18.07	9.31	12.78	0.95	1.21	C22
胆囊及其他	2	0.39	1.04	0.61	1.65	0.06	0.06	3	0.98	1.59	0.93	1.28	0.10	0.18	C23-C24
胰腺	12	2.35	6.23	3.08	4.28	0.18	0.67	9	2.93	4.78	2.47	3.28	0.26	0.37	C25
鼻,鼻窦及其他	0	0.00	0.00	0.00	0.00	0.00	0.00	0	0.00	0.00	0.00	0.00	0.00	0.00	C30-C31
喉	5	0.98	2.60	1.33	1.65	0.10	0.10	2	0.65	1.06	0.71	1.05	0.13	0.13	C32
气管,支气管,肺	92	18.04	47.78	24.95	35.19	1.94	4.35	41	13.36	21.78	10.11	13.63	0.93	1.34	C33-C34
其他的胸腔器官	1	0.20	0.52	0.24	0.34	0.00	0.06	1	0.33	0.53	0.33	0.40	0.04	0.04	C37-C38
骨	7	1.37	3.64	2.08	2.70	0.10	0.37	0	0.00	0.00	0.00	0.00	0.00	0.00	C40-C41
皮肤的黑色素瘤	1	0.20	0.52	0.32	0.47	0.06	0.06	1	0.33	0.53	0.33	0.39	0.05	0.05	C43
其他的皮肤	0	0.00	0.00	0.00	0.00	0.00	0.00	1	0.33	0.53	0.33	0.39	0.05	0.05	C44
间皮瘤	0	0.00	0.00	0.00	0.00	0.00	0.00	0	0.00	0.00	0.00	0.00	0.00	0.00	C45
卡波氏肉瘤	0	0.00	0.00	0.00	0.00	0.00	0.00	0	0.00	0.00	0.00	0.00	0.00	0.00	C46
周围神经,其他结缔组织	0	0.00	0.00	0.00	0.00	0.00	0.00	0	0.00	0.00	0.00	0.00	0.00	0.00	C47;C49
乳房	0	0.00	0.00	0.00	0.00	0.00	0.00	24	7.82	12.75	8.17	10.22	0.97	1.14	C50
外阴	—	—	—	—	—	—	—	0	0.00	0.00	0.00	0.00	0.00	0.00	C51
阴道	—	—	—	—	—	—	—	0	0.00	0.00	0.00	0.00	0.00	0.00	C52
子宫颈	—	—	—	—	—	—	—	7	2.28	3.72	2.36	2.74	0.20	0.28	C53
子宫体	—	—	—	—	—	—	—	11	3.58	5.84	3.31	4.46	0.26	0.38	C54
子宫,部位不明	—	—	—	—	—	—	—	1	0.33	0.53	0.33	0.39	0.05	0.05	C55
卵巢	—	—	—	—	—	—	—	3	0.98	1.59	0.95	1.13	0.04	0.12	C56
其他的女性生殖器	—	—	—	—	—	—	—	0	0.00	0.00	0.00	0.00	0.00	0.00	C57
胎盘	—	—	—	—	—	—	—	0	0.00	0.00	0.00	0.00	0.00	0.00	C58
阴茎	0	0.00	0.00	0.00	0.00	0.00	0.00	—	—	—	—	—	—	—	C60
前列腺	3	0.59	1.56	0.70	0.88	0.00	0.06	—	—	—	—	—	—	—	C61
睾丸	0	0.00	0.00	0.00	0.00	0.00	0.00	—	—	—	—	—	—	—	C62
其他的男性生殖器	0	0.00	0.00	0.00	0.00	0.00	0.00	—	—	—	—	—	—	—	C63
肾	1	0.20	0.52	0.24	0.34	0.00	0.06	2	0.65	1.06	0.47	0.67	0.00	0.11	C64
肾盂	1	0.20	0.52	0.31	0.38	0.04	0.04	0	0.00	0.00	0.00	0.00	0.00	0.00	C65
输尿管	0	0.00	0.00	0.00	0.00	0.00	0.00	0	0.00	0.00	0.00	0.00	0.00	0.00	C66
膀胱	4	0.78	2.08	1.08	1.38	0.08	0.14	2	0.65	1.06	0.36	0.50	0.00	0.00	C67
其他的泌尿器官	0	0.00	0.00	0.00	0.00	0.00	0.00	0	0.00	0.00	0.00	0.00	0.00	0.00	C68
眼	0	0.00	0.00	0.00	0.00	0.00	0.00	0	0.00	0.00	0.00	0.00	0.00	0.00	C69
脑,神经系统	5	0.98	2.60	2.35	2.29	0.15	0.23	9	2.93	4.78	2.32	3.29	0.21	0.28	C70-C72
甲状腺	1	0.20	0.52	0.59	0.49	0.04	0.04	0	0.00	0.00	0.00	0.00	0.00	0.00	C73
肾上腺	0	0.00	0.00	0.00	0.00	0.00	0.00	1	0.33	0.53	0.15	0.61	0.00	0.00	C74
其他的内分泌腺	2	0.39	1.04	0.55	0.70	0.05	0.10	0	0.00	0.00	0.00	0.00	0.00	0.00	C75
霍奇金病	0	0.00	0.00	0.00	0.00	0.00	0.00	0	0.00	0.00	0.00	0.00	0.00	0.00	C81
非霍奇金淋巴瘤	7	1.37	3.64	1.77	3.09	0.04	0.26	5	1.63	2.66	1.55	2.00	0.20	0.28	C82-C85;C96
免疫增生性疾病	0	0.00	0.00	0.00	0.00	0.00	0.00	0	0.00	0.00	0.00	0.00	0.00	0.00	C88
多发性骨髓瘤	0	0.00	0.00	0.00	0.00	0.00	0.00	0	0.00	0.00	0.00	0.00	0.00	0.00	C90
淋巴样白血病	3	0.59	1.56	1.40	1.32	0.07	0.15	1	0.33	0.53	0.36	0.52	0.07	0.07	C91
髓样白血病	2	0.39	1.04	0.53	0.64	0.07	0.07	0	0.00	0.00	0.00	0.00	0.00	0.00	C92-C94
白血病,未特指	3	0.59	1.56	1.92	1.68	0.13	0.13	0	0.00	0.00	0.00	0.00	0.00	0.00	C95
其他或未指明部位	4	0.78	2.08	1.07	1.41	0.13	0.13	3	0.98	1.59	1.01	1.31	0.13	0.13	O&U
所有部位合计	510	100.00	264.87	143.22	194.20	11.39	22.85	307	100.00	163.12	81.40	109.54	6.89	12.51	ALL
所有部位除外 C44	510	100.00	264.87	143.22	194.20	11.39	22.85	306	99.67	162.59	81.07	109.15	6.84	12.46	ALLbC44

洪泽县2010年恶性肿瘤死亡主要指标(1/10万)

部位	男性 病例数	构成(%)	粗率(1/10⁵)	中标率(1/10⁵)	世标率(1/10⁵)	累积率 0—64岁	0—74岁	女性 病例数	构成(%)	粗率(1/10⁵)	中标率(1/10⁵)	世标率(1/10⁵)	累积率 0—64岁	0—74岁	ICD-10
唇	0	0.00	0.00	0.00	0.00	0.00	0.00	0	0.00	0.00	0.00	0.00	0.00	0.00	C00
舌	0	0.00	0.00	0.00	0.00	0.00	0.00	0	0.00	0.00	0.00	0.00	0.00	0.00	C01-C02
口	4	1.06	2.08	0.90	1.24	0.00	0.16	2	0.87	1.06	0.66	0.79	0.09	0.09	C03-C06
唾液腺	0	0.00	0.00	0.00	0.00	0.00	0.00	0	0.00	0.00	0.00	0.00	0.00	0.00	C07-C08
扁桃腺	0	0.00	0.00	0.00	0.00	0.00	0.00	0	0.00	0.00	0.00	0.00	0.00	0.00	C09
其他的口咽	0	0.00	0.00	0.00	0.00	0.00	0.00	0	0.00	0.00	0.00	0.00	0.00	0.00	C10
鼻咽	4	1.06	2.08	1.08	1.31	0.10	0.10	0	0.00	0.00	0.00	0.00	0.00	0.00	C11
喉咽	0	0.00	0.00	0.00	0.00	0.00	0.00	0	0.00	0.00	0.00	0.00	0.00	0.00	C12-C13
咽,部位不明	0	0.00	0.00	0.00	0.00	0.00	0.00	1	0.43	0.53	0.12	0.17	0.00	0.00	C14
食管	104	27.51	54.01	26.97	39.04	1.56	4.33	79	34.20	41.98	18.20	26.74	1.10	2.95	C15
胃	70	18.52	36.35	19.48	26.50	1.59	3.33	28	12.12	14.88	6.29	9.13	0.39	0.98	C16
小肠	1	0.26	0.52	0.24	0.34	0.00	0.06	0	0.00	0.00	0.00	0.00	0.00	0.00	C17
结肠	4	1.06	2.08	1.24	1.55	0.14	0.14	2	0.87	1.06	0.69	0.85	0.09	0.09	C18
直肠	9	2.38	4.67	2.13	2.83	0.08	0.22	9	3.90	4.78	2.07	2.66	0.08	0.43	C19-C20
肛门	0	0.00	0.00	0.00	0.00	0.00	0.00	0	0.00	0.00	0.00	0.00	0.00	0.00	C21
肝脏	62	16.40	32.20	18.93	23.74	1.80	2.71	31	13.42	16.47	7.86	10.48	0.67	1.01	C22
胆囊及其他	1	0.26	0.52	0.32	0.47	0.06	0.06	1	0.43	0.53	0.36	0.52	0.07	0.07	C23-C24
胰腺	7	1.85	3.64	1.79	2.43	0.12	0.28	8	3.46	4.25	2.08	2.72	0.21	0.21	C25
鼻,鼻窦及其他	0	0.00	0.00	0.00	0.00	0.00	0.00	0	0.00	0.00	0.00	0.00	0.00	0.00	C30-C31
喉	3	0.79	1.56	0.71	0.94	0.00	0.11	1	0.43	0.53	0.36	0.52	0.07	0.07	C32
气管,支气管,肺	68	17.99	35.32	17.84	26.30	1.25	3.17	28	12.12	14.88	7.06	10.14	0.67	0.91	C33-C34
其他的胸腔器官	0	0.00	0.00	0.00	0.00	0.00	0.00	0	0.00	0.00	0.00	0.00	0.00	0.00	C37-C38
骨	6	1.59	3.12	1.62	3.00	0.14	0.22	0	0.00	0.00	0.00	0.00	0.00	0.00	C40-C41
皮肤的黑色素瘤	1	0.26	0.52	0.28	1.18	0.00	0.00	0	0.00	0.00	0.00	0.00	0.00	0.00	C43
其他的皮肤	0	0.00	0.00	0.00	0.00	0.00	0.00	0	0.00	0.00	0.00	0.00	0.00	0.00	C44
间皮瘤	0	0.00	0.00	0.00	0.00	0.00	0.00	0	0.00	0.00	0.00	0.00	0.00	0.00	C45
卡波氏肉瘤	0	0.00	0.00	0.00	0.00	0.00	0.00	0	0.00	0.00	0.00	0.00	0.00	0.00	C46
周围神经,其他结缔组织	0	0.00	0.00	0.00	0.00	0.00	0.00	0	0.00	0.00	0.00	0.00	0.00	0.00	C47;C49
乳房	0	0.00	0.00	0.00	0.00	0.00	0.00	10	4.33	5.31	2.69	3.93	0.27	0.38	C50
外阴	—	—	—	—	—	—	—	0	0.00	0.00	0.00	0.00	0.00	0.00	C51
阴道	—	—	—	—	—	—	—	0	0.00	0.00	0.00	0.00	0.00	0.00	C52
子宫颈	—	—	—	—	—	—	—	0	0.00	0.00	0.00	0.00	0.00	0.00	C53
子宫体	—	—	—	—	—	—	—	5	2.16	2.66	1.05	1.85	0.07	0.12	C54
子宫,部位不明	—	—	—	—	—	—	—	0	0.00	0.00	0.00	0.00	0.00	0.00	C55
卵巢	—	—	—	—	—	—	—	1	0.43	0.53	0.36	0.46	0.04	0.04	C56
其他的女性生殖器	—	—	—	—	—	—	—	0	0.00	0.00	0.00	0.00	0.00	0.00	C57
胎盘	—	—	—	—	—	—	—	0	0.00	0.00	0.00	0.00	0.00	0.00	C58
阴茎	0	0.00	0.00	0.00	0.00	0.00	0.00	—	—	—	—	—	—	—	C60
前列腺	1	0.26	0.52	0.23	0.27	0.00	0.00	—	—	—	—	—	—	—	C61
睾丸	0	0.00	0.00	0.00	0.00	0.00	0.00	—	—	—	—	—	—	—	C62
其他的男性生殖器	0	0.00	0.00	0.00	0.00	0.00	0.00	—	—	—	—	—	—	—	C63
肾	0	0.00	0.00	0.00	0.00	0.00	0.00	1	0.43	0.53	0.24	0.33	0.00	0.06	C64
肾盂	2	0.53	1.04	0.54	0.76	0.06	0.06	0	0.00	0.00	0.00	0.00	0.00	0.00	C65
输尿管	0	0.00	0.00	0.00	0.00	0.00	0.00	0	0.00	0.00	0.00	0.00	0.00	0.00	C66
膀胱	2	0.53	1.04	0.43	0.58	0.00	0.00	1	0.43	0.53	0.12	0.17	0.00	0.00	C67
其他的泌尿器官	0	0.00	0.00	0.00	0.00	0.00	0.00	0	0.00	0.00	0.00	0.00	0.00	0.00	C68
眼	0	0.00	0.00	0.00	0.00	0.00	0.00	0	0.00	0.00	0.00	0.00	0.00	0.00	C69
脑,神经系统	8	2.12	4.15	2.19	2.89	0.23	0.37	6	2.60	3.19	1.53	1.83	0.12	0.20	C70-C72
甲状腺	1	0.26	0.52	0.31	0.38	0.04	0.04	1	0.43	0.53	0.21	0.30	0.00	0.07	C73
肾上腺	1	0.26	0.52	0.21	0.29	0.00	0.00	1	0.43	0.53	0.15	0.61	0.00	0.00	C74
其他的内分泌腺	0	0.00	0.00	0.00	0.00	0.00	0.00	0	0.00	0.00	0.00	0.00	0.00	0.00	C75
霍奇金病	0	0.00	0.00	0.00	0.00	0.00	0.00	0	0.00	0.00	0.00	0.00	0.00	0.00	C81
非霍奇金淋巴瘤	3	0.79	1.56	0.73	1.74	0.05	0.25	4	1.73	2.13	0.99	1.32	0.05	0.25	C82-C85;C96
免疫增生性疾病	0	0.00	0.00	0.00	0.00	0.00	0.00	0	0.00	0.00	0.00	0.00	0.00	0.00	C88
多发性骨髓瘤	0	0.00	0.00	0.00	0.00	0.00	0.00	0	0.00	0.00	0.00	0.00	0.00	0.00	C90
淋巴样白血病	5	1.32	2.60	2.36	2.46	0.17	0.33	6	2.60	3.19	1.27	2.13	0.09	0.14	C91
髓样白血病	3	0.79	1.56	1.13	1.38	0.12	0.12	1	0.43	0.53	0.15	0.61	0.00	0.00	C92-C94
白血病,未特指	2	0.53	1.04	0.67	0.82	0.08	0.08	0	0.00	0.00	0.00	0.00	0.00	0.00	C95
其他或未指明部位	6	1.59	3.12	1.56	2.07	0.10	0.22	4	1.73	2.13	1.71	1.64	0.08	0.13	O&U
所有部位合计	378	100.00	196.32	103.90	144.52	7.65	16.13	231	100.00	122.74	56.22	79.89	4.13	8.20	ALL
所有部位除外 C44	378	100.00	196.32	103.90	144.52	7.65	16.13	231	100.00	122.74	56.22	79.89	4.13	8.20	ALLbC445

盱眙县 2010 年恶性肿瘤发病主要指标(1/10 万)

部　位	男性							女性							ICD-10
	病例数	构成(%)	粗率(1/10⁵)	中标率(1/10⁵)	世标率(1/10⁵)	累积率 0—64岁	累积率 0—74岁	病例数	构成(%)	粗率(1/10⁵)	中标率(1/10⁵)	世标率(1/10⁵)	累积率 0—64岁	累积率 0—74岁	
唇	0	0.00	0.00	0.00	0.00	0.00	0.00	1	0.17	0.28	0.17	0.21	0.02	0.02	C00
舌	3	0.28	0.82	0.46	0.53	0.04	0.04	1	0.17	0.28	0.14	0.17	0.02	0.02	C01-C02
口	2	0.19	0.54	0.34	0.48	0.00	0.08	0	0.00	0.00	0.00	0.00	0.00	0.00	C03-C06
唾液腺	0	0.00	0.00	0.00	0.00	0.00	0.00	0	0.00	0.00	0.00	0.00	0.00	0.00	C07-C08
扁桃腺	0	0.00	0.00	0.00	0.00	0.00	0.00	0	0.00	0.00	0.00	0.00	0.00	0.00	C09
其他的口咽	0	0.00	0.00	0.00	0.00	0.00	0.00	0	0.00	0.00	0.00	0.00	0.00	0.00	C10
鼻咽	21	1.95	5.71	3.12	3.87	0.33	0.42	3	0.51	0.84	0.50	0.71	0.03	0.11	C11
喉咽	0	0.00	0.00	0.00	0.00	0.00	0.00	0	0.00	0.00	0.00	0.00	0.00	0.00	C12-C13
咽,部位不明	2	0.19	0.54	0.30	0.39	0.02	0.06	0	0.00	0.00	0.00	0.00	0.00	0.00	C14
食管	284	26.35	77.28	40.20	53.62	2.93	7.16	99	16.67	27.67	12.98	18.03	0.83	2.35	C15
胃	199	18.46	54.15	27.64	36.51	2.15	4.66	70	11.78	19.57	9.79	12.79	0.56	1.42	C16
小肠	1	0.09	0.27	0.14	0.16	0.02	0.02	1	0.17	0.28	0.17	0.21	0.02	0.02	C17
结肠	30	2.78	8.16	4.80	5.68	0.37	0.68	18	3.03	5.03	2.53	3.03	0.14	0.31	C18
直肠	30	2.78	8.16	4.09	5.30	0.34	0.47	27	4.55	7.55	3.89	4.94	0.27	0.61	C19-C20
肛门	0	0.00	0.00	0.00	0.00	0.00	0.00	0	0.00	0.00	0.00	0.00	0.00	0.00	C21
肝脏	147	13.64	40.00	22.21	29.03	2.03	3.24	48	8.08	13.42	6.59	8.97	0.46	0.84	C22
胆囊及其他	9	0.83	2.45	1.24	1.68	0.09	0.23	14	2.36	3.91	2.05	2.60	0.17	0.30	C23-C24
胰腺	25	2.32	6.80	3.61	4.58	0.22	0.67	11	1.85	3.07	1.16	1.60	0.04	0.12	C25
鼻,鼻窦及其他	2	0.19	0.54	0.29	0.36	0.04	0.04	1	0.17	0.28	0.15	0.19	0.02	0.02	C30-C31
喉	7	0.65	1.90	0.99	1.31	0.02	0.19	0	0.00	0.00	0.00	0.00	0.00	0.00	C32
气管,支气管,肺	204	18.92	55.51	28.01	38.56	1.77	4.81	81	13.64	22.64	11.37	15.55	0.94	1.93	C33-C34
其他的胸腔器官	6	0.56	1.63	0.92	1.24	0.07	0.19	2	0.34	0.56	0.21	0.41	0.00	0.04	C37-C38
骨	13	1.21	3.54	1.83	2.44	0.11	0.33	12	2.02	3.35	2.04	2.66	0.17	0.33	C40-C41
皮肤的黑色素瘤	5	0.46	1.36	0.73	1.02	0.07	0.17	4	0.67	1.12	0.55	0.68	0.06	0.11	C43
其他的皮肤	5	0.46	1.36	0.82	1.39	0.04	0.08	2	0.34	0.56	0.29	0.37	0.02	0.07	C44
间皮瘤	1	0.09	0.27	0.15	0.23	0.03	0.03	0	0.00	0.00	0.00	0.00	0.00	0.00	C45
卡波氏肉瘤	0	0.00	0.00	0.00	0.00	0.00	0.00	1	0.17	0.28	0.55	0.39	0.02	0.02	C46
周围神经,其他结缔组织	4	0.37	1.09	0.70	0.81	0.04	0.13	1	0.17	0.28	0.16	0.23	0.03	0.03	C47;C49
乳房	0	0.00	0.00	0.00	0.00	0.00	0.00	66	11.11	18.45	10.80	12.99	1.12	1.29	C50
外阴	—	—	—	—	—	—	—	0	0.00	0.00	0.00	0.00	0.00	0.00	C51
阴道	—	—	—	—	—	—	—	1	0.17	0.28	0.17	0.24	0.02	0.04	C52
子宫颈	—	—	—	—	—	—	—	36	6.06	10.06	5.44	6.75	0.55	0.80	C53
子宫体	—	—	—	—	—	—	—	6	1.01	1.68	0.82	1.04	0.08	0.12	C54
子宫,部位不明	—	—	—	—	—	—	—	6	1.01	1.68	0.93	1.24	0.08	0.17	C55
卵巢	—	—	—	—	—	—	—	8	1.35	2.24	1.35	1.59	0.13	0.13	C56
其他的女性生殖器	—	—	—	—	—	—	—	0	0.00	0.00	0.00	0.00	0.00	0.00	C57
胎盘	—	—	—	—	—	—	—	1	0.17	0.28	0.16	0.20	0.02	0.02	C58
阴茎	3	0.28	0.82	0.37	0.47	0.03	0.03	—	—	—	—	—	—	—	C60
前列腺	6	0.56	1.63	0.69	0.94	0.00	0.08	—	—	—	—	—	—	—	C61
睾丸	0	0.00	0.00	0.00	0.00	0.00	0.00	—	—	—	—	—	—	—	C62
其他的男性生殖器	0	0.00	0.00	0.00	0.00	0.00	0.00	—	—	—	—	—	—	—	C63
肾	3	0.28	0.82	0.34	0.64	0.01	0.01	1	0.17	0.28	0.13	0.19	0.00	0.05	C64
肾盂	0	0.00	0.00	0.00	0.00	0.00	0.00	1	0.17	0.28	0.17	0.21	0.02	0.02	C65
输尿管	0	0.00	0.00	0.00	0.00	0.00	0.00	0	0.00	0.00	0.00	0.00	0.00	0.00	C66
膀胱	8	0.74	2.18	1.04	1.38	0.04	0.18	3	0.51	0.84	0.47	0.61	0.06	0.06	C67
其他的泌尿器官	0	0.00	0.00	0.00	0.00	0.00	0.00	0	0.00	0.00	0.00	0.00	0.00	0.00	C68
眼	1	0.09	0.27	0.14	0.19	0.00	0.05	0	0.00	0.00	0.00	0.00	0.00	0.00	C69
脑,神经系统	16	1.48	4.35	2.51	2.96	0.24	0.33	25	4.21	6.99	3.93	5.04	0.31	0.53	C70-C72
甲状腺	4	0.37	1.09	0.55	0.69	0.04	0.08	2	0.34	0.56	0.31	0.38	0.04	0.04	C73
肾上腺	0	0.00	0.00	0.00	0.00	0.00	0.00	0	0.00	0.00	0.00	0.00	0.00	0.00	C74
其他的内分泌腺	0	0.00	0.00	0.00	0.00	0.00	0.00	1	0.17	0.28	0.04	0.16	0.00	0.00	C75
霍奇金病	0	0.00	0.00	0.00	0.00	0.00	0.00	1	0.17	0.28	0.16	0.20	0.02	0.02	C81
非霍奇金淋巴瘤	27	2.50	7.35	3.79	4.87	0.27	0.54	20	3.37	5.59	3.39	3.92	0.26	0.38	C82-C85;C96
免疫增生性疾病	0	0.00	0.00	0.00	0.00	0.00	0.00	0	0.00	0.00	0.00	0.00	0.00	0.00	C88
多发性骨髓瘤	0	0.00	0.00	0.00	0.00	0.00	0.00	0	0.00	0.00	0.00	0.00	0.00	0.00	C90
淋巴样白血病	0	0.00	0.00	0.00	0.00	0.00	0.00	0	0.00	0.00	0.00	0.00	0.00	0.00	C91
髓样白血病	0	0.00	0.00	0.00	0.00	0.00	0.00	0	0.00	0.00	0.00	0.00	0.00	0.00	C92-C94
白血病,未特指	7	0.65	1.90	1.44	1.73	0.08	0.18	14	2.36	3.91	3.27	3.07	0.23	0.27	C95
其他或未指明部位	3	0.28	0.82	0.40	0.52	0.02	0.06	5	0.84	1.40	0.92	1.04	0.09	0.09	O&U
所有部位合计	1078	100.00	293.34	153.86	203.59	11.45	25.26	594	100.00	166.04	87.73	112.60	6.81	12.70	ALL
所有部位除外 C44	1073	99.54	291.98	153.04	202.20	11.41	25.18	592	99.66	165.48	87.45	112.23	6.80	12.63	ALLbC44

盱眙县 2010 年恶性肿瘤死亡主要指标(1/10 万)

部 位	男性 病例数	构成(%)	粗率(1/10⁵)	中标率(1/10⁵)	世标率(1/10⁵)	累积率 0—64岁	累积率 0—74岁	女性 病例数	构成(%)	粗率(1/10⁵)	中标率(1/10⁵)	世标率(1/10⁵)	累积率 0—64岁	累积率 0—74岁	ICD-10
唇	0	0.00	0.00	0.00	0.00	0.00	0.00	0	0.00	0.00	0.00	0.00	0.00	0.00	C00
舌	1	0.14	0.27	0.15	0.17	0.01	0.01	1	0.26	0.28	0.17	0.24	0.00	0.04	C01–C02
口	0	0.00	0.00	0.00	0.00	0.00	0.00	0	0.00	0.00	0.00	0.00	0.00	0.00	C03–C06
唾液腺	0	0.00	0.00	0.00	0.00	0.00	0.00	0	0.00	0.00	0.00	0.00	0.00	0.00	C07–C08
扁桃腺	0	0.00	0.00	0.00	0.00	0.00	0.00	0	0.00	0.00	0.00	0.00	0.00	0.00	C09
其他的口咽	0	0.00	0.00	0.00	0.00	0.00	0.00	0	0.00	0.00	0.00	0.00	0.00	0.00	C10
鼻咽	7	0.96	1.90	1.11	1.28	0.06	0.15	6	1.53	1.68	0.93	1.27	0.06	0.14	C11
喉咽	0	0.00	0.00	0.00	0.00	0.00	0.00	0	0.00	0.00	0.00	0.00	0.00	0.00	C12–C13
咽,部位不明	0	0.00	0.00	0.00	0.00	0.00	0.00	0	0.00	0.00	0.00	0.00	0.00	0.00	C14
食管	172	23.59	46.80	22.75	31.94	1.10	4.07	75	19.13	20.97	8.97	13.11	0.27	1.71	C15
胃	99	13.58	26.94	13.15	18.56	0.73	2.39	62	15.82	17.33	7.65	10.07	0.33	0.87	C16
小肠	0	0.00	0.00	0.00	0.00	0.00	0.00	0	0.00	0.00	0.00	0.00	0.00	0.00	C17
结肠	17	2.33	4.63	2.49	3.20	0.17	0.43	6	1.53	1.68	0.65	0.94	0.04	0.08	C18
直肠	18	2.47	4.90	2.35	3.47	0.08	0.40	16	4.08	4.47	1.96	2.60	0.13	0.30	C19–C20
肛门	0	0.00	0.00	0.00	0.00	0.00	0.00	0	0.00	0.00	0.00	0.00	0.00	0.00	C21
肝脏	148	20.30	40.27	21.48	28.42	1.87	3.02	54	13.78	15.09	6.83	9.32	0.42	1.02	C22
胆囊及其他	10	1.37	2.72	1.38	1.91	0.10	0.28	8	2.04	2.24	1.13	1.49	0.08	0.22	C23–C24
胰腺	25	3.43	6.80	3.61	4.49	0.25	0.71	10	2.55	2.80	1.15	1.46	0.05	0.15	C25
鼻,鼻窦及其他	0	0.00	0.00	0.00	0.00	0.00	0.00	0	0.00	0.00	0.00	0.00	0.00	0.00	C30–C31
喉	1	0.14	0.27	0.14	0.19	0.00	0.05	0	0.00	0.00	0.00	0.00	0.00	0.00	C32
气管,支气管,肺	153	20.99	41.63	20.52	28.53	1.18	3.49	57	14.54	15.93	6.97	9.47	0.47	0.99	C33–C34
其他的胸腔器官	0	0.00	0.00	0.00	0.00	0.00	0.00	1	0.26	0.28	0.17	0.24	0.00	0.04	C37–C38
骨	10	1.37	2.72	1.24	1.62	0.08	0.18	6	1.53	1.68	0.93	1.23	0.09	0.17	C40–C41
皮肤的黑色素瘤	1	0.14	0.27	0.15	0.23	0.03	0.03	1	0.26	0.28	0.13	0.19	0.00	0.05	C43
其他的皮肤	3	0.41	0.82	0.41	0.57	0.00	0.14	1	0.26	0.28	0.04	0.16	0.00	0.00	C44
间皮瘤	1	0.14	0.27	0.15	0.23	0.03	0.03	0	0.00	0.00	0.00	0.00	0.00	0.00	C45
卡波氏肉瘤	0	0.00	0.00	0.00	0.00	0.00	0.00	0	0.00	0.00	0.00	0.00	0.00	0.00	C46
周围神经,其他结缔组织	2	0.27	0.54	0.31	0.40	0.02	0.06	0	0.00	0.00	0.00	0.00	0.00	0.00	C47;C49
乳房	0	0.00	0.00	0.00	0.00	0.00	0.00	11	2.81	3.07	1.77	2.19	0.19	0.28	C50
外阴	—	—	—	—	—	—	—	0	0.00	0.00	0.00	0.00	0.00	0.00	C51
阴道	—	—	—	—	—	—	—	0	0.00	0.00	0.00	0.00	0.00	0.00	C52
子宫颈	—	—	—	—	—	—	—	14	3.57	3.91	1.98	2.49	0.17	0.30	C53
子宫体	—	—	—	—	—	—	—	0	0.00	0.00	0.00	0.00	0.00	0.00	C54
子宫,部位不明	—	—	—	—	—	—	—	5	1.28	1.40	0.66	0.93	0.03	0.16	C55
卵巢	—	—	—	—	—	—	—	2	0.51	0.56	0.31	0.38	0.04	0.04	C56
其他的女性生殖器	—	—	—	—	—	—	—	0	0.00	0.00	0.00	0.00	0.00	0.00	C57
胎盘	—	—	—	—	—	—	—	0	0.00	0.00	0.00	0.00	0.00	0.00	C58
阴茎	0	0.00	0.00	0.00	0.00	0.00	0.00	—	—	—	—	—	—	—	C60
前列腺	4	0.55	1.09	0.40	0.53	0.00	0.05	—	—	—	—	—	—	—	C61
睾丸	0	0.00	0.00	0.00	0.00	0.00	0.00	—	—	—	—	—	—	—	C62
其他的男性生殖器	0	0.00	0.00	0.00	0.00	0.00	0.00	—	—	—	—	—	—	—	C63
肾	3	0.41	0.82	0.42	0.50	0.03	0.03	1	0.26	0.28	0.07	0.09	0.00	0.00	C64
肾盂	0	0.00	0.00	0.00	0.00	0.00	0.00	0	0.00	0.00	0.00	0.00	0.00	0.00	C65
输尿管	0	0.00	0.00	0.00	0.00	0.00	0.00	0	0.00	0.00	0.00	0.00	0.00	0.00	C66
膀胱	6	0.82	1.63	0.71	0.96	0.00	0.14	1	0.26	0.28	0.10	0.12	0.00	0.00	C67
其他的泌尿器官	0	0.00	0.00	0.00	0.00	0.00	0.00	0	0.00	0.00	0.00	0.00	0.00	0.00	C68
眼	1	0.14	0.27	0.14	0.19	0.00	0.05	0	0.00	0.00	0.00	0.00	0.00	0.00	C69
脑,神经系统	16	2.19	4.35	2.24	2.79	0.18	0.27	18	4.59	5.03	3.65	4.36	0.18	0.44	C70–C72
甲状腺	2	0.27	0.54	0.31	0.40	0.02	0.06	1	0.26	0.28	0.16	0.23	0.03	0.03	C73
肾上腺	0	0.00	0.00	0.00	0.00	0.00	0.00	1	0.26	0.28	0.16	0.23	0.03	0.03	C74
其他的内分泌腺	0	0.00	0.00	0.00	0.00	0.00	0.00	0	0.00	0.00	0.00	0.00	0.00	0.00	C75
霍奇金病	0	0.00	0.00	0.00	0.00	0.00	0.00	0	0.00	0.00	0.00	0.00	0.00	0.00	C81
非霍奇金淋巴瘤	18	2.47	4.90	2.83	3.56	0.23	0.42	18	4.59	5.03	2.72	3.43	0.16	0.38	C82–C85;C96
免疫增生性疾病	0	0.00	0.00	0.00	0.00	0.00	0.00	0	0.00	0.00	0.00	0.00	0.00	0.00	C88
多发性骨髓瘤	0	0.00	0.00	0.00	0.00	0.00	0.00	0	0.00	0.00	0.00	0.00	0.00	0.00	C90
淋巴样白血病	0	0.00	0.00	0.00	0.00	0.00	0.00	0	0.00	0.00	0.00	0.00	0.00	0.00	C91
髓样白血病	0	0.00	0.00	0.00	0.00	0.00	0.00	1	0.26	0.28	0.17	0.24	0.00	0.04	C92–C94
白血病,未特指	10	1.37	2.72	2.36	2.54	0.11	0.24	12	3.06	3.35	2.50	2.72	0.16	0.29	C95
其他或未指明部位	1	0.14	0.27	0.14	0.19	0.00	0.05	4	1.02	1.12	0.47	0.59	0.04	0.04	O&U
所有部位合计	729	100.00	198.37	100.93	136.88	6.24	16.75	392	100.00	109.58	52.25	69.55	2.91	7.78	ALL
所有部位除外 C44	726	99.59	197.55	100.53	136.31	6.24	16.60	391	99.74	109.30	52.21	69.39	2.91	7.78	ALLbC44

金湖县 2010 年恶性肿瘤发病主要指标(1/10 万)

部 位	男性							女性							ICD-10
	病例数	构成（%）	粗率（1/10⁵）	中标率（1/10⁵）	世标率（1/10⁵）	累积率 0—64 岁	0—74 岁	病例数	构成（%）	粗率（1/10⁵）	中标率（1/10⁵）	世标率（1/10⁵）	累积率 0—64 岁	0—74 岁	
唇	1	0.14	0.56	0.29	0.35	0.04	0.04	0	0.00	0.00	0.00	0.00	0.00	0.00	C00
舌	0	0.00	0.00	0.00	0.00	0.00	0.00	1	0.19	0.58	0.29	0.34	0.04	0.04	C01-C02
口	3	0.43	1.68	0.87	1.17	0.10	0.14	2	0.39	1.15	0.49	0.70	0.06	0.06	C03-C06
唾液腺	0	0.00	0.00	0.00	0.00	0.00	0.00	0	0.00	0.00	0.00	0.00	0.00	0.00	C07-C08
扁桃腺	0	0.00	0.00	0.00	0.00	0.00	0.00	1	0.19	0.58	0.34	0.50	0.06	0.06	C09
其他的口咽	3	0.43	1.68	0.77	0.92	0.06	0.06	0	0.00	0.00	0.00	0.00	0.00	0.00	C10
鼻咽	10	1.44	5.60	2.62	3.28	0.33	0.33	4	0.77	2.30	1.03	1.25	0.10	0.10	C11
喉咽	0	0.00	0.00	0.00	0.00	0.00	0.00	0	0.00	0.00	0.00	0.00	0.00	0.00	C12-C13
咽,部位不明	0	0.00	0.00	0.00	0.00	0.00	0.00	0	0.00	0.00	0.00	0.00	0.00	0.00	C14
食管	171	24.64	95.69	50.04	68.61	2.80	8.66	110	21.28	63.31	31.20	43.09	2.07	6.42	C15
胃	158	22.77	88.41	46.20	62.92	2.91	7.09	76	14.70	43.74	21.60	30.47	1.72	4.08	C16
小肠	5	0.72	2.80	1.48	1.98	0.10	0.28	1	0.19	0.58	0.29	0.34	0.04	0.04	C17
结肠	17	2.45	9.51	4.82	6.39	0.25	0.94	16	3.09	9.21	5.26	6.58	0.40	0.84	C18
直肠	22	3.17	12.31	6.56	9.69	0.39	1.12	18	3.48	10.36	4.84	6.73	0.24	0.69	C19-C20
肛门	1	0.14	0.56	0.33	0.48	0.06	0.06	1	0.19	0.58	0.29	0.32	0.03	0.03	C21
肝脏	67	9.65	37.49	19.63	25.95	1.71	3.20	29	5.61	16.69	7.71	10.35	0.51	1.16	C22
胆囊及其他	4	0.58	2.24	1.16	1.59	0.10	0.17	6	1.16	3.45	1.61	1.96	0.13	0.23	C23-C24
胰腺	15	2.16	8.39	4.48	5.68	0.35	0.52	11	2.13	6.33	2.74	4.45	0.22	0.29	C25
鼻,鼻窦及其他	1	0.14	0.56	0.28	0.34	0.04	0.04	0	0.00	0.00	0.00	0.00	0.00	0.00	C30-C31
喉	5	0.72	2.80	1.48	1.97	0.06	0.20	1	0.19	0.58	0.30	0.42	0.00	0.07	C32
气管,支气管,肺	127	18.30	71.06	37.55	52.75	2.81	5.98	80	15.47	46.04	20.21	27.38	1.25	2.68	C33-C34
其他的胸腔器官	1	0.14	0.56	0.30	0.42	0.00	0.07	0	0.00	0.00	0.00	0.00	0.00	0.00	C37-C38
骨	6	0.86	3.36	2.48	2.77	0.20	0.27	1	0.19	0.58	0.29	0.40	0.00	0.10	C40-C41
皮肤的黑色素瘤	1	0.14	0.56	0.30	0.42	0.00	0.07	0	0.00	0.00	0.00	0.00	0.00	0.00	C43
其他的皮肤	1	0.14	0.56	0.30	0.42	0.00	0.07	2	0.39	1.15	2.12	1.67	0.07	0.14	C44
间皮瘤	0	0.00	0.00	0.00	0.00	0.00	0.00	0	0.00	0.00	0.00	0.00	0.00	0.00	C45
卡波氏肉瘤	0	0.00	0.00	0.00	0.00	0.00	0.00	0	0.00	0.00	0.00	0.00	0.00	0.00	C46
周围神经,其他结缔组织	0	0.00	0.00	0.00	0.00	0.00	0.00	0	0.00	0.00	0.00	0.00	0.00	0.00	C47;C49
乳房	0	0.00	0.00	0.00	0.00	0.00	0.00	36	6.96	20.72	11.10	14.24	1.36	1.56	C50
外阴	—	—	—	—	—	—	—	0	0.00	0.00	0.00	0.00	0.00	0.00	C51
阴道	—	—	—	—	—	—	—	1	0.19	0.58	0.30	0.42	0.00	0.07	C52
子宫颈	—	—	—	—	—	—	—	41	7.93	23.60	12.10	16.41	1.18	1.76	C53
子宫体	—	—	—	—	—	—	—	9	1.74	5.18	3.17	4.31	0.33	0.43	C54
子宫,部位不明	—	—	—	—	—	—	—	9	1.74	5.18	2.29	2.88	0.15	0.29	C55
卵巢	—	—	—	—	—	—	—	10	1.93	5.76	2.97	3.88	0.24	0.54	C56
其他的女性生殖器	—	—	—	—	—	—	—	0	0.00	0.00	0.00	0.00	0.00	0.00	C57
胎盘	—	—	—	—	—	—	—	0	0.00	0.00	0.00	0.00	0.00	0.00	C58
阴茎	2	0.29	1.12	0.61	0.83	0.10	0.10	—	—	—	—	—	—	—	C60
前列腺	5	0.72	2.80	1.44	1.89	0.10	0.21	—	—	—	—	—	—	—	C61
睾丸	0	0.00	0.00	0.00	0.00	0.00	0.00	—	—	—	—	—	—	—	C62
其他的男性生殖器	1	0.14	0.56	0.35	0.44	0.04	0.04	—	—	—	—	—	—	—	C63
肾	2	0.29	1.12	0.62	0.90	0.06	0.13	5	0.97	2.88	1.47	1.99	0.10	0.24	C64
肾盂	1	0.14	0.56	0.28	0.31	0.03	0.03	1	0.19	0.58	0.21	0.27	0.02	0.02	C65
输尿管	1	0.14	0.56	0.30	0.42	0.00	0.10	0	0.00	0.00	0.00	0.00	0.00	0.00	C66
膀胱	10	1.44	5.60	2.80	4.60	0.24	0.24	2	0.39	1.15	0.51	0.69	0.02	0.09	C67
其他的泌尿器官	0	0.00	0.00	0.00	0.00	0.00	0.00	0	0.00	0.00	0.00	0.00	0.00	0.00	C68
眼	0	0.00	0.00	0.00	0.00	0.00	0.00	1	0.19	0.58	0.29	0.34	0.00	0.04	C69
脑,神经系统	15	2.16	8.39	5.69	7.59	0.37	0.82	15	2.90	8.63	6.05	6.78	0.46	0.71	C70-C72
甲状腺	3	0.43	1.68	1.33	1.39	0.09	0.16	1	0.19	0.58	0.21	0.27	0.02	0.02	C73
肾上腺	0	0.00	0.00	0.00	0.00	0.00	0.00	0	0.00	0.00	0.00	0.00	0.00	0.00	C74
其他的内分泌腺	0	0.00	0.00	0.00	0.00	0.00	0.00	1	0.19	0.58	0.30	0.42	0.00	0.07	C75
霍奇金病	1	0.14	0.56	0.33	0.48	0.06	0.06	0	0.00	0.00	0.00	0.00	0.00	0.00	C81
非霍奇金淋巴瘤	7	1.01	3.92	2.33	2.79	0.24	0.24	3	0.58	1.73	1.08	1.44	0.14	0.14	C82-C85;C96
免疫增生性疾病	1	0.14	0.56	0.30	0.42	0.00	0.07	0	0.00	0.00	0.00	0.00	0.00	0.00	C88
多发性骨髓瘤	1	0.14	0.56	0.30	0.42	0.00	0.07	3	0.58	1.73	0.74	0.97	0.04	0.11	C90
淋巴样白血病	3	0.43	1.68	0.85	1.01	0.08	0.08	1	0.19	0.58	1.06	1.64	0.04	0.04	C91
髓样白血病	1	0.14	0.56	0.30	0.42	0.00	0.07	0	0.00	0.00	0.00	0.00	0.00	0.00	C92-C94
白血病,未特指	7	1.01	3.92	2.04	2.67	0.06	0.38	10	1.93	5.76	2.92	3.78	0.24	0.48	C95
其他或未指明部位	14	2.02	7.83	4.95	6.58	0.53	0.71	8	1.55	4.60	2.47	3.22	0.26	0.36	O&U
所有部位合计	694	100.00	388.34	206.73	281.25	14.19	32.79	517	100.00	297.55	149.86	200.01	11.59	24.00	ALL
所有部位除外 C44	693	99.86	387.78	206.43	280.83	14.19	32.72	515	99.61	296.40	147.74	198.33	11.52	23.86	ALLbC44

金湖县 2010 年恶性肿瘤死亡主要指标(1/10 万)

部 位	男性							女性							ICD-10
	病例数	构成 (%)	粗率 (1/10⁵)	中标率 (1/10⁵)	世标率 (1/10⁵)	累积率 0—64 岁	累积率 0—74 岁	病例数	构成 (%)	粗率 (1/10⁵)	中标率 (1/10⁵)	世标率 (1/10⁵)	累积率 0—64 岁	累积率 0—74 岁	
唇	0	0.00	0.00	0.00	0.00	0.00	0.00	0	0.00	0.00	0.00	0.00	0.00	0.00	C00
舌	1	0.22	0.56	0.29	0.35	0.04	0.04	1	0.35	0.58	0.30	0.42	0.00	0.07	C01-C02
口	1	0.22	0.56	0.28	0.34	0.04	0.04	0	0.00	0.00	0.00	0.00	0.00	0.00	C03-C06
唾液腺	0	0.00	0.00	0.00	0.00	0.00	0.00	1	0.35	0.58	0.29	0.40	0.00	0.10	C07-C08
扁桃腺	0	0.00	0.00	0.00	0.00	0.00	0.00	0	0.00	0.00	0.00	0.00	0.00	0.00	C09
其他的口咽	0	0.00	0.00	0.00	0.00	0.00	0.00	0	0.00	0.00	0.00	0.00	0.00	0.00	C10
鼻咽	10	2.22	5.60	2.79	3.56	0.23	0.41	1	0.35	0.58	0.23	0.27	0.00	0.00	C11
喉咽	1	0.22	0.56	0.28	0.32	0.04	0.04	0	0.00	0.00	0.00	0.00	0.00	0.00	C12-C13
咽,部位不明	0	0.00	0.00	0.00	0.00	0.00	0.00	0	0.00	0.00	0.00	0.00	0.00	0.00	C14
食管	99	22.00	55.40	28.69	42.98	0.78	3.99	79	27.43	45.47	20.97	29.78	0.59	4.42	C15
胃	106	23.56	59.31	31.04	43.86	1.80	4.65	43	14.93	24.75	10.58	16.89	0.55	1.40	C16
小肠	3	0.67	1.68	0.92	1.19	0.04	0.11	0	0.00	0.00	0.00	0.00	0.00	0.00	C17
结肠	7	1.56	3.92	1.94	2.67	0.02	0.54	6	2.08	3.45	1.37	1.83	0.09	0.19	C18
直肠	10	2.22	5.60	2.93	4.91	0.16	0.43	7	2.43	4.03	1.63	2.59	0.08	0.25	C19-C20
肛门	0	0.00	0.00	0.00	0.00	0.00	0.00	0	0.00	0.00	0.00	0.00	0.00	0.00	C21
肝脏	63	14.00	35.25	18.77	24.55	1.43	3.31	24	8.33	13.81	6.12	9.28	0.38	0.83	C22
胆囊及其他	1	0.22	0.56	0.25	0.34	0.00	0.00	4	1.39	2.30	1.10	1.43	0.04	0.21	C23-C24
胰腺	9	2.00	5.04	2.70	3.57	0.10	0.41	8	2.78	4.60	2.30	3.11	0.27	0.34	C25
鼻,鼻窦及其他	1	0.22	0.56	0.30	0.42	0.00	0.07	0	0.00	0.00	0.00	0.00	0.00	0.00	C30-C31
喉	5	1.11	2.80	1.39	1.74	0.04	0.11	0	0.00	0.00	0.00	0.00	0.00	0.00	C32
气管,支气管,肺	82	18.22	45.88	23.82	32.65	1.42	3.55	46	15.97	26.47	12.02	16.01	0.86	1.74	C33-C34
其他的胸腔器官	1	0.22	0.56	0.21	0.26	0.02	0.02	1	0.35	0.58	0.23	0.27	0.00	0.00	C37-C38
骨	4	0.89	2.24	1.16	1.53	0.08	0.22	4	1.39	2.30	1.07	1.43	0.08	0.18	C40-C41
皮肤的黑色素瘤	0	0.00	0.00	0.00	0.00	0.00	0.00	0	0.00	0.00	0.00	0.00	0.00	0.00	C43
其他的皮肤	1	0.22	0.56	0.32	1.35	0.00	0.00	0	0.00	0.00	0.00	0.00	0.00	0.00	C44
间皮瘤	0	0.00	0.00	0.00	0.00	0.00	0.00	0	0.00	0.00	0.00	0.00	0.00	0.00	C45
卡波氏肉瘤	0	0.00	0.00	0.00	0.00	0.00	0.00	0	0.00	0.00	0.00	0.00	0.00	0.00	C46
周围神经,其他结缔组织	1	0.22	0.56	0.29	0.35	0.04	0.04	0	0.00	0.00	0.00	0.00	0.00	0.00	C47;C49
乳房	0	0.00	0.00	0.00	0.00	0.00	0.00	12	4.17	6.91	3.43	4.24	0.36	0.43	C50
外阴	—	—	—	—	—	—	—	0	0.00	0.00	0.00	0.00	0.00	0.00	C51
阴道	—	—	—	—	—	—	—	0	0.00	0.00	0.00	0.00	0.00	0.00	C52
子宫颈	—	—	—	—	—	—	—	13	4.51	7.48	3.44	5.10	0.14	0.66	C53
子宫体	—	—	—	—	—	—	—	5	1.74	2.88	1.60	2.16	0.05	0.15	C54
子宫,部位不明	—	—	—	—	—	—	—	2	0.69	1.15	0.36	0.47	0.02	0.02	C55
卵巢	—	—	—	—	—	—	—	5	1.74	2.88	1.40	1.82	0.06	0.23	C56
其他的女性生殖器	—	—	—	—	—	—	—	1	0.35	0.58	0.29	0.34	0.04	0.04	C57
胎盘	—	—	—	—	—	—	—	0	0.00	0.00	0.00	0.00	0.00	0.00	C58
阴茎	0	0.00	0.00	0.00	0.00	0.00	0.00	—	—	—	—	—	—	—	C60
前列腺	1	0.22	0.56	0.30	0.42	0.00	0.10	—	—	—	—	—	—	—	C61
睾丸	0	0.00	0.00	0.00	0.00	0.00	0.00	—	—	—	—	—	—	—	C62
其他的男性生殖器	0	0.00	0.00	0.00	0.00	0.00	0.00	—	—	—	—	—	—	—	C63
肾	3	0.67	1.68	0.88	1.19	0.04	0.18	0	0.00	0.00	0.00	0.00	0.00	0.00	C64
肾盂	0	0.00	0.00	0.00	0.00	0.00	0.00	0	0.00	0.00	0.00	0.00	0.00	0.00	C65
输尿管	0	0.00	0.00	0.00	0.00	0.00	0.00	0	0.00	0.00	0.00	0.00	0.00	0.00	C66
膀胱	3	0.67	1.68	0.78	1.00	0.02	0.13	2	0.69	1.15	0.65	0.87	0.04	0.14	C67
其他的泌尿器官	0	0.00	0.00	0.00	0.00	0.00	0.00	0	0.00	0.00	0.00	0.00	0.00	0.00	C68
眼	0	0.00	0.00	0.00	0.00	0.00	0.00	0	0.00	0.00	0.00	0.00	0.00	0.00	C69
脑,神经系统	12	2.67	6.71	4.90	6.44	0.23	0.68	5	1.74	2.88	1.43	1.73	0.15	0.15	C70-C72
甲状腺	1	0.22	0.56	0.74	0.61	0.05	0.05	0	0.00	0.00	0.00	0.00	0.00	0.00	C73
肾上腺	0	0.00	0.00	0.00	0.00	0.00	0.00	0	0.00	0.00	0.00	0.00	0.00	0.00	C74
其他的内分泌腺	0	0.00	0.00	0.00	0.00	0.00	0.00	0	0.00	0.00	0.00	0.00	0.00	0.00	C75
霍奇金病	0	0.00	0.00	0.00	0.00	0.00	0.00	0	0.00	0.00	0.00	0.00	0.00	0.00	C81
非霍奇金淋巴瘤	5	1.11	2.80	1.49	1.99	0.10	0.27	4	1.39	2.30	1.29	1.75	0.20	0.20	C82-C85;C96
免疫增生性疾病	0	0.00	0.00	0.00	0.00	0.00	0.00	0	0.00	0.00	0.00	0.00	0.00	0.00	C88
多发性骨髓瘤	1	0.22	0.56	0.30	0.42	0.00	0.07	3	1.04	1.73	0.74	0.97	0.04	0.11	C90
淋巴样白血病	2	0.44	1.12	0.58	0.74	0.00	0.10	2	0.69	1.15	0.59	0.71	0.05	0.05	C91
髓样白血病	1	0.22	0.56	0.28	0.34	0.04	0.04	0	0.00	0.00	0.00	0.00	0.00	0.00	C92-C94
白血病,未特指	6	1.33	3.36	1.80	2.37	0.07	0.35	6	2.08	3.45	1.69	2.09	0.13	0.23	C95
其他或未指明部位	9	2.00	5.04	2.62	3.45	0.28	0.38	3	1.04	1.73	0.81	1.01	0.08	0.08	O&U
所有部位合计	450	100.00	251.80	133.05	185.91	7.05	20.28	288	100.00	165.75	75.90	106.96	4.35	12.26	ALL
所有部位除外 C44	449	99.78	251.25	132.73	184.56	7.05	20.28	288	100.00	165.75	75.90	106.96	4.35	12.26	ALLbC44

盐城市区 2010 年恶性肿瘤发病主要指标(1/10 万)

部 位	男性							女性							ICD-10
	病例数	构成(%)	粗率(1/10⁵)	中标率(1/10⁵)	世标率(1/10⁵)	累积率 0—64岁	累积率 0—74岁	病例数	构成(%)	粗率(1/10⁵)	中标率(1/10⁵)	世标率(1/10⁵)	累积率 0—64岁	累积率 0—74岁	
唇	0	0.00	0.00	0.00	0.00	0.00	0.00	0	0.00	0.00	0.00	0.00	0.00	0.00	C00
舌	1	0.04	0.12	0.07	0.08	0.01	0.01	1	0.07	0.13	0.06	0.09	0.00	0.02	C01-C02
口	16	0.67	1.97	1.11	1.48	0.10	0.22	5	0.33	0.66	0.33	0.57	0.02	0.06	C03-C06
唾液腺	0	0.00	0.00	0.00	0.00	0.00	0.00	2	0.13	0.26	0.15	0.20	0.01	0.03	C07-C08
扁桃腺	1	0.04	0.12	0.07	0.10	0.01	0.01	0	0.00	0.00	0.00	0.00	0.00	0.00	C09
其他的口咽	3	0.13	0.37	0.20	0.26	0.01	0.03	3	0.20	0.39	0.20	0.25	0.01	0.03	C10
鼻咽	18	0.76	2.21	1.23	1.64	0.15	0.18	8	0.52	1.05	0.56	0.71	0.05	0.09	C11
喉咽	0	0.00	0.00	0.00	0.00	0.00	0.00	0	0.00	0.00	0.00	0.00	0.00	0.00	C12-C13
咽,部位不明	6	0.25	0.74	0.44	0.59	0.02	0.10	1	0.07	0.13	0.07	0.11	0.01	0.01	C14
食管	598	25.20	73.57	41.86	58.84	2.96	7.64	301	19.69	39.45	19.51	26.72	1.23	3.54	C15
胃	684	28.82	84.15	48.09	66.67	3.04	8.71	293	19.16	38.40	19.01	25.94	1.19	3.33	C16
小肠	5	0.21	0.62	0.36	0.48	0.03	0.07	1	0.07	0.13	0.07	0.09	0.01	0.01	C17
结肠	36	1.52	4.43	2.48	3.93	0.18	0.33	34	2.22	4.46	2.34	3.17	0.08	0.46	C18
直肠	67	2.82	8.24	4.80	6.64	0.33	0.76	37	2.42	4.85	2.53	3.48	0.19	0.44	C19-C20
肛门	3	0.13	0.37	0.21	0.30	0.03	0.05	4	0.26	0.52	0.24	0.31	0.02	0.02	C21
肝脏	262	11.04	32.23	18.33	25.12	1.50	2.77	106	6.93	13.89	6.87	9.64	0.52	1.03	C22
胆囊及其他	18	0.76	2.21	1.26	1.67	0.06	0.21	24	1.57	3.15	1.46	2.36	0.09	0.21	C23-C24
胰腺	45	1.90	5.54	3.11	4.13	0.27	0.47	51	3.34	6.68	3.41	4.61	0.26	0.60	C25
鼻,鼻窦及其他	4	0.17	0.49	0.25	0.31	0.03	0.03	0	0.00	0.00	0.00	0.00	0.00	0.00	C30-C31
喉	10	0.42	1.23	0.67	0.89	0.05	0.14	2	0.13	0.26	0.11	0.15	0.01	0.01	C32
气管,支气管,肺	405	17.07	49.83	28.30	38.26	1.94	4.97	181	11.84	23.72	11.63	16.25	0.86	1.81	C33-C34
其他的胸腔器官	4	0.17	0.49	0.26	0.35	0.03	0.03	3	0.20	0.39	0.18	0.21	0.01	0.02	C37-C38
骨	24	1.01	2.95	1.70	2.16	0.10	0.20	25	1.64	3.28	1.65	2.13	0.11	0.24	C40-C41
皮肤的黑色素瘤	2	0.08	0.25	0.32	0.42	0.01	0.01	1	0.07	0.13	0.07	0.09	0.01	0.01	C43
其他的皮肤	3	0.13	0.37	0.21	0.25	0.02	0.02	1	0.07	0.13	0.07	0.09	0.01	0.01	C44
间皮瘤	1	0.04	0.12	0.07	0.10	0.01	0.01	0	0.00	0.00	0.00	0.00	0.00	0.00	C45
卡波氏肉瘤	0	0.00	0.00	0.00	0.00	0.00	0.00	0	0.00	0.00	0.00	0.00	0.00	0.00	C46
周围神经,其他结缔组织	1	0.04	0.12	0.07	0.10	0.01	0.01	1	0.07	0.13	0.06	0.09	0.00	0.02	C47;C49
乳房	5	0.21	0.62	0.35	0.49	0.01	0.08	95	6.21	12.45	6.57	8.14	0.63	0.92	C50
外阴	—	—	—	—	—	—	—	1	0.07	0.13	0.07	0.09	0.01	0.01	C51
阴道	—	—	—	—	—	—	—	1	0.07	0.13	0.07	0.11	0.01	0.01	C52
子宫颈	—	—	—	—	—	—	—	154	10.07	20.18	11.18	13.62	1.15	1.42	C53
子宫体	—	—	—	—	—	—	—	7	0.46	0.92	0.44	0.56	0.05	0.05	C54
子宫,部位不明	—	—	—	—	—	—	—	33	2.16	4.32	2.32	2.92	0.24	0.32	C55
卵巢	—	—	—	—	—	—	—	31	2.03	4.06	2.49	3.11	0.24	0.31	C56
其他的女性生殖器	—	—	—	—	—	—	—	1	0.07	0.13	0.07	0.11	0.01	0.01	C57
胎盘	—	—	—	—	—	—	—	0	0.00	0.00	0.00	0.00	0.00	0.00	C58
阴茎	6	0.25	0.74	0.42	0.58	0.03	0.10	—	—	—	—	—	—	—	C60
前列腺	18	0.76	2.21	1.30	2.21	0.05	0.18	—	—	—	—	—	—	—	C61
睾丸	4	0.17	0.49	0.27	0.34	0.02	0.06	—	—	—	—	—	—	—	C62
其他的男性生殖器	0	0.00	0.00	0.00	0.00	0.00	0.00	—	—	—	—	—	—	—	C63
肾	8	0.34	0.98	0.57	1.01	0.02	0.11	6	0.39	0.79	0.45	0.52	0.04	0.04	C64
肾盂	0	0.00	0.00	0.00	0.00	0.00	0.00	0	0.00	0.00	0.00	0.00	0.00	0.00	C65
输尿管	0	0.00	0.00	0.00	0.00	0.00	0.00	0	0.00	0.00	0.00	0.00	0.00	0.00	C66
膀胱	25	1.05	3.08	1.74	2.75	0.12	0.23	14	0.92	1.83	0.99	1.31	0.04	0.19	C67
其他的泌尿器官	0	0.00	0.00	0.00	0.00	0.00	0.00	0	0.00	0.00	0.00	0.00	0.00	0.00	C68
眼	0	0.00	0.00	0.00	0.00	0.00	0.00	1	0.07	0.13	0.07	0.08	0.01	0.01	C69
脑,神经系统	29	1.22	3.57	1.97	2.54	0.15	0.33	44	2.88	5.77	2.99	3.92	0.30	0.44	C70-C72
甲状腺	0	0.00	0.00	0.00	0.00	0.00	0.00	10	0.65	1.31	0.60	0.71	0.04	0.04	C73
肾上腺	0	0.00	0.00	0.00	0.00	0.00	0.00	1	0.07	0.13	0.07	0.07	0.01	0.01	C74
其他的内分泌腺	1	0.04	0.12	0.07	0.10	0.01	0.02	2	0.13	0.26	0.14	0.18	0.01	0.03	C75
霍奇金病	3	0.13	0.37	0.21	0.26	0.02	0.03	0	0.00	0.00	0.00	0.00	0.00	0.00	C81
非霍奇金淋巴瘤	15	0.63	1.85	1.02	1.33	0.08	0.19	7	0.46	0.92	0.48	0.62	0.04	0.10	C82-C85;C96
免疫增生性疾病	0	0.00	0.00	0.00	0.00	0.00	0.00	0	0.00	0.00	0.00	0.00	0.00	0.00	C88
多发性骨髓瘤	2	0.08	0.25	0.14	0.18	0.02	0.02	1	0.07	0.13	0.06	0.09	0.00	0.02	C90
淋巴样白血病	0	0.00	0.00	0.00	0.00	0.00	0.00	1	0.07	0.13	0.07	0.11	0.01	0.01	C91
髓样白血病	10	0.42	1.23	1.47	1.46	0.08	0.10	10	0.65	1.31	0.73	0.92	0.05	0.11	C92-C95
白血病,未特指	12	0.51	1.48	1.00	1.29	0.07	0.13	9	0.59	1.18	0.57	0.82	0.03	0.07	C95
其他或未指明部位	18	0.76	2.21	1.74	2.06	0.09	0.22	15	0.98	1.97	1.22	1.54	0.09	0.14	O&U
所有部位合计	2373	100.00	291.96	167.75	231.42	11.64	28.77	1529	100.00	200.38	102.23	136.78	7.72	16.24	ALL
所有部位除外 C44	2370	99.87	291.59	167.54	231.16	11.63	28.76	1528	99.93	200.24	102.16	136.68	7.71	16.24	ALLbC44

盐城市区2010年恶性肿瘤死亡主要指标(1/10万)

部位	男性							女性							ICD-10
	病例数	构成(%)	粗率(1/10⁵)	中标率(1/10⁵)	世标率(1/10⁵)	累积率 0—64岁	0—74岁	病例数	构成(%)	粗率(1/10⁵)	中标率(1/10⁵)	世标率(1/10⁵)	累积率 0—64岁	0—74岁	
唇	0	0.00	0.00	0.00	0.00	0.00	0.00	0	0.00	0.00	0.00	0.00	0.00	0.00	C00
舌	0	0.00	0.00	0.00	0.00	0.00	0.00	1	0.10	0.13	0.07	0.11	0.01	0.01	C01—C02
口	7	0.39	0.86	0.48	0.66	0.03	0.12	0	0.00	0.00	0.00	0.00	0.00	0.00	C03—C06
唾液腺	1	0.06	0.12	0.07	0.10	0.00	0.02	0	0.00	0.00	0.00	0.00	0.00	0.00	C07—C08
扁桃腺	0	0.00	0.00	0.00	0.00	0.00	0.00	0	0.00	0.00	0.00	0.00	0.00	0.00	C09
其他的口咽	0	0.00	0.00	0.00	0.00	0.00	0.00	1	0.10	0.13	0.08	0.11	0.00	0.02	C10
鼻咽	8	0.45	0.98	0.56	0.98	0.05	0.07	5	0.48	0.66	0.32	0.43	0.01	0.06	C11
喉咽	0	0.00	0.00	0.00	0.00	0.00	0.00	0	0.00	0.00	0.00	0.00	0.00	0.00	C12—C13
咽,部位不明	3	0.17	0.37	0.21	0.27	0.03	0.03	1	0.10	0.13	0.05	0.06	0.00	0.00	C14
食管	327	18.39	40.23	23.19	36.06	0.89	3.54	189	18.00	24.77	11.14	16.89	0.34	1.77	C15
胃	447	25.14	55.00	31.60	45.75	1.25	5.07	225	21.43	29.49	13.49	19.80	0.64	2.12	C16
小肠	4	0.22	0.49	0.28	0.39	0.04	0.05	1	0.10	0.13	0.07	0.08	0.01	0.01	C17
结肠	18	1.01	2.21	1.30	2.16	0.04	0.15	8	0.76	1.05	0.54	0.63	0.03	0.07	C18
直肠	46	2.59	5.66	3.43	4.68	0.21	0.42	30	2.86	3.93	1.91	2.98	0.10	0.37	C19—C20
肛门	1	0.06	0.12	0.08	0.11	0.00	0.02	3	0.29	0.39	0.22	0.28	0.02	0.04	C21
肝脏	306	17.21	37.65	21.25	30.49	1.81	3.15	129	12.29	16.91	8.29	11.62	0.60	1.29	C22
胆囊及其他	12	0.67	1.48	0.84	1.09	0.02	0.12	23	2.19	3.01	1.29	2.26	0.05	0.15	C23—C24
胰腺	47	2.64	5.78	3.46	4.69	0.23	0.63	50	4.76	6.55	3.06	4.50	0.11	0.54	C25
鼻,鼻窦及其他	0	0.00	0.00	0.00	0.00	0.00	0.00	0	0.00	0.00	0.00	0.00	0.00	0.00	C30—C31
喉	7	0.39	0.86	0.51	0.89	0.02	0.04	0	0.00	0.00	0.00	0.00	0.00	0.00	C32
气管,支气管,肺	377	21.20	46.38	26.45	37.87	1.41	4.22	163	15.52	21.36	10.11	14.95	0.66	1.58	C33—C34
其他的胸腔器官	1	0.06	0.12	0.07	0.09	0.00	0.01	1	0.10	0.13	0.06	0.07	0.01	0.01	C37—C38
骨	21	1.18	2.58	1.56	2.32	0.06	0.22	29	2.76	3.80	1.96	2.71	0.17	0.27	C40—C41
皮肤的黑色素瘤	2	0.11	0.25	0.15	0.20	0.01	0.03	2	0.19	0.26	0.21	0.23	0.02	0.02	C43
其他的皮肤	4	0.22	0.49	0.29	0.64	0.01	0.04	2	0.19	0.26	0.09	0.11	0.00	0.00	C44
间皮瘤	0	0.00	0.00	0.00	0.00	0.00	0.00	1	0.10	0.13	0.07	0.08	0.01	0.01	C45
卡波氏肉瘤	0	0.00	0.00	0.00	0.00	0.00	0.00	0	0.00	0.00	0.00	0.00	0.00	0.00	C46
周围神经,其他结缔组织	1	0.06	0.12	0.39	0.27	0.01	0.01	0	0.00	0.00	0.00	0.00	0.00	0.00	C47;C49
乳房	1	0.06	0.12	0.07	0.10	0.00	0.02	34	3.24	4.46	2.33	2.94	0.21	0.35	C50
外阴	—	—	—	—	—	—	—	0	0.00	0.00	0.00	0.00	0.00	0.00	C51
阴道	—	—	—	—	—	—	—	0	0.00	0.00	0.00	0.00	0.00	0.00	C52
子宫颈	—	—	—	—	—	—	—	40	3.81	5.24	2.67	3.50	0.22	0.43	C53
子宫体	—	—	—	—	—	—	—	1	0.10	0.13	0.06	0.09	0.00	0.02	C54
子宫,部位不明	—	—	—	—	—	—	—	6	0.57	0.79	0.43	0.59	0.04	0.07	C55
卵巢	—	—	—	—	—	—	—	14	1.33	1.83	1.22	1.39	0.10	0.16	C56
其他的女性生殖器	—	—	—	—	—	—	—	0	0.00	0.00	0.00	0.00	0.00	0.00	C57
胎盘	—	—	—	—	—	—	—	0	0.00	0.00	0.00	0.00	0.00	0.00	C58
阴茎	0	0.00	0.00	0.00	0.00	0.00	0.00	—	—	—	—	—	—	—	C60
前列腺	24	1.35	2.95	1.72	3.24	0.02	0.17	—	—	—	—	—	—	—	C61
睾丸	1	0.06	0.12	0.07	0.10	0.00	0.02	—	—	—	—	—	—	—	C62
其他的男性生殖器	0	0.00	0.00	0.00	0.00	0.00	0.00	—	—	—	—	—	—	—	C63
肾	4	0.22	0.49	0.29	0.41	0.02	0.06	2	0.19	0.26	0.22	0.26	0.01	0.03	C64
肾盂	0	0.00	0.00	0.00	0.00	0.00	0.00	0	0.00	0.00	0.00	0.00	0.00	0.00	C65
输尿管	0	0.00	0.00	0.00	0.00	0.00	0.00	0	0.00	0.00	0.00	0.00	0.00	0.00	C66
膀胱	14	0.79	1.72	1.00	1.56	0.03	0.16	5	0.48	0.66	0.34	0.46	0.02	0.04	C67
其他的泌尿器官	0	0.00	0.00	0.00	0.00	0.00	0.00	0	0.00	0.00	0.00	0.00	0.00	0.00	C68
眼	1	0.06	0.12	0.07	0.10	0.00	0.02	0	0.00	0.00	0.00	0.00	0.00	0.00	C69
脑,神经系统	32	1.80	3.94	2.57	3.23	0.18	0.37	31	2.95	4.06	2.06	2.61	0.16	0.26	C70—C72
甲状腺	1	0.06	0.12	0.07	0.08	0.00	0.02	2	0.19	0.26	0.12	0.13	0.01	0.01	C73
肾上腺	0	0.00	0.00	0.00	0.00	0.00	0.00	0	0.00	0.00	0.00	0.00	0.00	0.00	C74
其他的内分泌腺	0	0.00	0.00	0.00	0.00	0.00	0.00	0	0.00	0.00	0.00	0.00	0.00	0.00	C75
霍奇金病	1	0.06	0.12	0.06	0.07	0.01	0.01	2	0.19	0.26	0.13	0.15	0.01	0.01	C81
非霍奇金淋巴瘤	15	0.84	1.85	1.06	1.41	0.07	0.19	13	1.24	1.70	0.89	1.17	0.07	0.17	C82—C85;C96
免疫增生性疾病	0	0.00	0.00	0.00	0.00	0.00	0.00	0	0.00	0.00	0.00	0.00	0.00	0.00	C88
多发性骨髓瘤	0	0.00	0.00	0.00	0.00	0.00	0.00	1	0.10	0.13	0.07	0.08	0.01	0.01	C90
淋巴样白血病	1	0.06	0.12	0.07	0.07	0.01	0.01	3	0.29	0.39	0.21	0.31	0.01	0.05	C91
髓样白血病	8	0.45	0.98	0.57	0.73	0.03	0.03	9	0.86	1.18	0.57	0.75	0.03	0.08	C92—C94
白血病,未特指	17	0.96	2.09	1.13	1.47	0.13	0.15	11	1.05	1.44	1.10	1.35	0.07	0.08	C95
其他或未指明部位	18	1.01	2.21	1.28	1.72	0.01	0.28	12	1.14	1.57	0.76	1.15	0.02	0.14	O&U
所有部位合计	1778	100.00	218.75	126.17	183.97	6.62	19.50	1050	100.00	137.60	66.21	94.84	3.79	10.29	ALL
所有部位除外C44	1774	99.78	218.26	125.87	183.34	6.61	19.46	1048	99.81	137.34	66.12	94.73	3.79	10.29	ALLbC44

滨海县 2010 年恶性肿瘤发病主要指标(1/10 万)

部 位	男性 病例数	构成(%)	粗率(1/10⁵)	中标率(1/10⁵)	世标率(1/10⁵)	累积率 0—64岁	累积率 0—74岁	女性 病例数	构成(%)	粗率(1/10⁵)	中标率(1/10⁵)	世标率(1/10⁵)	累积率 0—64岁	累积率 0—74岁	ICD-10
唇	2	0.12	0.34	0.14	0.20	0.01	0.03	0	0.00	0.00	0.00	0.00	0.00	0.00	C00
舌	2	0.12	0.34	0.17	0.22	0.03	0.03	2	0.21	0.37	0.13	0.19	0.00	0.03	C01-C02
口	7	0.41	1.20	0.53	0.67	0.05	0.06	1	0.10	0.18	0.09	0.11	0.01	0.01	C03-C06
唾液腺	2	0.12	0.34	0.18	0.24	0.02	0.02	1	0.10	0.18	0.10	0.12	0.01	0.01	C07-C08
扁桃腺	0	0.00	0.00	0.00	0.00	0.00	0.00	0	0.00	0.00	0.00	0.00	0.00	0.00	C09
其他的口咽	2	0.12	0.34	0.18	0.22	0.02	0.02	0	0.00	0.00	0.00	0.00	0.00	0.00	C10
鼻咽	24	1.40	4.10	2.04	2.57	0.21	0.29	13	1.34	2.37	1.28	1.52	0.12	0.17	C11
喉咽	0	0.00	0.00	0.00	0.00	0.00	0.00	0	0.00	0.00	0.00	0.00	0.00	0.00	C12-C13
咽,部位不明	2	0.12	0.34	0.17	0.23	0.03	0.03	1	0.10	0.18	0.08	0.12	0.01	0.01	C14
食管	484	28.14	82.78	35.01	46.37	3.75	5.84	179	18.51	32.68	13.32	17.67	1.20	2.24	C15
胃	390	22.67	66.70	27.14	36.31	2.58	4.45	139	14.37	25.38	10.50	13.93	1.05	1.69	C16
小肠	0	0.00	0.00	0.00	0.00	0.00	0.00	1	0.10	0.18	0.11	0.14	0.01	0.01	C17
结肠	20	1.16	3.42	1.52	1.98	0.16	0.23	10	1.03	1.83	0.77	1.05	0.10	0.13	C18
直肠	49	2.85	8.38	3.72	4.74	0.32	0.53	38	3.93	6.94	3.32	4.15	0.33	0.44	C19-C20
肛门	5	0.29	0.86	0.39	0.52	0.05	0.07	6	0.62	1.10	0.55	0.69	0.05	0.06	C21
肝脏	220	12.79	37.63	19.66	24.37	2.14	2.65	85	8.79	15.52	6.39	8.53	0.63	0.95	C22
胆囊及其他	1	0.06	0.17	0.05	0.07	0.00	0.00	6	0.62	1.10	0.41	0.61	0.04	0.07	C23-C24
胰腺	25	1.45	4.28	1.71	2.32	0.18	0.32	20	2.07	3.65	1.45	1.95	0.12	0.25	C25
鼻,鼻窦及其他	1	0.06	0.17	0.10	0.13	0.01	0.01	1	0.10	0.18	0.05	0.07	0.00	0.02	C30-C31
喉	7	0.41	1.20	0.53	0.66	0.05	0.05	4	0.41	0.73	0.30	0.39	0.01	0.04	C32
气管,支气管,肺	305	17.73	52.16	22.07	29.15	2.13	3.47	124	12.82	22.64	9.07	11.87	0.78	1.35	C33-C34
其他的胸腔器官	2	0.12	0.34	0.18	0.22	0.02	0.02	2	0.21	0.37	0.14	0.18	0.01	0.01	C37-C38
骨	18	1.05	3.08	1.71	1.93	0.11	0.13	4	0.41	0.73	0.86	0.69	0.04	0.04	C40-C41
皮肤的黑色素瘤	1	0.06	0.17	0.06	0.09	0.00	0.01	2	0.21	0.37	0.12	0.16	0.00	0.02	C43
其他的皮肤	7	0.41	1.20	0.51	0.72	0.04	0.04	4	0.41	0.73	0.40	0.49	0.05	0.05	C44
间皮瘤	0	0.00	0.00	0.00	0.00	0.00	0.00	0	0.00	0.00	0.00	0.00	0.00	0.00	C45
卡波氏肉瘤	0	0.00	0.00	0.00	0.00	0.00	0.00	0	0.00	0.00	0.00	0.00	0.00	0.00	C46
周围神经,其他结缔组织	0	0.00	0.00	0.00	0.00	0.00	0.00	0	0.00	0.00	0.00	0.00	0.00	0.00	C47;C49
乳房	6	0.35	1.03	0.67	0.78	0.06	0.06	91	9.41	16.62	9.41	11.37	1.02	1.18	C50
外阴	—	—	—	—	—	—	—	0	0.00	0.00	0.00	0.00	0.00	0.00	C51
阴道	—	—	—	—	—	—	—	0	0.00	0.00	0.00	0.00	0.00	0.00	C52
子宫颈	—	—	—	—	—	—	—	79	8.17	14.42	7.77	9.71	0.81	0.91	C53
子宫体	—	—	—	—	—	—	—	44	4.55	8.03	3.91	5.01	0.43	0.53	C54
子宫,部位不明	—	—	—	—	—	—	—	0	0.00	0.00	0.00	0.00	0.00	0.00	C55
卵巢	—	—	—	—	—	—	—	16	1.65	2.92	1.66	2.04	0.18	0.20	C56
其他的女性生殖器	—	—	—	—	—	—	—	1	0.10	0.18	0.10	0.12	0.00	0.01	C57
胎盘	—	—	—	—	—	—	—	0	0.00	0.00	0.00	0.00	0.00	0.00	C58
阴茎	4	0.23	0.68	0.30	0.40	0.04	0.04	—	—	—	—	—	—	—	C60
前列腺	13	0.76	2.22	0.86	1.13	0.06	0.16	—	—	—	—	—	—	—	C61
睾丸	1	0.06	0.17	0.10	0.12	0.01	0.01	—	—	—	—	—	—	—	C62
其他的男性生殖器	1	0.06	0.17	0.12	0.13	0.01	0.01	—	—	—	—	—	—	—	C63
肾	5	0.29	0.86	0.38	0.47	0.03	0.03	3	0.31	0.55	0.20	0.25	0.01	0.03	C64
肾盂	1	0.06	0.17	0.08	0.11	0.01	0.01	0	0.00	0.00	0.00	0.00	0.00	0.00	C65
输尿管	0	0.00	0.00	0.00	0.00	0.00	0.00	0	0.00	0.00	0.00	0.00	0.00	0.00	C66
膀胱	25	1.45	4.28	1.77	2.29	0.14	0.25	9	0.93	1.64	0.84	1.04	0.10	0.10	C67
其他的泌尿器官	0	0.00	0.00	0.00	0.00	0.00	0.00	1	0.10	0.18	0.05	0.07	0.00	0.02	C68
眼	0	0.00	0.00	0.00	0.00	0.00	0.00	0	0.00	0.00	0.00	0.00	0.00	0.00	C69
脑,神经系统	28	1.63	4.79	2.90	3.43	0.29	0.36	21	2.17	3.83	1.81	2.32	0.17	0.22	C70-C72
甲状腺	6	0.35	1.03	0.41	0.51	0.02	0.05	9	0.93	1.64	0.99	1.24	0.12	0.12	C73
肾上腺	1	0.06	0.17	0.05	0.07	0.00	0.02	0	0.00	0.00	0.00	0.00	0.00	0.00	C74
其他的内分泌腺	2	0.12	0.34	0.19	0.23	0.02	0.02	7	0.72	1.28	0.87	1.03	0.09	0.09	C75
霍奇金病	0	0.00	0.00	0.00	0.00	0.00	0.00	0	0.00	0.00	0.00	0.00	0.00	0.00	C81
非霍奇金淋巴瘤	7	0.41	1.20	0.65	0.77	0.06	0.08	11	1.14	2.01	1.46	1.58	0.11	0.11	C82-C85;C96
免疫增生性疾病	0	0.00	0.00	0.00	0.00	0.00	0.00	0	0.00	0.00	0.00	0.00	0.00	0.00	C88
多发性骨髓瘤	0	0.00	0.00	0.00	0.00	0.00	0.00	0	0.00	0.00	0.00	0.00	0.00	0.00	C90
淋巴样白血病	12	0.70	2.05	2.19	2.11	0.14	0.17	12	1.24	2.19	1.56	1.73	0.14	0.17	C91
髓样白血病	12	0.70	2.05	1.93	2.17	0.14	0.17	5	0.52	0.91	0.42	0.54	0.05	0.05	C92-C94
白血病,未特指	1	0.06	0.17	0.08	0.11	0.01	0.01	0	0.00	0.00	0.00	0.00	0.00	0.00	C95
其他或未指明部位	19	1.10	3.25	1.68	2.05	0.15	0.21	15	1.55	2.74	1.92	1.96	0.13	0.14	O&U
所有部位合计	1720	100.00	294.17	132.11	170.80	13.14	19.98	967	100.00	176.57	82.42	104.63	7.98	11.50	ALL
所有部位除外 C44	1713	99.59	292.98	131.60	170.08	13.10	19.94	963	99.59	175.84	82.02	104.14	7.93	11.45	ALLbC44

滨海县 2010 年恶性肿瘤死亡主要指标（1/10 万）

部位	男性 病例数	构成(%)	粗率(1/10⁵)	中标率(1/10⁵)	世标率(1/10⁵)	累积率 0—64岁	累积率 0—74岁	女性 病例数	构成(%)	粗率(1/10⁵)	中标率(1/10⁵)	世标率(1/10⁵)	累积率 0—64岁	累积率 0—74岁	ICD-10
唇	0	0.00	0.00	0.00	0.00	0.00	0.00	0	0.00	0.00	0.00	0.00	0.00	0.00	C00
舌	0	0.00	0.00	0.00	0.00	0.00	0.00	0	0.00	0.00	0.00	0.00	0.00	0.00	C01—C02
口	3	0.26	0.51	0.17	0.22	0.01	0.01	1	0.15	0.18	0.09	0.11	0.01	0.01	C03—C06
唾液腺	0	0.00	0.00	0.00	0.00	0.00	0.00	0	0.00	0.00	0.00	0.00	0.00	0.00	C07—C08
扁桃腺	0	0.00	0.00	0.00	0.00	0.00	0.00	0	0.00	0.00	0.00	0.00	0.00	0.00	C09
其他的口咽	0	0.00	0.00	0.00	0.00	0.00	0.00	0	0.00	0.00	0.00	0.00	0.00	0.00	C10
鼻咽	9	0.79	1.54	0.79	0.96	0.06	0.11	4	0.62	0.73	0.28	0.38	0.03	0.04	C11
喉咽	1	0.09	0.17	0.05	0.07	0.00	0.02	1	0.15	0.18	0.07	0.09	0.00	0.02	C12—C13
咽,部位不明	1	0.09	0.17	0.06	0.09	0.00	0.01	0	0.00	0.00	0.00	0.00	0.00	0.00	C14
食管	269	23.62	46.01	16.15	22.17	1.11	2.37	127	19.57	23.19	7.17	10.27	0.41	0.88	C15
胃	233	20.46	39.85	15.34	20.23	1.10	2.19	110	16.95	20.09	6.58	9.18	0.44	0.87	C16
小肠	0	0.00	0.00	0.00	0.00	0.00	0.00	0	0.00	0.00	0.00	0.00	0.00	0.00	C17
结肠	7	0.61	1.20	0.60	0.70	0.05	0.06	8	1.23	1.46	0.42	0.60	0.01	0.07	C18
直肠	18	1.58	3.08	1.33	1.70	0.12	0.19	22	3.39	4.02	1.49	2.00	0.15	0.22	C19—C20
肛门	1	0.09	0.17	0.06	0.06	0.00	0.00	9	1.39	1.64	0.66	0.84	0.04	0.09	C21
肝脏	226	19.84	38.65	18.34	23.23	1.80	2.58	96	14.79	17.53	6.28	8.81	0.50	0.91	C22
胆囊及其他	0	0.00	0.00	0.00	0.00	0.00	0.00	4	0.62	0.73	0.14	0.29	0.00	0.02	C23—C24
胰腺	15	1.32	2.57	0.90	1.21	0.07	0.20	13	2.00	2.37	0.91	1.29	0.08	0.18	C25
鼻,鼻窦及其他	0	0.00	0.00	0.00	0.00	0.00	0.00	0	0.00	0.00	0.00	0.00	0.00	0.00	C30—C31
喉	5	0.44	0.86	0.32	0.37	0.01	0.01	1	0.15	0.18	0.06	0.07	0.00	0.00	C32
气管,支气管,肺	262	23.00	44.81	16.91	22.95	1.35	2.76	134	20.65	24.47	9.01	12.12	0.67	1.22	C33—C34
其他的胸腔器官	1	0.09	0.17	0.09	0.12	0.01	0.01	1	0.15	0.18	0.06	0.07	0.00	0.01	C37—C38
骨	12	1.05	2.05	0.68	0.96	0.04	0.09	6	0.92	1.10	0.44	0.59	0.04	0.06	C40—C41
皮肤的黑色素瘤	4	0.35	0.68	0.22	0.34	0.01	0.02	0	0.00	0.00	0.00	0.00	0.00	0.00	C43
其他的皮肤	5	0.44	0.86	0.19	0.41	0.01	0.01	2	0.31	0.37	0.10	0.12	0.00	0.01	C44
间皮瘤	0	0.00	0.00	0.00	0.00	0.00	0.00	0	0.00	0.00	0.00	0.00	0.00	0.00	C45
卡波氏肉瘤	0	0.00	0.00	0.00	0.00	0.00	0.00	0	0.00	0.00	0.00	0.00	0.00	0.00	C46
周围神经,其他结缔组织	0	0.00	0.00	0.00	0.00	0.00	0.00	0	0.00	0.00	0.00	0.00	0.00	0.00	C47;C49
乳房	1	0.09	0.17	0.09	0.10	0.01	0.01	27	4.16	4.93	2.30	2.99	0.24	0.36	C50
外阴	—	—	—	—	—	—	—	0	0.00	0.00	0.00	0.00	0.00	0.00	C51
阴道	—	—	—	—	—	—	—	0	0.00	0.00	0.00	0.00	0.00	0.00	C52
子宫颈	—	—	—	—	—	—	—	17	2.62	3.10	1.34	1.79	0.14	0.21	C53
子宫体	—	—	—	—	—	—	—	17	2.62	3.10	1.34	1.76	0.13	0.19	C54
子宫,部位不明	—	—	—	—	—	—	—	0	0.00	0.00	0.00	0.00	0.00	0.00	C55
卵巢	—	—	—	—	—	—	—	1	0.15	0.18	0.09	0.11	0.01	0.01	C56
其他的女性生殖器	—	—	—	—	—	—	—	0	0.00	0.00	0.00	0.00	0.00	0.00	C57
胎盘	—	—	—	—	—	—	—	0	0.00	0.00	0.00	0.00	0.00	0.00	C58
阴茎	2	0.18	0.34	0.11	0.20	0.01	0.01	—	—	—	—	—	—	—	C60
前列腺	5	0.44	0.86	0.24	0.38	0.01	0.03	—	—	—	—	—	—	—	C61
睾丸	0	0.00	0.00	0.00	0.00	0.00	0.00	—	—	—	—	—	—	—	C62
其他的男性生殖器	0	0.00	0.00	0.00	0.00	0.00	0.00	—	—	—	—	—	—	—	C63
肾	1	0.09	0.17	0.08	0.11	0.01	0.01	0	0.00	0.00	0.00	0.00	0.00	0.00	C64
肾盂	0	0.00	0.00	0.00	0.00	0.00	0.00	0	0.00	0.00	0.00	0.00	0.00	0.00	C65
输尿管	0	0.00	0.00	0.00	0.00	0.00	0.00	0	0.00	0.00	0.00	0.00	0.00	0.00	C66
膀胱	6	0.53	1.03	0.34	0.47	0.01	0.03	5	0.77	0.91	0.19	0.35	0.00	0.02	C67
其他的泌尿器官	0	0.00	0.00	0.00	0.00	0.00	0.00	0	0.00	0.00	0.00	0.00	0.00	0.00	C68
眼	0	0.00	0.00	0.00	0.00	0.00	0.00	0	0.00	0.00	0.00	0.00	0.00	0.00	C69
脑,神经系统	17	1.49	2.91	1.65	1.90	0.14	0.20	14	2.16	2.56	1.58	2.01	0.13	0.19	C70—C72
甲状腺	1	0.09	0.17	0.05	0.07	0.00	0.02	1	0.15	0.18	0.08	0.12	0.01	0.01	C73
肾上腺	1	0.09	0.17	0.05	0.07	0.00	0.02	0	0.00	0.00	0.00	0.00	0.00	0.00	C74
其他的内分泌腺	0	0.00	0.00	0.00	0.00	0.00	0.00	1	0.15	0.18	0.08	0.12	0.01	0.01	C75
霍奇金病	0	0.00	0.00	0.00	0.00	0.00	0.00	1	0.15	0.18	0.11	0.14	0.01	0.01	C81
非霍奇金淋巴瘤	3	0.26	0.51	0.21	0.26	0.01	0.03	6	0.92	1.10	0.34	0.48	0.01	0.05	C82—C85;C96
免疫增生性疾病	0	0.00	0.00	0.00	0.00	0.00	0.00	0	0.00	0.00	0.00	0.00	0.00	0.00	C88
多发性骨髓瘤	0	0.00	0.00	0.00	0.00	0.00	0.00	0	0.00	0.00	0.00	0.00	0.00	0.00	C90
淋巴样白血病	8	0.70	1.37	1.12	1.13	0.08	0.10	9	1.39	1.64	1.41	1.47	0.12	0.13	C91
髓样白血病	6	0.53	1.03	1.16	1.00	0.07	0.08	4	0.62	0.73	0.40	0.48	0.03	0.05	C92—C94
白血病,未特指	0	0.00	0.00	0.00	0.00	0.00	0.00	0	0.00	0.00	0.00	0.00	0.00	0.00	C95
其他或未指明部位	16	1.40	2.74	1.58	1.83	0.11	0.16	7	1.08	1.28	0.63	0.78	0.04	0.07	O&U
所有部位合计	1139	100.00	194.80	78.87	103.31	6.23	11.33	649	100.00	118.50	43.67	59.46	3.29	5.92	ALL
所有部位除外 C44	1134	99.56	193.95	78.68	102.90	6.21	11.32	647	99.69	118.14	43.57	59.34	3.29	5.92	ALLbC44

射阳县 2010 年恶性肿瘤发病主要指标(1/10 万)

部　位	男性							女性							ICD-10
	病例数	构成 (%)	粗率 (1/10⁵)	中标率 (1/10⁵)	世标率 (1/10⁵)	累积率 0—64岁	0—74岁	病例数	构成 (%)	粗率 (1/10⁵)	中标率 (1/10⁵)	世标率 (1/10⁵)	累积率 0—64岁	0—74岁	
唇	0	0.00	0.00	0.00	0.00	0.00	0.00	0	0.00	0.00	0.00	0.00	0.00	0.00	C00
舌	2	0.11	0.40	0.18	0.22	0.02	0.02	2	0.15	0.42	0.23	0.29	0.03	0.03	C01-C02
口	9	0.52	1.80	0.98	1.31	0.07	0.21	4	0.30	0.84	0.45	0.63	0.06	0.09	C03-C06
唾液腺	2	0.11	0.40	0.23	0.32	0.02	0.06	0	0.00	0.00	0.00	0.00	0.00	0.00	C07-C08
扁桃腺	0	0.00	0.00	0.00	0.00	0.00	0.00	0	0.00	0.00	0.00	0.00	0.00	0.00	C09
其他的口咽	1	0.06	0.20	0.10	0.11	0.00	0.00	1	0.08	0.21	0.08	0.11	0.01	0.01	C10
鼻咽	14	0.80	2.80	1.53	1.97	0.14	0.24	11	0.83	2.31	1.34	1.59	0.07	0.16	C11
喉咽	0	0.00	0.00	0.00	0.00	0.00	0.00	0	0.00	0.00	0.00	0.00	0.00	0.00	C12-C13
咽,部位不明	2	0.11	0.40	0.19	0.26	0.00	0.04	0	0.00	0.00	0.00	0.00	0.00	0.00	C14
食管	262	15.04	52.45	28.03	38.32	2.06	4.60	169	12.78	35.55	16.38	22.53	1.10	2.90	C15
胃	388	22.27	77.68	41.16	56.97	2.35	7.63	168	12.71	35.34	16.32	21.63	0.95	2.75	C16
小肠	2	0.11	0.40	0.21	0.29	0.03	0.03	6	0.45	1.26	0.71	0.97	0.02	0.17	C17
结肠	41	2.35	8.21	4.83	6.52	0.37	0.79	35	2.65	7.36	3.44	4.60	0.33	0.57	C18
直肠	59	3.39	11.81	6.29	8.45	0.31	0.99	54	4.08	11.36	5.34	7.02	0.33	0.96	C19-C20
肛门	0	0.00	0.00	0.00	0.00	0.00	0.00	1	0.08	0.21	0.09	0.12	0.00	0.03	C21
肝脏	296	16.99	59.26	31.64	40.59	2.78	4.78	108	8.17	22.72	11.06	14.70	0.94	1.79	C22
胆囊及其他	17	0.98	3.40	1.73	2.25	0.10	0.32	20	1.51	4.21	1.95	2.61	0.17	0.29	C23-C24
胰腺	48	2.76	9.61	5.01	7.08	0.38	0.90	33	2.50	6.94	3.21	4.22	0.18	0.51	C25
鼻,鼻窦及其他	3	0.17	0.60	0.32	0.41	0.04	0.04	0	0.00	0.00	0.00	0.00	0.00	0.00	C30-C31
喉	12	0.69	2.40	1.38	1.96	0.07	0.23	0	0.00	0.00	0.00	0.00	0.00	0.00	C32
气管,支气管,肺	346	19.86	69.27	38.02	51.47	2.38	6.44	192	14.52	40.39	18.25	24.85	1.31	2.93	C33-C34
其他的胸腔器官	5	0.29	1.00	0.66	0.72	0.05	0.05	1	0.08	0.21	0.12	0.17	0.02	0.02	C37-C38
骨	21	1.21	4.20	3.02	3.49	0.17	0.37	22	1.66	4.63	2.32	3.02	0.18	0.36	C40-C41
皮肤的黑色素瘤	2	0.11	0.40	0.19	0.26	0.01	0.05	1	0.08	0.21	0.13	0.18	0.00	0.03	C43
其他的皮肤	7	0.40	1.40	0.74	0.98	0.08	0.12	3	0.23	0.63	0.24	0.29	0.01	0.01	C44
间皮瘤	0	0.00	0.00	0.00	0.00	0.00	0.00	1	0.08	0.21	0.12	0.17	0.02	0.02	C45
卡波氏肉瘤	0	0.00	0.00	0.00	0.00	0.00	0.00	0	0.00	0.00	0.00	0.00	0.00	0.00	C46
周围神经,其他结缔组织	1	0.06	0.20	0.10	0.11	0.00	0.00	0	0.00	0.00	0.00	0.00	0.00	0.00	C47;C49
乳房	0	0.00	0.00	0.00	0.00	0.00	0.00	144	10.89	30.29	16.25	19.96	1.67	2.21	C50
外阴	—	—	—	—	—	—	—	1	0.08	0.21	0.12	0.13	0.01	0.01	C51
阴道	—	—	—	—	—	—	—	0	0.00	0.00	0.00	0.00	0.00	0.00	C52
子宫颈	—	—	—	—	—	—	—	130	9.83	27.35	13.66	17.35	1.24	1.96	C53
子宫体	—	—	—	—	—	—	—	14	1.06	2.95	1.68	2.07	0.13	0.25	C54
子宫,部位不明	—	—	—	—	—	—	—	33	2.50	6.94	3.34	4.26	0.25	0.43	C55
卵巢	—	—	—	—	—	—	—	26	1.97	5.47	2.82	3.64	0.30	0.42	C56
其他的女性生殖器	—	—	—	—	—	—	—	0	0.00	0.00	0.00	0.00	0.00	0.00	C57
胎盘	—	—	—	—	—	—	—	0	0.00	0.00	0.00	0.00	0.00	0.00	C58
阴茎	3	0.17	0.60	0.29	0.37	0.02	0.06	—	—	—	—	—	—	—	C60
前列腺	15	0.86	3.00	1.43	2.14	0.03	0.18	—	—	—	—	—	—	—	C61
睾丸	1	0.06	0.20	0.09	0.11	0.01	0.01	—	—	—	—	—	—	—	C62
其他的男性生殖器	1	0.06	0.20	0.27	0.23	0.01	0.01	—	—	—	—	—	—	—	C63
肾	8	0.46	1.60	0.85	1.15	0.04	0.14	5	0.38	1.05	0.88	1.14	0.05	0.07	C64
肾盂	0	0.00	0.00	0.00	0.00	0.00	0.00	0	0.00	0.00	0.00	0.00	0.00	0.00	C65
输尿管	1	0.06	0.20	0.09	0.11	0.00	0.01	0	0.00	0.00	0.00	0.00	0.00	0.00	C66
膀胱	36	2.07	7.21	3.73	4.91	0.27	0.55	12	0.91	2.52	1.14	1.48	0.09	0.12	C67
其他的泌尿器官	0	0.00	0.00	0.00	0.00	0.00	0.00	0	0.00	0.00	0.00	0.00	0.00	0.00	C68
眼	1	0.06	0.20	0.09	0.11	0.00	0.01	0	0.00	0.00	0.00	0.00	0.00	0.00	C69
脑,神经系统	53	3.04	10.61	6.81	8.36	0.50	0.91	39	2.95	8.20	5.04	6.13	0.38	0.62	C70-C72
甲状腺	9	0.52	1.80	1.04	1.24	0.09	0.09	24	1.82	5.05	3.20	3.74	0.27	0.39	C73
肾上腺	0	0.00	0.00	0.00	0.00	0.00	0.00	0	0.00	0.00	0.00	0.00	0.00	0.00	C74
其他的内分泌腺	1	0.06	0.20	0.11	0.14	0.01	0.01	1	0.08	0.21	0.13	0.18	0.00	0.03	C75
霍奇金病	0	0.00	0.00	0.00	0.00	0.00	0.00	0	0.00	0.00	0.00	0.00	0.00	0.00	C81
非霍奇金淋巴瘤	30	1.72	6.01	3.66	4.86	0.23	0.53	28	2.12	5.89	2.83	3.83	0.21	0.48	C82-C85;C96
免疫增生性疾病	0	0.00	0.00	0.00	0.00	0.00	0.00	0	0.00	0.00	0.00	0.00	0.00	0.00	C88
多发性骨髓瘤	0	0.00	0.00	0.00	0.00	0.00	0.00	1	0.08	0.21	0.09	0.12	0.00	0.03	C90
淋巴样白血病	3	0.17	0.60	0.32	0.44	0.03	0.07	2	0.15	0.42	0.24	0.31	0.02	0.05	C91
髓样白血病	4	0.23	0.80	0.67	0.63	0.05	0.05	0	0.00	0.00	0.00	0.00	0.00	0.00	C92-C94
白血病,未特指	21	1.21	4.20	3.11	3.16	0.21	0.28	19	1.44	4.00	3.40	3.51	0.21	0.27	C95
其他或未指明部位	15	0.86	3.00	1.55	2.04	0.08	0.08	11	0.83	2.31	0.87	1.21	0.04	0.13	O&U
所有部位合计	1742	100.00	348.74	190.67	254.12	13.05	30.91	1322	100.00	278.10	137.46	178.77	10.59	21.11	ALL
所有部位除外 C44	1735	99.60	347.34	189.92	253.13	12.97	30.79	1319	99.77	277.46	137.22	178.48	10.59	21.10	ALLbC44

射阳县 2010 年恶性肿瘤死亡主要指标(1/10 万)

部位	男性 病例数	构成(%)	粗率(1/10⁵)	中标率(1/10⁵)	世标率(1/10⁵)	累积率 0—64岁	累积率 0—74岁	女性 病例数	构成(%)	粗率(1/10⁵)	中标率(1/10⁵)	世标率(1/10⁵)	累积率 0—64岁	累积率 0—74岁	ICD-10
唇	3	0.23	0.60	0.31	0.43	0.00	0.11	0	0.00	0.00	0.00	0.00	0.00	0.00	C00
舌	0	0.00	0.00	0.00	0.00	0.00	0.00	0	0.00	0.00	0.00	0.00	0.00	0.00	C01—C02
口	6	0.45	1.20	0.59	0.73	0.06	0.10	3	0.37	0.63	0.29	0.39	0.02	0.05	C03—C06
唾液腺	1	0.08	0.20	0.14	0.20	0.00	0.03	0	0.00	0.00	0.00	0.00	0.00	0.00	C07—C08
扁桃腺	0	0.00	0.00	0.00	0.00	0.00	0.00	0	0.00	0.00	0.00	0.00	0.00	0.00	C09
其他的口咽	0	0.00	0.00	0.00	0.00	0.00	0.00	0	0.00	0.00	0.00	0.00	0.00	0.00	C10
鼻咽	7	0.53	1.40	0.68	1.01	0.04	0.10	4	0.49	0.84	0.43	0.61	0.02	0.08	C11
喉咽	0	0.00	0.00	0.00	0.00	0.00	0.00	0	0.00	0.00	0.00	0.00	0.00	0.00	C12—C13
咽,部位不明	2	0.15	0.40	0.22	0.31	0.00	0.03	1	0.12	0.21	0.03	0.10	0.00	0.00	C14
食管	203	15.36	40.64	21.20	28.99	1.11	3.38	128	15.82	26.93	11.24	15.96	0.52	1.93	C15
胃	298	22.54	59.66	31.13	42.68	1.55	5.26	139	17.18	29.24	12.48	17.15	0.54	2.07	C16
小肠	1	0.08	0.20	0.12	0.18	0.02	0.02	1	0.12	0.21	0.13	0.18	0.00	0.03	C17
结肠	14	1.06	2.80	1.59	2.37	0.08	0.22	10	1.24	2.10	0.88	1.21	0.06	0.18	C18
直肠	31	2.34	6.21	3.15	4.07	0.18	0.35	34	4.20	7.15	3.02	4.26	0.24	0.39	C19—C20
肛门	0	0.00	0.00	0.00	0.00	0.00	0.00	1	0.12	0.21	0.08	0.09	0.00	0.00	C21
肝脏	275	20.80	55.05	29.62	38.36	2.73	4.62	99	12.24	20.83	10.10	13.52	0.80	1.61	C22
胆囊及其他	16	1.21	3.20	1.76	2.36	0.13	0.35	17	2.10	3.58	1.50	1.99	0.09	0.21	C23—C24
胰腺	42	3.18	8.41	4.49	6.42	0.37	0.82	30	3.71	6.31	3.02	3.98	0.21	0.51	C25
鼻,鼻窦及其他	1	0.08	0.20	0.12	0.18	0.02	0.02	1	0.12	0.21	0.11	0.13	0.02	0.02	C30—C31
喉	7	0.53	1.40	0.86	1.18	0.06	0.16	0	0.00	0.00	0.00	0.00	0.00	0.00	C32
气管,支气管,肺	273	20.65	54.65	29.31	39.50	1.39	4.88	145	17.92	30.50	13.42	18.53	0.81	2.28	C33—C34
其他的胸腔器官	2	0.15	0.40	0.19	0.23	0.03	0.03	1	0.12	0.21	0.08	0.09	0.00	0.00	C37—C38
骨	19	1.44	3.80	2.14	2.96	0.17	0.34	14	1.73	2.95	1.28	1.83	0.11	0.23	C40—C41
皮肤的黑色素瘤	0	0.00	0.00	0.00	0.00	0.00	0.00	0	0.00	0.00	0.00	0.00	0.00	0.00	C43
其他的皮肤	2	0.15	0.40	0.18	0.21	0.01	0.01	4	0.49	0.84	0.38	0.51	0.00	0.09	C44
间皮瘤	0	0.00	0.00	0.00	0.00	0.00	0.00	0	0.00	0.00	0.00	0.00	0.00	0.00	C45
卡波氏肉瘤	0	0.00	0.00	0.00	0.00	0.00	0.00	0	0.00	0.00	0.00	0.00	0.00	0.00	C46
周围神经,其他结缔组织	0	0.00	0.00	0.00	0.00	0.00	0.00	0	0.00	0.00	0.00	0.00	0.00	0.00	C47;C49
乳房	1	0.08	0.20	0.12	0.18	0.02	0.02	29	3.58	6.10	2.73	3.70	0.25	0.40	C50
外阴	—	—	—	—	—	—	—	0	0.00	0.00	0.00	0.00	0.00	0.00	C51
阴道	—	—	—	—	—	—	—	0	0.00	0.00	0.00	0.00	0.00	0.00	C52
子宫颈	—	—	—	—	—	—	—	33	4.08	6.94	3.45	4.33	0.25	0.44	C53
子宫体	—	—	—	—	—	—	—	1	0.12	0.21	0.13	0.18	0.00	0.03	C54
子宫,部位不明	—	—	—	—	—	—	—	12	1.48	2.52	1.20	1.59	0.08	0.14	C55
卵巢	—	—	—	—	—	—	—	9	1.11	1.89	1.01	1.34	0.12	0.18	C56
其他的女性生殖器	—	—	—	—	—	—	—	0	0.00	0.00	0.00	0.00	0.00	0.00	C57
胎盘	—	—	—	—	—	—	—	0	0.00	0.00	0.00	0.00	0.00	0.00	C58
阴茎	2	0.15	0.40	0.19	0.23	0.03	0.03	—	—	—	—	—	—	—	C60
前列腺	10	0.76	2.00	0.88	1.42	0.00	0.14	—	—	—	—	—	—	—	C61
睾丸	0	0.00	0.00	0.00	0.00	0.00	0.00	—	—	—	—	—	—	—	C62
其他的男性生殖器	0	0.00	0.00	0.00	0.00	0.00	0.00	—	—	—	—	—	—	—	C63
肾	6	0.45	1.20	0.66	0.88	0.04	0.11	9	1.11	1.89	1.60	2.08	0.12	0.15	C64
肾盂	0	0.00	0.00	0.00	0.00	0.00	0.00	0	0.00	0.00	0.00	0.00	0.00	0.00	C65
输尿管	0	0.00	0.00	0.00	0.00	0.00	0.00	0	0.00	0.00	0.00	0.00	0.00	0.00	C66
膀胱	19	1.44	3.80	1.89	2.67	0.08	0.33	8	0.99	1.68	0.64	0.91	0.03	0.09	C67
其他的泌尿器官	0	0.00	0.00	0.00	0.00	0.00	0.00	0	0.00	0.00	0.00	0.00	0.00	0.00	C68
眼	0	0.00	0.00	0.00	0.00	0.00	0.00	1	0.12	0.21	0.10	0.13	0.01	0.01	C69
脑,神经系统	38	2.87	7.61	4.46	5.51	0.29	0.59	27	3.34	5.68	4.10	4.50	0.31	0.40	C70—C72
甲状腺	1	0.08	0.20	0.12	0.18	0.02	0.02	0	0.00	0.00	0.00	0.00	0.00	0.00	C73
肾上腺	0	0.00	0.00	0.00	0.00	0.00	0.00	0	0.00	0.00	0.00	0.00	0.00	0.00	C74
其他的内分泌腺	0	0.00	0.00	0.00	0.00	0.00	0.00	0	0.00	0.00	0.00	0.00	0.00	0.00	C75
霍奇金病	0	0.00	0.00	0.00	0.00	0.00	0.00	0	0.00	0.00	0.00	0.00	0.00	0.00	C81
非霍奇金淋巴瘤	18	1.36	3.60	1.92	2.43	0.16	0.23	21	2.60	4.42	1.92	2.63	0.11	0.32	C82—C85;C96
免疫增生性疾病	0	0.00	0.00	0.00	0.00	0.00	0.00	0	0.00	0.00	0.00	0.00	0.00	0.00	C88
多发性骨髓瘤	2	0.15	0.40	0.25	0.34	0.01	0.04	1	0.12	0.21	0.13	0.16	0.01	0.01	C90
淋巴样白血病	3	0.23	0.60	0.40	0.45	0.02	0.02	0	0.00	0.00	0.00	0.00	0.00	0.00	C91
髓样白血病	1	0.08	0.20	0.10	0.12	0.00	0.00	0	0.00	0.00	0.00	0.00	0.00	0.00	C92—C94
白血病,未特指	11	0.83	2.20	1.36	1.58	0.10	0.21	17	2.10	3.58	2.34	2.41	0.14	0.20	C95
其他或未指明部位	7	0.53	1.40	0.65	0.95	0.03	0.06	9	1.11	1.89	0.74	1.07	0.04	0.13	O&U
所有部位合计	1322	100.00	264.66	140.82	189.34	8.76	22.67	809	100.00	170.18	78.57	105.56	4.91	12.18	ALL
所有部位除外 C44	1320	99.85	264.26	140.64	189.13	8.76	22.66	805	99.51	169.34	78.19	105.05	4.91	12.09	ALLbC44

建湖县2010年恶性肿瘤发病主要指标(1/10万)

部位	男性 病例数	构成(%)	粗率(1/10⁵)	中标率(1/10⁵)	世标率(1/10⁵)	累积率 0—64岁	累积率 0—74岁	女性 病例数	构成(%)	粗率(1/10⁵)	中标率(1/10⁵)	世标率(1/10⁵)	累积率 0—64岁	累积率 0—74岁	ICD-10
唇	0	0.00	0.00	0.00	0.00	0.00	0.00	0	0.00	0.00	0.00	0.00	0.00	0.00	C00
舌	4	0.27	0.98	0.49	0.62	0.03	0.07	3	0.32	0.75	0.43	0.62	0.03	0.11	C01-C02
口	7	0.48	1.71	0.94	1.22	0.05	0.18	2	0.22	0.50	0.32	0.45	0.00	0.07	C03-C06
唾液腺	1	0.07	0.24	0.15	0.22	0.03	0.03	1	0.11	0.25	0.13	0.15	0.02	0.02	C07-C08
扁桃腺	1	0.07	0.24	0.12	0.15	0.02	0.02	0	0.00	0.00	0.00	0.00	0.00	0.00	C09
其他的口咽	1	0.07	0.24	0.12	0.14	0.00	0.00	0	0.00	0.00	0.00	0.00	0.00	0.00	C10
鼻咽	14	0.95	3.42	1.92	2.60	0.22	0.34	7	0.76	1.76	1.00	1.29	0.09	0.14	C11
喉咽	0	0.00	0.00	0.00	0.00	0.00	0.00	0	0.00	0.00	0.00	0.00	0.00	0.00	C12-C13
咽,部位不明	2	0.14	0.49	0.30	0.43	0.05	0.05	0	0.00	0.00	0.00	0.00	0.00	0.00	C14
食管	377	25.63	92.04	50.12	70.09	3.41	9.14	241	26.05	60.60	29.36	41.45	1.67	5.05	C15
胃	507	34.47	123.78	67.26	91.86	4.05	12.55	200	21.62	50.29	25.19	35.09	1.23	4.40	C16
小肠	1	0.07	0.24	0.16	0.21	0.02	0.02	1	0.11	0.25	0.13	0.15	0.02	0.02	C17
结肠	10	0.68	2.44	1.34	1.71	0.14	0.22	9	0.97	2.26	1.22	1.59	0.12	0.20	C18
直肠	39	2.65	9.52	5.09	6.89	0.44	0.89	45	4.86	11.31	5.53	7.55	0.37	0.82	C19-C20
肛门	0	0.00	0.00	0.00	0.00	0.00	0.00	0	0.00	0.00	0.00	0.00	0.00	0.00	C21
肝脏	157	10.67	38.33	21.50	29.03	1.83	3.31	69	7.46	17.35	8.87	12.03	0.52	1.42	C22
胆囊及其他	10	0.68	2.44	1.33	1.75	0.09	0.25	7	0.76	1.76	0.92	1.20	0.07	0.11	C23-C24
胰腺	28	1.90	6.84	3.69	5.23	0.28	0.59	29	3.14	7.29	3.57	4.85	0.16	0.65	C25
鼻,鼻窦及其他	2	0.14	0.49	0.22	0.53	0.03	0.03	0	0.00	0.00	0.00	0.00	0.00	0.00	C30-C31
喉	2	0.48	1.71	1.17	1.39	0.06	0.02	0	0.00	0.00	0.00	0.00	0.00	0.00	C32
气管,支气管,肺	182	12.37	44.44	23.72	33.03	1.56	4.01	80	8.65	20.12	10.82	14.66	0.75	1.91	C33-C34
其他的胸腔器官	1	0.07	0.24	0.12	0.15	0.02	0.02	0	0.00	0.00	0.00	0.00	0.00	0.00	C37-C38
骨	8	0.54	1.95	1.23	1.54	0.09	0.21	7	0.76	1.76	0.90	1.23	0.10	0.15	C40-C41
皮肤的黑色素瘤	2	0.14	0.49	0.32	0.43	0.02	0.05	0	0.00	0.00	0.00	0.00	0.00	0.00	C43
其他的皮肤	4	0.27	0.98	0.58	0.83	0.05	0.13	1	0.11	0.25	0.16	0.22	0.00	0.04	C44
间皮瘤	0	0.00	0.00	0.00	0.00	0.00	0.00	0	0.00	0.00	0.00	0.00	0.00	0.00	C45
卡波氏肉瘤	0	0.00	0.00	0.00	0.00	0.00	0.00	0	0.00	0.00	0.00	0.00	0.00	0.00	C46
周围神经,其他结缔组织	2	0.14	0.49	0.27	0.35	0.03	0.03	3	0.32	0.75	0.35	0.40	0.02	0.02	C47;C49
乳房	0	0.00	0.00	0.00	0.00	0.00	0.00	64	6.92	16.09	8.95	11.25	0.99	1.11	C50
外阴	—	—	—	—	—	—	—	0	0.00	0.00	0.00	0.00	0.00	0.00	C51
阴道	—	—	—	—	—	—	—	0	0.00	0.00	0.00	0.00	0.00	0.00	C52
子宫颈	—	—	—	—	—	—	—	74	8.00	18.61	10.54	13.18	1.04	1.52	C53
子宫体	—	—	—	—	—	—	—	13	1.41	3.27	1.82	2.29	0.21	0.24	C54
子宫,部位不明	—	—	—	—	—	—	—	7	0.76	1.76	0.97	1.29	0.12	0.16	C55
卵巢	—	—	—	—	—	—	—	8	0.86	2.01	0.94	1.37	0.08	0.16	C56
其他的女性生殖器	—	—	—	—	—	—	—	0	0.00	0.00	0.00	0.00	0.00	0.00	C57
胎盘	—	—	—	—	—	—	—	0	0.00	0.00	0.00	0.00	0.00	0.00	C58
阴茎	1	0.07	0.24	0.13	0.16	0.02	0.02	—	—	—	—	—	—	—	C60
前列腺	8	0.54	1.95	0.95	1.51	0.05	0.22	—	—	—	—	—	—	—	C61
睾丸	0	0.00	0.00	0.00	0.00	0.00	0.00	—	—	—	—	—	—	—	C62
其他的男性生殖器	1	0.07	0.24	0.15	0.22	0.03	0.03	—	—	—	—	—	—	—	C63
肾	8	0.54	1.95	1.08	1.40	0.10	0.17	8	0.86	2.01	1.16	1.40	0.08	0.16	C64
肾盂	0	0.00	0.00	0.00	0.00	0.00	0.00	0	0.00	0.00	0.00	0.00	0.00	0.00	C65
输尿管	0	0.00	0.00	0.00	0.00	0.00	0.00	0	0.00	0.00	0.00	0.00	0.00	0.00	C66
膀胱	17	1.16	4.15	2.10	3.23	0.16	0.33	3	0.32	0.75	0.42	0.53	0.03	0.03	C67
其他的泌尿器官	0	0.00	0.00	0.00	0.00	0.00	0.00	0	0.00	0.00	0.00	0.00	0.00	0.00	C68
眼	1	0.07	0.24	0.10	0.14	0.00	0.00	0	0.00	0.00	0.00	0.00	0.00	0.00	C69
脑,神经系统	30	2.04	7.32	4.26	5.55	0.35	0.55	15	1.62	3.77	2.04	2.91	0.16	0.39	C70-C72
甲状腺	1	0.07	0.24	0.36	0.31	0.02	0.02	2	0.22	0.50	0.41	0.41	0.03	0.03	C73
肾上腺	0	0.00	0.00	0.00	0.00	0.00	0.00	0	0.00	0.00	0.00	0.00	0.00	0.00	C74
其他的内分泌腺	1	0.07	0.24	0.15	0.22	0.00	0.04	0	0.00	0.00	0.00	0.00	0.00	0.00	C75
霍奇金病	1	0.07	0.24	0.15	0.22	0.00	0.04	1	0.11	0.25	0.16	0.20	0.02	0.02	C81
非霍奇金淋巴瘤	11	0.75	2.69	1.86	2.22	0.05	0.34	9	0.97	2.26	1.18	1.46	0.11	0.15	C82-C85;C96
免疫增生性疾病	0	0.00	0.00	0.00	0.00	0.00	0.00	0	0.00	0.00	0.00	0.00	0.00	0.00	C88
多发性骨髓瘤	1	0.07	0.24	0.26	0.21	0.02	0.02	0	0.00	0.00	0.00	0.00	0.00	0.00	C90
淋巴样白血病	3	0.20	0.73	0.41	0.51	0.03	0.03	0	0.00	0.00	0.00	0.00	0.00	0.00	C91
髓样白血病	3	0.20	0.73	0.72	0.68	0.06	0.06	2	0.22	0.50	0.31	0.45	0.03	0.07	C92-C94
白血病,未特指	14	0.95	3.42	3.22	3.53	0.22	0.26	11	1.19	2.77	2.06	2.42	0.14	0.26	C95
其他或未指明部位								3	0.32	0.75	0.42	0.53	0.03	0.07	O&U
所有部位合计	1471	100.00	359.14	198.46	271.00	13.63	34.49	925	100.00	232.58	120.26	162.68	8.25	19.55	ALL
所有部位除外 C44	1467	99.73	358.17	197.88	270.17	13.58	34.36	924	99.89	232.33	120.10	162.45	8.25	19.52	ALLbC44

建湖县2010年恶性肿瘤死亡主要指标(1/10万)

部 位	男性							女性							ICD-10
	病例数	构成(%)	粗率(1/10⁵)	中标率(1/10⁵)	世标率(1/10⁵)	累积率 0—64岁	累积率 0—74岁	病例数	构成(%)	粗率(1/10⁵)	中标率(1/10⁵)	世标率(1/10⁵)	累积率 0—64岁	累积率 0—74岁	
唇	0	0.00	0.00	0.00	0.00	0.00	0.00	0	0.00	0.00	0.00	0.00	0.00	0.00	C00
舌	2	0.19	0.49	0.25	0.29	0.02	0.02	4	0.65	1.01	0.59	0.65	0.03	0.08	C01-C02
口	3	0.28	0.73	0.37	0.47	0.04	0.08	0	0.00	0.00	0.00	0.00	0.00	0.00	C03-C06
唾液腺	0	0.00	0.00	0.00	0.00	0.00	0.00	1	0.16	0.25	0.13	0.15	0.02	0.02	C07-C08
扁桃腺	0	0.00	0.00	0.00	0.00	0.00	0.00	0	0.00	0.00	0.00	0.00	0.00	0.00	C09
其他的口咽	1	0.09	0.24	0.12	0.14	0.00	0.00	1	0.16	0.25	0.11	0.13	0.00	0.00	C10
鼻咽	4	0.37	0.98	0.53	0.72	0.02	0.14	0	0.00	0.00	0.00	0.00	0.00	0.00	C11
喉咽	0	0.00	0.00	0.00	0.00	0.00	0.00	1	0.16	0.25	0.11	0.13	0.00	0.00	C12-C13
咽,部位不明	0	0.00	0.00	0.00	0.00	0.00	0.00	0	0.00	0.00	0.00	0.00	0.00	0.00	C14
食管	220	20.43	53.71	28.17	40.92	1.54	4.80	157	25.57	39.48	18.65	26.56	0.73	2.87	C15
胃	309	28.69	75.44	39.70	55.00	1.78	6.91	129	21.01	32.44	15.66	21.82	0.68	2.63	C16
小肠	1	0.09	0.24	0.14	0.16	0.01	0.01	1	0.16	0.25	0.16	0.22	0.00	0.04	C17
结肠	2	0.19	0.49	0.25	0.31	0.03	0.03	5	0.81	1.26	0.66	0.86	0.05	0.13	C18
直肠	36	3.34	8.79	4.54	6.27	0.34	0.68	22	3.58	5.53	2.50	3.79	0.07	0.48	C19-C20
肛门	0	0.00	0.00	0.00	0.00	0.00	0.00	0	0.00	0.00	0.00	0.00	0.00	0.00	C21
肝脏	157	14.58	38.33	21.13	28.38	1.79	3.25	53	8.63	13.33	6.71	9.10	0.39	1.09	C22
胆囊及其他	7	0.65	1.71	0.87	1.17	0.04	0.17	4	0.65	1.01	0.58	0.80	0.03	0.10	C23-C24
胰腺	27	2.51	6.59	3.42	5.12	0.18	0.54	30	4.89	7.54	3.68	5.01	0.21	0.62	C25
鼻,鼻窦及其他	1	0.09	0.24	0.15	0.22	0.03	0.03	0	0.00	0.00	0.00	0.00	0.00	0.00	C30-C31
喉	5	0.46	1.22	0.64	0.80	0.03	0.07	0	0.00	0.00	0.00	0.00	0.00	0.00	C32
气管,支气管,肺	197	18.29	48.10	25.63	35.68	1.47	4.24	100	16.29	25.14	12.77	17.52	0.62	2.30	C33-C34
其他的胸腔器官	1	0.09	0.24	0.13	0.17	0.00	0.04	0							C37-C38
骨	13	1.21	3.17	1.91	2.42	0.18	0.29	9	1.47	2.26	1.15	1.56	0.12	0.21	C40-C41
皮肤的黑色素瘤	1	0.09	0.24	0.15	0.22	0.00	0.04	0	0.00	0.00	0.00	0.00	0.00	0.00	C43
其他的皮肤	2	0.19	0.49	0.24	0.27	0.00	0.00	0	0.00	0.00	0.00	0.00	0.00	0.00	C44
间皮瘤	0	0.00	0.00	0.00	0.00	0.00	0.00	0	0.00	0.00	0.00	0.00	0.00	0.00	C45
卡波氏肉瘤	0	0.00	0.00	0.00	0.00	0.00	0.00	0	0.00	0.00	0.00	0.00	0.00	0.00	C46
周围神经,其他结缔组织	0	0.00	0.00	0.00	0.00	0.00	0.00	2	0.33	0.50	0.23	0.30	0.00	0.04	C47;C49
乳房	0	0.00	0.00	0.00	0.00	0.00	0.00	22	3.58	5.53	3.34	4.02	0.33	0.37	C50
外阴	—	—	—	—	—	—	—	0							C51
阴道	—	—	—	—	—	—	—	0							C52
子宫颈	—	—	—	—	—	—	—	22	3.58	5.53	2.75	3.83	0.25	0.46	C53
子宫体	—	—	—	—	—	—	—	1	0.16	0.25	0.16	0.22	0.00	0.04	C54
子宫,部位不明	—	—	—	—	—	—	—	5	0.81	1.26	0.73	0.96	0.08	0.12	C55
卵巢	—	—	—	—	—	—	—	4	0.65	1.01	0.43	0.64	0.06	0.06	C56
其他的女性生殖器	—	—	—	—	—	—	—	0	0.00	0.00	0.00	0.00	0.00	0.00	C57
胎盘	—	—	—	—	—	—	—	0	0.00	0.00	0.00	0.00	0.00	0.00	C58
阴茎	0	0.00	0.00	0.00	0.00	0.00	0.00	—	—	—	—	—	—	—	C60
前列腺	11	1.02	2.69	1.15	2.19	0.03	0.11	—	—	—	—	—	—	—	C61
睾丸	1	0.09	0.24	0.14	0.16	0.01	0.01	—	—	—	—	—	—	—	C62
其他的男性生殖器	0	0.00	0.00	0.00	0.00	0.00	0.00	—	—	—	—	—	—	—	C63
肾	9	0.84	2.20	1.26	1.66	0.04	0.23	2	0.33	0.50	0.28	0.38	0.01	0.05	C64
肾盂	0	0.00	0.00	0.00	0.00	0.00	0.00	0	0.00	0.00	0.00	0.00	0.00	0.00	C65
输尿管	0	0.00	0.00	0.00	0.00	0.00	0.00	0	0.00	0.00	0.00	0.00	0.00	0.00	C66
膀胱	2	0.19	0.49	0.25	0.29	0.02	0.02	1	0.16	0.25	0.13	0.16	0.02	0.02	C67
其他的泌尿器官	0	0.00	0.00	0.00	0.00	0.00	0.00	0	0.00	0.00	0.00	0.00	0.00	0.00	C68
眼	0	0.00	0.00	0.00	0.00	0.00	0.00	0	0.00	0.00	0.00	0.00	0.00	0.00	C69
脑,神经系统	26	2.41	6.35	3.79	5.10	0.24	0.60	13	2.12	3.27	1.60	2.40	0.14	0.27	C70-C72
甲状腺	0	0.00	0.00	0.00	0.00	0.00	0.00	1	0.16	0.25	0.11	0.13	0.00	0.00	C73
肾上腺	0	0.00	0.00	0.00	0.00	0.00	0.00	0	0.00	0.00	0.00	0.00	0.00	0.00	C74
其他的内分泌腺	0	0.00	0.00	0.00	0.00	0.00	0.00	0	0.00	0.00	0.00	0.00	0.00	0.00	C75
霍奇金病	1	0.09	0.24	0.15	0.20	0.00	0.04	1	0.16	0.25	0.11	0.13	0.00	0.00	C81
非霍奇金淋巴瘤	7	0.65	1.71	0.99	1.20	0.04	0.21	5	0.81	1.26	0.61	0.75	0.05	0.05	C82-C85;C96
免疫增生性疾病	0	0.00	0.00	0.00	0.00	0.00	0.00	0	0.00	0.00	0.00	0.00	0.00	0.00	C88
多发性骨髓瘤	1	0.09	0.24	0.26	0.21	0.02	0.02	0	0.00	0.00	0.00	0.00	0.00	0.00	C90
淋巴样白血病	3	0.28	0.73	0.52	0.59	0.03	0.03	3	0.49	0.75	0.80	0.82	0.04	0.04	C91
髓样白血病	0	0.00	0.00	0.00	0.00	0.00	0.00	2	0.33	0.50	0.37	0.35	0.05	0.05	C92-C94
白血病,未特指	20	1.86	4.88	3.29	4.02	0.23	0.43	9	1.47	2.26	1.45	1.56	0.10	0.14	C95
其他或未指明部位	6	0.56	1.46	0.77	1.03	0.05	0.18	4	0.65	1.01	0.57	0.78	0.02	0.13	O&U
所有部位合计	1077	100.00	262.95	141.06	195.64	8.23	23.24	614	100.00	154.38	77.01	105.77	4.07	12.42	ALL
所有部位除外 C44	1075	99.81	262.46	140.83	195.37	8.23	23.24	614	100.00	154.38	77.01	105.77	4.07	12.42	ALLbC44

大丰市 2010 年恶性肿瘤发病主要指标(1/10 万)

部　位	男性							女性							ICD-10
	病例数	构成 (%)	粗率 (1/10⁵)	中标率 (1/10⁵)	世标率 (1/10⁵)	累积率 0—64岁	累积率 0—74岁	病例数	构成 (%)	粗率 (1/10⁵)	中标率 (1/10⁵)	世标率 (1/10⁵)	累积率 0—64岁	累积率 0—74岁	
唇	0	0.00	0.00	0.00	0.00	0.00	0.00	0	0.00	0.00	0.00	0.00	0.00	0.00	C00
舌	0	0.00	0.00	0.00	0.00	0.00	0.00	4	0.45	1.10	0.46	0.62	0.02	0.09	C01-C02
口	5	0.41	1.38	0.59	0.79	0.08	0.08	0	0.00	0.00	0.00	0.00	0.00	0.00	C03-C06
唾液腺	1	0.08	0.28	0.12	0.15	0.02	0.02	1	0.11	0.28	0.12	0.14	0.02	0.02	C07-C08
扁桃腺	0	0.00	0.00	0.00	0.00	0.00	0.00	0	0.00	0.00	0.00	0.00	0.00	0.00	C09
其他的口咽	0	0.00	0.00	0.00	0.00	0.00	0.00	0	0.00	0.00	0.00	0.00	0.00	0.00	C10
鼻咽	8	0.66	2.21	0.96	1.31	0.08	0.14	2	0.23	0.55	0.32	0.37	0.03	0.03	C11
喉咽	0	0.00	0.00	0.00	0.00	0.00	0.00	0	0.00	0.00	0.00	0.00	0.00	0.00	C12-C13
咽,部位不明	0	0.00	0.00	0.00	0.00	0.00	0.00	1	0.11	0.28	0.13	0.18	0.00	0.03	C14
食管	250	20.61	69.04	28.57	40.28	1.80	5.32	139	15.69	38.27	13.32	18.89	0.57	2.46	C15
胃	209	17.23	57.71	24.58	32.35	1.26	4.20	108	12.19	29.73	11.55	15.36	0.66	1.83	C16
小肠	4	0.33	1.10	0.47	0.61	0.04	0.07	7	0.79	1.93	0.59	0.93	0.02	0.12	C17
结肠	25	2.06	6.90	3.00	3.83	0.27	0.46	23	2.60	6.33	2.59	3.34	0.22	0.39	C18
直肠	39	3.22	10.77	4.31	5.74	0.30	0.59	27	3.05	7.43	2.46	3.35	0.13	0.36	C19-C20
肛门	0	0.00	0.00	0.00	0.00	0.00	0.00	0	0.00	0.00	0.00	0.00	0.00	0.00	C21
肝脏	196	16.16	54.12	23.19	29.88	2.20	3.32	75	8.47	20.65	8.19	10.77	0.79	1.23	C22
胆囊及其他	13	1.07	3.59	1.50	1.95	0.06	0.23	20	2.26	5.51	2.14	2.94	0.13	0.38	C23-C24
胰腺	38	3.13	10.49	4.59	6.35	0.31	0.78	23	2.60	6.33	2.42	3.33	0.15	0.48	C25
鼻,鼻窦及其他	1	0.08	0.28	0.11	0.16	0.00	0.04	2	0.23	0.55	0.25	0.34	0.04	0.04	C30-C31
喉	6	0.49	1.66	0.64	0.97	0.04	0.12	0	0.00	0.00	0.00	0.00	0.00	0.00	C32
气管,支气管,肺	295	24.32	81.46	34.70	47.22	2.09	6.15	157	17.72	43.22	16.33	21.86	0.90	3.00	C33-C34
其他的胸腔器官	2	0.16	0.55	0.62	0.58	0.04	0.04	0	0.00	0.00	0.00	0.00	0.00	0.00	C37-C38
骨	10	0.82	2.76	1.05	1.37	0.04	0.11	11	1.24	3.03	1.11	1.47	0.02	0.21	C40-C41
皮肤的黑色素瘤	0	0.00	0.00	0.00	0.00	0.00	0.00	0	0.00	0.00	0.00	0.00	0.00	0.00	C43
其他的皮肤	5	0.41	1.38	0.58	0.74	0.03	0.11	3	0.34	0.83	0.29	0.37	0.00	0.03	C44
间皮瘤	0	0.00	0.00	0.00	0.00	0.00	0.00	0	0.00	0.00	0.00	0.00	0.00	0.00	C45
卡波氏肉瘤	0	0.00	0.00	0.00	0.00	0.00	0.00	0	0.00	0.00	0.00	0.00	0.00	0.00	C46
周围神经,其他结缔组织	0	0.00	0.00	0.00	0.00	0.00	0.00	0	0.00	0.00	0.00	0.00	0.00	0.00	C47;C49
乳房	2	0.16	0.55	0.25	0.33	0.02	0.05	93	10.50	25.60	11.50	14.57	1.11	1.55	C50
外阴	—	—	—	—	—	—	—	0	0.00	0.00	0.00	0.00	0.00	0.00	C51
阴道	—	—	—	—	—	—	—	0	0.00	0.00	0.00	0.00	0.00	0.00	C52
子宫颈	—	—	—	—	—	—	—	83	9.37	22.85	10.41	13.14	0.87	1.51	C53
子宫体	—	—	—	—	—	—	—	19	2.14	5.23	3.01	3.51	0.19	0.38	C54
子宫,部位不明	—	—	—	—	—	—	—	6	0.68	1.65	0.74	0.91	0.07	0.10	C55
卵巢	—	—	—	—	—	—	—	16	1.81	4.40	3.30	3.31	0.28	0.28	C56
其他的女性生殖器	—	—	—	—	—	—	—	0	0.00	0.00	0.00	0.00	0.00	0.00	C57
胎盘	—	—	—	—	—	—	—	0	0.00	0.00	0.00	0.00	0.00	0.00	C58
阴茎	2	0.16	0.55	0.18	0.22	0.00	0.00	—	—	—	—	—	—	—	C60
前列腺	13	1.07	3.59	1.42	1.91	0.07	0.22	—	—	—	—	—	—	—	C61
睾丸	1	0.08	0.28	0.14	0.19	0.00	0.03	—	—	—	—	—	—	—	C62
其他的男性生殖器	1	0.08	0.28	0.11	0.16	0.00	0.04	—	—	—	—	—	—	—	C63
肾	7	0.58	1.93	0.86	1.16	0.07	0.13	3	0.34	0.83	0.36	0.47	0.03	0.06	C64
肾盂	0	0.00	0.00	0.00	0.00	0.00	0.00	0	0.00	0.00	0.00	0.00	0.00	0.00	C65
输尿管	0	0.00	0.00	0.00	0.00	0.00	0.00	0	0.00	0.00	0.00	0.00	0.00	0.00	C66
膀胱	16	1.32	4.42	1.76	2.50	0.12	0.31	8	0.90	2.20	0.73	1.06	0.04	0.16	C67
其他的泌尿器官	0	0.00	0.00	0.00	0.00	0.00	0.00	0	0.00	0.00	0.00	0.00	0.00	0.00	C68
眼	1	0.08	0.28	0.10	0.11	0.00	0.00	0	0.00	0.00	0.00	0.00	0.00	0.00	C69
脑,神经系统	19	1.57	5.25	2.32	3.12	0.19	0.35	15	1.69	4.13	2.57	3.04	0.19	0.31	C70-C72
甲状腺	5	0.41	1.38	1.31	1.28	0.09	0.12	2	0.23	0.55	0.21	0.27	0.00	0.03	C73
肾上腺	0	0.00	0.00	0.00	0.00	0.00	0.00	1	0.11	0.28	0.10	0.14	0.00	0.03	C74
其他的内分泌腺	1	0.08	0.28	0.12	0.15	0.02	0.02	2	0.23	0.55	0.24	0.30	0.03	0.03	C75
霍奇金病	0	0.00	0.00	0.00	0.00	0.00	0.00	0	0.00	0.00	0.00	0.00	0.00	0.00	C81
非霍奇金淋巴瘤	3	0.25	0.83	0.50	0.58	0.03	0.03	2	0.23	0.55	0.16	0.19	0.00	0.00	C82-C85;C96
免疫增生性疾病	0	0.00	0.00	0.00	0.00	0.00	0.00	0	0.00	0.00	0.00	0.00	0.00	0.00	C88
多发性骨髓瘤	0	0.00	0.00	0.00	0.00	0.00	0.00	0	0.00	0.00	0.00	0.00	0.00	0.00	C90
淋巴样白血病	0	0.00	0.00	0.00	0.00	0.00	0.00	0	0.00	0.00	0.00	0.00	0.00	0.00	C91
髓样白血病	0	0.00	0.00	0.00	0.00	0.00	0.00	0	0.00	0.00	0.00	0.00	0.00	0.00	C92-C94
白血病,未特指	16	1.32	4.42	2.54	2.83	0.19	0.30	15	1.69	4.13	3.15	3.26	0.20	0.29	C95
其他或未指明部位	19	1.57	5.25	2.36	3.15	0.21	0.42	18	2.03	4.96	2.17	2.81	0.11	0.36	O&U
所有部位合计	1213	100.00	334.96	143.55	191.98	9.66	23.77	886	100.00	243.91	100.88	131.29	6.82	15.73	ALL
所有部位除外 C44	1208	99.59	333.58	142.98	191.25	9.63	23.67	883	99.66	243.08	100.60	130.93	6.82	15.70	ALLbC44

大丰市 2010 年恶性肿瘤死亡主要指标(1/10 万)

部位	病例数	构成(%)	粗率(1/10⁵)	中标率(1/10⁵)	世标率(1/10⁵)	累积率 0—64岁	累积率 0—74岁	病例数	构成(%)	粗率(1/10⁵)	中标率(1/10⁵)	世标率(1/10⁵)	累积率 0—64岁	累积率 0—74岁	ICD-10
唇	0	0.00	0.00	0.00	0.00	0.00	0.00	0	0.00	0.00	0.00	0.00	0.00	0.00	C00
舌	0	0.00	0.00	0.00	0.00	0.00	0.00	1	0.15	0.28	0.13	0.19	0.02	0.02	C01-C02
口	3	0.31	0.83	0.35	0.46	0.02	0.05	0	0.00	0.00	0.00	0.00	0.00	0.00	C03-C06
唾液腺	1	0.10	0.28	0.08	0.11	0.00	0.00	1	0.15	0.28	0.08	0.09	0.00	0.00	C07-C08
扁桃腺	0	0.00	0.00	0.00	0.00	0.00	0.00	0	0.00	0.00	0.00	0.00	0.00	0.00	C09
其他的口咽	1	0.10	0.28	0.11	0.16	0.00	0.04	0	0.00	0.00	0.00	0.00	0.00	0.00	C10
鼻咽	2	0.21	0.55	0.25	0.35	0.04	0.04	1	0.15	0.28	0.10	0.14	0.00	0.03	C11
喉咽	0	0.00	0.00	0.00	0.00	0.00	0.00	0	0.00	0.00	0.00	0.00	0.00	0.00	C12-C13
咽,部位不明	0	0.00	0.00	0.00	0.00	0.00	0.00	1	0.15	0.28	0.13	0.18	0.00	0.03	C14
食管	175	18.10	48.32	19.17	27.57	0.86	3.58	115	17.58	31.66	10.80	15.29	0.39	1.94	C15
胃	160	16.55	44.18	18.34	24.54	0.83	2.90	81	12.39	22.30	8.22	10.97	0.36	1.26	C16
小肠	5	0.52	1.38	0.51	0.65	0.02	0.06	8	1.22	2.20	0.67	1.03	0.02	0.12	C17
结肠	10	1.03	2.76	1.19	1.51	0.07	0.14	11	1.68	3.03	0.94	1.34	0.05	0.15	C18
直肠	35	3.62	9.66	3.81	5.10	0.12	0.60	32	4.89	8.81	3.04	4.20	0.15	0.51	C19-C20
肛门	0	0.00	0.00	0.00	0.00	0.00	0.00	0	0.00	0.00	0.00	0.00	0.00	0.00	C21
肝脏	149	15.41	41.14	17.70	23.00	1.65	2.75	68	10.40	18.72	7.33	9.76	0.75	1.13	C22
胆囊及其他	14	1.45	3.87	1.67	2.24	0.16	0.28	23	3.52	6.33	2.16	3.11	0.08	0.41	C23-C24
胰腺	36	3.72	9.94	4.35	5.97	0.26	0.72	23	3.52	6.33	2.61	3.42	0.17	0.37	C25
鼻,鼻窦及其他	1	0.10	0.28	0.05	0.19	0.00	0.04	0	0.00	0.00	0.00	0.00	0.00	0.00	C30-C31
喉	6	0.62	1.66	0.69	0.88	0.05	0.12	1	0.15	0.28	0.10	0.14	0.00	0.03	C32
气管,支气管,肺	264	27.30	72.90	30.32	41.98	1.66	5.31	144	22.02	39.64	14.86	19.63	0.82	2.57	C33-C34
其他的胸腔器官	3	0.31	0.83	0.30	0.36	0.01	0.01	0	0.00	0.00	0.00	0.00	0.00	0.00	C37-C38
骨	17	1.76	4.69	2.11	2.65	0.10	0.31	13	1.99	3.58	1.56	1.83	0.11	0.17	C40-C41
皮肤的黑色素瘤	0	0.00	0.00	0.00	0.00	0.00	0.00	0	0.00	0.00	0.00	0.00	0.00	0.00	C43
其他的皮肤	5	0.52	1.38	0.58	0.96	0.05	0.12	2	0.31	0.55	0.21	0.28	0.01	0.05	C44
间皮瘤	2	0.21	0.55	0.49	0.48	0.02	0.06	0	0.00	0.00	0.00	0.00	0.00	0.00	C45
卡波氏肉瘤	0	0.00	0.00	0.00	0.00	0.00	0.00	0	0.00	0.00	0.00	0.00	0.00	0.00	C46
周围神经,其他结缔组织	0	0.00	0.00	0.00	0.00	0.00	0.00	0	0.00	0.00	0.00	0.00	0.00	0.00	C47;C49
乳房	1	0.10	0.28	0.08	0.11	0.00	0.00	31	4.74	8.53	3.63	4.79	0.31	0.47	C50
外阴	—	—	—	—	—	—	—	0	0.00	0.00	0.00	0.00	0.00	0.00	C51
阴道	—	—	—	—	—	—	—	0	0.00	0.00	0.00	0.00	0.00	0.00	C52
子宫颈	—	—	—	—	—	—	—	19	2.91	5.23	1.93	2.63	0.15	0.32	C53
子宫体	—	—	—	—	—	—	—	9	1.38	2.48	1.00	1.29	0.08	0.15	C54
子宫,部位不明	—	—	—	—	—	—	—	1	0.15	0.28	0.13	0.19	0.02	0.02	C55
卵巢	—	—	—	—	—	—	—	9	1.38	2.48	1.57	1.82	0.14	0.17	C56
其他的女性生殖器	—	—	—	—	—	—	—	0	0.00	0.00	0.00	0.00	0.00	0.00	C57
胎盘	—	—	—	—	—	—	—	0	0.00	0.00	0.00	0.00	0.00	0.00	C58
阴茎	0	0.00	0.00	0.00	0.00	0.00	0.00	—	—	—	—	—	—	—	C60
前列腺	15	1.55	4.14	1.39	2.35	0.06	0.17	—	—	—	—	—	—	—	C61
睾丸	0	0.00	0.00	0.00	0.00	0.00	0.00	—	—	—	—	—	—	—	C62
其他的男性生殖器	0	0.00	0.00	0.00	0.00	0.00	0.00	—	—	—	—	—	—	—	C63
肾	3	0.31	0.83	1.07	1.02	0.04	0.04	2	0.31	0.55	0.25	0.36	0.00	0.06	C64
肾盂	0	0.00	0.00	0.00	0.00	0.00	0.00	0	0.00	0.00	0.00	0.00	0.00	0.00	C65
输尿管	0	0.00	0.00	0.00	0.00	0.00	0.00	0	0.00	0.00	0.00	0.00	0.00	0.00	C66
膀胱	7	0.72	1.93	0.81	1.07	0.04	0.10	9	1.38	2.48	0.57	0.99	0.00	0.06	C67
其他的泌尿器官	0	0.00	0.00	0.00	0.00	0.00	0.00	0	0.00	0.00	0.00	0.00	0.00	0.00	C68
眼	0	0.00	0.00	0.00	0.00	0.00	0.00	0	0.00	0.00	0.00	0.00	0.00	0.00	C69
脑,神经系统	16	1.65	4.42	1.71	2.35	0.09	0.28	18	2.75	4.96	2.86	3.38	0.26	0.32	C70-C72
甲状腺	1	0.10	0.28	0.14	0.21	0.03	0.03	0	0.00	0.00	0.00	0.00	0.00	0.00	C73
肾上腺	0	0.00	0.00	0.00	0.00	0.00	0.00	2	0.31	0.55	0.16	0.22	0.00	0.03	C74
其他的内分泌腺	0	0.00	0.00	0.00	0.00	0.00	0.00	0	0.00	0.00	0.00	0.00	0.00	0.00	C75
霍奇金病	1	0.10	0.28	0.14	0.21	0.03	0.03	0	0.00	0.00	0.00	0.00	0.00	0.00	C81
非霍奇金淋巴瘤	2	0.21	0.55	0.19	0.24	0.01	0.01	1	0.15	0.28	0.08	0.09	0.00	0.00	C82-C85;C96
免疫增生性疾病	0	0.00	0.00	0.00	0.00	0.00	0.00	0	0.00	0.00	0.00	0.00	0.00	0.00	C88
多发性骨髓瘤	0	0.00	0.00	0.00	0.00	0.00	0.00	0	0.00	0.00	0.00	0.00	0.00	0.00	C90
淋巴样白血病	0	0.00	0.00	0.00	0.00	0.00	0.00	0	0.00	0.00	0.00	0.00	0.00	0.00	C91
髓样白血病	0	0.00	0.00	0.00	0.00	0.00	0.00	0	0.00	0.00	0.00	0.00	0.00	0.00	C92-C94
白血病,未特指	17	1.76	4.69	3.63	3.69	0.28	0.32	11	1.68	3.03	1.60	1.92	0.12	0.22	C95
其他或未指明部位	15	1.55	4.14	1.70	2.39	0.10	0.37	17	2.60	4.68	1.96	2.55	0.14	0.34	O&U
所有部位合计	967	100.00	267.03	112.93	152.79	6.58	18.44	654	100.00	180.04	68.69	91.84	4.19	10.99	ALL
所有部位除外 C44	962	99.48	265.65	112.35	151.83	6.53	18.31	652	99.69	179.49	68.48	91.56	4.18	10.95	ALLbC44

扬中市 2010 年恶性肿瘤发病主要指标(1/10 万)

部 位	男性							女性							ICD-10
	病例数	构成(%)	粗率(1/10⁵)	中标率(1/10⁵)	世标率(1/10⁵)	累积率 0—64岁	累积率 0—74岁	病例数	构成(%)	粗率(1/10⁵)	中标率(1/10⁵)	世标率(1/10⁵)	累积率 0—64岁	累积率 0—74岁	
唇	0	0.00	0.00	0.00	0.00	0.00	0.00	0	0.00	0.00	0.00	0.00	0.00	0.00	C00
舌	3	0.49	2.16	0.97	1.17	0.13	0.13	0	0.00	0.00	0.00	0.00	0.00	0.00	C01-C02
口	1	0.16	0.72	0.30	0.43	0.05	0.05	3	0.69	2.10	1.02	1.36	0.05	0.23	C03-C06
唾液腺	0	0.00	0.00	0.00	0.00	0.00	0.00	0	0.00	0.00	0.00	0.00	0.00	0.00	C07-C08
扁桃腺	0	0.00	0.00	0.00	0.00	0.00	0.00	0	0.00	0.00	0.00	0.00	0.00	0.00	C09
其他的口咽	0	0.00	0.00	0.00	0.00	0.00	0.00	0	0.00	0.00	0.00	0.00	0.00	0.00	C10
鼻咽	1	0.16	0.72	0.28	0.32	0.00	0.00	3	0.69	2.10	0.99	1.30	0.13	0.13	C11
喉咽	1	0.16	0.72	0.39	0.48	0.05	0.05	1	0.23	0.70	0.30	0.42	0.00	0.11	C12-C13
咽,部位不明	1	0.16	0.72	0.31	0.44	0.00	0.11	0	0.00	0.00	0.00	0.00	0.00	0.00	C14
食管	161	26.35	116.04	48.48	64.90	3.68	9.06	105	24.19	73.51	29.60	39.31	2.20	5.31	C15
胃	251	41.08	180.91	77.04	104.09	5.81	13.44	84	19.35	58.81	22.18	30.22	1.56	3.60	C16
小肠	1	0.16	0.72	0.33	0.42	0.03	0.03	1	0.23	0.70	0.21	0.24	0.00	0.00	C17
结肠	12	1.96	8.65	3.75	4.94	0.31	0.71	12	2.76	8.40	2.46	3.86	0.15	0.34	C18
直肠	20	3.27	14.42	6.37	8.29	0.45	0.95	23	5.30	16.10	6.72	8.47	0.63	0.81	C19-C20
肛门	1	0.16	0.72	0.39	0.48	0.05	0.05	0	0.00	0.00	0.00	0.00	0.00	0.00	C21
肝脏	49	8.02	35.32	15.24	20.66	1.21	2.61	32	7.37	22.40	8.89	11.75	0.47	1.32	C22
胆囊及其他	5	0.82	3.60	1.46	1.84	0.05	0.16	5	1.15	3.50	1.03	1.33	0.00	0.08	C23-C24
胰腺	2	0.33	1.44	0.64	0.90	0.00	0.19	4	0.92	2.80	0.74	1.03	0.00	0.00	C25
鼻,鼻窦及其他	0	0.00	0.00	0.00	0.00	0.00	0.00	0	0.00	0.00	0.00	0.00	0.00	0.00	C30-C31
喉	0	0.00	0.00	0.00	0.00	0.00	0.00	0	0.00	0.00	0.00	0.00	0.00	0.00	C32
气管,支气管,肺	61	9.98	43.97	18.47	24.91	0.97	3.42	28	6.45	19.60	7.31	9.66	0.54	1.15	C33-C34
其他的胸腔器官	0	0.00	0.00	0.00	0.00	0.00	0.00	2	0.46	1.40	0.63	0.80	0.07	0.07	C37-C38
骨	2	0.33	1.44	0.60	0.79	0.00	0.08	1	0.23	0.70	0.30	0.43	0.05	0.05	C40-C41
皮肤的黑色素瘤	0	0.00	0.00	0.00	0.00	0.00	0.00	0	0.00	0.00	0.00	0.00	0.00	0.00	C43
其他的皮肤	3	0.49	2.16	0.72	1.37	0.05	0.05	2	0.46	1.40	0.62	0.82	0.04	0.12	C44
间皮瘤	0	0.00	0.00	0.00	0.00	0.00	0.00	0	0.00	0.00	0.00	0.00	0.00	0.00	C45
卡波氏肉瘤	0	0.00	0.00	0.00	0.00	0.00	0.00	0	0.00	0.00	0.00	0.00	0.00	0.00	C46
周围神经,其他结缔组织	0	0.00	0.00	0.00	0.00	0.00	0.00	0	0.00	0.00	0.00	0.00	0.00	0.00	C47;C49
乳房	2	0.33	1.44	0.48	1.04	0.03	0.03	56	12.90	39.21	19.23	23.59	2.03	2.48	C50
外阴	—	—	—	—	—	—	—	0	0.00	0.00	0.00	0.00	0.00	0.00	C51
阴道	—	—	—	—	—	—	—	0	0.00	0.00	0.00	0.00	0.00	0.00	C52
子宫颈	—	—	—	—	—	—	—	27	6.22	18.90	9.26	11.20	1.00	1.08	C53
子宫体	—	—	—	—	—	—	—	13	3.00	9.10	4.08	5.16	0.47	0.63	C54
子宫,部位不明	—	—	—	—	—	—	—	1	0.23	0.70	0.38	0.47	0.05	0.05	C55
卵巢	—	—	—	—	—	—	—	7	1.61	4.90	4.67	4.16	0.29	0.29	C56
其他的女性生殖器	—	—	—	—	—	—	—	2	0.46	1.40	0.58	0.71	0.07	0.07	C57
胎盘	—	—	—	—	—	—	—	0	0.00	0.00	0.00	0.00	0.00	0.00	C58
阴茎	0	0.00	0.00	0.00	0.00	0.00	0.00	—	—	—	—	—	—	—	C60
前列腺	5	0.82	3.60	1.08	1.90	0.00	0.11	—	—	—	—	—	—	—	C61
睾丸	0	0.00	0.00	0.00	0.00	0.00	0.00	—	—	—	—	—	—	—	C62
其他的男性生殖器	1	0.16	0.72	0.47	0.52	0.04	0.04	—	—	—	—	—	—	—	C63
肾	5	0.82	3.60	1.49	2.08	0.21	0.31	1	0.23	0.70	0.32	0.40	0.03	0.03	C64
肾盂	0	0.00	0.00	0.00	0.00	0.00	0.00	0	0.00	0.00	0.00	0.00	0.00	0.00	C65
输尿管	0	0.00	0.00	0.00	0.00	0.00	0.00	0	0.00	0.00	0.00	0.00	0.00	0.00	C66
膀胱	9	1.47	6.49	2.76	3.67	0.13	0.47	4	0.92	2.80	1.11	1.41	0.08	0.18	C67
其他的泌尿器官	0	0.00	0.00	0.00	0.00	0.00	0.00	0	0.00	0.00	0.00	0.00	0.00	0.00	C68
眼	0	0.00	0.00	0.00	0.00	0.00	0.00	0	0.00	0.00	0.00	0.00	0.00	0.00	C69
脑,神经系统	5	0.82	3.60	1.67	2.30	0.10	0.33	3	0.69	2.10	0.56	0.70	0.04	0.04	C70-C72
甲状腺	4	0.65	2.88	1.49	1.84	0.18	0.18	5	1.15	3.50	2.64	2.83	0.24	0.24	C73
肾上腺	0	0.00	0.00	0.00	0.00	0.00	0.00	0	0.00	0.00	0.00	0.00	0.00	0.00	C74
其他的内分泌腺	0	0.00	0.00	0.00	0.00	0.00	0.00	0	0.00	0.00	0.00	0.00	0.00	0.00	C75
霍奇金病	0	0.00	0.00	0.00	0.00	0.00	0.00	0	0.00	0.00	0.00	0.00	0.00	0.00	C81
非霍奇金淋巴瘤	3	0.49	2.16	1.09	1.40	0.10	0.20	4	0.92	2.80	1.23	1.69	0.03	0.32	C82-C85;C96
免疫增生性疾病	0	0.00	0.00	0.00	0.00	0.00	0.00	0	0.00	0.00	0.00	0.00	0.00	0.00	C88
多发性骨髓瘤	0	0.00	0.00	0.00	0.00	0.00	0.00	0	0.00	0.00	0.00	0.00	0.00	0.00	C90
淋巴样白血病	0	0.00	0.00	0.00	0.00	0.00	0.00	0	0.00	0.00	0.00	0.00	0.00	0.00	C91
髓样白血病	0	0.00	0.00	0.00	0.00	0.00	0.00	0	0.00	0.00	0.00	0.00	0.00	0.00	C92-C94
白血病,未特指	1	0.16	0.72	1.73	2.26	0.09	0.09	1	0.23	0.70	0.30	0.42	0.00	0.11	C95
其他或未指明部位	1	0.16	0.72	0.15	0.62	0.00	0.00	4	0.92	2.80	0.90	1.28	0.05	0.13	O&U
所有部位合计	611	100.00	440.39	188.18	254.05	13.74	32.88	434	100.00	303.85	128.25	165.02	10.27	19.04	ALL
所有部位除外 C44	608	99.51	438.22	187.46	252.67	13.68	32.83	432	99.54	302.45	127.63	164.20	10.23	18.92	ALLbC44

扬中市 2010 年恶性肿瘤死亡主要指标(1/10 万)

部　位	男性							女性							ICD-10
	病例数	构成(%)	粗率(1/10⁵)	中标率(1/10⁵)	世标率(1/10⁵)	累积率 0—64岁	0—74岁	病例数	构成(%)	粗率(1/10⁵)	中标率(1/10⁵)	世标率(1/10⁵)	累积率 0—64岁	0—74岁	
唇	0	0.00	0.00	0.00	0.00	0.00	0.00	2	0.55	1.40	0.44	0.60	0.00	0.11	C00
舌	4	0.76	2.88	1.31	1.78	0.10	0.32	0	0.00	0.00	0.00	0.00	0.00	0.00	C01-C02
口	1	0.19	0.72	0.33	0.46	0.00	0.08	0	0.00	0.00	0.00	0.00	0.00	0.00	C03-C06
唾液腺	0	0.00	0.00	0.00	0.00	0.00	0.00	0	0.00	0.00	0.00	0.00	0.00	0.00	C07-C08
扁桃腺	0	0.00	0.00	0.00	0.00	0.00	0.00	0	0.00	0.00	0.00	0.00	0.00	0.00	C09
其他的口咽	0	0.00	0.00	0.00	0.00	0.00	0.00	0	0.00	0.00	0.00	0.00	0.00	0.00	C10
鼻咽	1	0.19	0.72	0.31	0.44	0.00	0.11	3	0.83	2.10	0.97	1.32	0.03	0.19	C11
喉咽	1	0.19	0.72	0.30	0.43	0.05	0.05	0	0.00	0.00	0.00	0.00	0.00	0.00	C12-C13
咽,部位不明	0	0.00	0.00	0.00	0.00	0.00	0.00	0	0.00	0.00	0.00	0.00	0.00	0.00	C14
食管	133	25.14	95.86	37.78	53.35	2.10	6.12	96	26.45	67.21	21.00	30.69	1.06	3.17	C15
胃	194	36.67	139.83	55.43	78.61	2.88	8.10	121	33.33	84.71	29.31	41.34	1.44	4.51	C16
小肠	1	0.19	0.72	0.31	0.44	0.00	0.11	0	0.00	0.00	0.00	0.00	0.00	0.00	C17
结肠	15	2.84	10.81	4.57	5.74	0.22	0.45	9	2.48	6.30	1.17	2.24	0.03	0.03	C18
直肠	17	3.21	12.25	4.71	6.52	0.23	0.53	16	4.41	11.20	4.46	6.12	0.28	0.62	C19-C20
肛门	0	0.00	0.00	0.00	0.00	0.00	0.00	0	0.00	0.00	0.00	0.00	0.00	0.00	C21
肝脏	34	6.43	24.51	10.44	14.33	0.68	2.05	17	4.68	11.90	4.21	5.67	0.19	0.51	C22
胆囊及其他	2	0.38	1.44	0.48	0.60	0.00	0.00	8	2.20	5.60	1.71	2.27	0.03	0.14	C23-C24
胰腺	9	1.70	6.49	2.63	3.60	0.25	0.54	11	3.03	7.70	2.37	3.63	0.08	0.48	C25
鼻,鼻窦及其他	0	0.00	0.00	0.00	0.00	0.00	0.00	0	0.00	0.00	0.00	0.00	0.00	0.00	C30-C31
喉	0	0.00	0.00	0.00	0.00	0.00	0.00	0	0.00	0.00	0.00	0.00	0.00	0.00	C32
气管,支气管,肺	59	11.15	42.52	17.58	23.71	0.99	2.63	25	6.89	17.50	6.28	8.58	0.49	0.86	C33-C34
其他的胸腔器官	1	0.19	0.72	0.29	0.34	0.04	0.04	0	0.00	0.00	0.00	0.00	0.00	0.00	C37-C38
骨	15	2.84	10.81	4.31	6.15	0.27	0.61	6	1.65	4.20	1.50	1.97	0.05	0.23	C40-C41
皮肤的黑色素瘤	1	0.19	0.72	0.28	0.32	0.00	0.00	0	0.00	0.00	0.00	0.00	0.00	0.00	C43
其他的皮肤	1	0.19	0.72	0.15	0.62	0.00	0.00	0	0.00	0.00	0.00	0.00	0.00	0.00	C44
间皮瘤	0	0.00	0.00	0.00	0.00	0.00	0.00	0	0.00	0.00	0.00	0.00	0.00	0.00	C45
卡波氏肉瘤	0	0.00	0.00	0.00	0.00	0.00	0.00	0	0.00	0.00	0.00	0.00	0.00	0.00	C46
周围神经,其他结缔组织	1	0.19	0.72	0.30	0.43	0.05	0.05	0	0.00	0.00	0.00	0.00	0.00	0.00	C47;C49
乳房	3	0.57	2.16	0.76	1.36	0.08	0.08	18	4.96	12.60	5.93	7.61	0.57	0.83	C50
外阴	—	—	—	—	—	—	—	0	0.00	0.00	0.00	0.00	0.00	0.00	C51
阴道	—	—	—	—	—	—	—	0	0.00	0.00	0.00	0.00	0.00	0.00	C52
子宫颈	—	—	—	—	—	—	—	9	2.48	6.30	2.60	3.36	0.18	0.36	C53
子宫体	—	—	—	—	—	—	—	1	0.28	0.70	0.30	0.42	0.00	0.11	C54
子宫,部位不明	—	—	—	—	—	—	—	2	0.55	1.40	0.60	0.79	0.03	0.14	C55
卵巢	—	—	—	—	—	—	—	1	0.28	0.70	0.30	0.42	0.00	0.11	C56
其他的女性生殖器	—	—	—	—	—	—	—	0	0.00	0.00	0.00	0.00	0.00	0.00	C57
胎盘	—	—	—	—	—	—	—	0	0.00	0.00	0.00	0.00	0.00	0.00	C58
阴茎	0	0.00	0.00	0.00	0.00	0.00	0.00	—	—	—	—	—	—	—	C60
前列腺	5	0.95	3.60	0.80	2.75	0.00	0.00	—	—	—	—	—	—	—	C61
睾丸	0	0.00	0.00	0.00	0.00	0.00	0.00	—	—	—	—	—	—	—	C62
其他的男性生殖器	0	0.00	0.00	0.00	0.00	0.00	0.00	—	—	—	—	—	—	—	C63
肾	1	0.19	0.72	0.30	0.43	0.05	0.05	1	0.28	0.70	1.81	2.36	0.10	0.10	C64
肾盂	0	0.00	0.00	0.00	0.00	0.00	0.00	0	0.00	0.00	0.00	0.00	0.00	0.00	C65
输尿管	0	0.00	0.00	0.00	0.00	0.00	0.00	0	0.00	0.00	0.00	0.00	0.00	0.00	C66
膀胱	3	0.57	2.16	0.85	1.08	0.05	0.05	0	0.00	0.00	0.00	0.00	0.00	0.00	C67
其他的泌尿器官	0	0.00	0.00	0.00	0.00	0.00	0.00	0	0.00	0.00	0.00	0.00	0.00	0.00	C68
眼	0	0.00	0.00	0.00	0.00	0.00	0.00	0	0.00	0.00	0.00	0.00	0.00	0.00	C69
脑,神经系统	10	1.89	7.21	3.08	4.63	0.10	0.57	5	1.38	3.50	1.36	1.88	0.08	0.27	C70-C72
甲状腺	2	0.38	1.44	0.64	0.90	0.00	0.19	1	0.28	0.70	0.29	0.37	0.03	0.03	C73
肾上腺	0	0.00	0.00	0.00	0.00	0.00	0.00	0	0.00	0.00	0.00	0.00	0.00	0.00	C74
其他的内分泌腺	0	0.00	0.00	0.00	0.00	0.00	0.00	1	0.28	0.70	1.59	1.15	0.06	0.06	C75
霍奇金病	0	0.00	0.00	0.00	0.00	0.00	0.00	1	0.28	0.70	0.13	0.18	0.00	0.00	C81
非霍奇金淋巴瘤	1	0.19	0.72	0.29	0.34	0.04	0.04	0	0.00	0.00	0.00	0.00	0.00	0.00	C82-C85;C96
免疫增生性疾病	0	0.00	0.00	0.00	0.00	0.00	0.00	0	0.00	0.00	0.00	0.00	0.00	0.00	C88
多发性骨髓瘤	0	0.00	0.00	0.00	0.00	0.00	0.00	0	0.00	0.00	0.00	0.00	0.00	0.00	C90
淋巴样白血病	2	0.38	1.44	0.61	0.87	0.05	0.16	1	0.28	0.70	0.07	0.27	0.00	0.00	C91
髓样白血病	0	0.00	0.00	0.00	0.00	0.00	0.00	0	0.00	0.00	0.00	0.00	0.00	0.00	C92-C94
白血病,未特指	5	0.95	3.60	1.53	1.98	0.12	0.34	2	0.55	1.40	0.64	0.90	0.00	0.18	C95
其他或未指明部位	7	1.32	5.05	1.90	2.45	0.04	0.23	6	1.65	4.20	1.22	1.79	0.05	0.16	O&U
所有部位合计	529	100.00	381.28	152.26	214.67	8.43	23.51	363	100.00	254.14	90.24	125.94	4.80	13.20	ALL
所有部位除外 C44	528	99.81	380.56	152.11	214.05	8.43	23.51	363	100.00	254.14	90.24	125.94	4.80	13.20	ALLbC44

泰兴市 2010 年恶性肿瘤发病主要指标(1/10 万)

部　位	男性							女性							ICD-10
	病例数	构成(%)	粗率(1/10⁵)	中标率(1/10⁵)	世标率(1/10⁵)	累积率 0—64岁	0—74岁	病例数	构成(%)	粗率(1/10⁵)	中标率(1/10⁵)	世标率(1/10⁵)	累积率 0—64岁	0—74岁	
唇	1	0.06	0.17	0.08	0.11	0.01	0.01	1	0.12	0.17	0.09	0.12	0.02	0.02	C00
舌	0	0.00	0.00	0.00	0.00	0.00	0.00	2	0.23	0.35	0.20	0.25	0.02	0.02	C01-C02
口	6	0.36	1.05	0.60	0.69	0.04	0.07	1	0.12	0.17	0.11	0.14	0.01	0.01	C03-C06
唾液腺	1	0.06	0.17	0.11	0.12	0.01	0.01	1	0.12	0.17	0.09	0.11	0.01	0.01	C07-C08
扁桃腺	1	0.06	0.17	0.11	0.12	0.01	0.01	0	0.00	0.00	0.00	0.00	0.00	0.00	C09
其他的口咽	1	0.06	0.17	0.10	0.12	0.01	0.01	0	0.00	0.00	0.00	0.00	0.00	0.00	C10
鼻咽	11	0.65	1.92	0.91	1.16	0.10	0.16	4	0.47	0.70	0.40	0.50	0.05	0.05	C11
喉咽	0	0.00	0.00	0.00	0.00	0.00	0.00	0	0.00	0.00	0.00	0.00	0.00	0.00	C12-C13
咽,部位不明	0	0.00	0.00	0.00	0.00	0.00	0.00	0	0.00	0.00	0.00	0.00	0.00	0.00	C14
食管	482	28.55	84.24	36.03	50.97	3.30	5.89	213	24.94	37.17	14.12	19.75	1.03	2.54	C15
胃	268	15.88	46.84	20.13	27.73	1.57	3.42	116	13.58	20.24	7.37	10.59	0.48	1.17	C16
小肠	4	0.24	0.70	0.29	0.38	0.01	0.08	3	0.35	0.52	0.21	0.30	0.00	0.06	C17
结肠	28	1.66	4.89	2.18	3.00	0.18	0.32	17	1.99	2.97	1.50	1.82	0.10	0.22	C18
直肠	25	1.48	4.37	1.95	2.58	0.15	0.30	35	4.10	6.11	2.51	3.36	0.21	0.40	C19-C20
肛门	1	0.06	0.17	0.07	0.09	0.00	0.02	0	0.00	0.00	0.00	0.00	0.00	0.00	C21
肝脏	399	23.64	69.74	35.40	45.49	3.45	5.10	111	13.00	19.37	8.45	10.83	0.73	1.10	C22
胆囊及其他	7	0.41	1.22	0.50	0.67	0.04	0.11	6	0.70	1.05	0.37	0.49	0.04	0.04	C23-C24
胰腺	38	2.25	6.64	2.78	4.06	0.14	0.38	20	2.34	3.49	1.36	1.87	0.07	0.22	C25
鼻,鼻窦及其他	0	0.00	0.00	0.00	0.00	0.00	0.00	0	0.00	0.00	0.00	0.00	0.00	0.00	C30-C31
喉	6	0.36	1.05	0.44	0.73	0.02	0.06	1	0.12	0.17	0.09	0.12	0.02	0.02	C32
气管,支气管,肺	264	15.64	46.14	19.40	27.39	1.30	3.09	102	11.94	17.80	6.85	9.73	0.41	1.19	C33-C34
其他的胸腔器官	4	0.24	0.70	0.35	0.45	0.02	0.06	0	0.00	0.00	0.00	0.00	0.00	0.00	C37-C38
骨	15	0.89	2.62	2.10	2.16	0.11	0.18	7	0.82	1.22	0.69	0.85	0.08	0.10	C40-C41
皮肤的黑色素瘤	0	0.00	0.00	0.00	0.00	0.00	0.00	0	0.00	0.00	0.00	0.00	0.00	0.00	C43
其他的皮肤	6	0.36	1.05	0.53	0.68	0.06	0.06	5	0.59	0.87	0.31	0.38	0.02	0.02	C44
间皮瘤	0	0.00	0.00	0.00	0.00	0.00	0.00	0	0.00	0.00	0.00	0.00	0.00	0.00	C45
卡波氏肉瘤	1	0.06	0.17	0.08	0.10	0.01	0.01	0	0.00	0.00	0.00	0.00	0.00	0.00	C46
周围神经,其他结缔组织	0	0.00	0.00	0.00	0.00	0.00	0.00	0	0.00	0.00	0.00	0.00	0.00	0.00	C47;C49
乳房	0	0.00	0.00	0.00	0.00	0.00	0.00	80	9.37	13.96	7.20	8.98	0.82	0.93	C50
外阴	—	—	—	—	—	—	—	1	0.12	0.17	0.05	0.05	0.00	0.00	C51
阴道	—	—	—	—	—	—	—	0	0.00	0.00	0.00	0.00	0.00	0.00	C52
子宫颈	—	—	—	—	—	—	—	31	3.63	5.41	2.45	3.10	0.20	0.28	C53
子宫体	—	—	—	—	—	—	—	23	2.69	4.01	2.32	2.88	0.25	0.31	C54
子宫,部位不明	—	—	—	—	—	—	—	1	0.12	0.17	0.11	0.14	0.01	0.01	C55
卵巢	—	—	—	—	—	—	—	10	1.17	1.75	1.02	1.15	0.09	0.13	C56
其他的女性生殖器	—	—	—	—	—	—	—	2	0.23	0.35	0.18	0.20	0.02	0.02	C57
胎盘	—	—	—	—	—	—	—	0	0.00	0.00	0.00	0.00	0.00	0.00	C58
阴茎	4	0.24	0.70	0.28	0.36	0.01	0.05	—	—	—	—	—	—	—	C60
前列腺	14	0.83	2.45	0.96	1.42	0.04	0.16	—	—	—	—	—	—	—	C61
睾丸	1	0.06	0.17	0.36	0.31	0.02	0.02	—	—	—	—	—	—	—	C62
其他的男性生殖器	0	0.00	0.00	0.00	0.00	0.00	0.00	—	—	—	—	—	—	—	C63
肾	4	0.24	0.70	0.29	0.38	0.02	0.05	3	0.35	0.52	0.37	0.38	0.03	0.03	C64
肾盂	0	0.00	0.00	0.00	0.00	0.00	0.00	0	0.00	0.00	0.00	0.00	0.00	0.00	C65
输尿管	4	0.24	0.70	0.28	0.39	0.03	0.05	0	0.00	0.00	0.00	0.00	0.00	0.00	C66
膀胱	34	2.01	5.94	2.56	3.55	0.19	0.44	11	1.29	1.92	0.68	0.98	0.04	0.06	C67
其他的泌尿器官	0	0.00	0.00	0.00	0.00	0.00	0.00	0	0.00	0.00	0.00	0.00	0.00	0.00	C68
眼	0	0.00	0.00	0.00	0.00	0.00	0.00	0	0.00	0.00	0.00	0.00	0.00	0.00	C69
脑,神经系统	15	0.89	2.62	1.09	1.44	0.08	0.17	7	0.82	1.22	0.86	0.97	0.08	0.09	C70-C72
甲状腺	3	0.18	0.52	0.20	0.26	0.01	0.01	3	0.35	0.52	0.28	0.36	0.03	0.04	C73
肾上腺	1	0.06	0.17	0.07	0.09	0.00	0.02	0	0.00	0.00	0.00	0.00	0.00	0.00	C74
其他的内分泌腺	0	0.00	0.00	0.00	0.00	0.00	0.00	0	0.00	0.00	0.00	0.00	0.00	0.00	C75
霍奇金病	1	0.06	0.17	0.06	0.07	0.00	0.01	0	0.00	0.00	0.00	0.00	0.00	0.00	C81
非霍奇金淋巴瘤	2	0.12	0.35	0.28	0.27	0.01	0.04	2	0.23	0.35	0.17	0.20	0.03	0.03	C82-C85;C96
免疫增生性疾病	0	0.00	0.00	0.00	0.00	0.00	0.00	0	0.00	0.00	0.00	0.00	0.00	0.00	C88
多发性骨髓瘤	1	0.06	0.17	0.10	0.12	0.01	0.01	2	0.23	0.35	0.19	0.25	0.03	0.03	C90
淋巴样白血病	0	0.00	0.00	0.00	0.00	0.00	0.00	1	0.12	0.17	0.11	0.14	0.01	0.01	C91
髓样白血病	3	0.18	0.52	0.19	0.26	0.01	0.01	0	0.00	0.00	0.00	0.00	0.00	0.00	C92-C94
白血病,未特指	13	0.77	2.27	1.59	1.68	0.15	0.15	15	1.76	2.62	1.33	1.61	0.13	0.17	C95
其他或未指明部位	19	1.13	3.32	1.65	2.17	0.17	0.25	17	1.99	2.97	1.25	1.91	0.10	0.19	O&U
所有部位合计	1688	100.00	295.02	134.09	181.57	11.32	20.82	854	100.00	149.04	63.27	84.53	5.17	9.53	ALL
所有部位除外 C44	1682	99.64	293.97	133.56	180.89	11.26	20.76	849	99.41	148.16	62.96	84.14	5.14	9.51	ALLbC44

泰兴市 2010 年恶性肿瘤死亡主要指标(1/10 万)

部 位	男性							女性							ICD-10
	病例数	构成(%)	粗率(1/10⁵)	中标率(1/10⁵)	世标率(1/10⁵)	累积率 0—64岁	累积率 0—74岁	病例数	构成(%)	粗率(1/10⁵)	中标率(1/10⁵)	世标率(1/10⁵)	累积率 0—64岁	累积率 0—74岁	
唇	1	0.07	0.17	0.07	0.10	0.00	0.02	0	0.00	0.00	0.00	0.00	0.00	0.00	C00
舌	0	0.00	0.00	0.00	0.00	0.00	0.00	0	0.00	0.00	0.00	0.00	0.00	0.00	C01-C02
口	4	0.29	0.70	0.42	0.44	0.03	0.04	3	0.46	0.52	0.22	0.28	0.01	0.03	C03-C06
唾液腺	0	0.00	0.00	0.00	0.00	0.00	0.00	0	0.00	0.00	0.00	0.00	0.00	0.00	C07-C08
扁桃腺	0	0.00	0.00	0.00	0.00	0.00	0.00	0	0.00	0.00	0.00	0.00	0.00	0.00	C09
其他的口咽	0	0.00	0.00	0.00	0.00	0.00	0.00	0	0.00	0.00	0.00	0.00	0.00	0.00	C10
鼻咽	12	0.87	2.10	0.96	1.29	0.08	0.18	1	0.15	0.17	0.08	0.11	0.00	0.02	C11
喉咽	0	0.00	0.00	0.00	0.00	0.00	0.00	0	0.00	0.00	0.00	0.00	0.00	0.00	C12-C13
咽,部位不明	2	0.14	0.35	0.14	0.20	0.01	0.04	0	0.00	0.00	0.00	0.00	0.00	0.00	C14
食管	369	26.64	64.49	26.33	38.63	1.75	3.96	173	26.70	30.19	9.51	14.61	0.43	1.41	C15
胃	213	15.38	37.23	14.78	21.58	0.75	2.13	128	19.75	22.34	7.36	10.75	0.42	1.10	C16
小肠	3	0.22	0.52	0.18	0.40	0.00	0.02	2	0.31	0.35	0.13	0.16	0.01	0.01	C17
结肠	20	1.44	3.50	1.37	1.78	0.06	0.17	14	2.16	2.44	0.79	1.27	0.02	0.12	C18
直肠	18	1.30	3.15	1.35	1.79	0.11	0.22	18	2.78	3.14	0.85	1.50	0.04	0.10	C19-C20
肛门	0	0.00	0.00	0.00	0.00	0.00	0.00	0	0.00	0.00	0.00	0.00	0.00	0.00	C21
肝脏	384	27.73	67.11	33.14	43.74	3.40	4.61	102	15.74	17.80	7.98	10.17	0.75	1.08	C22
胆囊及其他	3	0.22	0.52	0.21	0.29	0.01	0.03	7	1.08	1.22	0.41	0.61	0.00	0.04	C23-C24
胰腺	32	2.31	5.59	2.50	3.56	0.15	0.34	23	3.55	4.01	1.59	2.31	0.09	0.26	C25
鼻,鼻窦及其他	0	0.00	0.00	0.00	0.00	0.00	0.00	0	0.00	0.00	0.00	0.00	0.00	0.00	C30-C31
喉	4	0.29	0.70	0.32	0.59	0.01	0.05	1	0.15	0.17	0.06	0.08	0.00	0.02	C32
气管,支气管,肺	225	16.25	39.32	15.72	23.50	0.82	2.60	64	9.88	11.17	3.95	5.99	0.25	0.58	C33-C34
其他的胸腔器官	1	0.07	0.17	0.10	0.12	0.01	0.01	0	0.00	0.00	0.00	0.00	0.00	0.00	C37-C38
骨	19	1.37	3.32	1.51	2.40	0.13	0.23	8	1.23	1.40	0.82	0.92	0.04	0.04	C40-C41
皮肤的黑色素瘤	0	0.00	0.00	0.00	0.00	0.00	0.00	0	0.00	0.00	0.00	0.00	0.00	0.00	C43
其他的皮肤	1	0.07	0.17	0.06	0.24	0.00	0.00	1	0.15	0.17	0.03	0.11	0.00	0.00	C44
间皮瘤	0	0.00	0.00	0.00	0.00	0.00	0.00	0	0.00	0.00	0.00	0.00	0.00	0.00	C45
卡波氏肉瘤	0	0.00	0.00	0.00	0.00	0.00	0.00	0	0.00	0.00	0.00	0.00	0.00	0.00	C46
周围神经,其他结缔组织	0	0.00	0.00	0.00	0.00	0.00	0.00	0	0.00	0.00	0.00	0.00	0.00	0.00	C47;C49
乳房	0	0.00	0.00	0.00	0.00	0.00	0.00	33	5.09	5.76	2.36	3.23	0.17	0.32	C50
外阴	—	—	—	—	—	—	—	0	0.00	0.00	0.00	0.00	0.00	0.00	C51
阴道	—	—	—	—	—	—	—	0	0.00	0.00	0.00	0.00	0.00	0.00	C52
子宫颈	—	—	—	—	—	—	—	12	1.85	2.09	0.96	1.33	0.06	0.14	C53
子宫体	—	—	—	—	—	—	—	21	3.24	3.66	1.91	2.48	0.17	0.25	C54
子宫,部位不明	—	—	—	—	—	—	—	0	0.00	0.00	0.00	0.00	0.00	0.00	C55
卵巢	—	—	—	—	—	—	—	3	0.46	0.52	0.27	0.38	0.04	0.04	C56
其他的女性生殖器	—	—	—	—	—	—	—	0	0.00	0.00	0.00	0.00	0.00	0.00	C57
胎盘	—	—	—	—	—	—	—	0	0.00	0.00	0.00	0.00	0.00	0.00	C58
阴茎	0	0.00	0.00	0.00	0.00	0.00	0.00	—	—	—	—	—	—	—	C60
前列腺	13	0.94	2.27	0.86	1.78	0.03	0.08	—	—	—	—	—	—	—	C61
睾丸	1	0.07	0.17	0.11	0.12	0.01	0.01	—	—	—	—	—	—	—	C62
其他的男性生殖器	0	0.00	0.00	0.00	0.00	0.00	0.00	—	—	—	—	—	—	—	C63
肾	3	0.22	0.52	0.26	0.35	0.01	0.05	0	0.00	0.00	0.00	0.00	0.00	0.00	C64
肾盂	0	0.00	0.00	0.00	0.00	0.00	0.00	0	0.00	0.00	0.00	0.00	0.00	0.00	C65
输尿管	0	0.00	0.00	0.00	0.00	0.00	0.00	0	0.00	0.00	0.00	0.00	0.00	0.00	C66
膀胱	10	0.72	1.75	0.62	1.16	0.01	0.08	3	0.46	0.52	0.14	0.19	0.00	0.02	C67
其他的泌尿器官	0	0.00	0.00	0.00	0.00	0.00	0.00	0	0.00	0.00	0.00	0.00	0.00	0.00	C68
眼	0	0.00	0.00	0.00	0.00	0.00	0.00	0	0.00	0.00	0.00	0.00	0.00	0.00	C69
脑,神经系统	13	0.94	2.27	1.14	1.50	0.09	0.12	13	2.01	2.27	1.39	1.62	0.11	0.17	C70-C72
甲状腺	1	0.07	0.17	0.06	0.07	0.00	0.00	0	0.00	0.00	0.00	0.00	0.00	0.00	C73
肾上腺	0	0.00	0.00	0.00	0.00	0.00	0.00	0	0.00	0.00	0.00	0.00	0.00	0.00	C74
其他的内分泌腺	1	0.07	0.17	0.17	0.18	0.01	0.01	0	0.00	0.00	0.00	0.00	0.00	0.00	C75
霍奇金病	0	0.00	0.00	0.00	0.00	0.00	0.00	0	0.00	0.00	0.00	0.00	0.00	0.00	C81
非霍奇金淋巴瘤	0	0.00	0.00	0.00	0.00	0.00	0.00	0	0.00	0.00	0.00	0.00	0.00	0.00	C82-C85;C96
免疫增生性疾病	0	0.00	0.00	0.00	0.00	0.00	0.00	0	0.00	0.00	0.00	0.00	0.00	0.00	C88
多发性骨髓瘤	0	0.00	0.00	0.00	0.00	0.00	0.00	0	0.00	0.00	0.00	0.00	0.00	0.00	C90
淋巴样白血病	0	0.00	0.00	0.00	0.00	0.00	0.00	0	0.00	0.00	0.00	0.00	0.00	0.00	C91
髓样白血病	0	0.00	0.00	0.00	0.00	0.00	0.00	0	0.00	0.00	0.00	0.00	0.00	0.00	C92-C94
白血病,未特指	15	1.08	2.62	1.74	1.87	0.12	0.19	6	0.93	1.05	0.75	0.83	0.05	0.05	C95
其他或未指明部位	17	1.23	2.97	1.30	2.08	0.11	0.23	12	1.85	2.09	0.88	1.29	0.06	0.10	O&U
所有部位合计	1385	100.00	242.07	105.42	149.78	7.72	15.43	648	100.00	113.09	42.44	60.24	2.78	5.96	ALL
所有部位除外 C44	1384	99.93	241.89	105.36	149.54	7.72	15.43	647	99.85	112.91	42.41	60.13	2.78	5.96	ALLbC44

附录八　江苏省肿瘤登记处名单

登记处	登记处所在单位	成　员
无锡市区	无锡市疾病预防控制中心	董美华　杨坚波　钱　云　杨志杰　董昀球
徐州市区	徐州市疾病预防控制中心	娄培安　常桂秋　张　盼　陈培培　董宗美　乔　程　李　婷　张　宁
常州市区	常州市疾病预防控制中心	吕旭峰　姚杏娟　李贵英　董惠斌
金坛市	金坛市疾病预防控制中心	周　鑫　王志华　王美芳　何　怡
苏州市区	苏州市疾病预防控制中心	胡一河　周　靖　陆　艳　王临池　黄春妍　高　艳　张正姬
海安县	海安县疾病预防控制中心	曹晓斌　王小健　魏金莲　童海燕
启东市	启东肝癌防治研究所	陈建国　朱　健　张永辉　陈永胜　丁璐璐
海门市	海门市疾病预防控制中心	杨艳蕾　唐锦高　钱雪峰　倪倬健
连云港市区	连云港市疾病预防控制中心	张春道　董建梅　李伟伟　李振涛　陆玉琴　仲凤霞　邱文娟　吴安博　张　琦
赣榆县	赣榆县疾病预防控制中心	张建花　张晓峰　顾绍生　金　凤
东海县	东海县疾病预防控制中心	徐宗攀　张振宇　吴同浩　马　进　陈　晓　郑培兰
灌云县	灌云县疾病预防控制中心	孙　波　朱凤东　马士化　严春华
灌南县	灌南县疾病预防控制中心	房维高　王海涛　王　昕　荣秋艳　王晓玲　季俊敏　陆　玺
淮安市区	淮安市疾病预防控制中心	潘恩春　何　源　张　芹　王　闯　孙中明
淮安市清河区	淮安市清河区疾病预防控制中心	于　浩　李彬彬
淮安市淮安区	淮安市淮安区疾病预防控制中心	缪彩云　宋　光　邰　昊　颜庆洋　顾仲翔　朱素芳　苏　明　陈　震
淮安市淮阴区	淮安市淮阴区疾病预防控制中心	李成菊　唐　勇　袁　瑛　宋天宇　滕笑雨
淮安市清浦区	淮安市清浦区疾病预防控制中心	万福萍　孙　平　於丽丽
涟水县	涟水县疾病预防控制中心	叶建玲　孙维新　潘子玲　薛礼明　沈士卫　左　芳　何婷婷
洪泽县	洪泽县疾病预防控制中心	陈思红　张举巧　王　芳　袁　翠　管学军
盱眙县	盱眙县疾病预防控制中心	袁守国　李鑫林　许　松
金湖县	金湖县疾病预防控制中心	何士林　张崇华　周　娟
盐城市区	盐城市疾病预防控制中心	刘荣海　郑春早　孙晓凯　刘付东　邱　民　严丽莉　岳艳萍　朱金明　蔡　娟
滨海县	滨海县疾病预防控制中心	曹正兵　徐　胜　蔡　伟
射阳县	射阳县疾病预防控制中心	顾善儒　戴曙光　戴春云　孙　峰　赵春燕
建湖县	建湖县疾病预防控制中心	王　剑　肖　丽　刘凤珍　孔文娟
大丰市	大丰市疾病预防控制中心	顾晓平　盛　凤　明恒泰　王银存　智恒奎
镇江市区	镇江市疾病预防控制中心	姜方平　徐　璐　周　静　邰　磊　韩　晔　王　越　陈丽黎　刘　宇
扬中市	扬中市肿瘤防治研究所	华召来　朱阳春　冷荣柏　周　琴　施爱武
泰兴市	泰兴市疾病预防控制中心	黄素勤　范　敏　周余春　樊冬梅　刘红建　徐　兴　丁华萍　封军莉

致　谢

《江苏省恶性肿瘤报告(2015)》编委会对各肿瘤登记处的相关人员在本次报告出版过程中给予的大力协助，尤其是在登记资料的收集、整理、查重、补充、审核、建档及建立数据库等方面所作出的贡献表示感谢！衷心感谢编写组成员在本次报告撰写工作中付出的辛苦努力！